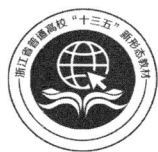

浙江省普通高校"十三五"新形态教材

病理生理学

（案例版）

王万铁　金可可　主编

ZHEJIANG UNIVERSITY PRESS
浙江大学出版社

图书在版编目(CIP)数据

　病理生理学：案例版/ 王万铁，金可可主编. —
杭州：浙江大学出版社，2018.11(2020.7 重印)
　ISBN 978-7-308-18499-1

　Ⅰ.①病…　Ⅱ.①王…　②金…　Ⅲ.①病理生理学
Ⅳ.①R363

　中国版本图书馆 CIP 数据核字(2018)第 178411 号

病理生理学(案例版)

王万铁　金可可　主编

责任编辑	秦　瑕	
封面设计	周　灵	
责任校对	梁　容　陈静毅	
出版发行	浙江大学出版社	
	(杭州市天目山路 148 号　邮政编码 310007)	
	(网址：http://www.zjupress.com)	
排　　版	浙江时代出版服务有限公司	
印　　刷	杭州杭新印务有限公司	
开　　本	787mm×1092mm　1/16	
印　　张	21	
字　　数	498 千	
版印次	2018 年 11 月第 1 版　2020 年 7 月第 2 次印刷	
书　　号	ISBN 978-7-308-18499-1	
定　　价	58.00 元	

编委会名单

主　编　王万铁　金可可
副主编　戴雍月　郝卯林　陈维亚　杜月光　仇　容
编　者　（以姓氏笔画为序）

前　言

　　病理生理学是研究疾病发生、发展、转归的共同规律和机制的科学，着重探讨患病机体的功能、代谢变化及其发生机制，阐明疾病的现象和本质，为防治疾病提供理论基础。病理生理学是一门理论性、实践性都很强的医学基础理论课，也是一门沟通基础医学和临床医学的桥梁学科，并且与其他基础医学学科相互渗透而成为一门综合性的边缘学科，在医学教育体系中占有特殊而重要的地位。

　　本教材是全国高等医药院校医学类专科起点本科学历教育（专升本）系列教材之一，为适应医学教育课程体系与教学内容改革的需要，以"三基"（基本理论、基本知识、基本技能）、"五性"（思想性、科学性、先进性、启发性、适用性）为原则，结合病理生理学的学科特点，在借鉴国外以问题为中心的教学模式且不改变现有教学体系及核心内容的基础上，在教材中增加了真实案例或标准化案例，以病例涉及内容为主线，将其融入课堂理论授课之中，以期提高继续教育学生的学习兴趣和求知欲望，达到启发学生创造性思维的目的。另外，本教材在原版的基础上对部分内容做了适当的调整。例如，为了适应疾病谱的改变，新增了临床常见的糖代谢紊乱、脂代谢紊乱和多器官功能障碍综合征三章，使病理生理学教材中有关代谢紊乱的内容更加完善，力求面向临床，服务于临床。同时，针对成人学历教育的要求，在每章内容之首提出各章的学习目标，并在每章末以小结的形式概括了各章的主要内容，与开篇的学习目标相呼应。每章之后还列出了复习思考题，并辅以在线学习素材如 PPT 课件、视频、练习题及知识链接等，以便学生自学、复习及检测学习效果。为了增加学生专业英语知识储备，本教材列出了部分病理生理学英语专业词汇，并将其汇总于书后以供查阅。

　　本教材在编写过程中得到了温州医科大学继续教育学院的关怀、指导和支持，在此深表谢意！虽经全体编写人员反复讨论、修改，但由于我们水平有限，不妥、疏漏之处在所难免，恳请同仁和读者不吝批评指正。

王万铁　金可可

2018 年 1 月

目　　录

第一章　绪　　论

【学习目标】

【学习目标】

掌握:病理生理学、病理过程、循证医学的概念。

熟悉:病理生理学的研究方法及学习方法。

了解:病理生理学的概述;病理生理学的发展简史及未来趋势。

【案例导入】

案例 1-1

某患者患扁桃体炎后引发风湿性心脏病,心脏 B 超证实二尖瓣关闭不全和二尖瓣狭窄,长此以往,最终导致右心肥大而衰竭,两下肢出现明显的凹陷性水肿。

思考题

(1)上述哪些是病理过程?

(2)右心衰竭是疾病吗? 试分析其原因。

第一节　病理生理学的概述

病理生理学(pathophysiology)是一门研究疾病发生、发展、转归的共同规律和机制的科学,研究范围很广,但着重探讨患病机体的功能、代谢变化及其机制,从而阐明疾病的现象和本质,为疾病的防治提供理论和实验依据。

病理生理学是一门沟通基础医学和临床医学的桥梁学科,且与其他基础医学学科相互渗透而成为一门综合性的边缘学科,在医学中占有重要地位。病理生理学的桥梁作用表现在:它是基础课中围绕疾病进行探讨的学科之一;临床医学为病理生理学研究内容的选择提供了方向,并使其研究成果得以验证和应用;而病理生理学的新理论、新技术,又不断深化对疾病本质的认识,促进了临床医学的发展。因此,它在基础医学与临床医学(如内科学等)间架起桥梁,承前启后、互相促进。病理生理学的综合性边缘作用表现在:它主要探讨疾病的发生机制和表现,以揭示疾病的本质;它需要应用生理学、生物化学、解剖学、微生物学、遗传学、细胞分子学等医学基础学科的理论,但不是这些学科理论的简单叠加和堆砌,而是对基础医学多学科中的形态、功能、代谢方面的各种有关知识加以综合、分析,再科学地应用到患病的机体,从而正确地认识疾病出现的各种变化。

疾病种类繁多,每一种疾病都具有其独立的特征,有其特定的发生、发展及转归的规律,而不同的疾病又可以具有一些相同的变化和共同的发病规律,因此,病理生理学主要包括以下三部分内容。

1. **总论** 包括绪论和疾病概论。主要讨论疾病的概念、疾病发生的原因与条件、疾病发生发展中的一般规律和共同机制及疾病的转归等问题。

2. **病理过程**(pathological process)或称基本病理过程 指多种疾病中可能出现的共同的、成套的功能、代谢和形态结构的病理变化,包括水、电解质代谢紊乱,酸碱平衡紊乱、缺氧、发热、应激、缺血-再灌注损伤、休克、弥散性血管内凝血等。病理过程不是一个独立的疾病,而是疾病的重要组成部分,一个病理过程可出现在多种疾病中,而一种疾病中又可先后或同时出现多种病理过程。当然,病理过程也具有独立的发生、发展规律。

> 案例 1-1 分析 两下肢凹陷性水肿属于典型的病理过程,系右心衰竭引起,称之为心性水肿。

3. **各论** 又称各系统器官病理生理学。主要论述人体几个主要系统的某些疾病在发生、发展过程中可能出现的一些常见、共同的病理过程,这些变化在临床上称为综合征,如呼吸功能不全、心功能不全、肝功能不全、肾功能不全和脑功能不全等。

> 案例 1-1 分析 右心衰竭不是疾病,而是风湿性心脏病患者在发生、发展过程中出现的一种常见病理过程,或称之为综合征。

第二节 病理生理学的研究方法

病理生理学是基础医学中的一门理论性学科,又是一门实验性学科,常用的研究方法和手段如下。

1. **动物实验研究** 动物实验包括急性动物实验和慢性动物实验,是病理生理学研究疾病时的主要手段。由于疾病的大部分实验研究不能在人体中进行,需要在动物上复制类似人类疾病的模型,或者利用动物的某些自发性疾病,人为地控制某些条件,以对患病时功能、代谢变化进行深入的动态观察,并在必要时对动物疾病进行实验治疗,探索疗效的机制。需要强调的是,人与动物既有共同点,又有本质上的区别。因此,动物实验研究的结果不能简单地用于临床,只有把动物实验结果和临床资料相互比较,深入分析后,才能被临床医学借鉴和参考,并为探讨临床疾病的病因、发病机制及防治提供依据。此外,要依据实验动物伦理原则,善待动物,在饲养、运输等环节上要保证实验动物的福利,减少或避免实验方法带来的痛苦和伤害,尊重动物生命,倡导"3R"原则,即减少(reduction)、替代(replacement)和优化(refinement)。

二维码 1-1
知识链接

2. **临床试验研究** 病理生理学研究的是疾病和患病机体的功能、代谢变化,人体是其主要对象。因此,应对患者患病及治疗过程中的症状、体征等变化进行临床观察,有时还需对患者进行长期随访,以探索疾病发展的动态规律,以及在不损害患者健康的前提下,进行各种必要的临床试验研究等,这些都是病理生理学研究疾病的重要方法。

3. 疾病的流行病学研究 为了从宏观和微观两个方面探讨疾病发生的原因和条件,疾病发生、发展的规律和趋势,从而为疾病的预防、诊断和治疗提供依据,传染和非传染群体的流行病学调查都已成为研究疾病的常用方法和手段。

第三节 病理生理学的学习方法

病理生理学是一门从功能和代谢的角度研究疾病发生发展机制的医学基础学科。要学好病理生理学,必须有相应的人体正常功能学(生理学)和人体正常代谢学(生物化学)的坚实基础。此外,必须学会有效地学习病理生理学。

1. 转变思维方式,学会辩证地推理 病理生理学是一门关注疾病发生发展机制的医学基础学科。与人体解剖学、组织胚胎学和病理学等以形态学为基础的课程不同,病理生理学理论主要来自临床观察、实验研究和流行病学调查等,揭示的是人体疾病中隐藏的规律,有些理论是看不见、摸不着的,需要大家遵循一定的规律去推断并记忆。因此,要改变死记硬背的学习方法,用辩证、变化、发展和联系的观念及抽象思维的方法去学习。

2. 浏览全书目录和内容,认真听好第一节课 在上第一节课(绪论)前,学生必须对全书的内容(将要学习的内容)有一个大概的了解,知道将要学什么。当然,在某种意义上,课程的精华就体现在第一节课上。因此,浏览后记住自己的问题,在课堂中体会和寻找答案就非常重要。

3. 重视基本病理过程 基本病理过程讲述疾病发生、发展过程中共同的病理生理变化,如水、电解质和酸碱平衡紊乱,缺氧,发热,休克,缺血-再灌注损伤等与疾病的关系,这些病理过程几乎涉及所有疾病的发生机制;课程后半部分的系统病理生理学的基础就是基本病理过程。

4. 紧抓关键章节,提纲挈领,融会贯通 病理生理学课程的每一章、每一节都很重要,甚至有一些章节起到关键性的作用。例如,缺氧这一章似乎很简单,但是知识点很丰富,对后面章节(如休克、心功能不全、肺功能不全等)的学习有很重要的提纲作用。

5. 从概念入手,让学习思路"树形"扩展 学习一章的内容,就在大脑中"种植"一棵知识的大树,它的树干就是这一学习内容的主要概念,由主要概念引导出的病因、诱因、发生机制、功能代谢变化等便是其树枝。当然,每一树枝还会生长出小分枝,那就是各自的具体内容了。"种植"就会"生根",若生了根,所学的知识就属于自己了。

6. 分解重要知识点,建立内容框架,互相比较内容,有助于学习与记忆 病理生理学教材中有很多知识点貌似没有关联,都是大段的文字描述,仅死记硬背会令学习负担加重。在其中找出规律,建立框架,填充内容并互相比较,进行分类学习和记忆,也不失为一种把复杂问题简单化的方法。

7. 掌握不同章节之间的关系,体会课程内容的有机联系,学会整体理解课程内容 休克一章几乎与全书所有的章节都有关联,把休克的内容学好学透,几乎等于把病理生理学的内容进行了完整的复习。

8. 系统回顾学习过的内容,在临床上广泛应用　学习病理生理学知识,归根结底是要用于实践。但病理生理学讲述的是普遍规律,如何把知识用于具体的临床病例的分析呢?这需要从书本中跳出来,从更广的角度认识这些知识的实际意义。通过一系列病例的分析,可以更深刻地理解学习病理生理学的意义,并学会运用知识解决临床和实际问题。

第四节　病理生理学的发展简史

病理生理学是一门年轻的学科,它的发展历史是同人类对疾病本质的认识过程密切联系的,是医学发展和临床实践的必然产物。

19 世纪中叶法国生理学家 Claude Bernard 等开始在动物身上复制人类疾病的模型,用实验的方法研究患病时机体的功能、代谢变化,创立了实验病理学,这便是病理生理学的雏形。从此,普通病理学(general pathology)或病理学(pathology)就包括了对疾病的形态、结构和功能、代谢方面的研究。随着医学的飞速发展和对疾病研究的不断深入,病理学逐渐分化成病理解剖学和病理生理学,前者侧重于以形态学方法探讨疾病的本质,后者侧重以功能、代谢方法研究疾病的机制。1879 年,俄国的喀山大学首次开设病理生理学课程。1924年,苏联以及东欧一些国家在高等医药院校建立病理生理学教研室并开展病理生理学教学。欧美各国的病理生理学在较长时间内分散在其他学科中或以专题讲座形式讲授,但近年来也已在一些医学院校开设病理生理学课程,并出版了多本大中型病理生理学教科书。

1954 年,我国邀请苏联专家举办全国性病理生理学师资进修班。1956 年,全国高等医学院校相继建立病理生理学教研室,开展病理生理学的教学和科研工作。1985 年,国家级一级学会——中国病理生理学会(Chinese Association of Pathophysiology,CAP)成立,并于 1991 年成为国际病理生理学会(International Pathophysiological Society,IPS)的成员和组建者之一。2016 年,国家医学考试中心正式批复,同意将病理生理学拟作为单独学科纳入临床执业医师资格分阶段考试大纲。半个世纪以来,我国的病理生理学迅速发展、不断壮大,活跃在医学领域中的病理生理学工作者在教学和科研中取得了一系列令人瞩目的成就,为医学科学发展和人类的健康做出了应有的贡献。

第五节　病理生理学的未来趋势

随着医学模式从单纯的生物医学模式向生物-心理-社会医学模式转变,病理生理学教学内容要更多体现新医学模式对医务工作者知识、能力和素质方面的特殊要求,注重心理、社会、环境等因素在疾病发生、发展、转归及防治中的作用。近年来,临床医学模式也发生了巨大改变,即从传统的经验医学(experience medicine)转变为循证医学(evidence based medicine)。循证医学是一门遵循科学证据的医学,其核心思想是任何医疗卫生方案、决策的确定都应遵循客观的临床科学研究产生的最佳证据,从而制订出科学的预防对策和措施,达到预防疾病、促进健康和提高生命质量的目的。因此,循证医学是以证据为基础、实践为核心的医学,病理生理学的研究也必须遵循该原则。

随着社会制度、经济状况、医疗卫生条件、生活习惯、生产方式和环境状况等的变化,人类疾病谱(spectrum of disease)发生了明显的改变。中华人民共和国成立以前卫生条件差,传染病引起的死亡率占总死亡率的50%以上。中华人民共和国成立以后,随着人们生活水平的提高及医疗卫生条件的改善,传染病的发病率及死亡率大大降低。值得注意的是,由于人均寿命的显著延长,全球人口老龄化问题日趋严重,一些慢性疾病(如慢性阻塞性肺疾病)、老年性疾病(如阿尔茨海默病)的发病率急剧上升。病理生理学教学应该重视和追踪疾病谱改变的问题。

随着转化医学(translational medicine)的兴起以及各种交叉学科的建立,病理生理学作为基础医学与临床医学的桥梁,其教研要进一步与临床相结合,紧随临床对相关疾病诊治的最新进展,促进基础研究成果的临床应用;要紧密追踪和积极应用后基因组时代(the post-genome era)的相关研究成果,促进个性化医学(personal medicine)的实施;要吸纳和整合生命科学、社会科学及其他相关学科的最新成果,开展高水平科学研究,不断提高对疾病的诊治和预防水平。

二维码 1-2
知识链接

【本章小结】

病理生理学是一门以患病机体为对象,着重从功能、代谢的角度研究疾病发生、发展及转归的规律和机制的医学基础学科。病理生理学课程由绪论、疾病概论、基本病理过程和系统器官病理生理学组成,是沟通基础医学和临床医学的桥梁学科。动物实验研究和临床试验研究均是病理生理学的主要研究方法。病理生理学的学习方法有:转变思维方式,学会辩证地推理;浏览全书目录和内容,认真听好第一节课;重视基本病理过程;紧抓关键章节,提纲挈领,融会贯通;从概念入手,让学习思路"树形"扩展;分解重要知识点,建立内容框架,相互比较内容,有助于学习与记忆;掌握不同章节之间的关系,体会课程内容的有机联系,学会整体理解课程内容;系统回顾学习过的内容,在临床上广泛应用。病理生理学的未来趋势是从循证医学到转化医学以致个体化医疗的出现与实施。

【复习思考题】

1. 病理生理学的主要任务是什么?
2. 简述病理生理学与生理学、病理学之间的异同点。
3. 何为病理过程?请举例说明。
4. 基本病理过程与疾病有何区别?
5. 叙述病理生理学未来的发展趋势。

【参考文献】

[1] 王建枝,殷莲华.病理生理学.8版.北京:人民卫生出版社,2013.
[2] 王万铁,商战平.病理生理学.北京:科学技术文献出版社,2015.
[3] 王万铁.病理生理学.杭州:浙江大学出版社,2009.
[4] 王万铁,倪世容.病理生理学.2版.北京:人民卫生出版社,2014.
[5] 王万铁.病理生理学.北京:高等教育出版社,2012.

(王万铁)

第二章 疾病概论

【学习目标】

掌握:疾病、病因、诱因、完全康复、不完全康复、死亡、脑死亡的概念。

熟悉:疾病发生发展的一般规律,疾病发生发展的基本机制;判断脑死亡的标准。

了解:确定脑死亡的意义。

【案例导入】

案例 2-1

某作业工人在电力操作中不慎触电,约 10min 后被人发现,立即给予人工呼吸、胸外按压等紧急抢救,15min 后心跳和自主呼吸均未恢复,对外界刺激无任何反应,并出现瞳孔散大,对光反射消失。

思考题

该工人是否已死亡? 请说明理由。

第一节 疾病的相关概念

疾病(disease)是对应于健康(health)的一种异常生命状态,至今尚无确切的定义。在个体生活过程中,健康与疾病可以相互转化而无明显的界限。人体除了健康状态和疾病状态之外,还存在着一种非健康、非疾病的中间状态,称亚健康(sub-health)状态。

一、疾病

在疾病状态下,机体对致病因素所引起的损害可产生一系列防御性的抗损伤反应,在此过程中,内环境可能发生波动甚至紊乱,表现为疾病过程中各种复杂的功能、代谢、形态及结构的病理性变化,这些变化又可使机体各器官系统之间及机体与外界环境之间的协调关系发生障碍,从而导致各种临床症状、体征和社会行为的异常,特别是对环境的适应能力和劳动能力减弱甚至丧失。以病毒性感冒为例,它常发生在机体疲劳、受凉以后,病毒侵入机体,对机体造成损害;与此同时,体内出现免疫反应加强等抗损伤反应,临床上出现咽喉痛、咽喉黏膜充血、流涕、咳嗽、发热等一系列表现,最后患病机体软弱无力,劳动能力明显下降。因此,疾病是机体在一定的致病因素作用下,因机体自稳(homeostasis)调节紊乱而发生的异常生命活动过程。在此过程中,躯体、精神及社会适应上的完好状态被破坏,机体内环境稳态失衡,与环境或社会不相适应。

二、健康

传统观念认为不生病就是健康,但实际上此种观点是不全面的。目前世界卫生组织(World Health Organization,WHO)提出:健康不仅仅是没有疾病或病痛,而是躯体上、精神上和社会上处于完好状态。因此,一个健康的人应该具有强壮的体魄、健全的精神状态和良好的社会适应能力。例如,有的人并无器质性病变,也没有精神疾病,但性格古怪或孤僻,心理状态很不稳定,不能视为健康。有的人有吸烟、酗酒等不良生活习惯及与家庭、邻里、同事不和睦等,也是不健康的表现。心理和社会上的不良状态常常为躯体疾病的发生埋下了隐患。

三、亚健康

亚健康又称第三状态,也称灰色状态,是人们在身心、情感方面处于健康与疾病之间的低质量健康状态及体验。处于亚健康状态的机体虽然还未出现疾病症状或症状感觉轻微,但通常已发生潜在的病理改变。人群中真正健康者约占5%,患疾病者约占20%,而处于亚健康状态者约占75%。调查资料显示,我国处于亚健康状态者已超过7亿,而中年人是亚健康的高发人群。

亚健康的主要表现形式有:①躯体性亚健康状态。主要表现为疲乏无力,精神萎靡,工作效率低等。②心理性亚健康状态。主要表现为焦虑、烦躁、易怒、睡眠不佳等。严重时可伴有胃痛、心悸等症状。这些问题的持续存在可诱发心血管疾病及肿瘤等。③人际交往性亚健康状态。主要表现为与社会成员的关系不稳定,心理距离变大,会产生被社会抛弃和遗忘的孤独感。

引起亚健康的原因复杂,如环境污染致体质下降;不科学的生活及工作方式破坏人体正常的平衡;工作、学习负荷过重致人身心疲惫;家庭、社会及个人琐事过多致人精神焦虑等;某些遗传因素也可能在亚健康的发生发展中发挥作用。

亚健康状态是在不断发展变化的,既可向健康状态转化,也可向疾病状态转化。究竟向哪方面转化,取决于人体自我保健措施和自身的免疫力。向疾病状态转化是亚健康状态的自发过程,而向健康状态转化则需要采取自觉的防范措施,如加强自我保健、合理调整膳食结构等。医务工作者应充分认识亚健康的危害性,重视疾病预防,促使亚健康向健康转化。

第二节　病因学

病因学(etiology)主要研究疾病发生的原因和条件。

一、疾病发生的原因

疾病发生的原因简称病因。它是指作用于机体的众多因素中,能引起疾病并赋予该疾病特征的因素。病因的种类繁多,一般分成以下几大类。

1. 生物性因素　生物性因素（biological factors）是很常见的致病因素，主要包括病原微生物（如细菌、病毒、真菌、支原体、立克次体、衣原体、螺旋体等）和寄生虫（如原虫、蠕虫等）。这类病因通过一定的途径侵入机体，其致病作用主要与病原体致病力的强弱与侵入机体的数量有关，且与机体对病原体的感受性及防御能力有关，并常常构成一个传染过程。

这类致病因素的作用特点为：①病原体有一定的入侵门户和定位。如伤寒沙门菌只能经口侵入消化道，并首先在小肠淋巴组织内大量繁殖。血吸虫尾蚴的主要入侵门户是皮肤，成虫的主要寄生部位是门静脉系统。②病原体必须与机体相互作用才能引起疾病。例如，一般的鸡瘟、猪瘟病毒对人无致病作用，因为人对它们无感受性。③病原体作用于机体时，既改变了机体，又改变了病原体。例如，致病微生物往往可以引起机体的免疫反应；同时，一些致病微生物也可以发生变异（如产生抗药性）而改变其遗传性。

2. 理化性因素　理化性因素（physical and chemical factors）主要包括物理性因素如机械力、温度（如高温引起的烧伤、低温引起的冻伤）、大气压、噪声、电离辐射等和化学性因素如强酸、强碱、化学毒物（如一氧化碳、氰化物、有机磷农药等）或动植物毒性物质（如河豚毒、蕈毒等）等。其致病性主要取决于理化因素的作用强度、作用部位及持续时间，而与机体的反应性关系不大。

物理性因素的致病特点：①大多数物理性因素只引发疾病，并不影响疾病的发展。②除紫外线和电离辐射以外，物理性因素引起的疾病潜伏期一般较短或无潜伏期。③对组织损伤无明显选择性。

化学性因素的致病特点：①多数化学性因素对组织、器官的损伤有一定选择性。例如，CCl_4 主要引起肝细胞中毒等。②化学性因素在整个发病过程中都起一定的作用，但一旦进入体内，其致病性常常发生改变，它可被体液稀释、中和或被机体组织解毒。③其致病作用除了与毒物本身的性质、剂量有关外，在一定程度上还取决于其作用部位和整体的功能状态。④除慢性中毒外，化学性因素致病的潜伏期一般较短。

3. 营养性因素　营养性因素（nutritional factors）包括营养过剩和营养不足，均可引起疾病。长期大量摄入高热量食物可引起肥胖，并与动脉粥样硬化的发生有密切关系；维生素A、维生素D摄入过多也可引起中毒等。营养物质摄入不足（或因需求增加致相对不足）可引起营养不良，维生素 B_1 缺乏可引起脚气病，维生素 D 缺乏引起佝偻病，缺碘引起甲状腺肿等。

4. 遗传性因素　遗传因素（genetic factors）的直接致病作用主要是遗传物质基因突变（gene mutation）和染色体畸变（chromosomal aberration）引起的。已发现由遗传引起的疾病有以下两种情况：

（1）直接遗传引起的疾病：如血友病、色盲、先天愚型等，主要是通过遗传物质基因突变或染色体畸变发生的。

（2）遗传易感性引起的疾病：如精神分裂症、高血压病、糖尿病等。某些家庭具有易患某种疾病的素质的现象称为遗传易感性，这些人具有遗传素质，即具备易得这类疾病的遗传特性。

5. 先天性因素　先天因素（congenital factors）指能够损害胎儿发育的因素。由先天因素引起的疾病称为先天性疾病。例如，先天性心脏病与妇女怀孕早期患风疹、荨麻疹或其他病毒感染性疾病有关,通常婴儿出生时就已患病。有的先天性疾病是可以遗传的,如多指(趾)、唇裂等;有的先天性疾病不遗传,如先天性心脏病。

6. 免疫性因素 免疫性因素(immunological factor)指在防止和对抗感染的过程中起着重要作用的免疫反应。然而,许多疾病的发生发展又与免疫反应密切相关。

(1)变态反应性疾病:在某些机体中,免疫系统对一些抗原的刺激常发生异常强烈的反应,从而导致组织、细胞的损害和生理功能障碍。这种异常的免疫反应,称为变态反应或超敏反应。如异种血清蛋白,某些致病微生物甚至某些食物(虾、蛋类)、药物(青霉素等),都可引起变态反应性疾病。

(2)自身免疫性疾病:有些个体能对自身抗原发生免疫反应并引起自身组织的损害,称自身免疫性疾病,如系统性红斑狼疮、类风湿性关节炎、溃疡性结肠炎等。

(3)免疫缺陷病:机体的体液免疫或细胞免疫缺陷可引起免疫缺陷病,如艾滋病、低丙种球蛋白血症等。

7. 心理和社会因素 随着生物医学模式向生物-心理-社会医学模式转换,心理和社会因素(psychological and social factors)在疾病发生、发展中的作用日益受到重视。心理和社会因素有很多,如长期的紧张工作、不良的人际关系、恐惧、焦虑、悲伤、愤怒等情绪反应,以及自然灾害、生活事件的突然打击等。这些因素不仅可引起精神障碍性疾病,如抑郁症等,而且可通过精神、心理作用使机体功能、代谢紊乱及形态结构发生变化,如高血压、冠心病、溃疡病等的发生及发展都与精神心理因素密切相关。

总之,没有病因就不可能发生疾病。目前医学领域中虽然还有不少疾病的病因不明,但这只是一种暂时现象,相信随着医学的发展,这些疾病的病因迟早会被阐明。

二、疾病发生的条件

疾病发生的条件(condition),主要是指那些能够影响疾病发生的各种体内外因素。它们本身虽然不能引起疾病,但是可以影响病因对机体的作用,促进或阻碍疾病的发生。例如,营养不良、居住条件恶劣、过度疲劳等都可以削弱机体的抵抗力,这时如有少量不足以引起正常人得病的结核杆菌进入机体,就可引起结核病;与此相反,充足的营养、良好的居住条件、适量的体育活动等,都能增强机体对病原微生物的抵抗力,此时如有结核杆菌的侵入,可以不发生结核病。因此,在疾病的病因学预防中,考虑疾病发生的条件是很必要的。

疾病发生的条件中,能加强病因作用或促进疾病发生的因素称诱因(precipitating factor)。如肝硬化患者因食管静脉曲张破裂而发生上消化道出血时,可致血氨突然增高而诱发肝性脑病;暴饮暴食常常是已经曲张的食管静脉破裂的诱因;肺部感染、妊娠、过量体力活动、过度过快输液、情绪激动等常常是心脏病患者发生心力衰竭的诱因。与病因相比,诱因更易于防止或消除,因而在疾病防治中具有较大意义。

必须强调,病因和条件的划分不是绝对的,而是相对的,应针对某个具体疾病而言。对于不同的疾病,同一个因素可以是某一个疾病发生的原因,也可以是另一个疾病发生的条件。例如寒冷是冻伤的原因,但也是感冒、肺炎、关节炎等疾病发生的条件。因此要阐明某一疾病的原因和条件,认识它们在疾病发生中的作用,必须进行具体的分析和研究。发现某一因素与某疾病明显相关,但尚分不清其是原因还是条件时,称之为危险因素(risk factor),

如高脂血症、高血压、吸烟等是动脉粥样硬化的危险因素。

第三节　发病学

发病学(pathogenesis)主要研究疾病发生、发展过程中的一般规律和共同机制。

一、疾病发生发展的一般规律

疾病发生发展的一般规律主要是指各种疾病在发生发展过程中一些普遍存在的、共同的基本规律。

(一)损伤与抗损伤

致病因素作用于机体引起损伤时,机体调动各种防御、代偿功能对抗致病因素及其所引起的损伤。损伤与抗损伤贯穿于疾病的始终,双方力量的对比决定着疾病的发展和转归(图2-1)。当损伤占优势,则病情恶化,甚至死亡;反之,当抗损伤占优势,则病情缓解,直至痊愈。如外伤性出血引起血压下降、组织缺氧等损伤时,机体出现血管收缩、心率加快、血凝加速等抗损伤反应。若损伤较轻,通过抗损伤反应和适当治疗,机体便可康复;若损伤严重,抗损伤反应不足以抗衡损伤性变化,又无适当治疗,就可导致创伤性或失血性休克而死亡。应当强调的是,损伤与抗损伤性反应之间无严格的界限,它们之间可以相互转化。比如上述血管收缩有抗损伤意义,但持续时间过长,便可加重组织缺氧,引起酸中毒及肾功能衰竭等,即原来的抗损伤反应变成了损伤反应。

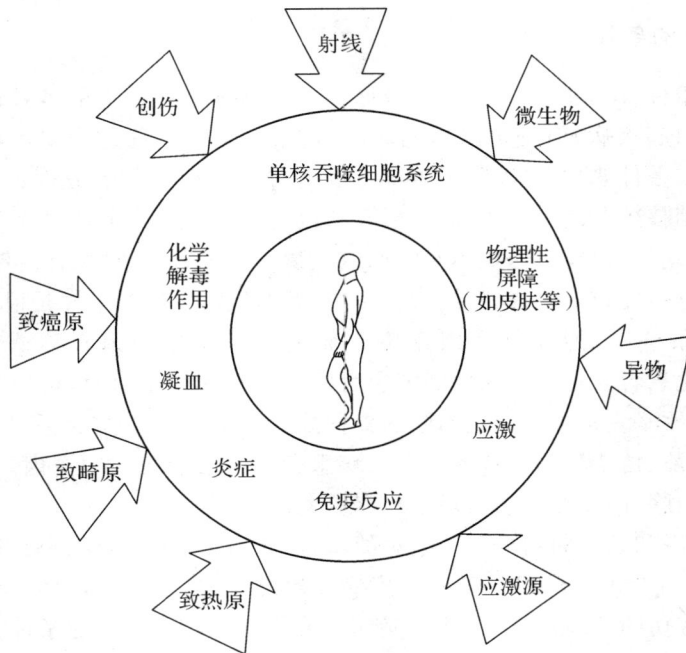

图 2-1　患病时体内的损伤(箭头内)与抗损伤反应(圆圈内)

(二)因果交替

在疾病发生的过程中,原始致病因素作用于机体后,机体产生一定的变化,这些变化在一定的条件下又会引起另一些变化,也就是说,由原始致病因素引起的后果,可以在一定的条件下转化为另一些变化发生的原因。这种因果的相互转化常常促使疾病恶化,导致恶性循环(vicious cycle)。如失血性休克中组织血液灌流进行性下降的过程,是因果交替导致恶性循环而加重损伤的典型范例(图 2-2)。

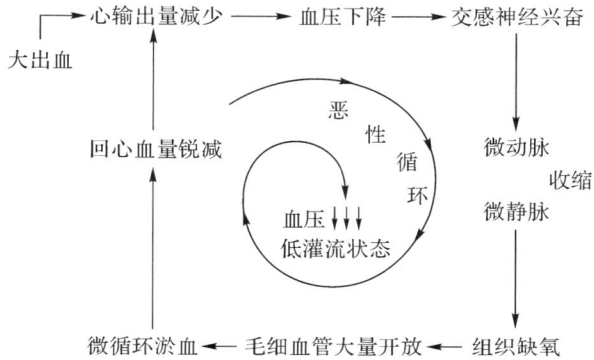

图 2-2 大出血时的恶性循环

由于原因和结果的互相转化和交替,有些疾病发生(如放射性损伤或二氧化硅引起的肺纤维化)或进展到一定程度后(如链球菌反复感染引起的慢性肾小球肾炎或由高血压引起的慢性肾病等),即使原始病因已不存在,通过因果交替规律仍可推动疾病的进展。因此,作为医务工作者,揭示不同疾病因果交替的内在机制,及时发现并打断这种恶性循环,便可使疾病朝着有利于机体健康的方向发展。

(三)局部与整体

任何疾病基本上都是整体疾病,而各组织、器官等部位的病理变化均是全身性疾病的局部表现。局部的病变可以通过神经和体液途径影响整体,反之机体的全身功能状态也可以通过这些途径影响局部病变的发展。例如,局部的毛囊炎,除了引起局部充血、水肿等炎症反应外,严重时可通过神经及体液途径影响全身,从而出现白细胞升高、发热等全身性反应。反之有时毛囊炎看似是局部病变,给予单纯的局部治疗,疗效欠佳,仔细追查才发现局部的毛囊炎仅是全身代谢障碍性疾病——糖尿病的局部表现,只有治疗糖尿病后,局部的毛囊炎才会得到控制。因此,应该充分认识每一个疾病发生发展过程中局部与整体之间的关系。而且随病程的发展,两者间的联系又不断变化,还可以发生彼此间的因果转化,此时究竟是全身病变还是局部病变占主导地位,应做具体分析。医务工作者应擅于识别局部和整体病变之间的主从关系,抓住主要矛盾进行处理,不能"头疼医头,脚疼医脚"。

二、疾病发生的基本机制

疾病发生的基本机制(mechanism)是指参与多种疾病发病的共同机制,它不同于个别疾病的特殊机制。近年来医学基础理论的飞速发展,各种新方法新技术的应用,不同学科间的横向联系,使疾病基本机制的研究逐渐从整体水平、器官水平、细胞水平深入到分子水平。

（一）神经机制

神经系统在人体生命活动的维持和调控中起主导作用,许多致病因素通过改变神经系统的功能而影响疾病的发生、发展。有些病因可直接损害神经系统。如乙型脑炎病毒,此种病毒具有高度嗜神经的特性,它可直接破坏神经组织。另一些致病因子可通过神经反射引起相应器官组织的功能代谢变化,或者抑制神经递质的合成、释放和分解,促进致病因子与神经递质的结合,减弱或阻断正常递质的作用。最常见者如长期精神紧张、焦虑、烦恼导致大脑皮质功能紊乱,皮质与皮质下功能失调,导致内脏器官功能障碍。

（二）体液机制

体液是维持机体内环境稳定的重要因素。疾病中的体液机制指致病因素通过改变体液因子(humoral factor)的数量或活性,引起内环境紊乱而致病的过程。体液因子的种类繁多,包括全身作用的体液性因子(如胰岛素、胰高血糖素、组胺、儿茶酚胺、前列腺素、激活的补体、活化的凝血因子、纤溶物质等)、局部作用的体液性因子(如内皮素、某些神经肽等)、细胞因子(如白介素、肿瘤坏死因子等)。体液因子主要通过三种方式作用于靶细胞:①内分泌(endocrine)。体内一些特殊的分泌细胞分泌的各种化学介质(如激素),通过血液循环输送到身体的各个部分,被远距离靶细胞上的受体识别并发挥作用。②旁分泌(paracrine)。某些分泌的信息分子只能对邻近的靶细胞起作用,如神经递质、某些血管活性物质(如一氧化氮、内皮素)等。③自分泌(autocrine)。细胞对自身分泌的信息分子起反应,许多生长因子就是以这种方式起作用。④内在分泌(intracrine)。内在分泌指相关分子在细胞内产生后,无需向细胞外分泌而直接在细胞内起作用(图 2-3)。例如,甲状旁腺激素相关蛋白(parathyroid hormone-related protein, PTHrP)除通过上述经典方式影响远隔或近邻细胞的功能外,还可进入细胞核,调节细胞自身的功能。在应激条件下,内质网产生的 caspase-12 可通过内在分泌方式直接影响细胞核的功能。

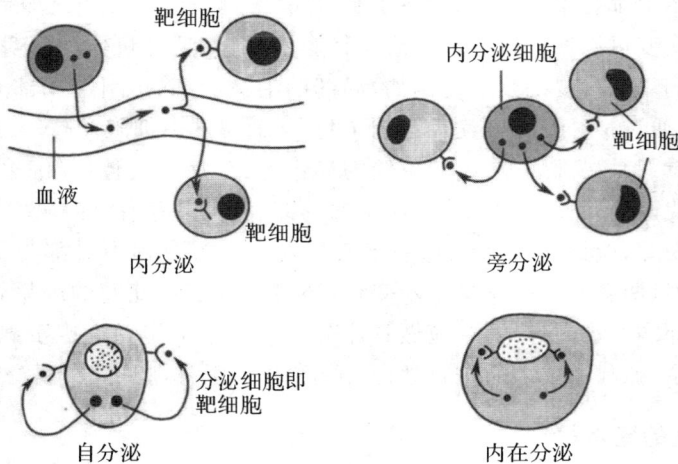

图 2-3　体液因子作用的方式

疾病发生、发展过程中体液机制与神经机制常常共同参与,故常称其为神经-体液机制。例如,在经济高度发达的社会里,部分人群受精神或心理的刺激可引起大脑皮质和皮质下中枢(主要是下丘脑)功能紊乱,使调节血压的血管运动中枢的反应性增强,此时交感神经兴奋,去甲肾上腺素释放增加,导致小动脉紧张性收缩;同时,交感神经活动亢进,引起肾上腺髓质兴奋而释放肾上腺素,使心率加快,心输出量增加,并且因肾小动脉收缩,促使肾素释放,激活血管紧张素-醛固酮系统,导致血压升高,这就是高血压发病中的一种神经-体液机制。

(三)细胞机制

细胞是生物机体最基本的结构和功能单位,致病因素可损伤细胞的功能、代谢和结构,从而引起细胞的自稳调节紊乱。有些因素(如外力、高温等)对细胞的损伤无选择性;而另一些因素则有选择性地损伤细胞,如肝炎病毒侵入肝细胞,疟原虫侵犯红细胞,人免疫缺陷病毒(human immunodeficiency virus, HIV)感染主要破坏 T 淋巴细胞等。目前,不同致病因素引起细胞损伤的机制尚未完全阐明,但常常涉及细胞膜和多种细胞器的损伤和功能障碍。例如,细胞膜上负责离子转运的各种泵失调时,将导致细胞内外离子失衡,造成细胞内 Na^+、Ca^{2+} 大量积聚,使细胞水肿甚至死亡,最终导致器官功能障碍。线粒体是细胞的能量发电站,许多病理因素可损伤线粒体,抑制三羧酸循环、脂肪酸的 β-氧化、呼吸链的氧化磷酸化偶联等产能过程,造成 ATP 生成不足或同时伴有过氧化物产生增多,引起细胞功能障碍甚至导致死亡。

(四)分子机制

细胞的生命活动由分子执行,因此,在疾病过程中细胞的损伤均涉及分子的变化。自 20 世纪末以来,大量研究试图从分子水平研究生命现象和揭示疾病机制,由此产生了分子生物学(molecular biology)、分子病理学(molecular pathology)或分子医学(molecular medicine)等学科,还产生了分子病(molecular disease)的概念。

分子病是由遗传物质或基因(包括 DNA 和 RNA)的变异引起的一类以蛋白质异常为特征的疾病。目前,研究发现,分子病主要包括以下四大类:由酶缺陷引起的分子病,由血红蛋白异常引起的分子病,由受体异常引起的分子病,以及由膜转运障碍引起的分子病。

由于已知的分子病大部分由基因变异引起,有学者提出基因病(genopathy)的概念,即基因突变、缺失或其表达调控障碍引起的疾病。由单个致病基因变异引起的疾病被称为单基因病(monogenic disease),如多囊肾,是由常染色体 16p13.3 区域蛋白激酶 D(protein kinase D, PKD)等位基因缺陷引起的显性遗传病。由多个基因变异引起的疾病被称为多基因病(polygenic disease),如高血压、冠心病、糖尿病等。

二维码 2-2
知识链接

此外,有些蛋白质分子本身翻译后异常折叠或修饰,在无需基因变异的条件下便可致病,如由朊蛋白(prion)异常折叠引起的疯牛病(mad cow disease)或人类的克-雅病(Creutzfeldt-Jakob disease)。由于这类疾病均涉及蛋白质空间构象的异常改变,故又被称为构象病(conformational disease)。

总之,从分子医学的角度看,患病时机体功能和形态的异常实质上是某些特定蛋白质结构或功能的变异所致,而蛋白质的结构和功能除受基因序列的控制外,还受细胞所处环境的影响。因此,基因及其表达调控环境是决定身体健康或患病的基础。

第四节 疾病的转归

疾病都有一个发生发展的过程,大多数疾病发生发展到一定阶段后终将结束,这就是疾病的转归。疾病的转归有康复和死亡两种形式,主要取决于致病因素作用于机体后发生的损伤与抗损伤反应的力量对比,以及是否得到正确而及时的治疗。

1. 康复　康复(recovery)分为完全康复与不完全康复两种。完全康复(complete recovery)主要是指患病时所发生的损伤性变化完全消失,机体的自稳调节恢复正常,机体的功能、代谢及形态完全恢复正常。不完全康复(incomplete recovery)是指患病时的损伤性变化得到控制,但基本病理变化尚未完全消失,经机体代偿后功能代谢部分恢复,主要症状消失,有时可能留有后遗症。

2. 死亡(death)　传统上把心跳、呼吸的永久性停止作为死亡的标志,认为死亡是一个过程,包括濒死期、临床死亡期与生物学死亡期。近年来,随着复苏技术的普及与提高、器官移植的开展,人们对死亡有了新的认识。目前一般认为死亡是指机体作为一个整体的功能永久停止,但是并不意味各器官组织均同时死亡,提出了脑死亡(brain death)的概念。脑死亡是指全脑的功能(包括大脑、间脑和脑干)不可逆地永久性丧失以及机体作为一个整体功能的永久性停止。出现脑死亡,就意味着人的实质性死亡。因此脑死亡成了近年来判断死亡的一个重要标志。

判断脑死亡的标准是:①不可逆性深昏迷。无自主性肌肉活动,对外界刺激完全失去反应。②自主呼吸停止。进行 15min 人工呼吸后仍无自主呼吸。③颅神经反射消失。对光反射、角膜反射、咳嗽反射、吞咽反射等均消失。④瞳孔散大、固定。⑤脑电波消失。⑥脑血液循环完全停止。

二维码 2-3
脑死亡

二维码 2-4
案例分析

> 案例 2-1 分析　该工人已发生脑死亡。因为他在被发现之前已有大约 10min 的完全缺氧时间,而大脑在缺氧 5～6min 后即可出现不可逆性损伤。况且经 15min 积极抢救,心跳、自主呼吸仍未恢复,对外界刺激不发生任何反应,出现瞳孔散大,对光反射消失,所以按照脑死亡的判断标准,该工人已处于脑死亡状态。

在没有条件做脑血管造影、脑电图以及用人工呼吸机进行抢救时,一般就可根据心跳、呼吸的永久性停止来诊断脑死亡,因为它们能导致全脑功能永久性丧失。

采用脑死亡概念的意义在于,可协助医务人员判断死亡时间和确定终止复苏抢救的界限。同时,为器官移植创造了良好的时机和合法的根据,借助呼吸、循环辅助装置,脑死亡者可在一定时间内维持器官组织低水平的血液循环,为器官移植手术提供良好的供体。此外,也可为器官灌流、组织和细胞培养等实验研究提供良好的材料。

近年,临终关怀(hospice care)和安乐死(euthanasia)受到社会的广泛关注。临终关怀是指为临终患者及其家属提供医疗、护理、心理、社会等方面的全方位服务与照顾,使患者在安详、平静中接纳死亡。为此,我国最近已出现一些临终关怀医院。安乐死是指对有不治之症的患者在濒死状态时,为了免除其精神和躯体上的极度痛苦,而采用医学方法结束其生命的一种措施。由于安乐死涉及复杂的医学、社会学和伦理学问题,大多数国家尚未通过立法施行。

二维码 2-5
知识链接

【本章小结】

疾病是机体在一定条件下受病因损害作用后,因机体自稳调节紊乱而产生的异常生命活动过程。任何疾病都有它的病因,病因是引起疾病必不可少的因素。疾病发生的条件主要指那些能够影响疾病发生的各种体内外因素。这些因素可以影响病因对机体的作用,促进或阻碍疾病的发生。能加强病因作用或促进疾病发生的因素称诱因。诱因与条件在不同疾病中可以互相转化。疾病的发生、发展都遵循一定的规律,一般规律主要是指各种疾病过程中一些普遍存在的共同的基本规律,包括损伤与抗损伤、因果交替、局部和整体等规律。疾病发生的基本机制是指参与多种疾病发病的共同机制,包括神经机制、体液机制、细胞机制和分子机制。疾病的转归有康复和死亡两种形式。康复分为完全康复与不完全康复。疾病的转归主要取决于疾病过程中损伤与抗损伤反应的力量对比,正确而及时的治疗可影响疾病的转归。脑死亡是近年来判断死亡的一个重要标志,具有重要的意义。脑死亡是指全脑的功能(包括大脑、间脑和脑干)不可逆的永久性丧失以及机体作为一个整体其功能的永久性停止。

【复习思考题】

1. 简述病因、条件及诱因在疾病发生发展中的关系。
2. 举例说明损伤与抗损伤反应在疾病发展过程中的作用。
3. 采用脑死亡作为判断死亡的标准有何意义?

二维码 2-6
习题及答案

【参考文献】

[1] 王建枝,殷莲华.病理生理学.8 版.北京:人民卫生出版社,2013.
[2] 王万铁,商战平.病理生理学.北京:科学技术文献出版社,2015.
[3] 王万铁,倪世容.病理生理学.2 版.北京:人民卫生出版社,2014.

(金可可)

第三章　水、电解质代谢紊乱

【学习目标】

掌握：低渗性脱水、高渗性脱水、等渗性脱水和低渗性水过多（水中毒）的概念、原因、机制及其对机体的影响；等渗性水过多（水肿）的机制；高钾血症和低钾血症的原因、机制及其对机体的影响。

熟悉：水肿的特点及其对机体的影响。

了解：高容量性高钠血症的原因、机制及其对机体的影响；水、电解质代谢紊乱的防治原则；镁代谢障碍和钙磷代谢障碍。

【案例导入】

案例 3-1

患者，男性，45 岁，呕吐、腹泻伴发热、口渴、尿少，4d 前入院。体格检查：体温 38.5℃，血压 110/80mmHg，汗少，皮肤黏膜干燥。实验室检查：血钠 155mmol/L，血浆渗透压 320mmol/L，尿比重（尿相对密度，SG）＞1.020，其余化验检查基本正常。住院后立即给予静脉滴注 5％葡萄糖溶液 2500mL/d 和抗生素等治疗。2d 后体温、尿量恢复，口不渴，但出现眼窝凹陷、皮肤弹性明显降低、头晕、厌食、肌肉软弱无力、肠鸣音减弱、腹壁反射消失、浅表静脉塌陷、脉搏110 次/min、血压75/50mmHg 等临床表现。实验室检查：血钠 120mol/L，血浆渗透压 255mmol/L，血钾 3.0mmol/L，尿比重＜1.010，尿钠 8mmol/L。

思考题

1. 患者在治疗前发生了何种水、电解质代谢紊乱？为什么？

2. 患者在治疗后发生了何种水、电解质代谢紊乱？为什么？

3. 入院前出现口渴、尿少的原因是什么？

4. 入院治疗后出现厌食、肌肉软弱无力、肠鸣音减弱、腹壁反射消失等症状的原因是什么？

5. 入院治疗后出现血压下降的原因是什么？

水、电解质代谢紊乱是临床上常见的病理过程。一些全身性的病理变化、某些重要器官的疾病或外界环境的某些剧烈变化都可引起或伴有水、电解质代谢紊乱。若得不到及时的纠正,水、电解质代谢紊乱又可引起重要器官的生理功能和物质代谢发生相应的障碍,严重时可危及生命。

第一节　水、钠代谢紊乱

一、正常水、钠平衡

水是人体内含量最多的物质。水与溶解于其中的各种无机和有机电解质构成体液(body fluid)。在神经-内分泌系统的调节作用下,正常时,体液的容量、分布及渗透压处于相对恒定的状态。

（一）体液的组成和分布

成人体液总量约占体重的 60%,其中细胞内液约占 40%,细胞外液约占 20%。细胞外液又可分为组织液(约占 15%)和血浆(约占 5%)。还有极少部分细胞外液分布在密闭的腔隙(如关节腔、颅腔、胸膜腔、腹膜腔)中,称跨细胞液(transcellular fluid)或第三间隙液,约占 2%。体液的总量可因年龄、性别和体型而存在差异,基本规律是体液量随年龄的增长而逐渐减少,女性少于男性,胖人少于瘦人。

体液中主要的电解质有 Na^+、K^+、Ca^{2+}、Mg^{2+}、Cl^-、HCO_3^-、HPO_4^{2-} 和 SO_4^{2-} 等,且体液中所含阴、阳离子数的总和相等,以保持电中性。细胞外液中主要的阳离子是 Na^+,主要的阴离子是 Cl^- 和 HCO_3^-;细胞内液中主要的阳离子是 K^+ 和 Mg^{2+},主要的阴离子是 HPO_4^{2-} 和蛋白质。

（二）体液的渗透压

正常状态时,细胞内外、血管内外体液的交换主要受渗透压的调节。体液的渗透压由其所含的微粒总数决定,包括阳离子、阴离子的个数与非电解质的分子个数,正常范围为280～310mmol/L。体液中晶体物质微粒(主要是电解质离子)产生的渗透压称为晶体渗透压,占体液渗透压的绝大部分(90%～95%),在维持细胞内外渗透压的平衡中起决定性的作用。血浆蛋白质所产生的渗透压称为胶体渗透压,在体液的渗透压中占比极小,但对维持血管内外的液体交换和血容量具有十分重要的作用。当渗透压发生变化时,水分向渗透压高的一侧移动,溶质向渗透压低的一侧移动,以调节渗透压平衡。

（三）水的生理功能和水平衡

水既是一切生化反应的场所,又参与水解、水化和加水脱氢等反应;水是良好的溶剂,能使物质溶解,加速化学反应,而且具有流动性,有利于营养物质的消化、吸收、运输和代谢产物的排泄;水的比热和蒸发热大,对体温调节起重要作用;水具有润滑作用,如泪液有助于眼球的转动,唾液可保持口腔和咽部湿润而有利于吞咽等;此外,结合水(与蛋白质结合的水)能够保证各种组织具有独特的功能和一定的坚韧度。

正常人每天水的摄入与排出处于动态平衡(表 3-1)。水的来源有饮水、食物水和代谢水。机体排出水分的途径有肾、消化道、皮肤和肺。正常成人每天最低尿量为 500mL,再加上每天皮肤非显性蒸发、肺的呼吸蒸发及粪便的排水量,每天最少排出水量约为 1500mL。

要维持水出入的平衡,每天需给水 1500～2000mL,称日需要量。

显性出汗时汗液为低渗溶液,含约 0.2% 的氯化钠以及少量的钾离子。因此,在高温环境中从事体力劳动导致大量出汗时,应补充水和适量的 Na^+ 和 K^+。

表 3-1　正常成人每日水的摄入和排出量

类别	摄入/mL	类别	排出/mL
饮水	1000～1500	尿液	1000～1500
食物水	700	皮肤蒸发	500
代谢水	300	呼吸蒸发	350
		粪便	150
总计	2000～2500	总计	2000～2500

(四)钠的生理功能和钠的平衡

钠是细胞外液中主要的阳离子,参与神经、肌肉、心肌细胞静息电位和动作电位的形成,具有维持神经-肌肉兴奋性以及心脏生理功能等作用;钠是维持细胞外液渗透压和血容量的基础;钠也能通过细胞膜进入细胞内,参与细胞内液的调节。

正常成人体内含钠总量为 40～50mmol/kg,其中约 60% 是可以交换的,约 40% 是不可交换的,主要结合于骨骼的基质中。总钠量的 50% 左右存在于细胞外液,10% 左右存在于细胞内液。Na^+ 及与其结合的阴离子(Cl^- 和 HCO_3^-)的含量决定细胞外液量,血清钠浓度的正常范围是 130～150mmol/L。

天然食物中含钠甚少,因此,人们摄入的钠主要来自食盐。摄入的钠几乎全部由小肠吸收。钠主要经肾随尿排出,肾脏排钠具有多吃多排、少吃少排、不吃不排的特点。此外,粪便和汗液也可以排出少量钠。正常情况下,人体排出和摄入的钠量几乎相等。

(五)水、钠平衡的调节

机体内水、钠的平衡紧密相关,共同影响细胞外液的渗透压和容量。水平衡主要由渴感和抗利尿激素调节,钠平衡主要受醛固酮和心房钠尿肽调节。

渴感中枢位于下丘脑视上核侧面,与渗透压感受器相邻。血浆晶体渗透压的升高是渴感中枢兴奋的主要刺激,此外血容量减少和血管紧张素Ⅱ的增多也可以引起渴感,促使机体主动饮水以补充水的不足。

抗利尿激素(antidiuretic hormone,ADH)由下丘脑视上核和室旁核的神经元分泌,并贮存在神经垂体中,主要作用是促使远曲小管和集合管对水的重吸收。当 ADH 与集合管上皮细胞膜上的 V_2 受体结合后,激活膜内的腺苷酸环化酶,使 cAMP 生成增加,后者进一步激活蛋白激酶 A,使水通道蛋白-2 磷酸化。磷酸化的水通道蛋白-2 从细胞内镶嵌至细胞膜,提高了远曲小管和集合管对水的通透性,从而使水的重吸收增加,减少了水的排出。

使 ADH 释放的主要刺激是血浆晶体渗透压的升高和循环血量的减少。血浆渗透压浓度只要升高 1%～2%,就能刺激 ADH 分泌;当失血等原因使血容量减少时,ADH 释放增多,尿量减少而有助于血量的恢复。此外,剧痛、情绪紧张、恶心、血管紧张素增多可使

ADH 释放增多。

水通道蛋白(aquaporin,AQP)是一组与水通透有关的细胞膜转运蛋白,广泛存在于动物、植物及微生物界。目前已发现至少有 13 种 AQP 亚型存在于哺乳动物体内。不同的 AQP 有其特异性的组织分布,并通过不同机制调节组织对水的通透性。

醛固酮是由肾上腺皮质球状带分泌的盐皮质激素,主要作用是促使肾远曲小管和集合管对 Na^+ 主动重吸收,并通过 K^+-Na^+ 和 H^+-Na^+ 交换促进 K^+ 和 H^+ 的排出。醛固酮的分泌主要受肾素-血管紧张素系统和血浆 Na^+、K^+ 浓度调节。当失血等原因使血容量减少,动脉血压降低时,肾入球小动脉壁牵张感受器受到刺激,使近球细胞分泌肾素增加,继而使血管紧张素产生增多,后者可使醛固酮分泌增多。血浆高 K^+ 或低 Na^+ 可直接刺激肾上腺皮质球状带分泌醛固酮。

心房钠尿肽(atrial natriuretic peptide,ANP)是由心房肌细胞合成的肽类激素。当心房扩张、血容量增加、血 Na^+ 浓度增高或血管紧张素增多时,可刺激心房肌细胞合成和释放 ANP。ANP 释放入血后,可抑制肾素和醛固酮的分泌,对抗血管紧张素和醛固酮的作用,抑制 ADH 的分泌和拮抗 ADH 的作用,从而发挥强烈而短暂的利尿、排钠、扩张血管和降血压的作用。

二维码 3-2
知识链接

二、水、钠代谢紊乱的类型

水、钠代谢障碍往往同时或先后发生,故临床上常将两者同时考虑。但两者的变化不一定平行,使得此病理过程复杂多变。在此,根据体液容量和渗透压的不同进行分类,水、钠代谢障碍的分类见图 3-1。

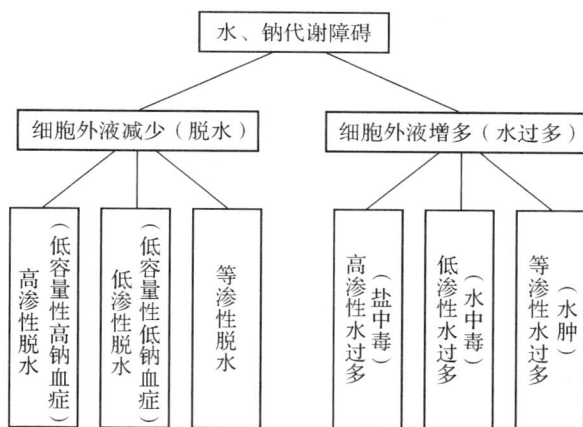

图 3-1 水钠代谢障碍分类

(一)高渗性脱水

高渗性脱水(hypertonic dehydration)又称低容量性高钠血症(hypovolemic hypernatremia),是指以失水多于失钠,血清钠浓度>150mmol/L,血浆渗透压>310mmol/L,伴有细胞内、外液量的减少为主要特征的病理生理过程。

1. 原因和机制

(1)饮水不足:多见于水源断绝、进食或饮水困难等情况;某些中枢神经系统损害的患者或年老体弱的患者因口渴中枢障碍缺乏渴感而造成摄水减少。一日不饮水,约丢失水分1200mL(约为体重的2%)。婴儿一日不饮水,失水可达体重的10%,故临床上更应特别注意。

(2)失水过多:①经肾丢失。如中枢性或肾性尿崩症时,因ADH产生和释放不足或肾远曲小管和集合管对ADH反应缺乏,肾排出大量低渗性尿液;静脉输入大量甘露醇、高渗葡萄糖等产生渗透性利尿而导致失水。②经消化道丢失。如严重呕吐、腹泻可经胃肠道丢失低渗性消化液。③经皮肤失水。在发热或甲状腺功能亢进时,通过皮肤的不显性蒸发每日可失水数升;汗液为低渗液,大汗时每小时可丢失水分800mL。④经肺失水。任何原因引起的过度通气都可使呼吸道黏膜的不感蒸发加强以致水分丢失。

2. 对机体的影响

(1)口渴感:由于细胞外液渗透压增高,下丘脑渴感中枢受到刺激而产生口渴感,促使患者找水喝,使细胞外液得到一定的补充。

(2)细胞内液向细胞外液转移:细胞外液渗透压增高,使水分从细胞内向渗透压相对较高的细胞外液转移,这有助于循环血量的恢复,但同时也引起细胞脱水致使细胞皱缩(图3-2)。

二维码3-3
高渗性脱水对机体的影响

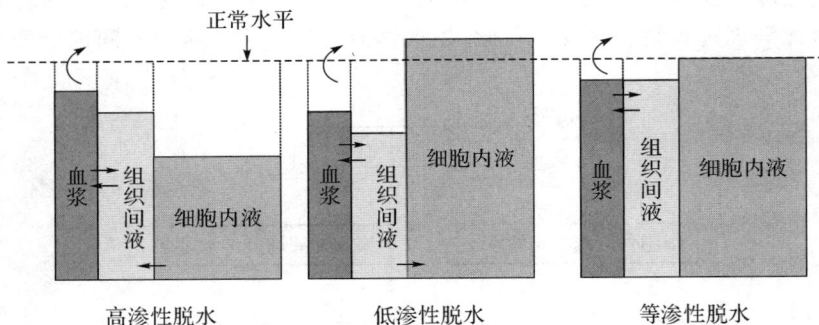

图3-2　不同类型脱水的体液容量变动

(3)少尿:细胞外液渗透压增高使ADH分泌增加,肾小管对水的重吸收增加,因而出现少尿、尿比重增高。

以上三种情况都能使细胞外液得到水分补充,故细胞外液和血容量的减少不如低渗性脱水时明显,发生休克者也较少。

(4)中枢神经系统功能障碍:细胞外液渗透压升高导致脑细胞脱水时,可引起一系列中枢神经系统功能障碍的症状,包括嗜睡、肌肉抽搐、昏迷甚至死亡。脑细胞脱水而脑体积缩小,颅骨与脑皮质之间的血管张力增大,可引起脑出血,以蛛网膜下腔出血较为多见。

(5)脱水热:脱水严重的患者从皮肤蒸发的水分减少,机体散热受到影响,特别是婴幼儿体温调节功能不完善,可导致其体温升高,称为脱水热。

(6)尿钠变化:轻症患者由于血钠升高,抑制醛固酮分泌,尿中仍有钠排出;而重症患者因血容量减少,醛固酮分泌增加致尿钠排出减少。

案例 3-1 分析 患者呕吐、腹泻 4d,按比例丢失了水、钠,同时伴有发热,使呼吸蒸发、皮肤不感蒸发增加,结果水的丢失多于钠的丢失,引起高渗性脱水。由于细胞外液渗透压增高,一方面下丘脑口渴中枢兴奋,出现口渴;另一方面 ADH 分泌增加,肾小管对水的重吸收增加,出现少尿、尿比重增高。

二维码 3-4
案例分析

3. 防治原则

(1)防治原发病。

(2)补充水分:不能口服者应静脉滴入 5%～10% 葡萄糖溶液。

(3)适当补钠:患者血钠浓度虽高,但仍有钠的丢失,体内总钠是减少的,因此,在治疗过程中缺水情况得到一定程度纠正后,应适当补充含钠溶液。

(4)适当补钾:细胞内脱水时,K^+ 也同时从细胞内释放,引起血钾升高,尿中排钾升高。尤其是患者醛固酮增加时,若只补给水和葡萄糖,易出现低钾血症,应适当补充 K^+。

(二)低渗性脱水

低渗性脱水(hypotonic dehydration),又称低容量性低钠血症(hypovolemic hyponatremia),是指以失钠多于失水,血清钠浓度<130mmol/L,血浆渗透压<280mmol/L,同时伴有细胞外液丢失为特点的病理生理过程。

1. 原因和机制

(1)丧失大量消化液而只补充水分:这是最常见的原因。大多是因呕吐、腹泻所致,部分是因胃肠吸引术丢失体液而只补充水分所导致。

(2)大汗后只补充水分:汗虽为低渗液,但大量出汗也可导致明显的钠丢失,若只补充水分则可造成细胞外液低渗。

(3)大面积烧伤只补充水分:烧伤面积大,使体液大量丢失,若只补充水分,可发生低渗性脱水。

(4)经肾丢失:可见于以下情况:①长期使用排钠利尿剂(如呋塞米、依他尼酸等)时,抑制髓袢升支对 Na^+ 的重吸收,导致钠从尿中大量丢失;②肾上腺皮质功能不全时,由于醛固酮分泌不足,肾小管对 Na^+ 的重吸收减少;③某些慢性肾脏疾病如炎性肾病可累及肾小管,导致肾小管对醛固酮的反应性降低,Na^+ 重吸收减少;④肾小管性酸中毒时,由于集合管分泌 H^+ 功能降低,H^+-Na^+ 交换减少,使 Na^+ 随尿排出增加。

由此可见,低渗性脱水的发生常常与体液丢失后只补水而未补钠有关。

案例 3-1 分析 患者呕吐、腹泻 4d 后入院,住院后只给予静脉滴注 5% 葡萄糖溶液 2500mL/d,而未给予补钠,引起了低渗性脱水。

2. 对机体的影响

(1)细胞外液减少,易发生休克:发生低渗性脱水时,细胞外液呈低渗状态,水分从细胞外向渗透压相对较高的细胞内转移,使细胞外液明显减少。另外,细胞外液低渗状态抑制口

渴中枢,会减少患者主动饮水,又抑制 ADH 分泌,使患者早期尿量不减少。因此,临床上容易出现外周循环衰竭症状,表现为血压下降,脉搏细速,静脉塌陷(图 3-2)。

（2）有明显的失水体征:细胞外液减少,血浆容量随之减少,血液浓缩,血浆胶体渗透压升高,使组织间液向血管内转移,所以组织间液减少最为明显。患者可出现明显的脱水体征,如皮肤弹性减退、眼窝凹陷,婴幼儿尚表现为囟门凹陷。

（3）尿的变化:细胞外液渗透压降低,抑制渗透压感受器,使 ADH 分泌减少,远曲小管和集合管对水的重吸收也相应减少,所以早期患者尿量减少不明显。但在晚期血容量严重降低时,ADH 释放增多,肾小管对水的重吸收增加,可出现少尿。经肾失钠患者,尿钠含量增多。肾外因素引起者,因血容量降低导致肾血流量减少,激活肾素-血管紧张素-醛固酮系统,使肾小管对 Na^+ 的重吸收增加,尿钠含量减少。

> 案例 3-1 分析　患者住院后由于只补水未补钠,出现了低渗性脱水。细胞外液呈低渗状态,水分从细胞外进入细胞内;另外,细胞外液低渗抑制口渴中枢,减少患者主动饮水,又抑制 ADH 分泌,使患者早期尿量不减少,导致细胞外液明显减少。因此,患者出现血压下降、浅表静脉塌陷等外周循环衰竭症状。

3. 防治原则

（1）防治原发病,去除病因。

（2）适当补液,原则上给予等渗液以恢复细胞外液容量,如有休克,则按休克的处理方式积极抢救。

（三）等渗性脱水

等渗性脱水(isotonic dehydration)是指等渗液大量丢失或者水、钠成比例丢失时,血容量减少,但血钠浓度和血浆渗透压维持在正常范围。

1. 原因和机制　任何等渗体液大量丢失所造成的脱水,在短期内均为等渗性脱水。可见于:

（1）大量抽放胸、腹水,大面积烧伤,严重呕吐、腹泻或胃、肠引流后。

（2）麻痹性肠梗阻,大量体液潴留于肠腔内。

（3）新生儿消化道先天畸形,如幽门狭窄、胎粪肠梗阻等所引起的消化液丧失。

2. 对机体的影响

（1）细胞外液减少:等渗性脱水时主要丢失细胞外液,血浆容量及组织间液均减少,但细胞内液量变化不大(图 3-2)。

（2）尿液变化:细胞外液大量丢失后,血容量下降,可促进 ADH 和醛固酮分泌释放,尿量减少,尿钠减少。

等渗性脱水如果未得到及时治疗,可通过皮肤和呼吸道黏膜的不感蒸发继续丢失水分,而转变为高渗性脱水。等渗性脱水如果处理不当,只补充水分而不补充钠盐,则可转变为低渗性脱水。因此单纯性的脱水临床上较少见。

3. 防治原则

(1)防治原发病。

(2)补充液体:以适量补充低渗液体为宜。

(四)高渗性水过多

高渗性水过多,即高容量性高钠血症(hypervolemic hypernatremia),是指伴有细胞外液容量增多的高钠血症,又称盐中毒。

1. 原因和机制

(1)医源性盐摄入过多:在治疗低渗性脱水或等渗性脱水患者时,若未严格控制高渗溶液的输入,则有可能导致高渗性水过多。在抢救心跳、呼吸骤停的患者时,为纠正酸中毒,常常给予高浓度的碳酸氢钠,可造成高容量性高钠血症。

(2)原发性钠潴留:原发性醛固酮增多症的患者,其醛固酮的持续超常分泌,导致远曲小管对 Na^+、水的重吸收增加,引起细胞外液和钠含量的增加。

2. 对机体的影响 高钠血症时细胞外液高渗,液体自细胞内向细胞外转移,导致细胞脱水,严重者引起中枢神经系统功能障碍。

3. 防治原则

(1)防治原发病。

(2)肾功能正常者可适当使用排钠利尿剂。

(3)肾功能低下者,可用高渗葡萄糖溶液进行腹膜透析治疗,但应连续监测电解质水平。

(五)低渗性水过多

低渗性水过多,即高容量性低钠血症(hypervolemic hyponatremia),也称为水中毒(water intoxication),其特点是水潴留使体液容量明显增大,血钠浓度下降,血清 Na^+ 浓度 <130mmol/L,血浆渗透压<280mmol/L,但体钠总量正常或增多。

1. 原因和机制

(1)水排出减少:多见于急性肾功能衰竭;ADH 异常分泌过多(如恐惧、疼痛、失血等)交感神经兴奋而解除了副交感神经对 ADH 分泌的抑制;或某些恶性肿瘤(如肺燕麦细胞癌、胰腺癌等)可合成并释放 ADH 样物质。

(2)水摄入过多:如短时间内大量饮水;用无盐水灌肠,肠道吸收水分过多;静脉输入含盐少的液体过多过快,超过肾脏的排水能力。

2. 对机体的影响

(1)细胞水肿:细胞外液水分增多导致细胞外渗透压降低,水自细胞外向细胞内转移,造成细胞水肿。

(2)中枢神经系统症状:急性水中毒时,脑细胞水肿,使颅内压增高,可引起头痛、恶心、呕吐、视神经乳头水肿、记忆力减退、意识障碍等各种中枢神经系统功能障碍症状,严重者可因脑疝而致呼吸、心跳停止。

3. 防治原则

(1)防治原发病,限制水分摄入。

(2)急性重症患者除限制进水外,应给予高渗盐水,以迅速纠正脑细胞水肿,或静脉输入甘露醇、山梨醇等渗透性利尿剂,或给予呋塞米等强利尿剂以促进体内水分的排出,减轻脑细胞水肿。

(六)等渗性水过多

等渗性水过多即水肿(edema),是指过多的液体在组织间隙或体腔内积聚。如水肿发生于体腔内,则称之为积水(hydrops),如心包积水、胸腔积水、腹腔积水等。

水肿可根据波及的范围分为全身性水肿和局部性水肿;也可根据水肿发生的原因分为肾性水肿、心性水肿、肝性水肿、营养不良性水肿和炎性水肿等;另外,还可根据水肿发生的器官、组织分为皮下水肿、脑水肿、肺水肿等。

1. 水肿的发生机制

(1)毛细血管内外液体交换平衡失调——组织液生成增多:正常情况下,组织间液和血浆之间不断进行液体交换,使组织液的生成和回流保持动态平衡。影响血管内外液体交换的主要因素包括毛细血管有效流体静压、有效胶体渗透压和淋巴回流。①毛细血管有效流体静压,即毛细血管血压与组织液静水压的差值,平均为30mmHg,是促使组织液生成的因素。②有效胶体渗透压,即血浆胶体渗透压与组织液胶体渗透压的差值,促使组织液回流至毛细血管,平均值为17mmHg。毛细血管有效流体静压与有效胶体渗透压之差值为平均有效滤过压。可见,正常情况下毛细血管的组织液生成略大于回流。③淋巴回流,即组织液剩余部分经淋巴系统回流进入血液循环,从而维持血管内外液体交换的动态平衡。组织间隙流体静压升高时,淋巴液的生成速度加快。另外,淋巴管壁的通透性较高,蛋白质可以通过,因此淋巴回流不仅可把略多生成的组织液送回体循环,而且可把毛细血管漏出的蛋白质吸收回体循环。以上因素先后或同时失常,都可导致组织间液积聚过多而形成水肿。

1)毛细血管有效流体静压增高。毛细血管流体静压增高可引起有效流体静压增高,平均有效滤过压增大,组织液生成增多,当后者超过淋巴回流的代偿能力时,便可引起水肿。毛细血管流体静压增高的主要原因是全身或局部静脉压增高。如右心衰竭时可引起体循环静脉压增高,导致毛细血管的流体静压增高,引起全身水肿;肿瘤压迫静脉或静脉血栓的形成可使毛细血管的流体静压增高,引起局部水肿。

2)血浆胶体渗透压降低。血浆胶体渗透压的大小主要取决于血浆蛋白尤其是白蛋白的浓度。当血浆白蛋白的含量减少时,血浆胶体渗透压降低,导致有效胶体渗透压降低,使平均有效滤过压降低,组织液生成增多,超过淋巴回流时,可引起水肿。血浆白蛋白含量减少的主要原因有:①蛋白质摄入不足,见于食物中蛋白供给不足或胃肠道消化吸收障碍;②蛋白质合成减少,见于肝硬化;③蛋白质丢失过多,见于肾病综合征;④蛋白质分解代谢加强,见于慢性消耗性疾病,如慢性感染、恶性肿瘤等。

3)微血管壁通透性增加。正常时毛细血管仅允许微量的蛋白质滤出,以维持血管内外的渗透压梯度。当微血管壁通透性增高时,血浆蛋白可从毛细血管和微静脉壁滤出,毛细血管的胶体渗透压降低,而组织间液的胶体渗透压升高,促进水分滤出。微血管壁通透性增加见于各种炎症、缺氧及中毒等。这类水肿液的特点是所含蛋白量较高,可达30～60g/L。

4)淋巴回流受阻,淋巴回流不仅能将组织液及其所含的蛋白质回收到血液循环中,在组织液生成增多时,还能代偿回流,因而具有重要的抗水肿作用。淋巴回流受阻时可使含高蛋白的水肿液在组织间隙聚集。淋巴回流受阻常见于丝虫病和恶性肿瘤。患丝虫病时,淋巴管被堵塞,可引起下肢和阴囊的慢性水肿;行恶性肿瘤根治术时广泛切除淋巴结可导致淋巴回流障碍而引起水肿。

(2)体内外液体交换平衡失调——钠、水潴留:正常人体水、钠的摄入量与排出量处于动态平衡,从而保持体液量的相对恒定,这主要是在神经-体液调节下,通过肾脏的滤过和重吸收之间的平衡来实现的。正常时经肾小球滤过的水和钠约有 99.0%～99.5% 被肾小管重吸收,只有 0.5%～1.0% 被排出体外。当某些因素引起球-管平衡失调时,可导致水肿发生。

1)肾小球滤过率下降。常见原因包括:①肾小球滤过面积减少,如急性肾小球肾炎时,系膜细胞和内皮细胞增生、肿胀;或慢性肾小球肾炎时,大量肾单位被严重破坏,导致滤过面积显著减少。②有效循环血量减少,如在充血性心力衰竭、肝硬化腹水时,有效循环血量减少可使肾血流量下降,同时交感-肾上腺髓质系统兴奋和肾素-血管紧张素系统的激活,使入球小动脉收缩,肾血流量进一步减少,肾小球滤过率下降。

2)肾血流重分布。正常情况下,有 90% 的肾血流通过皮质肾单位,只有小部分通过近髓肾单位。皮质肾单位约占肾单位总数的 85%,对水、钠的重吸收功能相对较弱。而数量上约占 15% 的近髓肾单位对水、钠的重吸收功能较强。当有效循环血量减少时,可导致肾血流重新分布,即通过皮质肾单位的血流减少,而较多的血流进入近髓肾单位,结果水、钠重吸收加强。

3)近曲小管重吸收水、钠增加。当有效循环血量减少时,近曲小管对水、钠的重吸收增多是某些全身性水肿发生的重要原因。①肾小球滤过分数(filtration fraction)增加。肾小球滤过分数＝肾小球滤过率/肾血浆流量。正常时约 20% 的肾血浆流量经肾小球滤过。当发生充血性心力衰竭时,肾血流量随有效循环血量的减少而下降。此时,由于出球小动脉的收缩比入球动脉更明显,肾小球滤过率相对增大,故滤过分数增加。血浆中非胶体成分滤过量相对增多,使进入肾小管周围的毛细血管血液中的血浆蛋白和胶体渗透压也相应增高,同时由于肾血流量减少,流体静压下降,近曲小管重吸收水钠增加,导致水钠潴留。②心房钠尿肽(ANP)分泌减少。ANP 由心房肌细胞释放,具有利钠、利尿、扩张血管和降低血压的作用,其分泌受到血容量、血压、血 Na^+ 含量变化的影响。当有效循环血量减少时,心房的牵张感受器兴奋性降低,ANP 分泌减少,近曲小管对钠、水的重吸收增加。

4)远端小管和集合管重吸收水钠增加。远端小管和集合管重吸收水、钠受激素的调节。①醛固酮增多。有效循环血量减少使肾血流减少时,肾血管灌注压下降刺激入球小动脉壁的牵张感受器,同时肾小球滤过率降低使流经致密斑的钠量减少,两者均可使近球细胞分泌肾素增加,激活肾素-血管紧张素-醛固酮系统,使血中醛固酮浓度增加;另外,肝功能严重损害时,醛固酮的灭活减少,也是血中醛固酮含量增加的原因。②ADH 增加。在充血性心力衰竭时,有效循环血量减少使左心房和胸腔大血管的容量感受器所受刺激减弱,反射性引起 ADH 分泌增加;此外,肾素-血管紧张素-醛固酮系统激活后,血管紧张素Ⅱ生成增多,刺激醛固酮分泌增加,后者使肾小管对钠的重吸收增加,血浆渗透压增高,刺激下丘脑渗透压感受器,使 ADH 的分泌与释放增加;肝功能障碍时,ADH 灭活减少,也可使血中 ADH 增多。

2. 水肿的特点及其对机体的影响

（1）水肿的特点

1）水肿液的性状。水肿液根据蛋白含量的不同分为漏出液和渗出液。①漏出液（transudate）的特点是蛋白含量低于 25g/L、比重低于 1.015、白细胞数少；②渗出液（exudate）的特点是蛋白含量高于 30g/L、比重高于 1.018 以及可见较多的白细胞。

2）水肿皮肤的特点。皮下水肿是全身或局部水肿的重要体征。当皮下组织有过多的液体积聚时，局部皮肤肿胀、苍白发亮、弹性差、皱纹变浅，用手指按压时出现凹陷，称为凹陷性水肿（pitting edema），因其易被察觉又称为显性水肿（frank edema）。实际上在凹陷出现之前，往往已有组织液增多，体重明显增加，又称隐性水肿（recessive edema）。未出现凹陷是因为分布在组织间隙中的胶体网状物（透明质酸、胶原及黏多糖等）对液体有强大的吸附能力。只有当液体的积聚超过胶体网状物的吸附能力时，才形成游离的液体。但液体积聚到一定量时，用手指按压该部位皮肤，游离的液体从按压点向周围扩散，形成凹陷，数秒钟后凹陷自然平复。

3）全身性水肿的分布特点。常见的全身性水肿是心性水肿、肾性水肿和肝性水肿。各种疾病引发的水肿最先出现的部位各不相同。心性水肿首先出现在低垂部位；肾性水肿首先发生在组织疏松的眼睑和面部；而肝性水肿以腹腔积液最显著。这些特点与下列因素有关：①重力效应。毛细血管流体静压受重力影响，距心脏水平面垂直距离越远的部位，毛细血管流体静压越高。因此，右心衰竭时体静脉回流障碍，首先表现为下垂部位的流体静压增高与水肿，立位或坐位时下肢最明显，仰卧位时，骶尾部最明显。②组织结构特点。一般来说，结构疏松、皮肤伸展度大的组织（如眼睑）容易积聚水肿液。组织结构致密的部位如手指和足趾不易有水肿液的积聚。肾性水肿由于不受重力的影响而首先发生在组织疏松的眼睑部。③局部血流动力学因素参与水肿的形成。如肝硬化时由于肝静脉压增加和门静脉高压，腹腔毛细血管内压增加明显，水肿液易积聚于腹腔形成腹水。

（2）水肿对机体的影响：在特定的条件下水肿对机体有一定的有利作用，如炎性水肿，但水肿对机体的不利影响是十分明显的。其影响取决于水肿发生的部位、速度和程度及持续时间。

1）细胞营养障碍。过量的液体在组织间隙积聚，使细胞与毛细血管间的距离增加，从而影响营养物质的弥散，导致细胞发生严重的营养障碍。

2）水肿对器官组织功能活动的影响。水肿对器官组织功能活动的影响取决于水肿发生的速度和程度。急速发展成的重度水肿因来不及代偿，容易引起器官组织功能障碍。重要器官的水肿，则可造成严重的后果，如脑水肿引起颅内压升高甚至发生脑疝而死亡；喉头水肿可引起气道阻塞，严重者窒息死亡。

第二节 钾代谢紊乱

一、正常钾代谢

（一）钾的分布及钾的正常代谢

正常成人体内含钾量为 $50\sim55mmol/kg$，其中约 98% 的钾存在于细胞内，约 2% 分布于细胞外。细胞内液的钾浓度约为 $140\sim160mmol/L$，细胞外液的钾浓度约为 $3.5\sim5.5mmol/L$。钾是细胞内液主要的阳离子，对维持细胞新陈代谢、细胞膜静息电位和调节细胞内外液的渗透压及酸碱平衡均有重要作用。

钾的摄入量和排出量处于动态平衡。天然食物含钾非常丰富，成人每天随饮食摄入的钾量约为 $2\sim4g$，其中大部分在小肠吸收，吸收的钾首先转移至细胞内，随后主要经肾随尿排出体外。肾脏排钾，具有多吃多排、少吃少排、不吃也排的特点。其余小部分钾由汗液和粪便排出体外。

（二）钾平衡的调节

钾的平衡主要通过钾的跨细胞转移和肾的调节来实现。在一些特殊情况下，结肠也可成为重要的排钾场所。

1. 钾的跨细胞转移　机体对快速变动的钾的调节主要依靠细胞内外钾离子的转移来实现。钾离子在细胞内外的转移可迅速、准确地维持细胞外液中钾的浓度。调节钾跨细胞转移的基本机制称为泵-漏机制。泵指 Na^+-K^+-ATP 酶，将钾逆浓度差主动转运至细胞内；漏指钾离子顺浓度差通过钾离子通道进入细胞外。

（1）促进细胞外钾进入细胞内的主要因素：胰岛素、β 肾上腺素受体的激活、细胞外液钾离子浓度的升高，可刺激 Na^+-K^+-ATP 酶，将促进细胞摄钾；血清钾浓度的升高可直接刺激胰岛素的分泌，从而促进细胞摄钾；碱中毒也可促进钾离子进入细胞内。

（2）促进细胞内钾转移到细胞外的主要因素：α 促肾上腺素受体的激活、酸中毒、细胞外液渗透压的急剧升高、剧烈运动时肌肉收缩等促进钾离子从细胞内移出。

2. 肾对钾排泄的调节　肾排钾的过程可分为三个部分：肾小球的滤过；近曲小管和髓袢的重吸收；远曲小管和集合管对钾的排泄和重吸收。

一般情况下，肾小球的滤过、近曲小管和髓袢的重吸收对钾通常无重要的调节作用。对不断变动的钾摄入量，机体主要通过远曲小管和集合管对钾的排泄和重吸收来调节。

（1）远曲小管和集合管调节钾平衡的机制：根据机体钾的平衡状态，远曲小管和集合管可执行分泌和重吸收的功能，使钾的摄入量与排出量保持平衡，以维持钾浓度的相对恒定。

1）远曲小管和集合管钾的分泌。正常情况下，大约有 $1/3$ 的尿钾是由远曲小管和集合管分泌的。钾的分泌由该段小管上皮的主细胞完成。主细胞的基底膜侧的 Na^+-K^+-ATP 酶将 Na^+ 泵入小管间液，而将小管间液的 K^+ 泵入主细胞内，提高细胞内的 K^+ 浓度；主细胞的管腔面侧对 K^+ 具有高度的通透性。因此，影响主细胞基底膜侧的 Na^+-K^+ 泵活性，影响管腔面侧对 K^+ 的通透性，改变细胞内与小管腔内钾的电化学梯度都可影响主细胞对钾的分泌。

2)集合管对钾的重吸收。在摄钾量明显不足的情况下,远曲小管和集合管显示出对钾的净吸收。主要由该段小管上皮的闰细胞完成。闰细胞的管腔面侧有 H^+-K^+-ATP 酶,也称质子泵,向小管腔分泌 H^+ 而重吸收 K^+。缺钾时,闰细胞肥大,对 K^+ 的重吸收功能加强。

(2)影响远曲小管和集合管排钾的调节因素

1)细胞外液的钾浓度。细胞外液钾浓度升高可刺激 Na^+-K^+ 泵的活性,增强管腔面侧对 K^+ 的通透性,降低肾间质液与小管细胞内液之间钾浓度的差,从而增加远曲小管和集合管的泌钾速率。

2)醛固酮。醛固酮可增强 Na^+-K^+ 泵的活性,并增加管腔面对 K^+ 的通透性,有利于钾排入管腔。

3)远端小管的原尿流速。远端小管原尿流速增大可迅速移去小管细胞泌出的钾,降低小管腔中的钾浓度,使小管上皮细胞与管腔中钾浓度差增大,从而促进钾的分泌。

4)酸碱平衡状态。H^+ 浓度升高可抑制主细胞的 Na^+-K^+ 泵的活性,使主细胞泌钾功能受阻,因此,急性酸中毒时肾排钾减少;碱中毒时则肾排钾增多。慢性酸中毒患者却常表现出尿钾增多,其与慢性酸中毒可使近端小管的水、钠重吸收抑制,从而使远端小管的原尿流速增大有关。

3. 结肠对钾的正常排泄　结肠对钾的排泄正常时,摄入钾的 90% 由肾排出,10% 由肠道排出,结肠排钾量亦受醛固酮的调节。在肾功能衰竭,肾小球滤过率明显下降的情况下,结肠泌钾量平均可达到摄入钾量的 1/3。

二、钾代谢紊乱

钾代谢紊乱是临床上常见的电解质代谢异常。根据血钾浓度的高低,钾代谢紊乱可分为低钾血症和高钾血症两大类。测定血钾可取血浆或血清。血清钾浓度的正常范围为 3.5～5.5mmol/L,血浆钾浓度通常比血清钾低 0.3～0.5mmol/L,这与凝血过程中血小板释放出一定数量的钾有关。

(一)低钾血症和缺钾

血清钾浓度低于 3.5mmol/L 称为低钾血症(hypokalemia)。缺钾指细胞内钾和机体总钾量缺乏。

1. 原因和机制

(1)钾摄入减少:钾摄入减少见于长期不能进食(如消化道梗阻、昏迷及手术后长期禁食)的患者。

(2)钾丢失过多

1)经肾失钾过多。可见于:①长期使用某些利尿剂如呋塞米、噻嗪类利尿剂。其主要机制是抑制髓袢对 Na^+ 和 Cl^- 的重吸收,从而使进入远端小管的钠量增加,导致远曲小管 K^+-Na^+ 交换增多,促进钾的排出;同时继发血容量减少,醛固酮分泌增加,导致肾排钾过多。②肾小管性酸中毒。Ⅰ型(远曲小管性)酸中毒,远曲小管泌 H^+ 障碍,导致 K^+-Na^+ 交换增加,尿钾排出增多;Ⅱ型(近曲小管性)酸中毒是一种以近曲小管重吸收多种物质障碍为特征的综合征,

二维码 3-6
低钾血症的病因及其对神经-肌肉兴奋性的影响

表现为由尿中丢失 HCO_3^-、K^+ 和磷而出现代谢性酸中毒、低钾血症和低磷血症。③醛固酮分泌过多。原发性和继发性醛固酮增多症时,肾脏排钾增多。④镁缺失。近曲小管、髓袢升支对钾的重吸收有赖于 Na^+-K^+-ATP 酶,而此酶需要 Mg^{2+} 的激活。缺镁时,Na^+-K^+-ATP 酶活性降低,K^+ 重吸收障碍。

2)经胃肠道失钾。见于严重呕吐、腹泻、胃肠减压、肠瘘等。发生机制是:①因消化液内钾浓度均高于或接近血清钾浓度,故消化液的丧失必然导致大量钾的丢失。②消化液大量丢失伴血容量减少时,可引起醛固酮分泌增加,使肾排钾增多。

3)经皮肤失钾。汗液含钾约为 $5\sim10mmol/L$,大量出汗可丢失较多的钾。

(3)钾向细胞内转移增多

1)碱中毒。碱中毒时通过细胞内外离子交换进行代偿,H^+ 外移同时 K^+ 移入细胞内;肾小管上皮细胞 H^+-Na^+ 交换减少,K^+-Na^+ 交换增加。

2)某些物质中毒时如钡中毒、粗制棉籽油中毒(主要毒素为棉酚)。钾通道被阻滞,使 K^+ 外流减少。

3)过量使用胰岛素。一方面可直接激活细胞膜上的 Na^+-K^+-ATP 酶,使细胞外钾进入细胞内;另一方面可促进细胞合成糖原增多,使细胞外钾随同葡萄糖进入细胞内。

4)β肾上腺素受体活性增强。如β肾上腺素受体激动剂可激活细胞膜上的 Na^+-K^+-ATP 酶,促进钾进入细胞内。

5)低钾性周期性麻痹。这是一种常染色体显性遗传病,发作时出现低钾血症、肌无力、麻痹,但尿钾不高。其导致低钾血症的机制尚不清楚。

> 案例 3-1 分析　患者呕吐、腹泻,使含钾的消化液丢失;另外,发生低渗性脱水,使醛固酮分泌增加,肾排钾增多,出现低钾血症。

2. 对机体的影响　低钾血症的临床症状和体征与血钾降低的速度和程度有关。一般情况下,血钾浓度越低对机体影响越大。慢性失钾的患者往往症状不明显。

(1)对神经肌肉的影响:主要影响骨骼肌和平滑肌。急性低钾血症时神经肌肉兴奋性降低,表现为肌肉松弛无力或弛缓性麻痹。骨骼肌以下肢肌肉无力最常见,严重时可导致呼吸肌麻痹,是低钾血症的主要死亡原因;胃肠道平滑肌受累则表现为食欲不振,严重者可发生麻痹性肠梗阻。其机制主要是超极化阻滞的发生。急性低钾血症时由于细胞外钾浓度($[K^+]_e$)急剧降低,而细胞内钾浓度($[K^+]_i$)变化不明显,使 $[K^+]_i$/$[K^+]_e$ 比值增大,静息电位负值增大,静息电位与阈电位的距离加大,细胞处于超级化阻滞状态,因而兴奋性降低。

慢性低钾血症时,细胞内钾外移进行缓冲,$[K^+]_i$ 和 $[K^+]_e$ 均减少,$[K^+]_i$/$[K^+]_e$ 比值可正常,因而静息电位变化不明显,神经肌肉兴奋性可维持正常。

严重钾缺乏可使骨骼肌血管收缩,导致供血不足,引起肌肉痉挛、缺血性坏死和横纹肌溶解。

> 案例 3-1 分析　患者发生低钾血症,使细胞外液中钾浓度降低,细胞内外钾浓度比值增大,静息电位负值增大,静息电位与阈电位的距离加大,细胞处于超级化阻滞状态,细胞兴奋性降低。所以患者出现厌食、肌肉软弱无力、肠鸣音减弱、腹壁反射消失等现象。

二维码 3-7
知识链接

(2)对心脏的影响

1)对心肌电生理特性的影响。①对心肌兴奋性的影响。急性低钾血症时，心肌细胞膜通透性下降，K^+外流减少，造成静息电位减少，静息电位与阈电位的距离缩小，因而兴奋性增高。②对心肌传导性的影响。低钾血症时静息电位减少，除极时钠内流速度减慢，0 期去极化速度减慢，幅度变小，因而心肌传导性减低。③对心肌自律性的影响。由于低血钾对膜钾通透性的抑制作用，K^+外流减慢，自律细胞在 4 期自动去极化时 Na^+ 内流相对加速，自动去极化速度加快，故自律性增高。④对心肌收缩性的影响。急性低钾血症时，血 K^+ 浓度降低，对 Ca^{2+} 内流的抑制作用减弱，2 期复极化时 Ca^{2+} 内流加速，使兴奋-收缩偶联增强，收缩性升高。但在严重缺钾时，心肌细胞代谢障碍，引起心肌变性、坏死，心肌收缩性减弱。

2)对心电图的影响。与心肌细胞在低钾血症时电生理特性变化密切相关，典型表现为ST 段压低，T 波低平和 U 波增高，Q-T 间期延长。严重低钾血症时还可见 P 波增宽、P-R 间期延长、QRS 波增宽。

(3)对中枢神经系统的影响：低钾血症患者常有精神萎靡、表情淡漠、反应迟钝、定向力减弱、嗜睡甚至昏迷症状。其发生机制可能是：①脑细胞静息电位负值增大使细胞兴奋性降低。②脑细胞内缺钾影响糖代谢，使 ATP 生成减少。③血清钾降低使脑细胞 Na^+-K^+-ATP 酶活性降低，细胞内 Na^+ 含量增多，引起细胞水肿。

(4)对肾脏的影响：主要损害表现为尿浓缩功能障碍，其发生机制为：①慢性缺钾时，集合管和远曲小管上皮细胞受损，对 ADH 反应性降低，水重吸收减少，出现多尿。②缺钾时髓袢升支粗段对 Na^+、Cl^- 的重吸收减少，髓质渗透梯度形成发生障碍，尿浓缩功能降低，出现多尿和低比重尿。

(5)对酸碱平衡的影响：当血钾浓度降低时（细胞外钾向细胞内转移者除外），细胞内的 K^+ 移到细胞外，细胞外液的 H^+ 移入细胞内，使细胞外液 H^+ 浓度降低，引起代谢性碱中毒。碱中毒时尿液一般呈碱性，但缺钾引起的代谢性碱中毒中，肾小管上皮细胞内钾浓度降低，K^+-Na^+ 交换减少而 H^+-Na^+ 交换增加，导致肾脏排氢增多，尿液呈酸性，故称为反常性酸性尿（paradoxial acidic urine）。

3. 防治原则

(1)治疗原发病，尽早恢复正常饮食。

(2)低钾血症较严重或临床表现明显者应及时补钾，并遵循以下原则：①见尿补钾。即尿量每小时大于 30mL 时才能补钾，每日尿量少于 500mL 时不宜补钾，以避免发生高钾血症。②尽量口服补钾。一般口服氯化钾每日 3～6g，若不能口服或遇到紧急情况，可考虑静脉滴注。③静脉补钾时应控制剂量和速度，终浓度控制在 30～40mmol/L，滴注速度控制在 10～20mmol/h。快速补钾需在心电图监护下进行。

(二)高钾血症

血清钾浓度高于 5.5mmol/L 称为高钾血症（hyperkalemia）。

1. 原因和机制

(1)肾排钾减少：这是高钾血症发生最主要的原因。常见于：①肾功能衰竭，急性肾功能衰竭的少尿期及慢性肾功能衰竭终末期出现少尿或无尿时，肾小球滤过率减少或肾小管排钾障碍,导致血钾升高。②盐皮质激素缺乏,包括绝对缺乏和相对缺乏。前者见于肾上腺皮质功能减退,后者见于某些肾小管疾病(如间质性肾炎、狼疮肾等),肾小管对醛固酮的反应性降低,两者均可导致钾排出减少,血钾升高。③长期潴钾利尿剂的使用,螺内酯等具有对抗醛固酮保钠排钾的作用,故长期大量使用可导致钾在体内潴留。

（2）细胞内钾外移增多

1）急性酸中毒。酸中毒时细胞外液中 H^+ 进入细胞内,同时细胞内 K^+ 被释放到细胞外,以维持体液电中性。酸中毒时肾小管上皮细胞内 H^+ 浓度增加, H^+-Na^+ 交换增加,抑制 K^+-Na^+ 交换,导致高钾血症。

2）大量溶血和组织坏死。如在血型不合的输血、严重创伤等情况下,细胞内 K^+ 大量释放,若同时伴有肾功能不全,极易发生高钾血症。

3）高血糖合并胰岛素不足。主要见于糖尿病。胰岛素缺乏可抑制 Na^+-K^+-ATP 酶活性,抑制 K^+ 进入细胞。糖尿病引起的酮症酸中毒和高血糖造成的高渗均可促进细胞内 K^+ 外移,使血钾升高。

4）某些药物的使用。β受体阻滞剂、洋地黄类药物中毒等通过干扰 Na^+-K^+-ATP 酶活性而妨碍细胞摄钾。肌肉松弛剂氯化琥珀碱可增大骨骼肌膜对 K^+ 通透性,使钾从细胞内外溢,导致血钾升高。

5）高钾性周期性麻痹。是一种常染色体显性遗传性疾病,麻痹发作时常伴血钾升高。发生原因可能为肌细胞膜异常,在剧烈运动和应激后发作。发作时 K^+ 从细胞内释放,使血钾升高,并引起骨骼肌麻痹,一定时间后可自行恢复。

（3） K^+ 摄入过多,常见于静脉输液补钾过快。

2. 对机体的影响

（1）对神经肌肉的影响:轻度高钾血症时, $[K^+]_e$ 浓度升高而 $[K^+]_i$ 变化不大,导致 $[K^+]_i/[K^+]_e$ 比值降低,静息电位负值减少,静息电位与阈电位的距离变小,兴奋性增高。临床上可出现肌肉轻度震颤、四肢感觉异常。但重症高钾血症时, $[K^+]_e$ 浓度显著升高, $[K^+]_i/[K^+]_e$ 比值明显降低,静息电位显著变小以致接近阈电位,导致肌细胞快钠通道失活而处于去极化阻滞状态,不能引起兴奋。临床上可出现四肢软弱无力、腱反射减弱、弛缓性麻痹。

（2）对心肌的影响:高钾血症的主要危险是重症高钾血症可引起心室颤动和心搏骤停。

1）对心肌电生理特性的影响。①心肌兴奋性的变化,与高钾血症对神经肌肉兴奋性的影响相似。轻度高钾血症时,静息电位变小,与阈电位的距离缩小,兴奋性增高。重症高钾血症时,静息电位过小,快钠通道失活,兴奋性反而降低。②心肌传导性降低,即静息电位降低,膜上快钠通道部分失活,以致 0 期钠内流减慢,导致 0 期去极化的速度减慢,幅度减小,传导性降低。患者常发生传导延缓或阻滞。③心肌自律性降低,即高钾血症时快反应自律细胞膜对钾通透性增高,在达到最大复极电位后,细胞内 K^+ 外流速度加快,而 Na^+ 内流相对缓慢,导致快反应自律细胞 4 期自动去极化减慢,自律性降低。④心肌收缩性减弱,即由于细胞外液 K^+ 浓度增高,抑制心肌 2 期复极化的 Ca^{2+} 内流,使兴奋-收缩偶联发生障碍,心肌收缩性减弱。

二维码 3-8
高钾血症的
病因及其对
神经-肌肉
兴奋性的
影响

2)对心电图的影响。由于复极 3 期钾外流加速,复极时间和有效不应期缩短,反映复极 3 期的 T 波高尖;由于传导性降低,代表房-室传导的 P-R 间期延长,代表心室内传导的 QRS 波增宽;相当于心房去极化的 P 波和心室去极化的 R 波降低。

(3)对酸碱平衡的影响:由于细胞外液钾增多,K^+ 移入细胞内,细胞内 H^+ 移向细胞外,引起代谢性酸中毒。酸中毒时应排酸性尿,但肾小管内 K^+ 浓度升高,促进了 K^+-Na^+ 交换而减少了 H^+-Na^+ 交换,从而使排 H^+ 减少,尿液呈碱性,故称为反常性碱性尿(paradoxial alkaline urine)。

3. 防治原则

(1)治疗原发病,并限制高钾饮食。

(2)重症高钾血症(血 K^+ 浓度在 7.0mmol/L 以上),应迅速采取紧急措施降低血钾,保护心脏:①静脉注射 10%葡萄糖酸钙或氯化钠溶液;②静脉注射胰岛素和葡萄糖,促进糖原合成,使 K^+ 进入细胞内;③口服阳离子交换树脂,在胃肠道内通过 Na^+-K^+ 交换,加速排出钾。严重高钾血症可用腹膜透析、血液透析清除体内过多的钾。

第三节　镁代谢紊乱

一、正常镁代谢

镁是体内含量仅次于钠、钾、钙的阳离子,在细胞内其含量仅次于钾而居第二位。镁参与体内多种酶促反应,对于维持细胞的正常代谢和生理功能是非常必需的。

(一)镁的平衡及平衡调节

成人体内镁总量为 21~28g,其中 60%在骨骼中,其余大部分在骨骼肌和其他组织器官的细胞内,仅 1%~2%在细胞外液中。血清中镁含量为 0.75~1.25mmol/L,其中 20%与蛋白质结合,80%呈游离状态。细胞内镁大部分与磷酸根、柠檬酸根及其他阴离子结合,尤其是与 ATP 结合为 Mg·ATP,参与需要 ATP 的反应。

正常人体镁的摄入量和排出量处于动态平衡中。镁普遍存在于天然食物中,以坚果、谷类、绿叶蔬菜和肉类中含量最为丰富。成人每天从饮食中摄入镁约 10mmol,其中约 1/3 在小肠中被吸收,其余部分随粪便排出。

正常情况下体内镁平衡主要靠肾调节。肾小球滤出的镁 20%~30%在近曲小管被动重吸收,56%在髓袢升支粗段主动重吸收。甲状旁腺激素可增加肾小管对镁的重吸收,而高血钙、甲状腺素、降钙素和醛固酮可降低肾小管对镁的重吸收,从而调节尿液中镁的排出量,维持镁的动态平衡。

(二)镁的生理功能

1. 维持酶的活性　镁是许多酶系的辅助因子或激动剂,对糖酵解、氧化磷酸化、核苷酸代谢、磷酸肌醇代谢和蛋白质合成代谢均有影响。

2. 抑制可兴奋细胞的兴奋性　镁对中枢神经系统、神经肌肉和心肌等均起抑制作用。

3. 维持细胞的遗传稳定性　镁是 DNA 相关酶系中的主要辅助因子,也是决定细胞周期和凋亡的细胞内调节者。在细胞质中,它可维持细胞膜的完整性,增强对氧化应激的耐受力,调节细胞增殖、分化和凋亡;在细胞核中则可维持 DNA 结构、DNA 复制的保真度,启动 DNA 的修复过程。

二、镁代谢紊乱

(一)低镁血症

血清镁浓度低于 0.75mmol/L 称为低镁血症(hypomagnesemia)。

1. 原因和机制

(1)摄入不足:长期营养缺乏、禁食、厌食或长期胃肠外营养治疗未补充镁。

(2)排出过多

1)经肾排出过多:①大量使用利尿药,如呋塞米、依他尼酸等抑制髓袢对镁的重吸收。②高钙血症。钙与镁在肾小管中重吸收时呈竞争作用,高钙血症可减少镁在近曲小管的重吸收。③严重甲状旁腺功能减退。甲状旁腺激素(PTH)可促进肾小管对镁的重吸收,PTH 减少可使肾小管重吸收镁减少。④糖尿病酮症酸中毒。酸中毒可妨碍肾小管重吸收镁,高血糖可产生渗透性利尿作用,镁随尿排出增多。⑤原发性和继发性醛固酮增多症,醛固酮可抑制肾小管重吸收镁。

2)经胃肠道排出过多:严重呕吐、腹泻和持续胃肠引流会导致镁的吸收障碍及消化液中镁的大量丢失。

2. 对机体的影响

(1)对神经-肌肉的影响:低镁血症时患者常表现为神经肌肉兴奋性增强,出现肌肉震颤、手足搐搦、反射亢进。其发生机制是:①Mg^{2+} 和 Ca^{2+} 竞争进入轴突,低镁血症时则 Ca^{2+} 进入增多,导致轴突释放乙酰胆碱增多,使神经-肌肉接头处兴奋传递加强。②Mg^{2+} 能抑制终板膜上乙酰胆碱受体对乙酰胆碱的敏感性,低镁血症时这种抑制作用减弱。③低镁血症时 Mg^{2+} 抑制神经纤维和骨骼肌应激的作用减弱。

(2)对中枢神经系统的影响:镁对中枢神经系统具有抑制作用。血镁降低时抑制作用减弱,故可出现焦虑、易激动等症状,严重时出现癫痫发作、精神错乱、惊厥、昏迷等。

(3)对心血管系统的影响:①心律失常,缺镁可使心肌的兴奋性和自律性升高,并且低镁血症时 Na^+-K^+-ATP 酶活性减弱,使细胞缺钾而导致心律失常。②心肌梗死,严重缺镁可引起心肌细胞代谢障碍和冠状动脉痉挛,导致心肌梗死。③高血压,低镁血症时血管平滑肌细胞内钙含量增高,使血管收缩,外周阻力增大;此外,低镁还可增强儿茶酚胺的缩血管反应。

(4)对代谢的影响:①低钾血症。髓袢升支对钾的重吸收依赖肾小管上皮细胞中的 Na^+-K^+-ATP 酶,此酶需 Mg^{2+} 激活。缺镁使 Na^+-K^+-ATP 酶活性降低,导致肾保钾功能减退。②低钙血症。镁缺乏使腺苷酸环化酶活性下降,导致甲状旁腺 PTH 分泌减少,同时靶器官对 PTH 的反应性减弱,肾小管重吸收钙和骨钙动员均发生障碍,导致血钙浓度降低。

3. 防治原则

(1)防治原发病,去除引起低镁的原因。

（2）补镁：轻症患者可口服或肌内注射镁制剂；重症患者给予静脉缓慢滴注镁制剂，但应注意血压、肾功能的变化。

（二）高镁血症

血清镁高于 1.25mmol/L 称为高镁血症（hypermagnesemia）。

1. 原因和机制

（1）镁制剂过量使用：主要见于纠正低镁血症时静脉补镁过多、过快。

（2）肾排镁过少：肾功能衰竭而少尿或无尿时，肾排镁减少。甲状腺素和醛固酮抑制肾小管重吸收镁，甲状腺功能减退使甲状腺素分泌减少，以及 Addison 病患者醛固酮减少时均可发生高镁血症。

（3）细胞内镁移到细胞外：如糖尿病酮症酸中毒，使细胞内镁移到细胞外。

2. 对机体的影响

（1）对神经-肌肉的影响：高镁可抑制神经-肌肉接头处释放乙酰胆碱，限制神经-肌肉兴奋的传递。因此，患者可出现肌无力甚至弛缓性麻痹，腱反射消失，严重者可因呼吸肌麻痹而死亡。

（2）对心血管系统的影响：高镁血症时易发生心律失常，表现为心动过缓和传导阻滞。主要是因为高镁可抑制房室和心室内传导，降低心肌兴奋性。

（3）对平滑肌的影响：高镁血症对平滑肌有抑制作用。血管平滑肌抑制可使小动脉、微动脉等扩张，导致外周阻力降低和动脉血压下降；内脏平滑肌受抑制可引起嗳气、腹胀、便秘和尿潴留等症状。

3. 防治原则

（1）防治原发病。

（2）适当应用利尿剂增加肾脏排镁；若肾功能低下，可用透析法促进镁的排出。

（3）静脉注射葡萄糖酸钙以拮抗镁的毒性作用。

第四节　钙磷代谢紊乱

一、正常钙磷代谢、调节和功能

（一）钙、磷的吸收和排泄

体内钙、磷均来自食物。日常饮食中成人每天摄取钙约 1g、磷约 0.8g，儿童、孕妇需求量增加。钙主要存在于牛奶、乳制品及蔬菜、水果中。食物中的钙必须转变为游离钙才能被吸收。钙、磷的吸收部位在小肠，钙的吸收率为 30%，而磷为 70%。

人体钙约 80% 随粪便排出，20% 经肾排出。肾小球滤过的钙 95% 被肾小管重吸收。肾是排磷的主要器官，70% 的磷经肾排出，剩余 30% 由粪便排出。肾小球滤过的磷 85%～95% 被肾小管重吸收。

（二）体内钙、磷的含量和分布

成人体内钙的总量为 1000～1300g，其中约 99% 以羟基磷灰石形式存在于骨骼和牙齿中,其余以溶解状态分布于体液和软组织中。血钙是指血清中所含的钙总量,正常成人血清钙浓度为 $2.25\sim2.75mmol/L$,血钙分为非扩散钙和可扩散钙。非扩散钙是指与血浆蛋白结合的钙(CaBP),约占血浆总钙的 40%,不易透过毛细血管。可扩散钙主要为游离钙(占 45%)及与有机酸结合的钙如柠檬酸钙、磷酸钙等(占 15%),可通过毛细血管。发挥直接生理作用的主要是游离钙。CaBP 与游离钙可相互转化,并呈动态平衡,此平衡受血液 pH 的影响,酸中毒时,游离钙含量升高;碱中毒时,结合钙增多,游离钙含量下降。

血液中的磷以有机磷和无机磷两种形式存在。血磷通常是指无机磷,正常成人为 $1.1\sim1.3mmol/L$。血浆无机磷酸盐的 $80\%\sim85\%$ 以 HPO_4^{2-} 式存在。血浆中钙、磷浓度关系密切。正常时,二者的乘积($[Ca]\times[P]$)为 $30\sim40$。

(三)钙、磷代谢的调节

钙、磷代谢密切相关,相互影响、制约。

1. 体内外钙稳态的维持受甲状旁腺素、$1,25$-$(OH)_2D_3$、降钙素的调节

(1)甲状旁腺激素(parathyroid hormone,PTH):PTH 是由甲状旁腺主细胞分泌的,具有升高血钙、降低血磷和酸化血液等作用。血钙是调节 PTH 的主要因素。低血钙的即刻效应是刺激储存的 PTH 释放,持续作用主要是抑制 PTH 的降解。此外,$1,25$-$(OH)_2D_3$ 增多时,PTH 分泌减少,降钙素则可促进 PTH 分泌。

(2)$1,25$-$(OH)_2D_3$:$1,25$-$(OH)_2D_3$ 是一种具有生物活性的激素,可促进小肠吸收和转运钙磷,促进肾小管重吸收钙磷,具有溶骨和成骨的双重作用。当钙、磷充足时,促进成骨;当血钙降低时促进溶骨,使血钙浓度升高。

(3)降钙素:降钙素是由甲状腺滤泡旁细胞分泌的多肽类激素。血钙升高可刺激降钙素的分泌,血钙降低则抑制其分泌。降钙素可抑制肾小管重吸收钙、磷,使尿排出钙磷增多;抑制破骨细胞生成,增强成骨作用,降低血磷、血钙浓度;间接抑制小肠对钙磷的吸收。

在正常人体内,通过 PTH、$1,25$-$(OH)_2D_3$ 和降钙素三者的相互制约、相互作用,适应环境的改变,保持血钙浓度的相对恒定(表 3-2)。

表 3-2　PTH、$1,25$-$(OH)_2D_3$ 和降钙素对钙、磷代谢的影响

调节因素	肠钙吸收	溶骨作用	成骨作用	肾排钙	肾排磷	血钙	血磷
PTH	↑	↑↑	↓	↓	↑	↑	↓
$1,25$-$(OH)_2D_3$	↑↑	↑	↑	↓	↓	↑	↑
降钙素	↓	↓	↑	↑	↑	↓	↓

2. 细胞内外钙稳态的维持　正常情况下,细胞内钙浓度为 $10^{-8}\sim10^{-7}mol/L$,细胞外钙浓度为 $10^{-3}\sim10^{-2}mol/L$,细胞内钙 44% 存在于细胞内质网和线粒体,细胞内游离钙仅为细胞内钙的 0.005%。

(1)钙进入细胞质:这是顺浓度梯度的被动过程。一般认为,细胞外钙跨膜进入是细胞内钙释放的触发因素,细胞内钙增加主要取决于细胞内钙的释放。①质膜钙通道,包括电压依赖性钙通道和受体操纵性钙通道。受体操纵性钙通道又称配体门控性钙通道,与激动剂结合后,通道开放,Ca^{2+} 从细胞外进入细胞内。②胞内钙库释放通道。钙释放通道属于受

体操纵性钙通道,包括三磷酸肌醇操纵的钙通道(IP3 受体通道)和 Ry(ryanodine)敏感的钙通道,钙从内质网和线粒体释放到细胞质。

(2)钙离开细胞质:这是逆浓度梯度的、耗能的过程。包括:①通过钙泵。当细胞内 $[Ca^{2+}]$ 升高到一定程度时,钙泵可被激活,将 Ca^{2+} 泵出细胞或泵入钙库,细胞内 Ca^{2+} 离子浓度降低。②通过 Na^+-Ca^{2+} 交换蛋白。细胞膜上有 Na^+-Ca^{2+} 交换蛋白,受跨膜 Na^+ 浓度调节。③通过 Ca^{2+}-H^+ 交换。细胞内 $[Ca^{2+}]$ 升高时,线粒体排出 H^+,摄取 Ca^{2+}。

(四)钙、磷的生理功能

1. 钙、磷共同参与的生理功能

(1)成骨作用:钙、磷是构成骨骼和牙齿的主要成分,钙在骨中与磷形成羟基磷灰石结晶,起支持和保护作用。

(2)凝血作用:钙是凝血过程必不可少的因子,称第Ⅳ凝血因子。血小板因子 3 和凝血因子Ⅲ的主要成分是磷脂,它们为凝血过程提供充分的磷脂表面。

2. 钙的其他生理功能

(1)调节细胞功能的信使:细胞外 Ca^{2+} 是重要的第一信使,在调节细胞运动、分泌、代谢、生长、增殖等过程中发挥重要的调节作用。当细胞受到刺激时,细胞膜对 Ca^{2+} 的通透性发生微小的变化都会使细胞质 Ca^{2+} 产生明显的波动,从而引起相应的生理效应,如肌肉的兴奋-收缩偶联、激素的分泌释放、神经元的兴奋和细胞的增殖。

(2)调节酶的活性:参与细胞代谢的许多酶,如腺苷酸环化酶、鸟苷酸环化酶、磷酸二酯酶、酪氨酸羟化酶、色氨酸羟化酶等,其活性都受 Ca^{2+} 的调节或需 Ca^{2+} 激活。

3. 磷的其他生理功能

(1)生命重要物质的组分:核酸、磷酸、磷蛋白是机体遗传物质、膜结构和重要功能蛋白的基本组分,而磷是这些基本组分的必需元素。

(2)调节生物大分子活性:蛋白质的磷酸化和脱磷酸化是机体调控机制中最普遍且很重要的调节方式,如细胞膜蛋白的磷酸化可改变膜的通透性,酶蛋白的磷酸化可改变酶的活性,组蛋白的磷酸化可使基因去阻抑而加速转录作用,核糖体的蛋白磷酸化可加速翻译作用等。

二、钙、磷代谢紊乱

(一)低钙血症

当血清蛋白浓度正常时,血钙浓度低于 2.2mmol/L 或血清 Ca^{2+} 浓度低于 1mmol/L,称为低钙血症(hypocalcemia)。

1. 原因和机制

(1)维生素 D 代谢障碍:维生素 D 缺乏、肠道吸收障碍或维生素 D 羟化障碍时,活性维生素 D_3 不足,肠吸收钙减少,尿丢失钙增加,导致低钙血症。

(2)甲状腺功能减退:因甲状旁腺切除、发育障碍或损伤,或因 PTH 靶器官受体异常引起原发性或继发性甲状旁腺功能减退,均可导致低钙血症。

(3)肾功能衰竭:慢性肾功能衰竭常发生低钙血症,其主要发生机制为:①由于肾小球滤过率降低,磷酸盐排出受阻,血磷升高,而血液钙磷乘积为一常数,故血钙降低。②肾实质损伤使维生素D羟化障碍,肠道吸收钙减少。③慢性肾功能衰竭时毒性物质在体内蓄积,损伤肠道,影响肠道钙吸收。

2. 对机体的影响

(1)对神经肌肉的影响:低血钙时神经肌肉的兴奋性增高,可出现手足搐搦、肌肉痉挛,严重者可致癫痫发作。

(2)对骨骼的影响:可引起骨质钙化障碍,婴幼儿表现为佝偻病、囟门闭合迟晚;成人则表现为骨质软化、骨质疏松等。

(3)对心肌的影响:低血钙时 Na^+ 内流增加,心肌的兴奋性升高,兴奋的传导加速。低钙血症时,由于细胞膜内外的 Ca^{2+} 浓度差减小, Ca^{2+} 内流减慢,动作电位平台期延长。心电图表现为 Q-T 间期和 ST 段延长,T 波低平或倒置。

3. 防治原则　病因治疗,补充钙剂和维生素 D。

(二)高钙血症

当血清蛋白浓度正常时,血钙浓度高于 2.75mmol/L 或血清 Ca^{2+} 浓度高于 1.25mmol/L,称为高钙血症(hypercalcemia)。

1. 原因和机制

(1)甲状旁腺功能亢进:PTH 可促进破骨细胞活性,骨钙释放增多,引起血钙升高。原发性甲状旁腺功能亢进是高钙血症最常见的原因,主要见于甲状旁腺腺瘤和甲状旁腺增生。

(2)恶性肿瘤:恶性肿瘤引起高血钙的发生率仅次于原发性甲状旁腺功能亢进。肿瘤细胞可分泌破骨细胞激活因子,引起骨质破坏,使骨钙释放,血钙升高。

(3)维生素 D 中毒:治疗甲状旁腺功能低下或预防佝偻病而长期服用维生素 D 可造成维生素 D 中毒,过量的维生素 D 可促使肠吸收钙增加,血钙升高。

(4)甲状腺功能亢进:甲状腺素具有溶骨作用,重度甲亢患者中 20% 的人伴有高钙血症。

2. 对机体的影响

(1)对神经肌肉的影响:高钙血症时神经肌肉兴奋性降低,患者常表现出乏力、表情淡漠、腱反射减弱、精神障碍甚至精神分裂、昏迷等。

(2)对心肌的影响: Ca^{2+} 对心肌细胞 Na^+ 内流有竞争抑制作用,称为膜屏障作用。高血钙时膜屏障作用增强, Na^+ 内流受抑制,心肌兴奋性和传导性降低。同时动作电位平台期 Ca^{2+} 内流加速,平台期缩短,复极化加快。心电图可显示 Q-T 间期缩短、房室传导阻滞。

(3)对肾的损害:肾对高钙血症较敏感, Ca^{2+} 升高主要造成肾小管损伤,表现为肾小管水肿、坏死,肾小管基底膜钙化等。早期表现为浓缩功能障碍,晚期发生肾小管纤维化、肾钙化、肾结石,导致肾功能衰竭。

(4)异位钙化灶形成:血管壁、关节、肾、软骨等可有钙化灶形成,影响相应的功能。

3. 防治原则　病因治疗和降钙治疗等。

(三)低磷血症

血清无机磷浓度低于 0.8mmol/L 称为低磷血症(hypophosphatemia)

1．原因和机制

（1）肠道吸收磷减少：剧烈呕吐、腹泻、吸收不良综合征，应用可与磷结合的抗酸药，如氧化铝、碳酸铝等，可影响磷的吸收而发生低磷血症。

（2）排泄增多：甲状旁腺功能亢进、肾小管酸中毒可减少肾小管对磷的重吸收，尿磷排出增多引起低磷血症。

（3）磷向细胞内转移：输入葡萄糖、胰岛素使糖原合成增加时伴有磷酸盐进入细胞；呼吸性碱中毒时，磷酸果糖激酶激活，糖酵解增强，大量葡萄糖和果糖磷酸化使磷酸盐进入细胞。

2．对机体的影响　通常无特异症状。低磷血症主要引起 ATP 合成不足和红细胞 2,3-DPG（二磷酸甘油酸）减少。轻者无症状，重者可有肌无力、感觉异常、骨痛、病理性骨折、易激惹、神经错乱、搐搦及昏迷等症状。

3．防治原则　治疗原发病，适当补磷。

（四）高磷血症

成人血清磷高于 1.61mmol/L，儿童高于 1.90mmol/L，称为高磷血症（hyperphosphatemia）。

1．原因和机制

（1）排泄减少：急、慢性肾功能衰竭时，当肾小球滤过率降至 $20\sim30$mL/min，肾排磷减少，血磷升高。同时肾功能衰竭继发甲状旁腺功能亢进，骨盐释放增加。

（2）甲状旁腺功能低下：尿排磷减少，导致血磷升高。

（3）维生素 D 中毒：促进小肠及肾对磷的吸收。

（4）磷向细胞外移出：高热、急性酸中毒、骨骼肌破坏时，磷可从细胞内释放。

2．对机体的影响　严重的高磷血症可导致低钙血症，引起骨质疏松和骨质软化。

3．防治原则　治疗原发病，降低肠道对磷的吸收，必要时进行透析治疗。

【本章小结】

正常机体可通过神经-体液的调节，使构成体液的水和电解质处于动态平衡。一些全身性的病理变化、许多器官的疾病或外界环境的变化，甚至某些医源性因素，都可以导致或伴有水、电解质代谢紊乱。如果得不到及时纠正，可引起全身各器官系统，特别是心血管系统、神经系统的生理功能及代谢发生障碍，严重时常可导致机体的死亡。

水、钠代谢障碍常同时或先后发生，根据体液的容量变化分为体液容量过少（脱水）和体液容量过多（水中毒、水肿和盐中毒）。在体液容量变化的同时常伴有钠浓度的变化。高渗性脱水经体液调节后主要造成细胞内液减少，临床上口渴感明显、尿量减少。低渗性脱水表现为细胞外液丢失明显，易导致休克的发生。水中毒以细胞内外液容量的增多且渗透压降低为主要特点，脑细胞水肿引起的颅内高压是其对机体最主要的影响。水肿是指组织间隙或体腔内积聚过多的液体，其发生的基本机制是组织液生成大于回流和钠水潴留。

钾代谢紊乱主要表现为低钾血症（<3.5mmol/L）和高钾血症（>5.5mmol/L）。摄入、排出和细胞内外钾交换异常是引起钾代谢紊乱的基本原因。低钾血症对神经肌肉的影响比较明显，高钾血症对心肌的影响更为突出，两者均可引起心肌传导性降低和心律失常。

镁对于神经肌肉和心脏有抑制作用，镁代谢紊乱时这种抑制作用会减弱或加强，从而引起相应的病理变化。血清钙磷代谢紊乱常影响神经肌肉、心脏和骨骼的功能。

【复习思考题】

1. 临床上有哪些常见的脱水类型？其主要特点是什么？
2. 比较高渗性脱水和低渗性脱水的原因、机制及对机体的影响。
3. 在哪些情况下，机体易发生低钾血症和高钾血症？
4. 低钾血症和重症高钾血症均导致骨骼肌兴奋性降低的机制是什么？
5. 低钾血症和高钾血症对心脏会产生哪些不利的影响？
6. 简述引起血管内外液体交换失平衡的主要因素。
7. 简述决定血浆胶体渗透压的因素和引起其降低的主要原因。

二维码 3-9
习题及答案

【参考文献】

[1] 李桂源.病理生理学.2版.北京:人民卫生出版社,2013.

[2] 王建枝,殷莲华.病理生理学.8版.北京:人民卫生出版社,2013.

[3] 王卫,王方岩,陈维亚,等.病理生理学.杭州:浙江大学出版社,2015.

[4] 王谦,高维娟.病理学.4版.北京:科学出版社,2017.

（杜月光）

第四章　酸碱平衡紊乱

【学习目标】

掌握:反映酸碱平衡的常用指标及其临床意义,单纯性各型酸碱平衡紊乱的基本概念、常见原因、发生机制和对机体的影响。

熟悉:机体维持酸碱平衡的调节机制,单纯性各型酸碱平衡紊乱的代偿机制,混合性酸碱平衡紊乱的概念,各型酸碱平衡紊乱的判定原则及混合性酸碱平衡紊乱的鉴别要点。

了解:酸碱物质的来源及各型酸碱平衡紊乱的防治和护理原则。

【案例导入】

案例 4-1

患者,男性,72 岁,因慢性阻塞性肺疾病合并心力衰竭入院,经强心、利尿等治疗后,血气检测结果为:pH7.40,$PaCO_2$ 57mmHg,$[HCO_3^-]$34mmol/L。

思考题

1. 治疗后,该患者血 pH 为 7.40,能否肯定其处于酸碱平衡的状态?

2. 引起该患者酸碱平衡紊乱的原因和机制是什么?

3. 该患者发生了何种类型的酸碱平衡紊乱?

案例 4-2

某肺癌伴脑转移患者,近期出现呼吸困难、频繁呕吐,应用甘露醇、呋塞米等治疗后,血气及电解质检测为:pH7.42,$PaCO_2$58mmHg,$[HCO_3^-]$36mmol/L,$[Na^+]$142mmol/L,$[Cl^-]$75mmol/L,$[K^+]$3.0mmol/L。

思考题

1. 简述患者血钾浓度偏低的原因。

2. 该患者发生了何种类型的酸碱平衡紊乱?

3. 阴离子间隙在诊断酸碱失衡中有何意义?

人体体液具有一定的酸碱度,适宜的酸碱度是机体组织细胞进行正常生理活动的基本条件。人体血浆的酸碱度用动脉血 pH 表示。正常人动脉血 pH 为 7.35～7.45,平均为

7.40,呈弱碱性,变动范围狭窄。在生命活动过程中,机体经常摄入一些酸、碱性物质,同时体内也不断生成酸性或碱性代谢产物,而体液酸碱度却相对稳定,这种通过体内各种缓冲系统的缓冲、肺和肾的调节来维持体液酸碱度相对稳定的过程,称为酸碱平衡(acid-base balance)。

病理情况下,许多因素可以引起酸碱负荷过度、严重不足或调节机制障碍,导致体液内环境酸碱平衡破坏,这一病理变化称为酸碱平衡紊乱(acid-base disturbance)。

酸碱平衡紊乱在临床上极为常见,是许多疾病或病理过程的继发性变化,对患者的危害极大。能否及时发现和正确判断机体的酸碱状况,常常是治疗成败的关键。因此,学习和掌握酸碱平衡紊乱的基本理论对临床工作有非常重要的意义。

第一节 酸碱的概念及酸碱物质的来源和调节

一、酸碱的概念

在化学反应中,能释放出 H^+ 的化学物质称为酸,例如 HCl、H_2SO_4、H_2CO_3、$CH_3CH(OH)COOH$(乳酸)、NH_4^+、HPr(蛋白酸)等;反之,凡能接受 H^+ 的化学物质称为碱,如 OH^-、HCO_3^-、NH_3 等。由此分析可知:一种化学物质作为酸释放出 H^+ 时,必然同时生成一种碱性物质;同理,一种化学物质作为碱在接受 H^+ 的同时,也有一种酸性物质生成。因此,一种酸总会与相应的碱形成一个共轭体系,如图 4-1 所示的共轭体系。

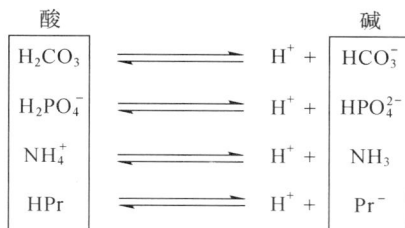

图 4-1 酸碱共轭体系

二、体液中酸碱物质的来源

体液中酸性、碱性物质多数来源于组织细胞的分解代谢,少数来自摄入的食物。正常人在普通膳食条件下,体内酸性物质的产量远远多于碱性物质。

（一）酸性物质的来源

体液中的酸性物质按其特性分为挥发性酸(volatile acid)和固定酸(fixed acid)。

1. 挥发性酸 糖、脂肪、蛋白质氧化分解的最终产物是二氧化碳(CO_2),CO_2 非酸非碱,但与水(H_2O)结合形成碳酸(H_2CO_3),这一反应可在碳酸酐酶(carbonic anhydrase,CA)的催化下加速完成。碳酸不稳定,在体内可释出 H^+,也可形成二氧化碳(CO_2)由肺呼出,故称为挥发性酸。肺对 H_2CO_3(CO_2)排出量的调节,称为酸碱平衡的呼吸性调节。正常成人在静息状态下每天生成 $300 \sim 400L$ CO_2（CO_2 的生成量随代谢率提高而增多），如果生成的 CO_2 全部与 H_2O 结合形成 H_2CO_3，那么，每天可释放 $13 \sim 15mol$ 的 H^+。因此，碳酸（H_2CO_3）是机体代谢过程中生成得最多的酸性物质。

2. 固定酸　固定酸是指不能变成气体由肺呼出，而只能通过肾脏随尿排出的酸性物质，又称非挥发性酸（involatile acid）。肾对固定酸排出量的调节，称为酸碱平衡的肾性调节。固定酸种类较多，主要由糖、脂肪、蛋白质分解代谢产生，如丙酮酸、乳酸、三羧酸、乙酰乙酸、β-羟丁酸、硫酸、磷酸、尿酸等。正常成人每天由固定酸释出的 H^+ 仅 $50 \sim 100mmol$，与挥发性酸相比要少得多。

酸性物质的另一来源是从饮食中直接摄入，包括服用一些酸性药物如氯化铵、水杨酸等。

(二)碱性物质的来源

体液中的碱性物质主要来自食物中的蔬菜、瓜果。这类食物含有丰富的有机酸盐，如苹果酸盐、柠檬酸盐、草酸盐等。这些含 Na^+、K^+ 的有机酸盐进入体内后与 H^+ 结合形成相应的有机酸，再经三羧酸循环氧化为 CO_2 和水，而 Na^+、K^+ 则与 HCO_3^- 结合成碱性盐。

另外，机体在物质代谢过程中也可产生碱性物质，如氨基酸脱氨基生成氨，由于此氨经肝脏鸟氨酸循环后转化为尿素，故血液中含量甚微，对体液酸碱度影响不大。肾小管细胞分泌的氨则用来中和原尿中的酸（H^+）并保留碱。

三、酸碱平衡的调节

尽管机体不断地摄取和生成酸性或碱性物质，但在生理情况下，血液 pH 并没有发生显著改变，仍能维持在正常范围内。这种血液 pH 相对稳定的维持是机体酸碱平衡调节机制调节的结果。体内酸碱平衡的调节机制主要包括血液的缓冲作用、肺及肾的调节等。

(一)血液的缓冲作用

血液的缓冲系统是由弱酸及其共轭碱（缓冲碱）组成的，具有缓冲酸或碱，防止 H^+ 浓度发生显著变动的作用。血液的缓冲系统主要有四种（表 4-1）。其中以碳酸氢盐缓冲系统（HCO_3^-/H_2CO_3）最为重要，这是因为：①含量最多，占血液缓冲总量的 1/2 以上，具有较强的缓冲能力；②为开放体系，HCO_3^- 和 H_2CO_3 可通过肾和肺的调节得到补充或排泄，从而增加了其缓冲能力；③可以缓冲所有的固定酸。

但是碳酸氢盐缓冲系统不能缓冲挥发性酸，挥发性酸的缓冲主要靠非碳酸氢盐缓冲系统，特别是血红蛋白和氧合血红蛋白缓冲系统的缓冲。

当体液中酸碱性物质发生改变时，缓冲系统又是如何调节的？现以碳酸氢盐缓冲系统为例来加以阐明。

$$H_2CO_3 \rightleftharpoons H^+ + HCO_3^-$$

当体液中酸（H^+）过多时，缓冲系统中的缓冲碱（HCO_3^-）立即与其结合，上述反应向左移动，使 H^+ 的浓度不至于显著增高，同时缓冲碱浓度降低；反之，当体液中 H^+ 减少时，缓冲系统中的弱酸（H_2CO_3）可以释出 H^+，反应向右移动，使体液中 H^+ 的浓度得到部分恢复，同时缓冲碱浓度增加。

表 4-1 血液的缓冲系统的构成及含量

缓冲体系	构成	占全血缓冲系统的比重/%
碳酸氢盐缓冲系统	$H_2CO_3 \rightleftharpoons HCO_3^- + H^+$	53（其中血浆 35，细胞内 18）
血红蛋白缓冲系统	$HHbO_2(HHb) \rightleftharpoons HbO_2^-(Hb^-) + H^+$	35
蛋白质缓冲系统	$HPr \rightleftharpoons Pr^- + H^+$	7
磷酸盐缓冲系统	$H_2PO_4^- \rightleftharpoons HPO_4^{2-} + H^+$	5

总之，血液的缓冲系统缓冲作用迅速，若体内酸、碱负荷过度或不足，缓冲系统马上起缓冲作用，将强酸或强碱转变成弱酸或弱碱，同时缓冲系统自身被消耗。因此，血液缓冲系统具有反应迅速，但缓冲作用不持久的特点。

（二）肺在酸碱平衡中的调节作用

肺在维持体内酸碱平衡中通过改变呼吸运动来控制 CO_2 的排出量，从而调节血浆 H_2CO_3 浓度，维持血液 pH 的相对恒定。这种调节作用发挥较快，数分钟内即可见明显效果。

肺通气量受延髓呼吸中枢控制，延髓呼吸中枢接受来自中枢化学感受器和外周化学感受器的刺激。中枢化学感受器能够感受脑脊液中 H^+ 浓度的变化，H^+ 浓度增加可以兴奋呼吸中枢使肺通气量增加。但血液中的 H^+ 不易透过血脑屏障，故对中枢化学感受器的直接作用很弱。CO_2 虽不能直接刺激中枢化学感受器，但 CO_2 属脂溶性物质，易透过血脑屏障，并在碳酸酐酶的作用下生成碳酸，使脑脊液 H^+ 浓度增加。因此，中枢化学感受器对 $PaCO_2$（动脉血二氧化碳分压）的变化非常敏感。当 $PaCO_2$ 超过正常值时，肺通气量可明显增加；若 $PaCO_2$ 增加到 60mmHg 时，肺通气量可增加 10 倍，使 CO_2 排出显著增多。但是当 $PaCO_2$ 超过 80mmHg 时，呼吸中枢反而受到抑制，称为二氧化碳麻醉（carbon dioxide narcosis）。

外周化学感受器（主要指主动脉体和颈动脉体）能感受缺氧、pH 和 CO_2 的刺激。当 PaO_2（动脉血氧分压）降低、pH 降低、$PaCO_2$ 升高时均可通过外周化学感受器反射性兴奋呼吸中枢，呼吸加深加快，肺通气量增加，CO_2 排出增多；反之，呼吸变浅变慢，CO_2 排出减少。但外周化学感受器比中枢化学感受器反应迟钝，只有当 PaO_2 低于 60mmHg 时，才能感受刺激，引起兴奋。

（三）肾在酸碱平衡中的调节作用

肾脏主要通过排出体内过多的酸或碱来调节血浆 HCO_3^- 浓度，从而维持血液 pH 的相对恒定。正常人在普通膳食条件下，体内产生的酸性物质远远多于碱性物质，肾脏在调节酸碱平衡中的主要作用是排酸保碱。肾脏的调节作用比较缓慢，常在酸碱平衡紊乱发生数小时后开始发挥作用，3～5d 达到高峰，但效能高、作用持久。

肾脏调节酸碱平衡的主要机制包括以下几个方面。

1. 近曲小管泌 H^+ 和对 $NaHCO_3$ 的重吸收 肾小球滤过的 $NaHCO_3$ 约 90% 在近曲小管被重吸收，少部分在远曲小管和集合管重吸收，排出体外的 $NaHCO_3$ 仅为滤出量的 0.1%。近曲小管 Na^+ 的主动重吸收是以与 HCO_3^- 或 Cl^- 结合的形式进行的，同时伴有水的被动吸收。在酸碱平衡的调节中，Na^+ 的重吸收是与近曲小管上皮细胞分泌的 H^+ 交换的结果，这种 H^+-Na^+ 交换常伴有 HCO_3^- 的重吸收。肾小球滤过的 $NaHCO_3$ 在近曲小管管腔内解离成 Na^+ 和 HCO_3^-；肾小管细胞内的 CO_2 与 H_2O 在碳酸酐酶的催化下生成 H_2CO_3，H_2CO_3 在细胞内又解离成 HCO_3^- 和 H^+，H^+ 通过近曲小管上皮细胞膜上的 H^+-Na^+ 交换被分泌到管腔中，同时把管腔中的 Na^+ 交换进细胞，由基侧膜 Na^+-HCO_3^- 载体返回血液循环，使细胞内 Na^+ 浓度维持在一个较低水平，这有利于管腔内 Na^+ 向浓度低的细胞内扩散，同时促进细胞内 H^+ 泵出。H^+-Na^+ 交换所需的能量由基侧膜上 Na^+-K^+-ATP 酶间接提供。近曲小管上皮细胞分泌的 H^+ 和管腔滤液中的 HCO_3^- 结合生成 H_2CO_3，H_2CO_3 在碳酸酐酶的催化下生成 H_2O 和 CO_2，H_2O 随尿液排出，CO_2 则弥散入细胞内。碳酸酐酶在 H^+-Na^+ 交换、HCO_3^- 重吸收的过程中起着重要作用。当 pH 降低时碳酸酐酶活性增高，近曲小管 H^+-Na^+ 交换增强，$NaHCO_3$ 重吸收增多；反之，这一作用减弱（图4-2左）。

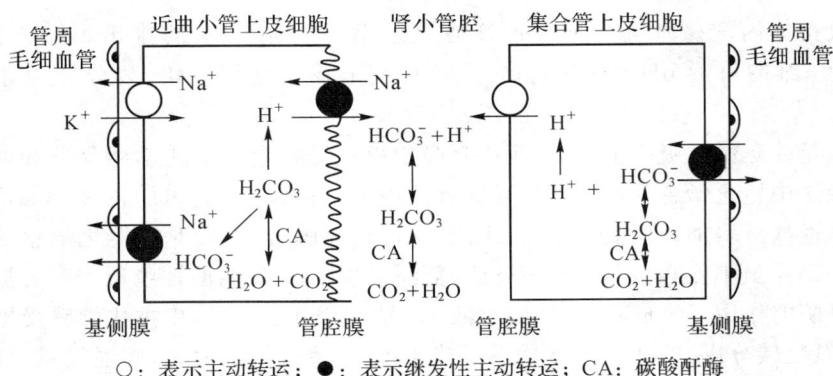

○：表示主动转运；●：表示继发性主动转运；CA：碳酸酐酶

图 4-2　近曲小管和集合管泌 H^+、重吸收 HCO_3^- 过程

2. 远曲小管、集合管泌 H^+ 和对 $NaHCO_3$ 的重吸收　远曲小管和集合管的闰细胞（又称泌 H^+ 细胞），借助管腔膜上的 H^+-ATP 酶作用向管腔泌 H^+，而管腔中的 Na^+ 则通过钠通道进入细胞，同时在基侧膜以 Cl^--HCO_3^- 交换的方式重吸收 HCO_3^-，使尿液酸化，这种作用称为远端酸化作用（distal acidification）（图 4-2 右）。远曲小管和集合管分泌的 H^+ 还可与管腔滤液中 Na_2HPO_4 的 Na^+ 交换，将碱性 Na_2HPO_4 转变成酸性 NaH_2PO_4，使尿液酸化，将 H^+ 排出体外，但这种缓冲是有限的，当尿液 pH 降至 4.8 左右时，两者比值（HPO_4^{2-}/$H_2PO_4^-$）由正常血浆（pH 为 7.4 时）的 4:1 变为 1:99，表明尿液中几乎所有的 HPO_4^{2-} 都已转变为 $H_2PO_4^-$，就不能进一步发挥缓冲作用了。

3. NH_4^+ 的排出　近曲小管上皮细胞是产铵（NH_4^+）的主要场所。细胞内谷氨酰胺在谷氨酰胺酶的水解作用下产生氨（NH_3），NH_3 与细胞内碳酸解离的 H^+ 结合生成 NH_4^+，NH_4^+ 通过 NH_4^+-Na^+ 交换进入管腔，随尿排出。NH_3 是脂溶性分子，能自由弥散，但弥散的量及方向依赖体液 pH，通常肾小管管腔液的 pH 较低，所以 NH_3 易向管腔内弥散，并与管腔内 H^+ 结合生成 NH_4^+。NH_4^+ 是水溶性的，不易通过细胞膜返回细胞，而进一步与强酸盐（NaCl）中的负离子（Cl^-）结合成铵盐（NH_4Cl）随尿排出。而强酸盐（NaCl）解离后的阳离子（Na^+）通过 H^+-Na^+ 等方式进入肾小管上皮细胞，与 HCO_3^- 一起返回血液。由于铵的生成和排泄是 pH 依赖性的,所以酸中毒越严重,肾排 NH_4^+ 越多(图 4-3)。

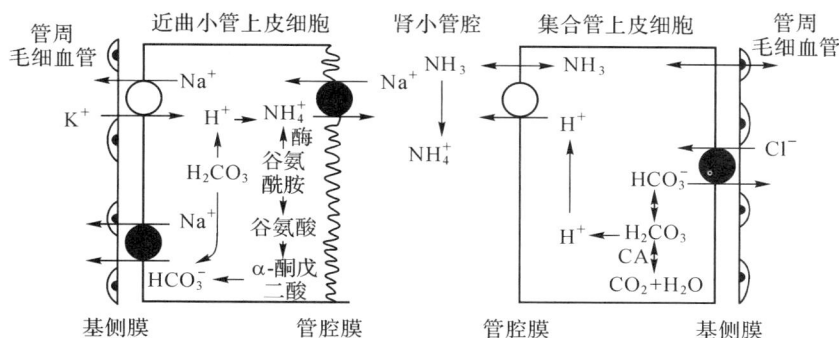

图 4-3 尿胺形成

综上所述,肾脏对酸碱的调节主要通过肾小管上皮细胞的活动来实现。酸中毒时,由于碳酸酐酶、谷氨酰胺酶等活性增强,肾脏的这三种调节作用(近曲小管对 $NaHCO_3$ 的重吸收、远曲小管对 $NaHCO_3$ 的重吸收、NH_4^+ 的排出)均增强;反之,碱中毒时,这三种调节作用均减弱。

(四)组织细胞对酸碱平衡的调节作用

细胞外液 H^+ 浓度的变动必然影响到细胞内 H^+ 的浓度,因此机体大量的组织细胞成为巨大的酸碱缓冲池。组织细胞的缓冲作用主要通过细胞内、外离子交换(如 H^+-K^+、Cl^--HCO_3^- 等)的方式完成。如酸中毒时,细胞外液过多的 H^+ 通过 H^+-K^+ 交换进入细胞内,被细胞内缓冲碱缓冲,而 K^+ 从细胞内逸出,导致血钾升高,反之亦然。当 HCO_3^- 升高时,Cl^--HCO_3^- 交换很重要,因为 Cl^- 是可以交换的自由离子,HCO_3^- 的排出可通过 Cl^--HCO_3^- 交换来完成。

肝脏也可以通过尿素的合成来清除 NH_3,参与调节酸碱平衡。骨骼钙盐(磷酸钙、碳酸钙)的分解也有利于对 H^+ 的缓冲,如 $Ca_3(PO_4)_2 + 4H^+ =\!=\!= 3Ca^{2+} + 2H_2PO_4^-$,但这种调节主要参与持续时间较长的代谢性酸中毒,也是慢性代谢性酸中毒患者发生骨质疏松的原因之一。

第二节 酸碱平衡紊乱的类型及常用指标

一、酸碱平衡紊乱的分类

根据血液 pH 的变化可将酸碱平衡紊乱分为两大类,即酸中毒(pH<7.35)和碱中毒(pH>7.45)。血液 HCO_3^- 含量主要受代谢因素的影响,因此,由血液 HCO_3^- 浓度原发性降低或增高引起的酸碱平衡紊乱,称为代谢性酸中毒或代谢性碱中毒;H_2CO_3 含量主要受呼吸因素影响,由血液 H_2CO_3 浓度原发性降低或增高引起的酸碱平衡紊乱,称为呼吸性碱中毒或呼吸性酸中毒。患者体内只存在一种酸碱平衡紊乱称为单纯性酸碱平衡紊乱(simple acid-base

二维码 4-2
酸碱平衡紊乱的分类

disturbance);若同时发生两种或两种以上的酸碱平衡紊乱,则称为混合性酸碱平衡紊乱(mixed acid-base disturbance)。在单纯性酸碱平衡紊乱中,由于机体的调节代偿作用,虽然体内酸或碱的含量已经发生变化,但[HCO$_3^-$]/[H$_2$CO$_3$]值仍维持在 20:1,即血液 pH 在正常范围,这种单纯性的酸碱平衡紊乱称为代偿性酸碱平衡紊乱;如果血液 pH 已偏离正常范围,则称为失代偿性酸碱平衡紊乱。

二、反映酸碱平衡的常用指标及意义

(一)pH 和 H$^+$ 浓度

二维码 4-3
知识链接

溶液的酸碱度常用 H$^+$ 浓度和 pH 表示。由于血液 H$^+$ 浓度很低(平均为 40nmol/L),一般采用 pH 来表示血液酸碱度。血液 pH 是指动脉血中 H$^+$ 浓度的负对数。正常人动脉血 pH 的范围为 7.35～7.45,平均 7.40。pH 是判断酸碱平衡紊乱的首要检测指标,测定 pH 可以反映酸碱平衡紊乱的性质和程度,如 pH<7.35 为失代偿性酸中毒,pH>7.45 为失代偿性碱中毒。但是,通过 Henderson-Hasselbalch 方程,即式(4-1),可以看出血液 pH 主要取决于血液中[HCO$_3^-$]与[H$_2$CO$_3$](αPaCO$_2$)的比值。由此可见,即使[HCO$_3^-$]与[H$_2$CO$_3$]的绝对值已经发生变化,只要两者的比值维持在 20:1,血 pH 也能保持在正常范围内。因此,当动脉血 pH 在正常范围时,可能有以下三种情况:①酸碱平衡状态;②代偿性酸碱平衡紊乱;③同时存在程度相近的混合性酸碱平衡紊乱。另外,动脉血 pH 本身不能区分酸碱平衡紊乱的类型,要判定是代谢性还是呼吸性酸碱平衡紊乱,还需进一步了解血浆 HCO$_3^-$ 和 H$_2$CO$_3$ 浓度的具体数值和变化情况。

$$pH=pKa+lg\frac{[HCO_3^-]}{[H_2CO_3]}=pKa+lg\frac{[HCO_3^-]}{\alpha PaCO_2}=6.1+lg\frac{24}{0.03\times40}=6.1+lg\frac{24}{1.2}=7.40$$

$$(4-1)$$

其中 pKa 为 H$_2$CO$_3$ 解离常数的负对数,38℃时为 6.1,比较恒定。[HCO$_3^-$]主要由肾脏调节,正常平均值为 24mmol/L。H$_2$CO$_3$ 浓度由 CO$_2$ 溶解量 dCO$_2$ 决定,dCO$_2$=CO$_2$ 在血中的溶解度(α)× PaCO$_2$(Henry 定律),α 为 0.03,PaCO$_2$ 主要由肺通气量控制,正常平均值为 40mmHg。

二维码 4-4
案例分析

案例 4-1 分析　患者血液 pH 为 7.40,在正常范围内,但不能排除酸碱失衡。因为血 pH 主要取决于血液中[HCO$_3^-$]与[H$_2$CO$_3$](αPaCO$_2$)的比值。由此可见,即使[HCO$_3^-$]与[H$_2$CO$_3$]的绝对值已经发生变化,只要两者的比值维持在 20:1,血液 pH 仍能保持在正常范围内。因此,当动脉血 pH 在正常范围时,可能有三种情况:①酸碱平衡状态;②代偿性酸碱平衡紊乱;③同时存在程度相近的混合性酸碱平衡紊乱。

(二)动脉血二氧化碳分压

动脉血二氧化碳分压(PaCO$_2$)是指血浆中呈物理溶解状态的 CO$_2$ 分子所产生的张力。机体代谢产生的 CO$_2$ 随静脉血回流到右心,然后通过肺血管进入肺泡,随呼气排出体外。

由于 CO_2 通过呼吸膜的弥散速度非常快，故 $PaCO_2$ 与 $PACO_2$（肺泡气 CO_2 分压）非常接近，其差值可忽略不计，因此测定 $PaCO_2$ 可了解肺通气情况，即 $PaCO_2$ 与肺通气量成反比，通气不足时，$PaCO_2$ 升高；通气过度时，$PaCO_2$ 降低。因此，$PaCO_2$ 是反映呼吸性酸碱紊乱的重要指标，正常值为 $33\sim46mmHg$，平均为 $40mmHg$。$PaCO_2<33mmHg$，表明通气过度，CO_2 呼出过多，见于呼吸性碱中毒或代偿后的代谢性酸中毒；反之，$PaCO_2>46mmHg$，表明通气不足，体内有 CO_2 潴留，见于呼吸性酸中毒或代偿后的代谢性碱中毒。

（三）标准碳酸氢盐和实际碳酸氢盐

标准碳酸氢盐（standard bicarbonate，SB）是指全血标本在标准条件（即温度 $38℃$，血红蛋白氧饱和度为 100%，$PaCO_2$ 为 $40mmHg$ 的气体平衡）下所测得的血浆 HCO_3^- 的量。正常值为 $22\sim27mmol/L$，平均值为 $24mmol/L$。由于是在标准化后测定血浆 HCO_3^- 的浓度，所以 SB 去除了呼吸因素的影响，是判断代谢性因素的重要指标。代谢性酸中毒时 SB 降低，代谢性碱中毒时 SB 升高。但在呼吸性酸或碱中毒时，由于肾脏的代偿也可发生继发性增高或降低。

实际碳酸氢盐（actual bicarbonate，AB）是指隔绝空气的血标本，在被检者实际的 $PaCO_2$、体温和血氧饱和度的条件下测得的血浆 HCO_3^- 浓度。AB 受呼吸和代谢两方面因素的影响。

AB、SB 均为反映血浆 HCO_3^- 浓度的指标，生理情况下 AB 等于 SB。因为 SB 是排除呼吸因素影响的代谢指标，而 AB 是受呼吸因素影响的代谢指标，所以当 AB 与 SB 的变化不相等时，AB 与 SB 的差值可以反映机体的呼吸功能。在呼吸性酸中毒时，AB>SB；呼吸性碱中毒时 AB<SB。

二维码 4-5
AB 与 SB

（四）缓冲碱

缓冲碱（buffer base，BB）是指血液中一切具有缓冲作用的负离子（如 HCO_3^-、Hb^-、HbO_2^-、HPO_4^{2-}、Pr^- 等）的总和，通常以氧饱和的全血在标准状态下测定，正常值为 $(50\pm5)mmol/L$。代谢性酸中毒时 BB 减少，而代谢性碱中毒时 BB 升高。BB 是反映代谢性酸碱紊乱的指标。

（五）碱剩余

碱剩余（base excess，BE）是指在标准条件下，用酸或碱滴定全血标本至 pH 为 7.40 时所需酸或碱的量。若用酸滴定，才能使血液 pH 达 7.4，则表示被测血液中碱过多，BE 用正值表示；如用碱滴定，才能使血液 pH 达 7.4，说明被测血液中酸过多，BE 用负值表示。由于 BE 是在标准条件下测定的，所以也是一个反映代谢性因素的指标，正常值在 $-3.0mmol/L$ 至 $3.0mmol/L$ 之间。代谢性碱中毒时，BE 正值加大；代谢性酸中毒时，BE 负值加大。在呼吸性酸或碱中毒时，由于肾的代偿作用，BE 也可高于或低于正常。

（六）阴离子间隙

阴离子间隙（anion gap，AG）是指血浆中未测定的阴离子（undetermined anion，UA）与未测定的阳离子（undetermined cation，UC）的差值，即 $AG=UA-UC$。由于细胞外液阴、阳离子总量相等，所以 AG 可以根据血浆中已测定的 Na^+、Cl^- 和 HCO_3^- 算出，即

$AG=[Na^+]-([HCO_3^-]+[Cl^-])=140-(24+104)=12mmol/L$（图 4-4A），故 AG 的正常值为（12±2）mmol/L。病理情况下，AG 可增高也可降低，但增高的意义较大，常见于乳酸堆积、酮症酸中毒等固定酸增多的情况。目前多以 AG 是否大于 16mmol/L，作为判断是否存在 AG 增高型代谢性酸中毒的依据。但在某些情况下，如大量使用含钠药物、骨髓瘤患者体内本周氏蛋白过多也可引起 AG 增高，此时，AG 增高与代谢性酸中毒无关。AG 降低在判断酸碱失衡方面意义不大，常见于血浆中未测定阴离子减少，如低蛋白血症等，也可见于未测定阳离子（如 K^+、Mg^{2+}、Ca^{2+} 等）浓度明显增高。

总之，AG 是评价酸碱平衡的重要指标，检测 AG 有助于区分代谢性酸中毒的类型和诊断混合性酸碱平衡紊乱。

第三节　单纯性酸碱平衡紊乱

一、代谢性酸中毒

代谢性酸中毒（metabolic acidosis）是指细胞外液 H^+ 增加和（或）HCO_3^- 丢失而引起的以血浆 HCO_3^- 浓度原发性减少为特征的酸碱平衡紊乱。

根据 AG 值的变化，将代谢性酸中毒分为 AG 增高型代谢性酸中毒和 AG 正常型代谢性酸中毒两类。

（一）原因和机制

1. AG 增高型代谢性酸中毒　　AG 增高型代谢性酸中毒是指，除了含氯以外的任何固定酸在血浆中浓度增大时的代谢性酸中毒。特点是：HCO_3^- 降低、AG 增大，血氯正常（图 4-4C）。

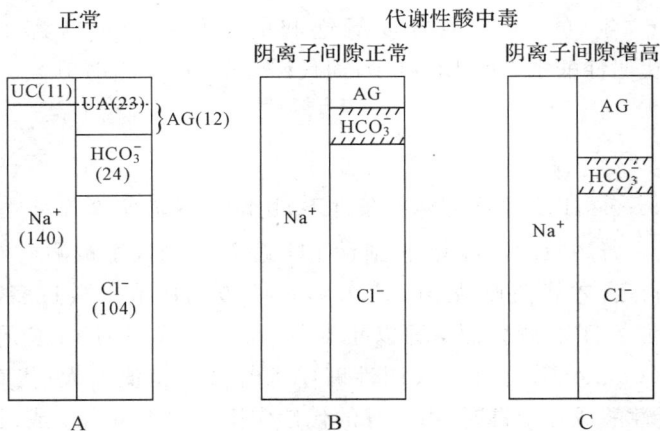

A. 正常情况下 AG；B. AG 正常型（高血氯型）代谢性酸中毒；
C. AG 增高型（正常血氯型）代谢性酸中毒
图 4-4　正常和代谢性酸中毒时阴离子间隙

（1）乳酸酸中毒：任何原因引起的缺氧，都可使细胞内糖的无氧酵解增强，乳酸生成增多,引起乳酸酸中毒。常见于休克、严重贫血、肺部疾患、心跳呼吸骤停、心力衰竭等。此外,乳酸酸中毒还可见于各种原因引起的乳酸利用障碍,如严重肝脏疾患使乳酸通过糖异生合成葡萄糖和糖原障碍,导致血中乳酸堆积。

(2)酮症酸中毒:体内大量脂肪被迅速分解是引起酮症酸中毒的主要原因。见于糖尿病、严重肝病、饥饿和酒精中毒等情况。糖尿病时,因胰岛素不足,葡萄糖利用减少,脂肪分解加速,大量脂肪酸进入肝脏形成过多的酮体(酮体中的乙酰乙酸和 β 羟丁酸都是酸性物质),当超过外周组织的氧化能力和肾排出能力时,可发生酮症酸中毒。在长期饥饿或禁食情况下,当体内糖原被消耗后,大量动用脂肪供能,也可发生酮症酸中毒。

(3)肾脏排泄固定酸障碍:肾功能衰竭时,由于肾小球滤过率显著降低,体内代谢产生的硫酸、磷酸等固定酸排出障碍,导致体内 H^+、硫酸根和磷酸根浓度增加,HCO_3^- 浓度因缓冲 H^+ 而降低。

(4)水杨酸中毒:阿司匹林等水杨酸类药物呈酸性,如果大量摄入可引起酸中毒。

上述原因均可引起体内固定酸过多。这些固定酸的 H^+ 被 HCO_3^- 缓冲,使血浆 HCO_3^- 浓度降低,其酸根(如乳酸根、β 羟丁酸根、乙酰乙酸根、SO_4^{2-}、$H_2PO_4^-$、水杨酸根等)升高,这部分酸根均属于未测定的阴离子,所以 AG 值增大,而 Cl^- 值正常,故又称为正常血氯代谢性酸中毒。

2. AG 正常型代谢性酸中毒　AG 正常型代谢性酸中毒是指各种原因引起血浆 HCO_3^- 浓度降低并伴有 Cl^- 浓度代偿性升高,而 AG 无明显变化的一类代谢性酸中毒。特点是:HCO_3^- 降低、AG 正常、血氯增高,所以又称为高血氯型代谢性酸中毒(图 4-4B)。

(1)消化道丢失 HCO_3^-:肠液、胰液和胆汁中的 HCO_3^- 含量均高于血浆,因此,严重腹泻、肠瘘、胆道瘘、肠道引流等均可引起 HCO_3^- 大量丢失。随着血液和原尿中 HCO_3^- 浓度的降低,肾小管 H^+-Na^+ 交换和 HCO_3^- 重吸收减少,而 Na^+ 以 NaCl 的形式重吸收增多,使血 Cl^- 升高。

(2)肾脏泌 H^+ 功能障碍:肾小管性酸中毒(renal tubular acidosis,RTA)是一种以肾小管排 H^+ 和重吸收 $NaHCO_3$ 障碍为主的疾病,而肾小球功能正常。其中 Ⅱ 型肾小管性酸中毒(RTA-Ⅱ)的发病环节是近曲小管上皮细胞重吸收 HCO_3^- 能力降低,主要是负责 H^+-Na^+ 交换的转运体功能障碍或碳酸酐酶活性降低,导致 HCO_3^- 重吸收减少、排出增多。由于 HCO_3^- 重吸收减少,Na^+ 以 NaCl 的形式吸收增多,使血 Cl^- 浓度升高。Ⅰ 型肾小管性酸中毒(RTA-Ⅰ)是由于集合管泌 H^+ 功能障碍,造成 H^+ 在体内蓄积,导致血浆 HCO_3^- 浓度进行性降低,血 Cl^- 浓度代偿性升高。此外,碳酸酐酶抑制剂(乙酰唑胺等)的大量使用,醛固酮的分泌不足或肾小管对其反应性降低,亦可引起肾泌 H^+ 功能障碍。上述原因引起的酸中毒,尿液呈碱性或中性。

(3)含氯的酸性药物摄入过多:过量摄入含氯的酸性药物如氯化铵、盐酸精氨酸、盐酸赖氨酸等,可引起 AG 正常型代谢性酸中毒。因为这些物质在体内代谢后易解离出 HCl:

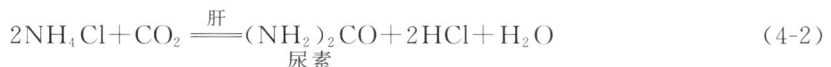

$$2NH_4Cl+CO_2 \xrightarrow{\text{肝}\ \text{尿素}} (NH_2)_2CO+2HCl+H_2O \qquad (4\text{-}2)$$

(4)高钾血症:血钾增高使细胞内外 H^+-K^+ 交换增强,导致细胞内 H^+ 外逸,引起代谢性酸中毒。此时,肾小管上皮细胞因细胞内 H^+ 浓度降低而泌 H^+ 减少,尿液呈碱性,即反常性碱性尿。

（二）机体的代偿调节

1. 血液的缓冲作用　代谢性酸中毒时,血液中增多的 H^+ 可立即与血浆中的 HCO_3^- 及其他缓冲碱发生缓冲反应,并生成 H_2CO_3,H_2CO_3 可转变为 CO_2 被肺呼出,导致血浆 HCO_3^- 不断地被消耗。

二维码 4-7
代谢性酸
中毒的代偿

2. 肺的代偿调节作用　血液 H^+ 浓度增加,可刺激外周化学感受器,反射性引起呼吸中枢兴奋,使呼吸加深加快。呼吸加深加快是代谢性酸中毒的主要临床表现,其代偿意义是增加 CO_2 的排出量,使血液 H_2CO_3 浓度继发性降低,以维持 $[HCO_3^-]/[H_2CO_3]$ 的正常值,使 pH 趋向正常。呼吸的代偿反应非常迅速,酸中毒数分钟后即可见深大呼吸,12～24h 可达代偿高峰,代偿达最大极限时,$PaCO_2$ 可降到 10mmHg。

3. 肾的代偿调节作用　除了肾功能障碍和高钾血症引起的代谢性酸中毒外,其他原因引起的代谢性酸中毒,肾脏均能起代偿调节作用。代谢性酸中毒时,肾小管上皮细胞中的碳酸酐酶和谷氨酰胺酶活性增强,促使肾泌 H^+、泌 NH_4^+ 和重吸收 HCO_3^- 增多,尿中可滴定酸和 NH_4^+ 排出增多,尿液呈酸性;HCO_3^- 重吸收增多,使血液 HCO_3^- 浓度有所回升,从而起到代偿调节作用。肾的代偿作用一般在酸中毒持续数小时后开始,3～5d 达到最大效应,排酸量可高达正常时的 10 倍左右。由此可见,肾的代偿调节能力相当强大。

4. 细胞内外离子交换和细胞内缓冲　代谢性酸中毒发生 2～4h 后,约有 1/2 的 H^+ 通过 H^+-K^+ 交换方式进入细胞内并被细胞内缓冲系统缓冲,而 K^+ 从细胞内移出,以维持细胞内外电平衡。所以酸中毒常引起血钾增高。

通过上述调节,如果能使 $[HCO_3^-]$ 与 $[H_2CO_3]$ 的比值维持在 20∶1,则血液 pH 仍在正常范围内,这种代谢性酸中毒称为代偿性代谢性酸中毒。如代偿后血液 pH 低于 7.35,这种代谢性酸中毒称为失代偿性代谢性酸中毒。

代谢性酸中毒的血气分析参数变化:代谢性酸中毒的基本特征是血浆 HCO_3^- 浓度原发性降低,所以 pH、AB、SB、BB 值均降低,BE 为负值加大;通过呼吸代偿,$PaCO_2$ 继发性下降,AB<SB。

（三）对机体的影响

急性代谢性酸中毒主要引起心血管系统和中枢神经系统的功能障碍,慢性代谢性酸中毒还可导致骨骼系统的改变。

二维码 4-8
代谢性酸
中毒对心血
管的影响

1. 心血管系统改变

（1）心律失常:代谢性酸中毒时出现的心律失常主要与血钾升高有关。酸中毒引起血钾升高的机制:①细胞外 H^+ 通过 H^+-K^+ 交换进入细胞内,将 K^+ 交换出细胞;②肾小管上皮细胞泌 H^+ 增加,排 K^+ 减少。严重高钾血症对心脏有明显的毒性作用,可引起心脏传导阻滞、心室纤维性颤动甚至心脏停搏。

（2）心肌收缩力减弱:酸中毒可引起交感-肾上腺髓质系统兴奋,肾上腺素释放增多。肾上腺素对心脏具有正性肌力作用,因此在轻度酸中毒时,主要出现心率加快、心肌收缩力增强等现象。但是随着酸中毒的加重,这一作用逐渐被增多的 H^+ 阻断,尤其在 pH<7.20 时更为明显。酸中毒引起心肌收缩力减弱的机制可能为:①H^+ 增多可竞争性地抑制 Ca^{2+} 与

肌钙蛋白钙结合亚单位结合，从而抑制心肌收缩；② H^+ 增多可影响细胞外 Ca^{2+} 的内流，使心肌兴奋时 Ca^{2+} 内流受阻；③ H^+ 增多干扰了肌浆网对 Ca^{2+} 的释放，使心肌兴奋时 Ca^{2+} 浓度迅速升高受抑。这些作用均影响心肌兴奋-收缩偶联，使心肌收缩力减弱。

（3）血管对儿茶酚胺的反应性降低：酸中毒时，外周血管尤其是毛细血管前括约肌对儿茶酚胺的反应性降低，引起血管扩张。大量毛细血管网开放可使回心血量减少、血压下降，出现低血压和休克。所以，休克时，要先纠正酸中毒才能改善血流动力学。

2. 中枢神经系统改变　代谢性酸中毒对中枢神经系统功能的影响主要表现为抑制，可出现乏力、倦怠、嗜睡、昏迷等症状。其发生机制为：①能量供应不足。酸中毒时参与生物氧化的酶类活性受到抑制，导致 ATP 生成减少，脑组织能量供应不足；② γ-氨基丁酸生成增多。γ-氨基丁酸是中枢神经系统主要的抑制性递质，参与维持中枢兴奋、抑制的平衡。酸中毒时谷氨酸脱羧酶活性增强，使抑制性神经递质 γ-氨基丁酸生成增多（图 4-5），加重中枢神经系统的抑制效应。

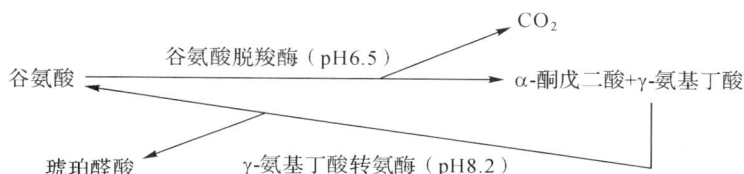

图 4-5　γ-氨基丁酸的代谢

3. 骨骼系统改变　骨骼钙盐的分解有利于对 H^+ 的缓冲。在慢性代谢性酸中毒时（如慢性肾功能衰竭伴酸中毒患者），骨骼钙盐的不断释放影响骨骼发育，延迟小儿生长，可引起肾性佝偻病。成人可引起纤维性骨炎、骨质疏松、骨软化症等。

（四）防治原则

治疗代谢性酸中毒的基本原则是：密切观察病情，防治原发疾病，去除引起代谢性酸中毒的原因，注意纠正水、电解质紊乱，恢复有效循环血量，改善肾功能等。

代谢性酸中毒的基本特征是血浆 HCO_3^- 浓度原发性降低，所以 $NaHCO_3$ 是纠正代谢性酸中毒的首选药物。补碱的剂量和方法应根据病情而定，一般在血气监护下分次补碱，剂量宜小不宜大。如轻度代谢性酸中毒（$[HCO_3^-] > 16mmol/L$）时，可少补，甚至不补。一方面，通过防治原发疾病，酸中毒可以减轻；另一方面，肾脏有很强的排酸保碱作用，通过自身调节，也可减轻酸中毒。另外，其他碱性药物如乳酸钠等也常用来纠正代谢性酸中毒。乳酸钠通过肝脏可转化为 HCO_3^-，但在肝功能不良或乳酸酸中毒时不宜使用。

代谢性酸中毒不仅使细胞内 K^+ 外流引起高血钾，而且可使血中游离钙增多。但是，当酸中毒被纠正后，一方面，K^+ 重新返回细胞内，可出现低血钾；另一方面，在碱性条件下 Ca^{2+} 又与血浆蛋白结合生成结合钙，使游离钙减少，有时可出现手足抽搐。因此，在纠正酸中毒时，应防治低血钾和血中游离钙降低的症状。

二、呼吸性酸中毒

呼吸性酸中毒（respiratory acidosis）是指 CO_2 排出障碍或吸入过多引起的以血浆

H_2CO_3（$PaCO_2$）浓度原发性升高为特征的酸碱平衡紊乱。

根据 CO_2 潴留的时间，呼吸性酸中毒可分为急性呼吸性酸中毒和慢性呼吸性酸中毒两类。慢性呼吸性酸中毒一般是指 CO_2 潴留持续 24h 以上的呼吸性酸中毒。

（一）原因和机制

引起呼吸性酸中毒的原因有 CO_2 排出障碍或 CO_2 吸入过多。临床上以肺通气功能障碍引起的 CO_2 排出受阻为多见。

1. CO_2 排出障碍

（1）呼吸中枢抑制：颅脑外伤、脑肿瘤、脑炎、脑血管意外及一些药物如麻醉剂、镇静剂等的大量使用或不当使用，均可引起呼吸中枢抑制，导致肺通气量减少，CO_2 潴留。

（2）呼吸肌功能障碍：见于脊髓灰质炎、多发性神经炎、有机磷中毒、重症肌无力、低钾血症或家族性周期性麻痹、高位脊髓损伤等。这些病变会使呼吸运动减弱或丧失，导致 CO_2 潴留。

（3）肺部疾病：这是引起呼吸性酸中毒的最常见原因。它包括肺部广泛性炎症、肺气肿、肺纤维化、肺水肿、慢性阻塞性肺疾病、支气管哮喘等。这些病变均能严重妨碍肺通气。

（4）气道阻塞：异物堵塞气道、喉头痉挛或水肿、溺水等常引起急性呼吸性酸中毒。而慢性阻塞性肺疾病（chronic obstructive pulmonary disease，COPD）、支气管哮喘等是引起慢性呼吸性酸中毒的常见原因。

（5）胸廓病变：胸部创伤、严重气胸、胸腔积液、胸腔粘连、胸廓畸形（如脊柱后、侧凸等）均可导致肺通气功能障碍，体内 CO_2 排出受阻。

（6）呼吸机使用不当：常因通气量过小而导致呼吸性酸中毒。

2. CO_2 吸入过多　在某些通风不良的环境中，如矿井、坑道等，有时因空气中 CO_2 浓度过高，致机体吸入过多，引起呼吸性酸中毒，但比较少见。

（二）机体的代偿调节

二维码 4-9
呼吸性酸
中毒时机体
的代偿

呼吸性酸中毒的主要环节是肺通气功能障碍，所以呼吸性酸中毒时，呼吸系统往往难以发挥代偿调节作用。体内升高的 $PaCO_2$（或 H_2CO_3），也不能靠碳酸氢盐缓冲系统缓冲，血浆的缓冲碱含量较低，缓冲 H_2CO_3 的能力极为有限，因此，呼吸性酸中毒时，机体起主要代偿调节作用的是以下两种机制。

1. 细胞内外离子交换和细胞内缓冲　这是急性呼吸性酸中毒的主要代偿方式。急性呼吸性酸中毒时，由于肾脏的代偿作用起效十分缓慢，体内不断增多的 CO_2 主要靠细胞内外离子交换和细胞内缓冲。其缓冲机制如下。

（1）H^+-K^+ 离子交换：急性呼吸性酸中毒时，潴留的 CO_2 使血浆 H_2CO_3 浓度不断升高，H_2CO_3 解离为 H^+ 和 HCO_3^-。H^+ 通过 H^+-K^+ 交换进入细胞内进而被蛋白质缓冲系统缓冲，K^+ 交换出细胞以维持电中性，导致血钾增高；而 HCO_3^- 则留在细胞外液起一定的代偿作用。

（2）红细胞的缓冲作用：血浆中急剧增加的 CO_2 弥散入红细胞，在碳酸酐酶的催化下生成 H_2CO_3，进而解离为 H^+ 和 HCO_3^-。H^+ 被血红蛋白缓冲系统缓冲，HCO_3^- 与血浆中的 Cl^- 交换从红细胞逸出，导致血浆 HCO_3^- 浓度增加，而血 Cl^- 浓度降低（图 4-6）。

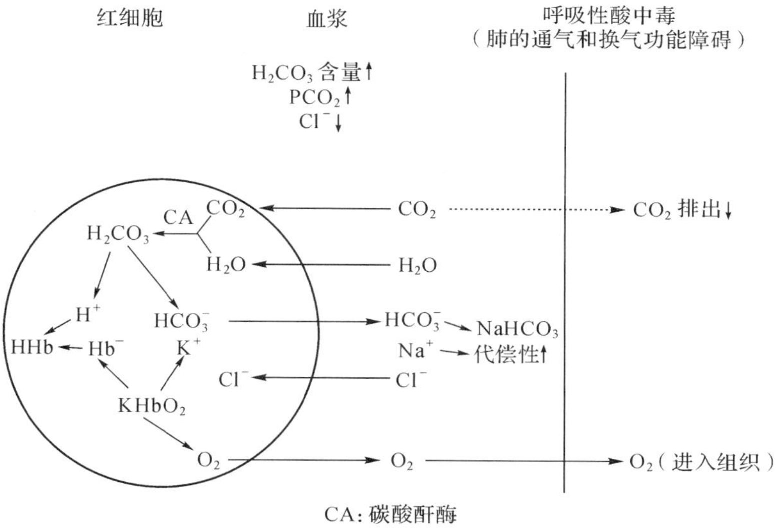

红细胞　　　　　血浆　　　　　　　　呼吸性酸中毒
　　　　　　　　　　　　　　　　　（肺的通气和换气功能障碍）

H_2CO_3 含量↑
PCO_2↑
Cl^-↓

H_2CO_3 —CA→ CO_2 ←——— CO_2 ·········→ CO_2 排出↓

　　　　　　　　H_2O ←——— H_2O

H^+　　HCO_3^- ←——— HCO_3^- →NaHCO$_3$
　　　　　　　　　　　　　　Na^+ →代偿性↑
HHb ← Hb^-　K^+

　　　　　　　Cl^- ←——— Cl^-

$KHbO_2$

　　　　O_2 ←——— O_2 ———→ O_2（进入组织）

CA：碳酸酐酶

图 4-6　呼吸性酸中毒时血红蛋白的缓冲作用和红细胞内外离子交换

但是这种代偿作用十分有限。因为 $PaCO_2$ 每升高 10mmHg，血浆 HCO_3^- 仅代偿性地升高 0.7～1.0mmol/L，难以维持血浆 $[HCO_3^-]/[H_2CO_3]$ 的正常值。所以急性呼吸性酸中毒时 pH 常低于正常值，处于失代偿状态。急性呼吸性酸中毒的预测代偿公式为：$\Delta[HCO_3^-]↑=0.1\Delta PaCO_2±1.5$ 。

2. **肾的代偿调节作用**　这是慢性呼吸性酸中毒的主要代偿方式。在 $PaCO_2$ 和 H^+ 浓度升高时，肾小管上皮细胞内碳酸酐酶和线粒体中谷氨酰胺酶活性增强，促使肾小管上皮细胞泌 H^+、泌 NH_4^+ 和重吸收 HCO_3^- 作用增加，达到增强排酸保碱的目的。肾的代偿起效慢，3～5d后才达到高峰，因此，急性呼吸性酸中毒时肾往往来不及代偿；但在慢性呼吸性酸中毒时，肾可发挥强大的排酸保碱作用。大约 $PaCO_2$ 每升高 10mmHg，血浆 HCO_3^- 代偿性升高 3.5～4.0mmol/L，能使血浆 $[HCO_3^-]/[H_2CO_3]$ 的值接近 20∶1。因此，轻、中度慢性呼吸性酸中毒患者有时可处于代偿阶段。慢性呼吸性酸中毒的代偿情况可通过代偿公式的计算来判断：$\Delta[HCO_3^-]↑=0.35\Delta PaCO_2±3$ 。

呼吸性酸中毒的血气分析参数变化如下：

$PaCO_2$ 原发性升高，pH 降低，HCO_3^- 代偿性升高，AB、SB、BB 值均增大，AB＞SB，BE 正值增大。

急性呼吸性酸中毒时，由于肾脏来不及发挥代偿作用，反映代谢因素的指标如 SB、BB、BE 等可在正常范围内。

（三）对机体的影响

呼吸性酸中毒对机体的影响和代谢性酸中毒基本相同，但其影响程度更为严重。

1. **对中枢神经系统的影响**　呼吸性酸中毒尤其是急性呼吸性酸中毒引起的中枢神经系统功能紊乱较代谢性酸中毒更为严重，其主要机制为：①CO_2 易通过血脑屏障。CO_2 为脂溶性物质，能迅速通过血脑屏障，引起脑内 H_2CO_3 浓度增高；而 HCO_3^- 是水溶性的，通过血脑屏障极为缓慢,因而呼吸性酸中毒时,脑脊液 pH 降低的程度较一般细胞外液更为显著,这可能是呼吸性酸中毒引起的中枢神经系统功能紊乱较代谢性酸中毒更为严重的原因之一。②CO_2 扩张脑血管。CO_2 能直接扩张血管,但高浓度 CO_2 能刺激血管运动中枢,间接引起血管收缩,其强度大于直接的扩血管作用。但由于脑血管壁上无 α 受体,故 CO_2 潴留可直接扩张脑血管,使脑血流量增加,引起颅内高压、脑水肿等。患者可出现持续性头痛,这种头痛以晨起、夜间为重。

当 $PaCO_2$ 大于 80mmHg 时,可出现 CO_2 麻醉现象。CO_2 麻醉的初期症状是持续头痛、烦躁不安、焦虑等,进一步发展可表现为精神错乱、震颤、嗜睡、抽搐直至昏迷。因呼吸衰竭引起的中枢神经系统功能障碍称为肺性脑病(pulmonary encephalopathy),详见肺功能不全一章。

2. 对心血管功能的影响　呼吸性酸中毒对心血管方面的影响与代谢性酸中毒相似,因为这两类酸中毒均有 H^+ 浓度的升高和由此引起的高钾血症。但呼吸性酸中毒易出现肺动脉高压,这是因为呼吸性酸中毒时常伴有缺氧,缺氧可引起肺小动脉收缩;而 $PaCO_2$ 升高和 pH 降低又可增强肺小动脉对缺氧的敏感性。

(四)防治原则

积极治疗原发病,改善肺的通气功能,促使潴留的 CO_2 尽快排出。必要时可做气管插管、气管切开或使用人工呼吸机。慎用碱性药物,特别是通气尚未改善前。因为呼吸性酸中毒发生后,体内代偿机制已开始发挥作用,HCO_3^- 代偿性升高,此时若再给予碱性药物治疗,可引起代谢性碱中毒,加重病情。

三、代谢性碱中毒

代谢性碱中毒(metabolic alkalosis)是指细胞外液碱增多或 H^+ 丢失而引起的以血浆 HCO_3^- 原发性增多为特征的酸碱平衡紊乱。

根据生理盐水治疗后是否有效,代谢性碱中毒可分为两类:盐水反应性碱中毒(saline-responsive alkalosis)和盐水抵抗性碱中毒(saline-resistant alkalosis)。盐水反应性碱中毒常见于呕吐、胃液吸引及利尿剂应用不当等情况。其症状有低氯血症、有效循环血量不足。这类碱中毒若给予等张或半张盐水治疗,既能扩充细胞外液,又能补充 Cl^-,促进肾脏排泄 HCO_3^-,使代谢性碱中毒得到纠正。盐水抵抗性碱中毒多见于原发性醛固酮增多症、严重低血钾、全身水肿等情况,这类代谢性碱中毒,单独用盐水治疗没有效果。

(一)原因和机制

凡能使 H^+ 丢失或 HCO_3^- 进入细胞外液增多的因素均可引起代谢性碱中毒。

1. H^+ 丢失过多

(1)经胃丢失:常见于幽门梗阻、高位肠梗阻等原因引起的剧烈呕吐和胃液引流等所致的胃液大量丢失。胃液中 HCl 浓度很高,胃液丢失可导致 HCl 大量丧失。正常胃黏膜壁细胞富含碳酸酐酶,能催化 CO_2 和 H_2O 生成 H_2CO_3。H_2CO_3 解离为 H^+ 和 HCO_3^-。H^+ 与来自血浆的 Cl^- 形成 HCl,进食时分泌到胃腔中,而 HCO_3^- 则返回血液,使血液 HCO_3^- 浓度升高,称为餐后碱潮。但这种碱潮是一过性的,当酸性食糜进入十二指肠后,在 H^+ 的刺激下,十二指肠上皮细胞和胰腺生成 H_2CO_3,H_2CO_3 解离为 H^+ 和 HCO_3^-。H^+ 返回入血液,与血液中的 HCO_3^- 中和;而 HCO_3^- 分泌入肠腔与消化液中的 H^+ 中和。这样,H^+ 和 HCO_3^- 分别在血液和消化道内得到中和,使血液 pH 保持相对恒定。当胃液(HCl)大量丢失时,上述平衡破坏,致使血液、肠腔中的 HCO_3^- 得不到中和,造成血液 HCO_3^- 浓度升高,发生代谢性碱中毒。

此外,胃液大量丢失的同时还伴有 Cl^-、K^+ 的丢失和细胞外液容量减少,这些因素也参与代谢性碱中毒的发生(图 4-7)。

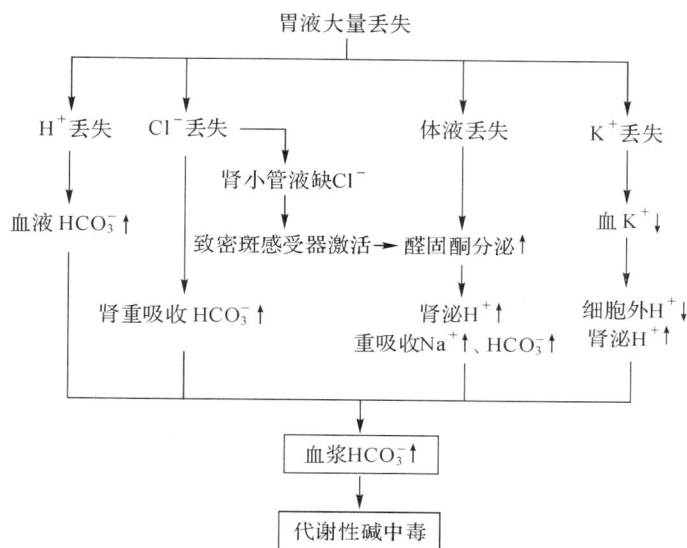

图 4-7　胃液丢失引起代谢性碱中毒的机制

(2)经肾丢失:①利尿剂应用不当。长期过量应用髓袢利尿剂(如呋塞米等),可抑制髓袢升支对 Cl^-、Na^+、H_2O 的重吸收。Cl^- 重吸受抑制后,以氯化铵的形式排出体外,Cl^- 排出过多可引起低氯性碱中毒,此类碱中毒其尿液 Cl^- 浓度升高;Na^+ 重吸受抑制,使远曲小管腔内 Na^+ 含量增多,从而促进肾远曲小管和集合管泌 H^+、泌 K^+ 并促使 $NaHCO_3$ 重吸收增加,导致血浆 HCO_3^- 浓度增高;H_2O 重吸收减少,导致远曲小管流量增大,流速加快,由于冲洗作用,小管内 H^+ 浓度急剧降低,促进小管上皮细胞排 H^+,导致肾排 H^+ 过多。此外,过度利尿也可导致有效循环血量不足,引起醛固酮分泌增多,发生代谢性碱中毒和低钾血症。②肾上腺皮质激素过多。过多的肾上腺皮质激素尤其是醛固酮能增强肾远曲小管和集合管对 H^+、K^+ 的排泄,促进 $NaHCO_3$ 的重吸收,从而引起代谢性碱中毒。肾上腺皮质激素过多主要见于原发性或继发性醛固酮分泌增多症。③任何原因引起的血氯降低。在肾小管中,Cl^- 是唯一易于与 Na^+ 相继重吸收的阴离子。当原尿中 Cl^- 浓度降低时,Na^+ 相继重吸收减少,此时,肾小管必然通过加强排 H^+、K^+ 以换回原尿中的 Na^+。Na^+ 被重吸收后即与肾小管上皮细胞生成的 HCO_3^- 一起入血,导致低氯性碱中毒,此类碱中毒其尿液中 Cl^- 浓度降低。

案例 4-1 分析 该患者因慢性阻塞性肺疾病导致 CO_2 排出障碍，引起呼吸性酸中毒。通过肾脏代偿，患者血中 HCO_3^- 继发性增多，如同时应用排钾性利尿剂过度利尿，会造成低血钾及有效循环血量过低，引起继发性醛固酮分泌过多，也可合并产生代谢性碱中毒。

案例 4-2 分析 患者血钾浓度偏低的原因：①频繁呕吐导致胃液大量丢失的同时伴有 Cl^-、K^+ 的丢失；②甘露醇、呋塞米均能促进肾脏排钾。

二维码 4-10
案例分析

2. 碱性物质摄入过多 常见于：①消化道溃疡病患者服用过量的碳酸氢钠；②纠正酸中毒时，输入过多的碳酸氢钠；③大量输入库血，因为库血常用枸橼酸盐抗凝，枸橼酸盐在体内经代谢产生 HCO_3^-。1L 库血所含的枸橼酸盐经代谢可产生 30mmol HCO_3^-。但应指出，肾脏具有较强的排泄 $NaHCO_3$ 的能力，正常人每日摄入 1000mmol 的 $NaHCO_3$，两周后血浆 HCO_3^- 浓度只见轻微上升。故只有当肾功能受损后，摄入过量碱性药物才会引起代谢性碱中毒。

3. 缺钾 机体缺钾常可引起代谢性碱中毒。其机制为：细胞外液 K^+ 浓度降低，细胞内 K^+ 通过 H^+-K^+ 离子交换移至细胞外，而细胞外 H^+ 则交换入细胞内。同时，因肾小管上皮细胞内缺钾，K^+-Na^+ 交换减弱，H^+-Na^+ 交换增强，致使肾排 H^+ 增多，引起代谢性碱中毒。一般代谢性碱中毒时尿液呈碱性，而低钾血症引起的碱中毒，因肾排 H^+ 增多，尿液反而呈酸性，称反常性酸性尿。这是缺钾性碱中毒的一个特征。

（二）机体的代偿调节

1. 血液的缓冲作用 血液对代谢性碱中毒的缓冲能力较弱。这是因为：①代谢性碱中毒时，原发性增多的 HCO_3^- 可被缓冲系统中的弱酸缓冲，生成 H_2CO_3。但在大多数缓冲系统的组成中，碱性成分远多于酸性成分（如 $[HCO_3^-]/[H_2CO_3]$ 的值为 20：1），故血液对碱性物质的缓冲能力有限。②碱中毒时，细胞外液 H^+ 浓度降低，OH^- 浓度升高，OH^- 可被缓冲系统中的弱酸（H_2CO_3、$H_2PO_4^-$、HPr、HHb、$HHbO_2$ 等）缓冲，如 $OH^- + H_2CO_3 \rightarrow HCO_3^- + H_2O$，$OH^- + HPr \rightarrow Pr^- + H_2O$，缓冲的结果是 HCO_3^- 和缓冲碱（Pr^-）均增加。所以，缓冲意义不大。

2. 肺的代偿调节作用 血浆 H^+ 浓度降低，可抑制呼吸中枢，呼吸变浅变慢，肺通气量降低，CO_2 排出减少，引起 $PaCO_2$ 或血浆 H_2CO_3 继发性升高，以维持 $[HCO_3^-]/[H_2CO_3]$ 的值接近正常。呼吸的代偿调节作用发挥较快，数分钟内即可出现，12～24h 后可达代偿高峰。但是这种代偿是有限的，很少能达到完全代偿。因为当 $PaCO_2 > 55mmHg$ 或肺通气量减少引起 $PaO_2 < 60mmHg$ 时，可兴奋呼吸中枢，继而引起肺通气量增加。因此，$PaCO_2$ 继发性上升的代偿极限是 55mmHg。

3. 细胞内外离子交换和细胞内缓冲 碱中毒时细胞外液 H^+ 浓度降低，细胞内 H^+ 通过 H^+-K^+ 离子交换移至细胞外，细胞外 K^+ 交换入细胞，使血钾降低。同时，因肾小管上皮细胞 H^+ 浓度降低，H^+-Na^+ 交换减弱，K^+-Na^+ 交换增强，导致肾排 K^+ 增多，引起低钾血症。

4.肾的代偿调节作用　代谢性碱中毒时,肾小管上皮细胞内的碳酸酐酶和谷氨酰胺酶活性受到抑制,肾泌 H^+、泌 NH_4^+ 减少,HCO_3^- 重吸收减少,使血浆 HCO_3^- 浓度有所下降,尿呈碱性。由缺钾、缺氯和醛固酮分泌增多引起的代谢性碱中毒,因肾泌 H^+ 增多,尿液反而呈酸性,称反常性酸性尿。肾脏的代偿调节作用起效较慢,需 $3\sim5d$ 才发挥最大效能,因此,急性代谢性碱中毒时肾的代偿调节不是主要的。

代谢性碱中毒时血气分析参数变化如下:代谢性碱中毒的基本特征是血浆 HCO_3^- 浓度原发性升高,所以 pH、AB、SB、BB 值均升高,BE 正值加大;通过呼吸代偿,$PaCO_2$ 继发性升高,$AB>SB$。

（三）对机体的影响

轻度代谢性碱中毒患者通常缺乏典型的症状和体征,临床表现常被原发疾病所掩盖。但急性或严重的代谢性碱中毒可出现如下变化。

1.对中枢神经系统的影响　急性代谢性碱中毒患者可出现烦躁不安、精神错乱、谵妄、意识障碍等中枢神经系统障碍症状。其发生机制可能为:①γ-氨基丁酸减少。碱中毒时,血液 pH 增高,谷氨酸脱羧酶活性降低,γ-氨基丁酸转氨酶活性增加,导致 γ-氨基丁酸生成减少、分解加强(图 4-5)。γ-氨基丁酸含量减少,对中枢神经系统的抑制作用减弱,从而出现兴奋症状。②脑组织缺氧。血液 pH 升高,使血红蛋白与氧的亲和力增强,血红蛋白氧离曲线左移,氧合血红蛋白释放氧量减少,造成组织供氧不足。脑组织对缺氧特别敏感,易出现中枢神经系统功能障碍。

2.对神经肌肉的影响　急性碱中毒患者可出现腱反射亢进、面部和肢体肌肉抽动、手足搐搦、惊厥等神经肌肉应激性增高的症状。其发生机制主要与血浆游离钙浓度降低有关。当代谢性碱中毒同时伴有低钾血症时,上述游离钙降低引起的症状可被掩盖,患者表现为肌无力、肌麻痹、腹胀甚至麻痹性肠梗阻等低钾血症症状。此时,若仅纠正低钾血症,则上述低钙引起的抽搐症状仍可发生。此外,碱中毒引起的惊厥亦可能与脑组织 γ-氨基丁酸含量减少有关。

二维码 4-11
知识链接

3.低钾血症　代谢性碱中毒常伴有继发性低钾血症。碱中毒引起血钾降低的主要机制为:细胞外液 H^+ 浓度降低,细胞内 H^+ 外移予以代偿,而细胞外 K^+ 被交换入细胞,使血钾浓度降低。同时,肾脏发生代偿作用,肾小管上皮细胞排 H^+ 减少,使 H^+-Na^+ 交换减弱,K^+-Na^+ 交换增强,肾排 K^+ 增多,导致低钾血症。

4.血红蛋白氧离曲线左移　碱中毒时,血液 H^+ 浓度下降,使血红蛋白氧离曲线左移,血红蛋白与 O_2 的亲和力增强,当血液流经组织时氧合血红蛋白不易将 O_2 释出,导致组织缺氧。

（四）防治原则

积极治疗原发病,纠正碱中毒。对盐水反应性碱中毒患者,给予生理盐水治疗,以恢复有效循环血量,促进血液中过多的 HCO_3^- 从尿中排出。失氯、失钾引起的代谢性碱中毒,则还需补充氯化钾。对肾上腺皮质激素过多引起的代谢性碱中毒,可用醛固酮拮抗剂,以减少 H^+、K^+ 从肾脏排出。对全身性水肿患者,应尽量少用髓袢利尿剂,可给予碳酸酐酶抑制剂(如乙酰唑胺等),增加 Na^+ 和 HCO_3^- 排出,纠正碱中毒和水肿。严重的代谢性碱中毒患者可酌量给予弱酸性药物或酸性药物治疗。

四、呼吸性碱中毒

呼吸性碱中毒(respiratory alkalosis)是指以肺通气过度引起血浆 H_2CO_3($PaCO_2$)浓度原发性降低为特征的酸碱平衡紊乱。

呼吸性碱中毒按发病时间分为急性和慢性两类。急性呼吸性碱中毒一般是 $PaCO_2$ 在 24h 内急剧下降而导致 pH 升高,常见于低氧血症、高热和人工呼吸机使用不当等情况。慢性呼吸性碱中毒常见于慢性颅脑疾病、肺部疾病、肝脏疾病等引起的 $PaCO_2$ 持久下降。

(一)原因和机制

肺通气过度是各种原因引起呼吸性碱中毒的基本机制。常见原因如下:

1. **低氧血症** 吸入气体中氧分压过低或各种原因引起的外呼吸功能障碍,均可因 $PaCO_2$ 降低而引起通气过度。通气过度是机体对缺氧的代偿,但同时可造成 CO_2 排出过多,发生呼吸性碱中毒。

2. **呼吸中枢受到直接刺激** 许多因素可直接引起呼吸中枢兴奋,使肺通气过度。如:①癔症发作、剧烈疼痛、小儿哭闹等引起的精神性通气过度;②中枢神经系统疾病如颅脑损伤、脑炎、脑血管障碍、脑肿瘤等可刺激呼吸中枢引起通气过度;③某些药物如水杨酸、氨等可兴奋呼吸中枢;④机体代谢旺盛如高热、甲状腺功能亢进等因血温过高和机体分解代谢亢进可刺激呼吸中枢,引起肺通气过度。其他还可见于肝功能衰竭引起的血氨增高和某些细菌感染引起的败血症等,均可刺激呼吸中枢,引起肺通气过度。

3. **人工呼吸机使用不当** 因通气量过大而导致呼吸性碱中毒。

(二)机体的代偿

呼吸性碱中毒的主要发生机制是肺通气过度。如果引起肺通气过度的原因持续存在,那么肺的调节作用不会明显。机体需通过以下方式进行代偿。

1. **细胞内外离子的交换和细胞内缓冲** 这是急性呼吸性碱中毒的主要代偿方式。急性呼吸性碱中毒时,由于过度通气,CO_2 排出增多,使血浆 H_2CO_3 浓度迅速降低,HCO_3^- 浓度相对增高。约几分钟后,细胞内 H^+ 通过 H^+-K^+ 交换逸出细胞并与细胞外 HCO_3^- 结合,生成 H_2CO_3,导致血浆 HCO_3^- 浓度代偿性下降,H_2CO_3 浓度有所回升。因细胞外 K^+ 交换入细胞,亦可引起血钾降低。此外,血浆中部分 HCO_3^- 通过 HCO_3^--Cl^- 交换进入细胞内与 H^+ 结合,生成 H_2CO_3。H_2CO_3 分解为 CO_2 和 H_2O。CO_2 自细胞弥散入血形成 H_2CO_3,促使血浆 H_2CO_3 浓度回升。这一过程可致血 Cl^- 浓度升高(图 4-8)。

但是这种代偿十分有限,往往 $PaCO_2$ 每下降 10mmHg,血浆 HCO_3^- 浓度降低 2mmol/L,难以维持 $[HCO_3^-]/[H_2CO_3]$ 的正常比值,所以急性呼吸性碱中毒患者往往处于失代偿状态。

急性呼吸性碱中毒的预测代偿公式为:$\Delta[HCO_3^-]=0.2\Delta PaCO_2\pm2.5$。

2. **肾的代偿调节作用** 肾的代偿调节起效慢,一般需 3~5d 才能达到最大效应,故它是慢性呼吸性碱中毒的主要代偿方式。慢性呼吸性碱中毒时,肾小管上皮细胞内的碳酸酐酶和谷氨酰胺酶活性降低,肾泌 H^+、泌 NH_4^+ 和重吸收 HCO_3^- 均减少,尿液呈碱性。

红细胞　　　　　血浆　　　　　呼吸性碱中毒
（肺通气过度）

H_2CO_3 含量↓
PCO_2↓
Cl^-↑

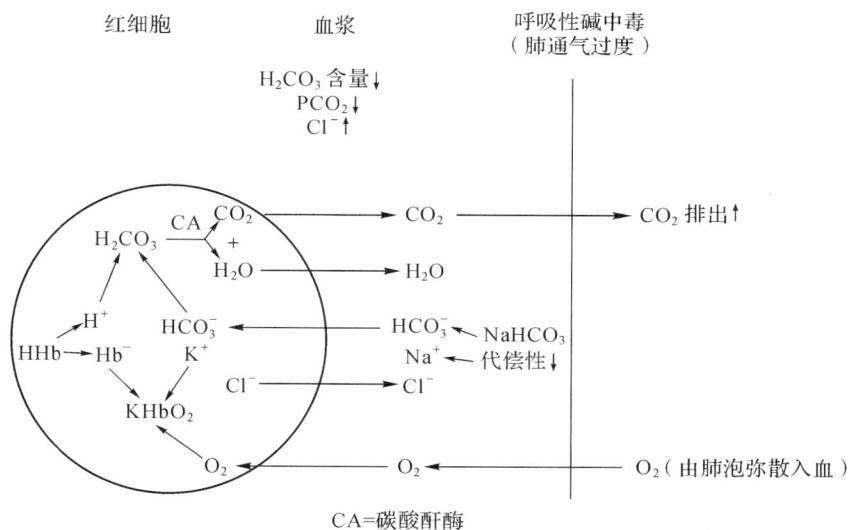

图 4-8　呼吸性碱中毒时血红蛋白的缓冲作用和红细胞内外离子交换

慢性呼吸性碱中毒时,由于肾的代偿调节和细胞内缓冲,其代偿调节作用较急性呼吸性碱中毒显著。一般 $PaCO_2$ 每下降 10mmHg,血浆 HCO_3^- 浓度下降 5mmol/L,从而能有效地避免血浆 pH 发生大幅度升高。

慢性呼吸性碱中毒的预测代偿公式为:$\Delta[HCO_3^-]=0.5\Delta PaCO_2\pm2.5$。

呼吸性碱中毒的血气分析参数变化如下:

$PaCO_2$ 原发性降低,血液 pH 升高,HCO_3^- 代偿性降低,AB、SB、BB 值均降低,AB＜SB,BE 负值增大。

急性呼吸性碱中毒时,由于肾脏来不及发挥代偿作用,反映代谢因素的指标如 SB、BB、BE 等可在正常范围内。

（三）对机体的影响

呼吸性碱中毒对机体的影响与代谢性碱中毒相似,可出现中枢神经系统功能紊乱,以及血红蛋白氧离曲线左移引起的组织缺氧、肌肉抽搐、低钾血症等。但呼吸性碱中毒引起的中枢神经系统功能障碍较代谢性碱中毒更为严重,更易出现窒息感、气促、眩晕、四肢和口周感觉异常、手足搐搦(与血浆游离 Ca^{2+} 降低有关)等症状。目前认为碱中毒除与脑功能的损伤有关外,还与低碳酸血症引起脑血管收缩导致的脑血流量减少有关。据报道,$PaCO_2$ 下降20mmHg,脑血流量可减少 35％～40％。

（四）防治原则

积极治疗原发病,去除引起通气过度的原因。对急性呼吸性碱中毒患者可给予吸入含5％ CO_2 的混合气体,也可用面罩或纸袋罩于患者口鼻使其再吸入呼出的气体(含 CO_2),以维持血浆 H_2CO_3 浓度。对精神性通气过度患者可酌情给予镇静剂。有手足抽搐的患者,可静脉补充钙剂。使用呼吸机的患者应及时调整吸、呼气比例。

第四节 混合性酸碱平衡紊乱

混合性酸碱平衡紊乱(mixed acid-base disorders)是指患者体内同时存在两种或两种以上酸碱平衡紊乱。主要有以下几类。

一、双重性酸碱平衡紊乱

双重性酸碱平衡紊乱(double acid-base disorders)是指患者体内同时存在两种单纯性的酸碱平衡紊乱。通常把两种酸中毒或两种碱中毒合并存在,pH 向同一方向移动的酸碱失衡称为酸碱一致性或相加性酸碱平衡紊乱。而把一种酸中毒与一种碱中毒合并存在,pH 变动不大的酸碱失衡,称为酸碱混合性或相消性酸碱平衡紊乱。

(一)酸碱一致性

1. 呼吸性酸中毒合并代谢性酸中毒

(1)原因:见于任何原因引起的通气障碍伴体内固定酸增多的患者,如呼吸心搏骤停、慢性阻塞性肺疾病伴缺氧或并发心力衰竭、糖尿病酮症酸中毒合并呼吸衰竭等。

(2)特点:通气障碍使 $PaCO_2$ 升高,固定酸增多使血浆 HCO_3^- 浓度降低,两者间看不到相互代偿的关系,所以,机体处于严重失代偿状态,血液 pH 显著降低。反映代谢因素的指标 SB、AB、BB 均下降,AB>SB,BE 负值加大;反映呼吸因素的指标 $PaCO_2$ 升高。AG 可因固定酸增多而增大。血钾升高。

2. 代谢性碱中毒合并呼吸性碱中毒

(1)原因:见于任何原因引起的通气过度伴 H^+ 丢失或 HCO_3^- 浓度升高的患者,如肝功能衰竭应用利尿剂治疗的患者,其血氨增高刺激呼吸中枢发生通气过度,又因利尿剂应用不当而引起代谢性碱中毒;又如败血症、严重创伤、高热等患者分别因细菌毒素、剧烈疼痛、体温升高等引起通气过度,加上剧烈呕吐、大量输入库存血等发生代谢性碱中毒。

(2)特点:呼吸性碱中毒使 $PaCO_2$ 降低,代谢性碱中毒使 HCO_3^- 浓度升高,两者间看不到相互代偿的关系,所以,机体处于严重失代偿状态,血液 pH 显著升高。反映代谢因素的指标 SB、AB、BB 均升高,AB<SB,BE 正值加大;反映呼吸因素的指标 $PaCO_2$ 降低。血钾降低。

(二)酸碱混合性

1. 呼吸性酸中毒合并代谢性碱中毒

(1)原因:见于任何原因引起通气障碍伴 H^+ 丢失或 HCO_3^- 浓度升高的患者,如慢性阻塞性肺疾病患者合并严重呕吐,肺源性心脏病患者在治疗水肿时利尿剂使用不当等,均可因通气障碍引起呼吸性酸中毒,又因呕吐或利尿使 H^+、Cl^-、K^+ 以及体液丢失,导致代谢性碱中毒。

(2)特点:由于 $PaCO_2$ 和血浆 HCO_3^- 浓度均升高,并超出正常代偿范围,血液 pH 改变的方向取决于[HCO_3^-]和[H_2CO_3]中变化占优势的一方,pH 可略高、偏低或正常。反映代谢性因素的指标 SB、AB、BB 均升高,BE 正值加大,反映呼吸性因素的指标 $PaCO_2$ 升高。

2. 代谢性酸中毒合并呼吸性碱中毒

(1)原因：见于任何原因引起的固定酸增多伴通气过度的患者，如肾功能衰竭、糖尿病、心肺疾病伴高热或机械通气过度，又如慢性肝病、高血氨并发肾功能衰竭等。

(2)特点：血浆 HCO_3^- 浓度和 $PaCO_2$ 均降低，并超出正常代偿范围，血液 pH 变动不大。反映代谢性因素的指标 SB、AB、BB 均降低，BE 负值加大，反映呼吸性因素的指标 $PaCO_2$ 降低。

3. 代谢性酸中毒合并代谢性碱中毒

(1)原因：见于任何原因引起血浆 HCO_3^- 浓度减少和增多并存的患者，如严重胃肠炎引起的剧烈呕吐加频繁腹泻并伴有低钾、脱水的患者，又如尿毒症、糖尿病合并剧烈呕吐的患者等。

(2)特点：血浆 HCO_3^- 浓度升高和降低的原因并存，彼此相互抵消，常使血液 HCO_3^- 浓度、pH 及 $PaCO_2$ 在正常范围内或略有变动；变动方向主要取决于促使血液 HCO_3^- 浓度增高或者降低中占优势一方。AG 值的测定对判断 AG 增高型代谢性酸中毒合并代谢性碱中毒有一定帮助。单纯性 AG 增高型代谢性酸中毒时，AG 增大部分(ΔAG)与 HCO_3^- 减少部分(ΔHCO_3^-)相等；而 AG 增高型代谢性酸中毒合并代谢性碱中毒时，$\Delta AG > \Delta HCO_3^-$。但 AG 正常型代谢性酸中毒合并代谢性碱中毒则无法用 AG 及血气分析来诊断，需结合病史全面分析。

二、三重性酸碱平衡紊乱

三重性酸碱平衡紊乱(triple acid-base disturbance)是指患者体内同时存在三种单纯性酸碱平衡紊乱。因同一患者不可能同时发生呼吸性酸中毒和呼吸性碱中毒，故三重性酸碱失衡只有两类：①呼吸性酸中毒合并 AG 增高型代谢性酸中毒和代谢性碱中毒。可见于 Ⅱ 型呼吸衰竭合并严重呕吐或利尿剂应用不当的患者。此型特点为 $PaCO_2$ 明显增高，AG>16mmol/L，HCO_3^- 浓度一般也升高，Cl^- 明显降低。②呼吸性碱中毒合并 AG 增高型代谢性酸中毒和代谢性碱中毒。此型可见于肾功能衰竭出现高热和严重呕吐的患者。其特点是 $PaCO_2$ 降低，AG>16mmol/L，HCO_3^- 可高可低，Cl^- 一般低于正常。

总之，混合性酸碱平衡紊乱的病理变化较为复杂，必须在全面了解原发疾病的基础上，结合实验室检查进行综合分析，才能得出正确的结论。

第五节　分析判断酸碱平衡紊乱的方法及其病理生理基础

病史和临床表现是判断酸碱平衡紊乱的重要线索，而血气分析是判断酸碱平衡紊乱类型的决定性依据，电解质检测具有一定的参考价值，AG 值有助于区别单纯性代谢性酸中毒及诊断混合性酸碱平衡紊乱。

一、根据 pH 的变化判断酸碱平衡紊乱的性质

根据 pH 的变化可判断是酸中毒还是碱中毒。pH<7.35 为失代偿性酸中毒，pH>7.45 则为失代偿性碱中毒。若 pH 在正常范围，可能为酸碱平衡状态，也可能是代偿性酸

碱平衡紊乱或混合性酸碱平衡紊乱。因 pH 取决于血液中$[HCO_3^-]$与$[H_2CO_3]$的比值,所以仅根据 pH 的变化,只能判别是酸中毒还是碱中毒,不能判断引起酸碱平衡紊乱的病因和类型。

二、根据病史判断酸碱平衡紊乱的类型

根据病史找出引起酸碱平衡紊乱的原发因素,从而判断是代谢性还是呼吸性酸碱平衡紊乱。如病史中有固定酸增多(减少)或 HCO_3^- 减少(增多)的情况,则 HCO_3^- 是原发性变化因素,H_2CO_3 为代偿后的继发性变化因素,该患者可能发生代谢性酸碱平衡紊乱。如病史中有肺过度通气或通气不足的情况,则 H_2CO_3 是原发性变化因素,HCO_3^- 为代偿后的继发性变化因素,该患者可能发生呼吸性酸碱平衡紊乱。

三、根据代偿情况判断为单纯性还是混合性酸碱平衡紊乱

机体对酸碱平衡紊乱的代偿调节有一定的规律,即有一定的方向性、代偿范围(代偿预计值)和代偿的最大限度。符合规律者为单纯性酸碱平衡紊乱,不符合规律者为混合性酸碱平衡紊乱。

(一)代偿调节的方向性

1. $PaCO_2$ 与 HCO_3^- 变化方向相反 此类变化为酸碱一致的混合性酸碱平衡紊乱。表明体内同时存在两种酸中毒或两种碱中毒,血气分析参数除 pH 发生显著变化外,$PaCO_2$ 和 HCO_3^- 变化方向相反。如心跳呼吸骤停患者,呼吸骤停使 $PaCO_2$ 急剧升高,引起呼吸性酸中毒;而血液循环障碍所致的缺氧引起乳酸堆积,使 HCO_3^- 浓度明显降低,引起代谢性酸中毒,即 $PaCO_2$ 与 HCO_3^- 的变化方向相反。

2. $PaCO_2$ 与 HCO_3^- 变化方向一致 可能有以下两种情况。

(1)单纯性酸碱平衡紊乱:此时在 $PaCO_2$、HCO_3^- 两个变量中一个为原发改变,另一个为继发代偿反应,且变化方向一致。如代谢性酸或碱中毒时,HCO_3^- 浓度原发性降低或升高,通过呼吸代偿,$PaCO_2$ 亦继发性降低或升高;同理,呼吸性酸或碱中毒时,$PaCO_2$ 原发性升高或降低,通过细胞内外缓冲及肾代偿,HCO_3^- 浓度继发性升高或降低。即 $PaCO_2$ 与 HCO_3^- 的变化方向始终一致。

(2)混合性酸碱平衡紊乱:当体内酸、碱中毒并存时,$PaCO_2$ 和 HCO_3^- 的变化方向也可一致。如呼吸性酸中毒合并代谢性碱中毒时,因肺泡通气障碍使 $PaCO_2$ 原发性升高,通过细胞内外缓冲及肾代偿使 HCO_3^- 浓度继发性升高;若同时伴有代谢性碱中毒,则血浆 HCO_3^- 浓度亦可原发性升高,即 $PaCO_2$ 与 HCO_3^- 浓度均升高,故 pH 无显著变化。此时,单靠 pH、病史及 $PaCO_2$ 和 HCO_3^- 的变化方向已很难区别患者是单纯性还是混合性酸碱失衡,需要从代偿预计值和代偿限度来进一步分析判断。

(二)代偿预计值和代偿限度

单纯性酸碱平衡紊乱的预计代偿公式(表 4-2)是根据血浆 pH、$PaCO_2$ 与$[HCO_3^-]$三个数值的量变关系,在临床实践中归纳出的经验公式。通过代偿公式计算得出的代偿预计值是区别单纯性还是混合性酸碱平衡紊乱的简便有效的方法。单纯性酸碱平衡紊乱时,机体

的代偿变化应在一个范围内,这一范围可以用代偿预计值表示。如果超过了代偿范围即为混合性酸碱平衡紊乱。

表 4-2　常用单纯性酸碱平衡紊乱的预计代偿公式

类　型	原发性变化	继发性代偿	预计代偿公式	代偿时限	代偿极限
代谢性酸中毒	$[HCO_3^-]\downarrow$	$PaCO_2\downarrow$	$\Delta PaCO_2\downarrow=1.2\Delta[HCO_3^-]\pm2$	$12\sim24h$	$10mmHg$
代谢性碱中毒	$[HCO_3^-]\uparrow$	$PaCO_2\uparrow$	$\Delta PaCO_2\uparrow=0.7\Delta[HCO_3^-]\pm5$	$12\sim24h$	$55mmHg$
呼吸性酸中毒	$PaCO_2\uparrow$	$[HCO_3^-]\uparrow$			
急性：			$\Delta[HCO_3^-]\uparrow=0.1\Delta PaCO_2\pm1.5$	几分钟	$30mmol/L$
慢性：			$\Delta[HCO_3^-]\uparrow=0.35\Delta PaCO_2\pm3$	$3\sim5d$	$42\sim45mmol/L$
呼吸性碱中毒	$PaCO_2\downarrow$	$[HCO_3^-]\downarrow$			
急性：			$\Delta[HCO_3^-]\downarrow=0.2\Delta PaCO_2\pm2.5$	几分钟	$18mmol/L$
慢性：			$\Delta[HCO_3^-]\downarrow=0.5\Delta PaCO_2\pm2.5$	$3\sim5d$	$12\sim15\ mmol/L$

注:①有"Δ"者为变化值,无"Δ"表示绝对值。
　　②代偿极限指单纯性酸碱失衡代偿所能达到的最小值或最大值。
　　③代偿时限指体内达到最大代偿反应所需的时间。

需要指出的是,在单纯性酸碱平衡紊乱时,机体的代偿有一定限度,还受到多种因素的制约。如代谢性碱中毒时,代偿性呼吸抑制使肺通气量减少,导致 $PaCO_2$ 升高和 PaO_2 降低。当 $PaCO_2$ 升高到一定限度如 $55mmHg$ 时就不再升高,因为升高的 $PaCO_2$ 和缺氧可兴奋呼吸中枢,使肺通气量增加。因此,机体的代偿反应不会超过代偿极限。

案例 4-1 分析　该患者血液 pH 在正常范围,$PaCO_2$ 和 $[HCO_3^-]$ 均高于正常,提示可能发生代偿性呼吸性酸中毒,或呼吸性酸中毒合并代谢性碱中毒。根据单纯性酸碱平衡紊乱的预计代偿公式:慢性呼吸性酸中毒时 $\Delta[HCO_3^-]\uparrow=0.35\Delta PaCO_2\pm3$,即 $PaCO_2$ 每升高 $10mmHg$,血浆 HCO_3^- 浓度增加 $3.5\pm3\ mmol/L$。所以 $PaCO_2$ 由 $40mmHg$ 上升到 $57mmHg$ 时,$[HCO_3^-]$ 应由 $24mmol/L$ 上升至 $29.95\pm3\ mmol/L$ $[0.35\times(57-40)\pm3+24]$,即该患者 $[HCO_3^-]$ 预计代偿范围为 $26.95\sim32.95mmol/L$,而患者实测 $[HCO_3^-]$ 值为 $34mmol/L$,超出代偿范围,提示有代谢性碱中毒存在。故该患者经治疗后发生了呼吸性酸中毒合并代谢性碱中毒,为混合性酸碱平衡紊乱。

四、根据 AG 值判断代谢性酸中毒的类型及混合性酸碱平衡紊乱

AG 是评价酸碱平衡的重要指标。检测 AG 有助于区分代谢性酸中毒的类型和诊断混合性酸碱平衡紊乱。对于病情复杂的患者,测定电解质浓度,计算 AG 值能将潜在的代谢性酸中毒显露出来。

总之,酸碱平衡紊乱在临床上十分常见,且复杂多变。在诊断和处理酸碱平衡紊乱时,必须仔细分析病情、定期进行实验室检测、动态观察,只有在充分研究和分析疾病发生发展

过程的基础上才能做出正确判断,给予合理治疗。

案例 4-2 分析　分析病情可知,该患者发生了慢性呼吸性酸中毒,$PaCO_2$ 为原发性增高,计算 $[HCO_3^-]$ 代偿预计值范围为 $27.3 \sim 33.3$ mmol/L,而患者实测 $[HCO_3^-]$ 值为 36mmol/L,超出代偿范围,提示有代谢性碱中毒存在。

　　AG 是评价酸碱平衡的重要指标。检测 AG 有助于区分代谢性酸中毒的类型和诊断混合性酸碱平衡紊乱。对于病情复杂的患者,测定电解质浓度,计算 AG 值能将潜在的代谢性酸中毒显露出来。算得该患者的 AG 值为 31mmol/L,明显大于 16 mmol/L,表明患者还有 AG 增高型代谢性酸中毒存在。故该患者发生了呼吸性酸中毒、代谢性碱中毒、AG 增高型代谢性酸中毒的三重混合性酸碱平衡紊乱。

【本章小结】

　　在生命活动中,机体经常摄入一些酸、碱性物质,同时体内也不断生成酸性、碱性代谢产物,而血液的酸碱度(pH)却能稳定在 $7.35 \sim 7.45$,即酸碱平衡状态。酸碱平衡的维持主要通过血液和组织细胞缓冲系统、肺对 CO_2 排出的调节,肾脏泌 H^+、泌 NH_4^+ 和重吸收 HCO_3^- 等来完成。在病理情况下,许多因素能使平衡破坏,从而发生酸碱平衡紊乱。反映酸碱平衡状况的常用实验室指标主要有:①反映酸碱平衡性质的指标:pH。pH 取决于 $[HCO_3^-]/[H_2CO_3]$ 的值,pH<7.35 为酸中毒,pH>7.45 为碱中毒,pH 在 $7.35 \sim 7.45$ 表示可能为酸碱平衡状态,亦可为代偿性酸碱失衡或酸碱并存的混合性酸碱失衡状态。②反映血浆 $[H_2CO_3]$ 的指标:动脉血二氧化碳分压($PaCO_2$)。$PaCO_2$ 原发性升高见于呼吸性酸中毒,原发性下降见于呼吸性碱中毒。③反映血浆 $[HCO_3^-]$ 的指标:标准碳酸氢盐(SB)和实际碳酸氢盐(AB)。生理情况下 SB 等于 AB,在疾病过程中,SB 与 AB 可以不相等,因为 SB 是排除呼吸因素影响的代谢指标,AB 是受呼吸因素影响的代谢指标,所以 SB 与 AB 的差值反映机体的呼吸功能。④反映血液中所有抗酸物质总量的指标:缓冲碱(BB)和剩余碱(BE)。⑤阴离子间隙(AG):当 AG 增大时有助于区分代谢性酸中毒的类型和判断混合性酸碱失衡。

　　单纯性酸碱平衡紊乱有四种类型:代谢性酸中毒、呼吸性酸中毒、代谢性碱中毒、呼吸性碱中毒。代谢性酸中毒和呼吸性酸中毒是临床最常见的酸碱平衡紊乱,也是本章的重点。

　　代谢性酸中毒是因细胞外液 H^+ 增加和(或)HCO_3^- 丢失而引起的。前者主要引起 AG 增高型代谢性酸中毒,是由于固定酸产生过多或肾排酸障碍而致;后者主要引起 AG 正常型代谢性酸中毒,是由于腹泻、肠道引流、碳酸酐酶抑制剂的大量使用等引起的 HCO_3^- 丢失所致。代谢性酸中毒的基本特征是血浆 HCO_3^- 浓度原发性减少,所以 pH、AB、SB 均降低,通过呼吸代偿,$PaCO_2$ 继发性下降,AB$<$SB。代谢性酸中毒对机体的影响主要是引起心血管系统和中枢神经系统的功能障碍。

　　呼吸性酸中毒的基本特征是 CO_2 排出障碍或吸入过多,引起血浆 H_2CO_3 浓度原发性增高而导致 pH 下降。呼吸性酸中毒时,呼吸系统的代偿调节作用难以发挥,血浆中增高的

H_2CO_3 浓度也不能靠碳酸氢盐缓冲系统缓冲。其代偿主要靠血液非碳酸氢盐缓冲系统和肾的代偿调节来完成。由于肾的代偿作用比较缓慢,急性呼吸性酸中毒时机体的主要代偿方式是细胞内外离子交换和细胞内缓冲,肾的代偿调节是慢性呼吸性酸中毒时机体的主要代偿措施。呼吸性酸中毒时各项指标变化为:血液 pH 降低,$PaCO_2$ 原发性升高,AB＞SB。急性呼吸性酸中毒时由于肾尚未发挥代偿作用,AB 可略升高,SB、BB 与 BE 变化不大;慢性呼吸性酸中毒时由于肾发挥了代偿作用,AB、SB、BB 均继发性升高,BE 为正值加大。呼吸性酸中毒对心血管系统的影响基本上与代谢性酸中毒相似,但对中枢神经系统的影响较代谢性酸中毒更为显著。

代谢性碱中毒以血浆 HCO_3^- 原发性增多、pH 上升为特征。pH、AB、SB 均升高,通过呼吸代偿,$PaCO_2$ 继发性升高,AB＞SB。根据生理盐水治疗后是否有效,代谢性碱中毒可分为盐水反应性碱中毒和盐水抵抗性碱中毒。呼吸性碱中毒以血浆 H_2CO_3 浓度或 $PaCO_2$ 原发性减少、pH 升高为特征。呼吸性碱中毒按发病时间可分为急性和慢性两类。急性呼吸性碱中毒多为失代偿性,血液 pH 升高,$PaCO_2$ 原发性降低,AB＜SB;由于肾的代偿调节尚未起效,AB 可略降低,SB、BB、BE 基本不变。慢性呼吸性碱中毒可根据肾的代偿程度分为:代偿性(血液 pH 正常)或失代偿性(血液 pH 升高)两类。$PaCO_2$ 原发性降低,AB＜SB;AB、SB、BB 均继发性降低,BE 为负值加大。碱中毒时的临床表现常被原发疾病掩盖,在急性或严重碱中毒时主要表现为中枢神经系统的过度兴奋和神经肌肉的应激性增高。

混合性酸碱平衡紊乱是指患者体内同时发生两种或两种以上酸碱平衡紊乱。临床混合性酸碱失衡的主要类型有:双重性酸碱平衡紊乱和三重性酸碱平衡紊乱。

酸碱平衡紊乱与血钾的关系比较密切,两者可互为因果。但血钾紊乱引起酸碱平衡紊乱时其尿液的酸碱度与血液相反,即出现反常性酸性尿或碱性尿。

酸碱平衡紊乱在临床上极为常见,是许多疾病或病理过程的继发性变化,对患者的危害极大。能否及时发现和正确判断机体的酸碱状况,常常是治疗成败的关键。因此,学习和掌握酸碱平衡紊乱的基本理论对临床工作有非常重要的意义。

【复习思考题】

1. 何谓 pH? pH 在判断酸碱平衡紊乱时有何局限性?

2. 为什么呼吸性酸中毒对中枢神经系统功能的损害较代谢性酸中毒明显?

3. 试述酸碱平衡与血钾浓度的关系。

4. 为什么碱中毒伴低钾血症的患者,补钾后易出现手足搐搦?

5. 为何在治疗休克的同时须纠正酸中毒?

二维码 4-12
习题及答案

【参考文献】

[1] 金惠铭. 病理生理学. 6 版. 北京:人民卫生出版社,2004.

[2] 陈祖初. 病理生理学. 北京:人民卫生出版社,2005.

[3] 王迪浔,金惠铭. 人体病理生理学. 北京:人民卫生出版社,2008.

［4］唐朝枢.病理生理学.北京:北京大学医学出版社,2002.

［5］Chris E. Kaufman，Patrick A. Mckee. Essentials of Pathophysiology. Lippincott Williams(Wilkins Published)，2002.

［6］朱蕾.体液代谢的平衡与紊乱.北京:人民卫生出版社,2011.

（陈维亚）

第五章　糖代谢紊乱

【学习目标】

掌握：高血糖症、低血糖症、胰岛素抵抗的概念，高血糖症的原因和发病机制。
熟悉：低血糖症的原因和发病机制，糖代谢紊乱时的主要代谢功能变化。
了解：糖代谢紊乱的防治原则。

【案例导入】

案例 5-1

患者，女性，65 岁。多饮、多食、消瘦 10 余年，下肢水肿伴麻木 2 个月。10 年前该患者无明显诱因出现烦渴、多饮，饮水量每日达 4500mL，伴尿量增多，食欲明显增加，体重逐渐下降，门诊查空腹血糖 12.5mmol/L，尿糖（＋＋＋），服用降糖药物后好转。近一年来逐渐出现视物模糊，眼科检查轻度白内障，视网膜有新生血管，近 2 个月来又出现双下肢麻木，时有针刺样疼痛，并伴下肢水肿。

查体：脉搏 76 次/min，呼吸频率 19 次/min，血压 160/95mmHg，双晶体稍混浊，双下肢凹陷性水肿，感觉减退，膝腱反射消失。实验室检查：空腹血糖 13mmol/L，尿糖（＋＋＋＋），尿蛋白（＋＋），血尿素氮 19mmol/L，血肌酐 495μmol/L。诊断为 2 型糖尿病，白内障，糖尿病周围神经病变，高血压，糖尿病肾病。

思考题

1. 患者出现高血糖症的病因是什么？

2. 患者发生高血糖症的可能机制是什么？

3. 高血糖症对机体有哪些影响？

糖具有极其重要的生理功能，不仅是机体主要的能量来源，也是结构物质的重要组成部分。在正常情况下，血糖浓度的变化局限在 3.89～6.11mmol/L。正常人体内存在一套精细的调节糖代谢平衡的机制，保持血糖处于稳定状态。胰岛 β 细胞分泌的胰岛素是体内唯一的降血糖激素，它能增强靶细胞对葡萄糖的摄取利用，同时促进糖原、脂肪、蛋白质合成；胰高血糖素、肾上腺素、糖皮质激素和生长激素等均能使血糖水平升高。当机体发生糖代谢紊乱时，可出现高血糖症或低血糖症。通常空腹血糖和尿糖可反映体内糖代谢状态。

第一节　高血糖症

高血糖症(hyperglycemia)指空腹时血糖水平高于 6.9mmol/L(125mg/dL)。当血糖高于其肾阈值 9.0mmol/L(160mg/dL)时,则出现糖尿。糖尿病(diabetes mellitus)是临床上最常见的高血糖症,由胰岛素绝对或相对不足,或胰岛素利用低下引起的,以糖、脂、蛋白质代谢紊乱为主要特征的慢性代谢性疾病,可引发多系统损害,导致眼、肾、神经、心脏、血管等组织、器官的慢性进行性病变、功能减退及衰竭;病情严重或应激时可发生急性严重代谢紊乱,如酮症酸中毒、高血糖高渗状态等。

> 案例 5-1 分析　患者空腹血糖升高,尿糖强阳性,出现多饮、多食、多尿、消瘦等典型的"三多一少"症状,高血糖症系由 2 型糖尿病所致。

一、病因与发病机制

(一)胰岛素分泌障碍

胰岛 β 细胞群的数量和其胰岛素分泌功能是调控稳定血糖水平的基本条件。任何引起胰岛 β 细胞结构和功能破坏的因素,均可导致胰岛素分泌障碍,使血液中胰岛素含量降低,从而引发高血糖症。目前,已发现自身免疫因素、遗传因素及环境因素与胰岛 β 细胞的损害有关。以下主要介绍前 3 个因素。

1. 免疫因素　胰岛 β 细胞的进行性损害是胰岛素分泌不足的关键原因,其中90%的进行性损害是由细胞免疫介导的。

(1)细胞免疫异常:细胞免疫异常在胰岛自身免疫性损伤过程中尤为重要,可能的作用包括:①介导细胞毒性 T 淋巴细胞针对胰岛 β 细胞特殊抗原产生的破坏作用。②激活的 T 淋巴细胞使辅助性 T 淋巴细胞分泌针对相应抗原的各种抗体。③激活的 T 淋巴细胞、巨噬细胞释放多种细胞因子,在 β 细胞自身免疫损伤中起重要作用。白细胞介素-1(interleukin-1,IL-1)、肿瘤坏死因子(tumor necrosis factor,TNF)和干扰素(interferon,IFN)等细胞因子的协同作用,进一步恶化胰岛 β 细胞自身免疫性损伤,并放大破坏性的炎症反应。

(2)自身抗体形成:胰岛细胞自身抗体的产生与 β 细胞的损伤有关,其中起主要作用的抗体包括胰岛细胞抗体(islet cell antibody,ICA)、胰岛素自身抗体(autoantibody to insulin,IAA)、抗谷氨酸脱羧酶抗体(antibody to glutamic acid decarboxylase,GADA)、抗酪氨酸磷酸酶抗体(antibody to tyrosine phosphatases,IA-2)等。其可能机制为,多种因素导致抗原错误提呈至辅助性 T 细胞,产生针对 β 细胞的特异性抗体,大量胰岛 β 细胞出现自身免疫性损伤破坏。

(3)胰岛 β 细胞凋亡:除自身免疫性损害造成的胰岛 β 细胞坏死外,各种细胞因子如细胞因子 IL-1β、INF-α、IFN-γ 等可以通过诱导 β 细胞凋亡而损害胰岛 β 细胞。

2. 遗传因素　在发生胰岛素分泌障碍时,遗传易感性可能起重要作用,某些相关的基因突变可促发或加重胰岛 β 细胞自身免疫性损伤。

（1）组织相容性抗原基因：位于 6 号染色体上的组织相容性抗原（histocompatibility antigen,HLA）基因对胰岛素分泌障碍具有促进作用。HLA-Ⅰ类分子由 *HLA-A*、*HLA-B* 和 *HLA-C* 基因编码，表达于绝大多数有核细胞；而 HLA-Ⅱ类分子由 *HLA-DP*、*HLA-DQ* 和 *HLA-DR* 基因编码，主要表达于抗原递呈细胞，如巨噬细胞、树突细胞等。此二类分子的主要功能是向 CD4＋T 和 CD8＋T 细胞递呈已被处理为肽段的抗原。现已明确，HLA-DQβ 链和 HLA-DQα 链等位基因对胰岛 β 细胞免疫损伤的易感性有决定性作用，其作用机制分别与 57 位和 52 位的氨基酸种类影响抗原表位与抗原的结合力有关。

（2）细胞毒性 T 淋巴细胞相关性抗原 4 基因（cytotoxic T lymphocyte-associated antigen-4,CT-LA-4）：该基因位于人类染色体 2q33，它编码 T 细胞表面的一个受体，参与控制 T 细胞增生和调节 T 细胞凋亡。该受体位于特异性 T 淋巴细胞表面，参与了多种 T 细胞介质的自身免疫紊乱。

（3）叉头蛋白 3 基因：叉头蛋白 3 基因表达异常，CD4＋CD25＋Treg 细胞减少，不足以维持自身免疫耐受，经由 T 细胞介导可引起胰岛 β 细胞选择性破坏。临床上可见因叉头蛋白 3 基因突变导致的 X 染色体连锁的多发性内分泌腺疾病，带有该突变基因的新生儿在出生几天内就可发生 1 型糖尿病。

（4）胸腺胰岛素基因表达：位于 8 号染色体上的胰岛素启动区内的糖尿病易感基因，影响胸腺中胰岛素基因表达，从而影响胸腺对胰岛素反应性 T 细胞的选择。

3. 环境因素　与胰岛 β 细胞破坏有关的环境因素主要包括病毒、化学因素、饮食因素等，其中以病毒感染最为重要。已发现柯萨奇 B4 病毒、巨细胞病毒、腮腺炎病毒、肝炎病毒、风疹病毒等与胰岛 β 细胞损伤有关。其机制可能是：①病毒直接破坏胰岛 β 细胞，在病毒损伤胰岛 β 细胞后，自身免疫反应被激发，使胰岛 β 细胞进一步损伤。②病毒作用于免疫系统，诱发自身免疫反应。③分子模拟作用使胰岛细胞失去免疫耐受，或刺激调节性 T 细胞及效应性 T 细胞，引发胰岛 β 细胞的自身免疫反应。遗传因素可能广泛参与发病，使胰岛 β 细胞免疫系统易受病毒侵袭，或使免疫系统对病毒感染产生有害的应答反应。化学因素如四氧嘧啶、喷他脒，可通过对胰岛细胞的直接毒性作用，选择性使胰岛 β 细胞快速被破坏；或通过化学物质中的—SH基直接使胰岛 β 细胞产生自身免疫反应，导致胰岛 β 细胞进一步损伤。饮食因素主要针对携带 *HLA-DQ/DR* 易感基因的敏感个体。例如，牛奶蛋白与胰岛 β 细胞表面的某些抗原相似，可以通过分子模拟机制，即当抗原决定簇相似而又不完全相同时，诱发交叉免疫反应，出现胰岛 β 细胞的自身免疫性损害。

在遗传因素的控制和环境因素的影响下，机体胰岛 β 细胞发生的自身免疫性炎症反应和进行性损害是导致血液中胰岛素含量绝对降低的中心发病环节。

（二）胰岛素抵抗

胰岛素抵抗（insulin resistance）是指胰岛素作用的靶组织和靶器官（主要是肝脏、肌肉和脂肪组织）对胰岛素生物作用的敏感性降低，引起高血糖症，而血液中胰岛素含量可正常或高于正常。胰岛素抵抗的发病与遗传缺陷高度相关，根据这种缺陷相对于胰岛素受体的位置，可分为受体前、受体和受体后三个水平。

1. 受体前缺陷　受体前缺陷主要指胰岛 β 细胞分泌的胰岛素生物活性下降，失去对受体的正常生物作用。

(1)胰岛素基因突变:胰岛素基因点突变可引起一级结构的改变;C 肽裂解点的氨基酸不正常,可使胰岛素原转变成胰岛素不完全。变异胰岛素与受体的结合能力或生物活性降低,如 Chicago 胰岛素(Phe B25 Leu)、Los Angeles 胰岛素(Phe B24 Ser)、Wakayma 胰岛素(Val A3 Leu)、Providence 胰岛素(His B10 Asp)以及 Tokyo 胰岛素原(Arg 65 His)。

(2)胰岛素抗体形成:内源性胰岛素抗体可能系胰岛 β 细胞破坏所产生,对胰岛素生物活性有抑制作用。外源性胰岛素抗体仅出现于接受胰岛素治疗的患者,与胰岛素制剂的纯度有关。

2. 受体缺陷　受体缺陷是指细胞膜上的胰岛素受体功能下降,或者数量减少,胰岛素不能与其受体正常结合,使胰岛素不能发挥降低血糖的作用。受体缺陷通常是由胰岛素受体基因突变引起的胰岛素受体异常或胰岛素受体抗体形成所致。

3. 受体后缺陷　胰岛素受体与胰岛素结合,可激活 β 亚单位上的酪氨酸蛋白激酶,并使酪氨酸残基磷酸化,从而导致 β 亚单位活化,并与近膜区的胰岛素受体底物(insulin receptor substrate,IRS-1)结合,引起后者多个酪氨酸残基磷酸化,进而 IRS-1 能与细胞内某些靶蛋白结合,并使之激活,如激活多种蛋白激酶以及与糖、脂肪和蛋白质代谢有关的酶系,调节细胞的代谢与生长。胰岛素信号转导途径的异常在胰岛素抵抗发生中占主要地位(图 5-1)。例如,2 型糖尿病的致病因素是由受体后缺陷引起的,而与胰岛素受体基因突变无关。

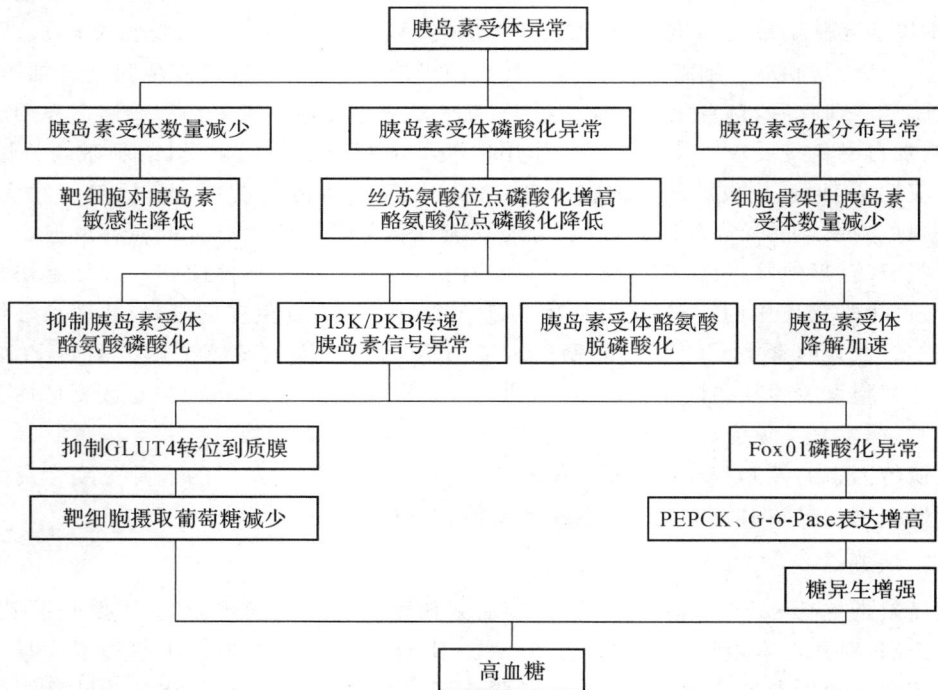

图 5-1　胰岛素信号转导途径异常

胰岛素抵抗的发生机制是错综复杂的，涉及多因素的相互作用、相互影响（图 5-2）。胰岛素信号转导障碍则是胰岛素抵抗和高血糖症的主要发生机制，也是当今研究的热点。

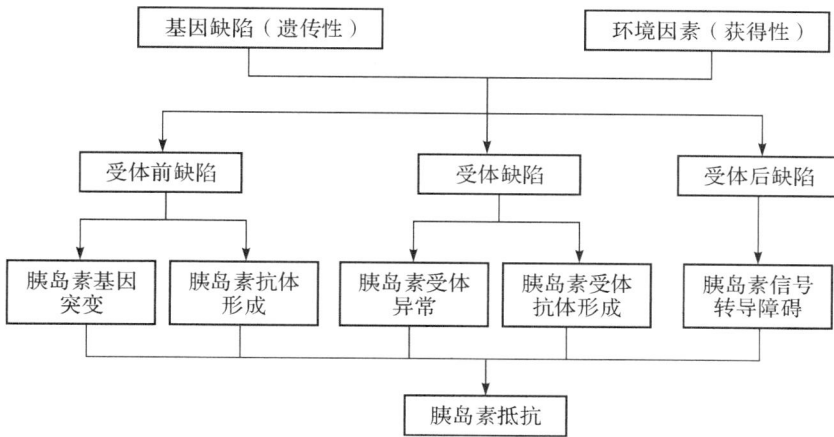

图 5-2　胰岛素抵抗的发生机制

（三）胰高血糖素分泌失调

胰高血糖素（glucagon）是由胰岛 α 细胞分泌的由 29 个氨基酸残基组成的直链多肽，与胰岛素的作用相拮抗，也是维持血糖稳态的关键性调节激素。血糖浓度是负反馈调节胰高血糖素分泌的主要因素。胰岛素可通过降低血糖而间接促进胰高血糖素分泌，也可通过旁分泌方式，直接作用于邻近 α 细胞，抑制其分泌；交感神经兴奋亦可促进胰高血糖素分泌。高胰高血糖素血症所致的肝葡萄糖生成（糖原分解和糖异生）过多是高血糖发病机制的重要环节。

1. 胰高血糖素分泌的抑制机制受损　胰岛素是抑制胰岛 α 细胞分泌胰高血糖素的主要因素，胰岛素缺乏造成其通过 IRS-1/PI3K 途径对胰高血糖素分泌的抑制作用减弱。

2. 胰岛 α 细胞对葡萄糖的敏感性下降　长时间的高血糖可降低胰岛 α 细胞对血糖的敏感性，导致葡萄糖反馈抑制胰高血糖素分泌的能力下降或丧失。胰高血糖素对进食刺激的反应放大，其水平异常升高。高血糖可以使胰岛 α 细胞产生近似于对血糖无反应的状况，原因可能是预先下调了葡萄糖敏感位点。

3. 胰高血糖素对胰岛 β 细胞的作用异常　胰高血糖素可以调节胰岛 β 细胞的 cAMP 生成，cAMP 可进一步激活肝细胞内的磷酸化酶、脂肪酶及与糖异生有关的酶系，加速糖原分解、脂肪分解及糖异生，同时减少胰岛素分泌。胰高血糖素对胰岛 β 细胞的这一刺激作用可能是通过胰高血糖素受体和胰高血糖素样肽 1（glucagon like peptide-1，GLP-1）受体的双活化实现的。

4. 胰岛 α 细胞的胰岛素抵抗　糖尿病时，高胰岛素血症与高胰高血糖素症可以同时存在，胰岛素水平的升高并不能抑制胰高血糖素的分泌，提示胰岛 α 细胞存在胰岛素抵抗。胰岛 α 细胞胰岛素抵抗是由胰岛素受体后信号转导通路受损所致，可能与血中的游离脂肪酸增加，脂毒性作用导致细胞的氧化应激反应有关。

案例 5-1 分析　患者高血糖的发生与胰岛素抵抗有关。胰岛素抵抗参与 2 型糖尿病及其并发症的发生、发展，导致胰岛素抵抗的发生机制错综复杂，包括遗传性因素或称原发性胰岛素抵抗如胰岛素的基因突变、胰岛素抗体形成、胰岛素受体异常、胰岛素受体抗体形成，以及胰岛素信号转导障碍。原发性胰岛素抵抗大多数是由多基因突变所致，并常常是多基因突变协同导致胰岛素抵抗。除了上述遗传因素之外，许多环境因素也参与或导致胰岛素抵抗，称之为继发性胰岛素抵抗，如肥胖（是导致胰岛素抵抗最主要的原因，尤其是中心性肥胖；这主要与长期运动量不足和饮食能量摄入过多有关，2 型糖尿病患者诊断时 80% 伴有肥胖）、长期高血糖、高游离脂肪酸血症、某些药物（如糖皮质激素、某些微量元素）缺乏、妊娠和体内胰岛素拮抗激素增多等。在治疗时提高机体对胰岛素的敏感性，对于 2 型糖尿病的治疗，特别是对其并发症的预防有重要意义。

（四）其他因素

1. **肝源性高血糖**　肝硬化、急慢性肝炎、脂肪肝等肝脏疾病可引起糖耐量减退，血糖水平升高。其主要机制是：①继发性胰岛功能不全；②胰高血糖素灭活减弱，糖代谢的酶系统破坏、功能结构改变，糖吸收、利用发生障碍；③胰岛素抵抗；④肝病治疗中心使用过多的高糖饮食，大量皮质激素和利尿剂的应用等。

2. **肾源性高血糖**　尿毒症、肾小球硬化等肾功能严重障碍时，由于对胰岛素有不同程度的抗拒，所以肝糖原分解增强；同时，肾糖阈的改变，也可引起高血糖。

3. **应激性高血糖**　应激性高血糖主要与体内儿茶酚胺、皮质激素及胰高血糖素分泌增高有关，可见于外科手术、严重感染、大面积创伤、烧伤、大出血、休克等。

4. **内分泌性高血糖**　体内除直接参与血糖调控的胰高血糖素外，肾上腺素、糖皮质激素、生长激素等均属胰岛素的拮抗性激素，这些激素水平升高，可明显提高机体的能量代谢水平。可见于肢端肥大症、嗜铬细胞瘤、甲亢、库欣综合征等疾病。

5. **妊娠性高血糖**　妊娠时胎盘可产生雌激素、黄体酮、催乳素和胎盘生长激素等多种拮抗胰岛素的激素，还能分泌胰岛素酶，加速胰岛素的分解。

6. **药物性高血糖**　重组人生长激素（recombinant human growth hormone, rhGH）可明显升高血糖水平，甚至引起难以控制的高血糖症。使用抗精神病药物治疗的患者，胰岛素抵抗指数上升。免疫抑制剂他克莫司可抑制钙调磷酸酶的活性，驱动蛋白重链的去磷酸化，进而抑制葡萄糖刺激的胰岛素分泌。

此外，肥胖、高脂血症、某些肌病及遗传病、有机磷中毒等也可引起高血糖。

二、高血糖对机体的影响

（一）代谢紊乱

1. **高渗性脱水和糖尿**　①高血糖引起细胞外液渗透压增高，水从细胞内转移至细胞外，可导致细胞内液减少，引起细胞脱水。脑细胞脱水可引起高渗性非酮症糖尿病昏迷。②血糖浓度高于肾糖阈，肾小球滤过的葡萄糖多于肾小管重吸收的葡萄糖，葡萄糖在肾小管液中的浓度升高，肾小管液的渗透压明显增高，阻止了肾小管对水的重吸收，丢失大量的细胞外液,从而出现渗透性利尿和脱水,临床表现为糖尿、多尿、口渴。

2. 酮症酸中毒 高血糖症时,机体不能很好地利用血糖,各组织细胞处于糖和能量的饥饿状态,可引起脂肪分解加速,血中游离脂肪酸增加,酮体生成增加超过了酮体的利用,大量酮体堆积在体内形成酮症,发展为酮症酸中毒和高钾血症(图 5-3)。

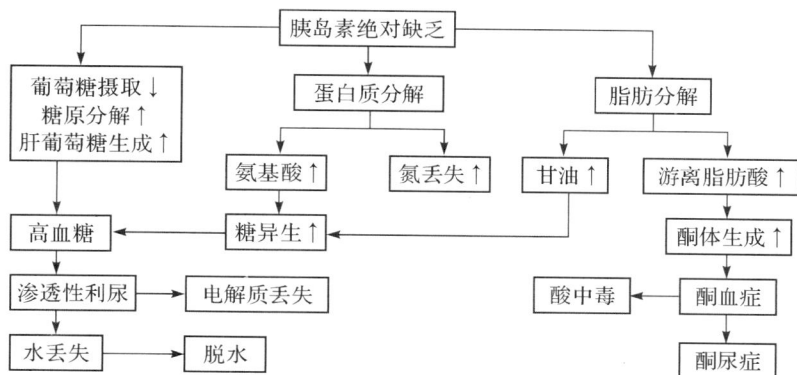

图 5-3 胰岛素缺乏引起的机体代谢紊乱

(二)多系统损害

长期持续的高血糖患者,血红蛋白发生糖基化,组织蛋白也发生非酶糖化,生成糖化终产物。糖化终产物刺激糖、脂及蛋白质,自由基生成增多,引起:①膜脂质过氧化增强。②细胞结构蛋白酶的巯基氧化形成二硫键。③染色体畸变、核酸碱基改变或 DNA 断裂。最终导致血管内皮细胞损伤,细胞间基质增殖等,引起长期高血糖患者的眼、心、肾、神经等发生并发症。长期的高血糖会使蛋白质发生非酶促糖基化反应,糖化蛋白质与未糖化分子相互结合交联,使

分子不断加大,进一步形成大分子的糖化产物。此反应多发生在半衰期较长的蛋白质中,如胶原蛋白、晶体蛋白、髓鞘蛋白和弹性硬蛋白等,引起血管基底膜增厚、晶体混浊变性和神经病变等病理变化,导致相应的组织结构变化,是多系统损害的病理基础(图 5-4)。

1. 高血糖对心血管系统的影响 高血糖对心血管系统的影响是多方面的:①急性高血糖可引起心肌细胞凋亡,进而损伤心功能。②高血糖可引起血管内皮细胞黏附性增加、新血管生成紊乱、血管通透性增加、炎症反应、血栓形成等,其损害程度与高血糖的峰值成正比。高血糖还通过诱导一氧化氮(NO)化学性失活而直接损伤血管内皮细胞。③高血糖可以增加血液黏滞度、钠尿肽水平。④高血糖引起血管基底膜增厚。微血管的典型改变是循环障碍和微血管基底膜增厚,病变主要表现在视网膜、肾、神经和心肌组织,其中以高血糖肾病和视网膜病变最为重要;而大血管病变可导致动脉粥样硬化的发生,主要侵犯主动脉、冠状动脉、脑动脉、肾动脉和肢体外周动脉等,引起冠心病、缺血性或出血性脑血管病、肾动脉硬化、肢体动脉硬化等。

2. 高血糖对神经系统的影响 高血糖引起的神经病变包括外周神经病变和自主神经病变,其发生机制可能与高血糖所致的代谢紊乱或渗透压张力的改变有关。高血糖还是急性脑损伤的促发因素之一,在导致脑缺血的同时还可继发神经元的损伤,增加脑卒中的概

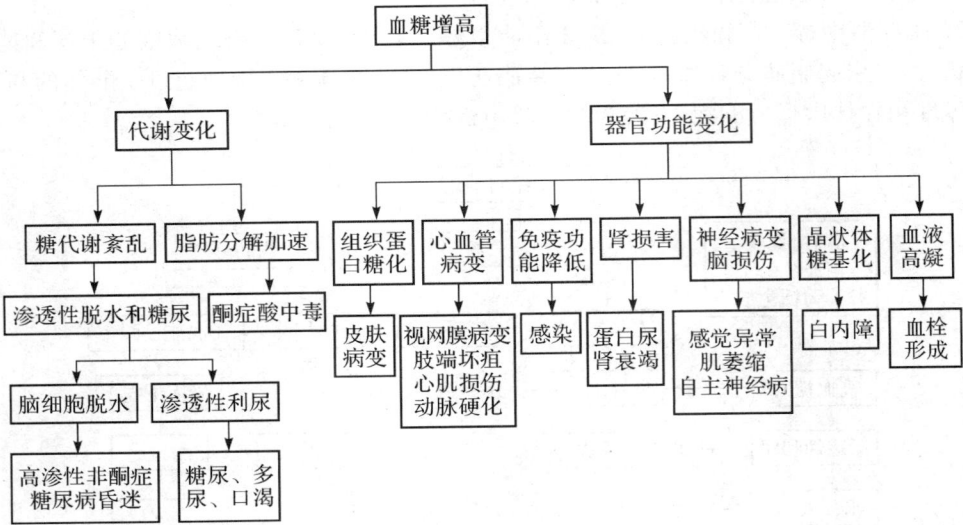

图 5-4　高血糖对机体功能的影响

率。高血糖导致脑缺血损伤的可能机制是：①缺血缺氧时,无氧代谢活动增强,高血糖使缺血已有的高乳酸浓度进一步升高,而乳酸水平的升高与神经元、星型胶质细胞及内皮细胞损伤密切相关。②高血糖可使细胞外谷氨酸盐在大脑皮层聚集,谷氨酸盐浓度的升高也可继发神经元的损害。③高血糖还可损伤脑血管内皮,减少脑血流量,破坏血脑屏障,使严重低灌注半影区快速复极化及神经组织中超氧化物水平升高。

3. 高血糖对免疫系统的影响　高血糖对免疫系统的影响主要表现为使吞噬细胞的功能降低。其发生机制是：①高血糖减弱中性粒细胞和单核细胞的黏附、趋化、吞噬和杀菌等作用。②高血糖可升高血中超氧化物浓度及硝基酪氨酸(nitrotyrosine,NT)水平。升高的超氧阴离子可与 NO 发生快速非酶促化学反应,生成过氧亚硝基阴离子(peroxynitriteanion,ONOO⁻),该反应使 NO 失活的同时,还增加了 ONOO⁻ 的浓度。后者是一种强氧化剂,是一氧化氮细胞毒效应的主要中介物质。ONOO⁻ 还能衍生多种其他氧化剂,在体内过量产生时可导致氧化损伤,介导多种病理过程。血中升高的硝基酪氨酸则可诱导心肌细胞、内皮细胞的凋亡。

4. 高血糖对血液系统的影响　高血糖可引起血液凝固性增高,导致血栓的形成。其发生机制是：①高血糖在增加血纤维蛋白溶解酶原激活物抑制剂-1(plasminogen activator inhibitor 1,PAI-1)活性的同时,还可以降低血纤维蛋白及组织纤维蛋白溶解酶原激活物的活性。高血糖引起的 IL-6 水平升高与血浆纤维蛋白原的浓度及血浆纤维蛋白原的 mRNA 有关。②血糖水平增高,糖代谢紊乱。糖具有高黏度、不易水解的特性,又带有少量电荷基团,容易吸附于红细胞的表面,遮蔽其表面部分电荷,从而导致表面电荷减少,红细胞与血浆之间的电位降低,使全血黏度和血浆黏度增高。当血浆黏度增高时,血流量减少,不利于组织灌流,造成组织缺血,易形成血栓性疾病,这是临床上高血糖合并冠心病及其他慢性血管病变的重要病理基础之一。③高血糖时,糖化血红蛋白与氧的亲和力升高,导致组织缺氧,血流减慢,血黏度增高,促使血栓的形成。④在高血糖的状态下,血液高渗,血黏度升高,使血液在流动过程中耗能增加;同时糖酵解过程中的关键限速酶活性明显降低,糖酵解异常,红细胞供能减少。能耗增加而供能又减少,使血流速度更加缓慢,故易导致微循环功能障碍,形成血栓或引起栓塞。

5. 高血糖对眼晶状体的影响 高血糖时,晶状体肿胀,出现空泡,某些透明蛋白变性、聚合、沉淀,导致白内障。其发生机制是:①过高的葡萄糖进入晶状体后,形成的山梨醇和果糖不能再逸出晶状体,致使晶状体内晶体渗透压升高,水进入晶状体的纤维中,引起纤维积水、液化而断裂。②代谢紊乱,致使晶状体中的 ATP 和还原型谷胱甘肽等化合物含量降低、晶状体蛋白糖基化等。

6. 高血糖对其他器官、系统的影响 高血糖时,组织蛋白糖基化作用增加和血管病变,皮肤出现萎缩性棕色斑、皮疹样黄瘤。

案例 5-1 分析 短时间、一次性的高血糖对人体无严重损害。比如在应激状态下或情绪激动、精神高度紧张时,可出现短暂的高血糖。一次进食大量糖类,也可出现短暂高血糖,随后血糖水平逐渐恢复正常。然而长期的高血糖会使全身各个组织、器官发生病变,导致急慢性并发症的发生。微血管的典型改变是微循环障碍和微血管基底膜增厚,以高血糖肾病和视网膜病变最为重要。大血管病变可导致动脉粥样硬化的发生,引起冠心病、缺血性或出血性脑血管病、肾动脉硬化等。高血糖引起的神经病变包括外周神经病变和自主神经病变。对免疫系统的影响主要表现为吞噬细胞的功能降低。高血糖也可引起血液凝固性增高,血栓形成,以及白内障的发生。

三、高血糖症防治的病理生理基础

(一)饮食治疗

合理的饮食有利于控制高血糖,减轻体重,改善代谢紊乱;同时可以减轻胰岛 β 细胞的负担,使胰岛组织得到适当恢复;并可减少降糖药物剂量。

(二)运动疗法

长期、合理地运动可降低机体儿茶酚胺的分泌,血浆胰岛素水平降低,上调胰岛素受体数,提高肌肉等组织对胰岛素的敏感性和葡萄糖利用能力。同时,可以增强外周组织的脂蛋白酶活性,提高肌肉利用脂肪酸的能力,改善脂质代谢紊乱,降低血脂水平,控制体重。

(三)药物治疗

1. 降糖药物 口服药物包括增加胰岛素敏感性或刺激胰岛素分泌的药物,如磺脲类药物格列本脲、格列吡嗪、格列齐特等,主要作用是刺激胰岛 β 细胞分泌胰岛素,其作用部位是胰岛 β 细胞膜上的 ATP 敏感性钾离子通道。

2. 胰岛素治疗 应用外源性胰岛素可快速有效地降低血糖浓度,控制高血糖症;或作为体内胰岛素绝对缺乏的终身替代治疗,有可能延缓自身免疫对 β 细胞的损害。

3. 其他治疗 可进行胰腺移植、胰岛细胞移植、干细胞治疗等,以替代损伤的胰岛 β 细胞分泌胰岛素。

第二节　低血糖症

空腹血糖水平低于 2.8mmol/L(50mg/dL)时称为低血糖症(hypoglycemia)。低血糖症可由多种病因引起,是以血糖浓度过低、交感神经兴奋和脑细胞缺氧为主要表现的临床综合征。低血糖的症状通常为出汗、饥饿、心慌、颤抖、面色苍白等,严重者还可出现精神不集中、躁动、易怒甚至昏迷等。给予葡萄糖后,症状可迅速缓解。

一、病因及发病机制

低血糖症的中心发病环节为血糖的来源小于去路,即血糖来源减少和血糖去路增加,包括机体的葡萄糖摄入减少,肝糖原分解,糖异生减少和(或)机体组织消耗利用葡萄糖增多。

（一）血糖来源减少

1. 各种营养不良引起机体脂肪大量消耗,肝糖原储备减少,易致低血糖症发生。严重肌萎缩的患者,由于其肌肉蛋白含量降低,不能为肝脏的糖异生提供足够的原料,较难维持正常血糖浓度。神经性厌食症患者病情发展,出现严重肝功能损害时,可出现自发性低血糖。

2. 肝功能衰竭　常见于重症肝炎、肝硬化、肝癌晚期。可能是肝细胞广泛损害致血中糖原合成储备严重不足,糖原分解减少,糖异生障碍;肝细胞对胰岛素的分解灭活减少,使血浆胰岛素水平增高;肝癌或肝硬化时对葡萄糖消耗增多,癌组织产生胰岛素样物质;肝内雌激素灭活减弱,血中含量增高,拮抗生长激素及胰高血糖素的作用。

3. 肾功能不全　在正常情况下,肾脏的糖异生能力只有肝脏的 1/10,长期饥饿时肾糖异生能力则可大大增强。肾脏也是拮抗低血糖的主要器官之一。肾功能衰竭时肾糖异生减少,肾廓清胰岛素能力降低而易发生低血糖。慢性肾功能衰竭时糖代谢紊乱的机制是多方面的,主要包括:①血丙氨酸水平降低,致糖原异生底物不足。②肝葡萄糖输出增加。③胰岛素分泌异常。④肾脏对胰岛素清除率下降。⑤肾性糖尿时,大量葡萄糖随尿液丢失,导致低血糖。

4. 升高血糖激素缺乏

（1）胰高血糖素缺乏:胰高血糖素对低血糖的反应性下降,负反馈调节机制受损,引起低血糖症。胰高血糖素缺乏还可抑制激素敏感性脂肪酶,减少脂肪动员,从而使糖异生减少。特发性反应性低血糖症可能与胰高血糖素受体的降解和受体敏感性下降及分泌障碍有关。

（2）糖皮质激素缺乏:肾上腺皮质功能减退,糖皮质激素分泌减少,引起:①抑制肌蛋白分解,氨基酸生成减少,肝脏糖异生原料减少,糖异生途径的关键酶——磷酸烯醇式丙酮酸羧激酶的合成减少。②促进肝外组织摄取和利用葡萄糖。③抑制脂肪组织动员。血中游离脂肪酸减少也可间接促进周围组织摄取葡萄糖,引起低血糖症。

（3）肾上腺素缺乏:肾上腺素在应激状态下发挥其血糖调节作用,可以加速糖原分解,升高血糖水平。肾上腺素减少可以引起应激性低糖血症。

（二）血糖去路增加

1. 血液中胰岛素增高

（1）胰岛素自身抗体和抗胰岛素受体抗体形成：①胰岛素自身抗体可与胰岛素结合，形成无生物活性的复合物，使胰岛素的降解减少，胰岛素与抗体突然解离释放出大量游离胰岛素即可造成低血糖症，如胰岛素自身免疫综合征（insulin autoimmunity syndrome，IAS），可能是继胰岛素瘤和胰腺外巨大肿瘤（分泌异常的胰岛素样生长因子Ⅱ）之后，引起自发性低血糖的第三大原因；②抗胰岛素受体抗体具有很强的胰岛素活性，其活性比胰岛素强 10 倍，抗胰岛素受体抗体与胰岛素受体结合产生类胰岛素作用，也可引起低血糖。

（2）自主神经功能紊乱：如特发性功能性低血糖症，主要见于情绪不稳定和神经质的中年女性，精神刺激、焦虑常可诱发。其发病可能是自主神经功能紊乱时，迷走神经紧张性增高使胃排空加速及胰岛素分泌过多引起。

（3）与饮食相关的反应性低血糖：可能与进食后神经-体液对胰岛素分泌或糖代谢调节欠稳定有关。如胃切除术后，食物从胃排至小肠速度加快，葡萄糖吸收过快；肝硬化患者营养物质的快速消化吸收，刺激胰岛素大量分泌，其分泌高峰晚于血糖高峰，多于进食后 2h 左右出现；早期 2 型糖尿病患者胰岛素快速分泌相出现障碍，胰岛素从胰岛 β 细胞释放延迟，表现为葡萄糖耐量试验（oral glucose tolerance test，OGTT）的早期为高血糖，继之发生迟发性低血糖。

2. 胰岛素-葡萄糖偶联机制缺陷　β 细胞磺脲类药物受体或谷氨酸脱氢酶缺乏引起 β 细胞内的胰岛素-葡萄糖偶联机制缺陷，诱发胰岛素持续分泌，导致低血糖发生。

3. 葡萄糖消耗过多　常见于哺乳期妇女、剧烈运动或长时间重体力劳动后，尤其是自主神经不稳定或糖原储备不足者。临床还见于重度腹泻、高热和重症甲状腺功能亢进者。

二、低血糖症对机体的影响

低血糖症对机体的影响以神经系统为主，尤其是交感神经和中枢神经系统（图 5-5）。

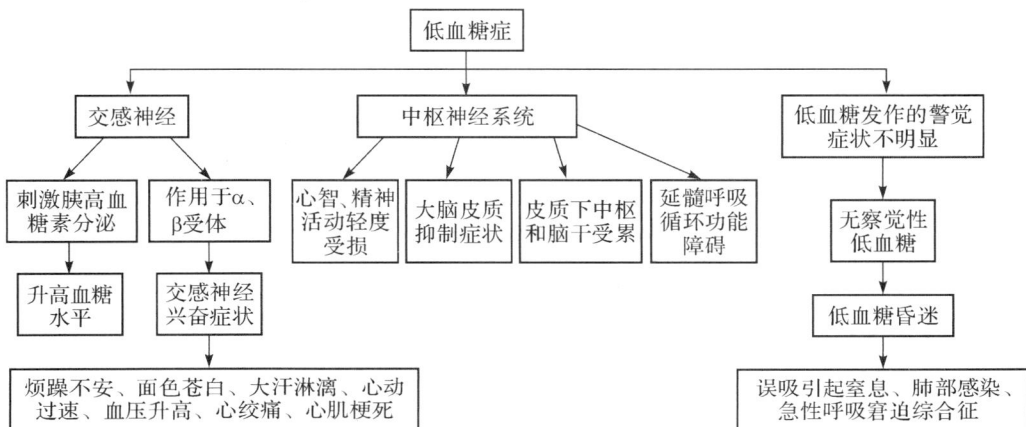

图 5-5　低血糖症对机体的影响

（一）对交感神经的影响

低血糖刺激交感神经，使儿茶酚胺分泌增多，可刺激胰高血糖素的分泌，导致血糖水平增高，又可作用于β肾上腺素受体而影响心血管系统。患者表现为烦躁不安、面色苍白、大汗淋漓、心动过速和血压升高等交感神经兴奋的症状，伴冠心病者常因低血糖诱发心绞痛甚至心肌梗死。

（二）对中枢神经系统的影响

中枢神经系统对低血糖最为敏感。中枢神经每小时约消耗6g葡萄糖，低血糖症时脑细胞能量来源减少，很快出现神经症状，称为神经低血糖（neuroglycopenia）。最初仅表现为心智、精神活动轻度受损，继之出现大脑皮质受抑制症状，随后皮质下中枢和脑干相继受累，最终将累及延髓而致呼吸循环功能障碍。

（三）低血糖发作的警觉症状不明显

反复发作的低血糖可减少低血糖发作的警觉症状，促发无察觉性低血糖。低血糖昏迷时，分泌物或异物误吸入气管可引发窒息或肺部感染，甚至诱发急性呼吸窘迫综合征。

三、低血糖症防治的病理生理基础

反复严重低血糖发作且持续时间较长者易发生不可恢复的脑损害，故应及早识别和防治。临床上低血糖症常由药物引起，故应加强合理用药。

（一）病因学防治

1. 积极寻找致病原因　若因药物引起，则应及时停药或调整用药品种和剂量，特别要注意胰岛素和半衰期较长的口服降糖药的用量。确诊的胰岛素瘤或胰外肿瘤可行肿瘤切除术。营养不良、肝肾疾病等所致的低血糖症除对症处理外，应积极治疗原发病。

2. 摄入足够碳水化合物　进餐应"定时、定量"，保证每餐摄入足量的复合碳水化合物，防止血糖出现剧烈的波动。

3. 避免过度疲劳及剧烈运动　当机体能量消耗急剧增高时，要及时加餐，补充营养。同时应注意适当减少降血糖药物的用量。

（二）低血糖发作时的处理原则

迅速补充葡萄糖，恢复至正常血糖水平，维护重要脏器功能是决定预后的关键。对于轻中度低血糖，口服糖水、含糖饮料，或进食糖果、饼干、面包、馒头等即可缓解。严重低血糖者或疑似低血糖昏迷的患者，应及时给予50%葡萄糖40～60mL静脉注射，继以5%～10%葡萄糖液静脉滴注。

【本章小结】

糖具有极其重要的生理功能，是机体主要的能量来源和结构物质的重要组成部分。在正常情况下，血糖浓度的变化局限在3.89～6.11mmol/L。正常人体内存在一套精细的调节糖代谢的机制，以保持血糖处于稳定状态。高血糖症时空腹血糖高于6.9mmol/L，糖尿病是临床上最常见的高血糖症。血中胰岛素水平降低、靶组织和靶器官对胰岛素的敏感性降低,以及胰高血糖素等升血糖激素分泌失调是高血糖症发病机制的三个重要环节。高血糖症不仅可以引起高渗性脱水、酮症酸中毒和高钾血症等水、电解质代谢紊乱和酸碱平衡紊乱,还可以造成心血管、神经、免疫、血液及眼晶状体等多器官系统损害,导致高血糖性肾病、眼病、脑病和血栓形成等临床常见并发症。高血糖症除了药物治疗外,还应严格控制饮食并配合适当的运动,才能取得满意的疗效。低血糖症时空腹血糖低于 2.8mmol/L,其发病的中心环节为血糖的来源减少和(或)去路增加。低血糖症对机体的影响以神经系统为主,主要是交感神经和中枢神经系统。反复低血糖可减少低血糖症发作的警觉症状,导致无察觉性低血糖,严重威胁生命。为预防低血糖症的发生,应注意合理使用降糖药,保证每餐摄入足够的碳水化合物,并避免过度疲劳和剧烈运动。低血糖发作时应立即补充葡萄糖,使血糖水平恢复正常。

【复习思考题】

1. 严重肝脏疾患为什么会引起高血糖症?
2. 高血糖对心血管系统有哪些影响?
3. 低血糖发作时的处理原则是什么?

二维码 5-5
习题及答案

【参考文献】

［1］王建枝,殷莲华.病理生理学.8 版.北京:人民卫生出版社,2013.

［2］查锡良,药立波.生物化学与分子生物学.8 版.北京:人民卫生出版社,2013.

［3］葛均波,徐永健.内科学.8 版.北京:人民卫生出版社,2013.

［4］王万铁,倪世容.病理生理学.2 版.北京:人民卫生出版社,2014.

(全可可)

第六章　脂代谢紊乱

【学习目标】

掌握：高脂蛋白血症的发生机制及其对机体的影响。

熟悉：高脂蛋白血症的病因及影响因素。

了解：脂代谢紊乱的分型、高脂蛋白血症的防治、低蛋白血症的发生机制及其对机体的影响。

【案例导入】

案例 6-1

患者，男性，55 岁。平时以肉食为主，体型较胖。健康体检时化验血脂，结果如下：

	测定值	正常参考值
TG	12.00mmol/L	（0.40～1.86mmol/L）
TC	24.20mmol/L	（3.89～6.48mmol/L）
LDLC	4.50mmol/L	（0～4.14mmol/L）
HDLC	0.91mmol/L	（1.04～1.74mmol/L）

空腹血浆在 4℃放置 24h 呈奶油样混浊。

思考题

1. 该男子有何种脂代谢紊乱？属哪种表型？

2. 试分析该男子发生脂代谢紊乱的机制。

　　脂质（lipid）是脂肪酸和醇生成的酯及其衍生物的总称，是一大类中性的脂溶性化合物。正常脂代谢由三部分组成：内源性代谢途径、外源性代谢途径和胆固醇逆转运。脂代谢紊乱是指各种遗传性或获得性因素引起血液及其他组织器官中脂类及其代谢产物异常的病理过程。

　　血脂是血浆中脂质成分的总称，包括甘油三酯（triglycerides，TG）、磷脂、胆固醇、胆固醇酯和游离脂肪酸（free fatty acid，FFA）等。肠道吸收的外源性脂质、肝肠合成的内源性脂质及脂肪组织贮存的脂肪动员都必须先经血液再到其他组织，因此脂代谢的核心是血脂代谢。脂质不溶于水，必须与血液中的载脂蛋白（apolipoprotein，Apo）结合在一起才能在血液中运输并进入组织细胞。脂蛋白（lipoprotein）是脂质成分在血液中存在、转运及代谢的形式。血浆脂蛋白代谢紊乱是指各种因素造成血浆中一种或多种脂质成分增高或降低,脂蛋白量和质发生改变,主要表现为高脂蛋白血症和低脂蛋白血症。脂代谢紊乱可引起一些严重危害人体健康的疾病,如动脉粥样硬化性心脑血管疾病、肥胖症、脂肪肝等,或使肿瘤的发生风险增加。

第一节　概　述

一、脂蛋白的组成、分类和功能

成熟的脂蛋白是球形颗粒,由含胆固醇酯和甘油三酯的疏水性核以及含磷脂、游离胆固醇(free cholesterol,FC)、载脂蛋白的亲水性外壳组成。各类脂蛋白的蛋白质、胆固醇、甘油三酯、磷脂等成分比例和含量不同,使得脂蛋白的密度、颗粒大小、分子量、带电荷强度各不相同。应用超速离心法可将脂蛋白分为:乳糜微粒(chylomicron,CM)、极低密度脂蛋白(very low density lipoprotein,VLDL)、低密度脂蛋白(low density lipoprotein,LDL)和高密度脂蛋白(high density lipoprotein,HDL)。这四类脂蛋白的密度依次增加,而颗粒直径则依次变小。除上述四类脂蛋白外,还有一种 VLDL 代谢产生的中间密度脂蛋白(intermediate density lipoprotein,IDL),其组成和密度介于 VLDL 和 LDL 之间。转运和代谢血浆中非水溶性的胆固醇和甘油三酯是脂蛋白的一个主要功能。

二、脂蛋白的正常代谢

(一)与脂蛋白代谢相关的蛋白

脂蛋白颗粒中的蛋白质因起运载脂质的作用而被命名为载脂蛋白,目前已报道的有 20 余种,主要在肝脏和小肠黏膜细胞中合成,其中临床较为重要且认识比较清楚的有 ApoA、ApoB、ApoC、ApoD、ApoE 和 Apo(a)等。由于氨基酸组成有差异,每一型又可分为若干亚型,如 ApoA 包括 ApoA Ⅰ、ApoA Ⅱ、ApoA Ⅳ 和 ApoA Ⅴ 等。载脂蛋白在脂蛋白功能和代谢等方面具有非常重要的作用,主要体现在:①与血浆脂质结合形成水溶性物质,成为转运脂类的载体;②作为配基与脂蛋白受体结合,使脂蛋白被细胞摄取和代谢;③是多种脂蛋白代谢酶的调节因子。

血浆中还存在着能将甘油三酯和胆固醇酯在脂蛋白间转移的蛋白质,包括胆固醇酯转运蛋白(cholesteryl ester transfer protein,CETP)、磷脂转运蛋白(phospholipid transfer protein,PLTP)、微粒体甘油三酯转运蛋白(microsomal triglyceride transfer protein,MTP)等。

(二)与脂蛋白代谢相关的受体和酶

脂蛋白受体有多种,如 LDL 受体(LDL receptor,LDLR)、LDL 受体相关蛋白(LDL receptor related protein,LRP)、ApoE 受体、VLDL 受体和清道夫受体(scavenger receptor,SR)等。调节脂代谢的酶包括卵磷脂 - 胆固醇酰基转移酶(lecithin cholesterol acyltransferase,LCAT)、脂蛋白脂酶(lipoprotein lipase,LPL)、肝脂酶(hepatic lipase,

HL)、3-羟-3-甲戊二酰辅酶 A 还原酶、HMGCoA 还原酶和酰基 CoA：胆固醇酰基转移酶（acyl-coenzyme A：cholesterol acyltransferase，ACAT）等。这些受体和酶的缺乏或活性降低都可能影响脂蛋白代谢，导致脂代谢紊乱。

（三）与脂蛋白代谢相关的途径

脂蛋白的代谢途径可分为外源性代谢途径、内源性代谢途径和胆固醇逆转运（图 6-1）。外源性代谢途径是指饮食摄入的胆固醇和甘油三酯在小肠中合成 CM 及其代谢过程；内源性代谢途径是指由肝合成的 VLDL 转变成 IDL 和 LDL，以及 LDL 被肝或其他器官代谢的过程；胆固醇逆转运（reverse cholesterol transport，RCT）是指外周组织细胞中脂质以 HDL 为载体转运到肝脏进行分解代谢的过程。

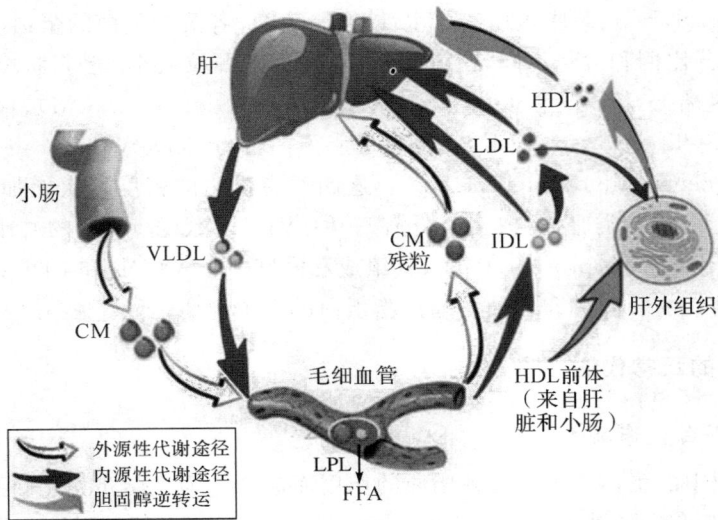

图 6-1　正常脂蛋白代谢过程

1. 外源性代谢途径　外源性代谢途径指饮食摄入的胆固醇和甘油三酯在小肠中合成 CM 及其代谢的过程。食物中的脂质在小肠中形成新生的 CM，新生的 CM 经淋巴管进入体循环，通过脂蛋白交换成为成熟的 CM，成熟的 CM 内核的甘油三酯在 LPL 的作用下被水解，释放出的 FFA 被外周组织摄取利用，形成 CM 残粒并被肝细胞摄取代谢。

2. 内源性代谢途径　内源性代谢途径指由肝脏合成 VLDL 后，VLDL 转变为 IDL 和 LDL，LDL 被肝脏或其他器官代谢的过程。肝脏合成 VLDL 并分泌入血，VLDL 在 LPL 水解的作用下转变成 VLDL 残粒（又称 IDL），部分 IDL 被肝细胞摄取代谢，其余的 IDL 被 LPL 和 HL 进一步水解，转变为 LDL，LDL 与全身各组织的细胞膜表面的 LDLR 结合并被细胞摄取和降解。

3. 胆固醇逆转运　与 LDL 转运胆固醇的方向相反，HDL 是将肝外组织细胞中的胆固醇转运至肝脏进行分解代谢，即胆固醇逆转运。胆固醇逆转运主要由 HDL 承担，分为三个步骤：①细胞内游离胆固醇从肝外组织细胞中移出，ATP 结合盒转运子 A1（ATP-binding cassette transporter A1，ABCA1）介导游离胆固醇转运到细胞膜上，HDL 中 ApoA Ⅰ作为细胞膜胆固醇移出的接受体;②HDL 接收的游离胆固醇在 LCAT 的作用下生成胆固醇酯进入 HDL 的核心,形成成熟的 HDL,在 CETP 作用下,胆固醇酯由 HDL 转移到 CM、VLDL 和 LDL 颗粒中;③HDL 及这些接受了胆固醇酯的脂蛋白在代谢过程中被肝脏摄取时,其中的胆固醇酯也同时被运回肝脏,在肝脏中转化为胆汁酸后被清除。胆固醇的这种双向转运既保证了全身组织对胆固醇的需要,又避免了过量的胆固醇在外周组织的蓄积,具有重要的生理意义。

三、脂代谢紊乱的分型

血脂代谢紊乱是脂代谢紊乱的主要形式,血脂水平高于正常上限即为高脂血症(hyperlipidemia),我国一般以成人空腹血总胆固醇(total cholesterol,TC)≥ 6.22mmol/L(240mg/dL)和(或)甘油三酯≥ 2.26mmol/L(200mg/dL)作为诊断高脂血症的标准。血脂在血中以脂蛋白的形式存在和运输,因此,高脂血症也表现为高脂蛋白血症;而低脂血症表现为低脂蛋白血症,目前对低脂蛋白血症的血脂水平没有统一的标准,一般认为血浆总胆固醇低于 3.1mmol/L(120mg/dL)为有临床意义的判断标准。

（一）高脂蛋白血症

高脂蛋白血症的分型较为繁杂,主要有以下几种。

1. 病因分型　按是否是继发于全身的系统性疾病进行分型,可分为原发性和继发性高脂蛋白血症。

（1）原发性高脂蛋白血症:一部分是先天性基因缺陷所致,如 LDLR 基因缺陷引起家族性高胆固醇血症(familial hypercholesterolemia,FH)。大部分原发性高脂蛋白血症是脂蛋白代谢相关基因突变与环境因素相互作用引起的。

（2）继发性高脂蛋白血症:是全身系统性疾病所致,包括糖尿病、甲状腺功能减退症、肾病综合征、肾功能衰竭、肝胆系统疾病、系统性红斑狼疮、糖原贮积症、骨髓瘤、脂肪萎缩症、多囊卵巢综合征等。此外,长期较大剂量使用某些药物(如利尿药、降压药、性激素、口服避孕药、糖皮质激素、免疫抑制剂等)也可能引起继发性高脂蛋白血症。

2. 表型分型　按各种血浆脂蛋白升高的程度不同进行分型,目前多采用 1970 年世界卫生组织(WHO)修订的分类系统,将高脂蛋白血症分为 Ⅰ、Ⅱa、Ⅱb、Ⅲ、Ⅳ、Ⅴ 共六型,各型特点如表 6-1 所示。表型分型有助于高脂血症的诊断和治疗,但过于复杂。

表 6-1　表型分型中各型高脂蛋白血症特点

表型	脂质变化	脂蛋白变化	易患疾病	相当于简易分型
Ⅰ	TC↑或正常,TG↑↑↑	CM↑	胰腺炎	高甘油三酯血症
Ⅱa	TC↑↑	LDL↑	冠心病	高胆固醇血症
Ⅱb	TC↑↑,TG↑↑	VLDL↑,LDL↑	冠心病	混合型高脂血症
Ⅲ	TC↑↑,TG↑↑	β-VLDL↑	冠心病	混合型高脂血症
Ⅳ	TG↑↑	VLDL↑	冠心病	高甘油三酯血症
Ⅴ	TC↑,TG↑↑↑	CM↑,VLDL↑	胰腺炎	混合型高脂血症

3. 简易分型 临床上多采用简易分型,将高脂血症分为:①高胆固醇血症,即血清总胆固醇浓度升高,相当于 WHO 分型的 Ⅱa 型;②高甘油三酯血症,即血清甘油三酯浓度升高,相当于 WHO 分型的 Ⅰ、Ⅳ型;③混合型高脂血症,即血清总胆固醇、甘油三酯浓度均升高,相当于 WHO 分型的 Ⅱb、Ⅲ、Ⅴ。

> 案例 6-1 分析 由于该患者血脂中甘油三酯(TG)及总胆固醇(TC)明显高于正常,所以属混合型高脂血症。

二维码 6-2
案例分析

二维码 6-3
知识链接

(二)低脂蛋白血症

低脂蛋白血症分原发性和继发性两种。原发性低脂蛋白血症主要由基因突变所引起,按基因突变所导致脂蛋白减少的类型可分为两种:一种主要影响含有 ApoB 的血浆脂蛋白如 LDL,包括家族性低 β 脂蛋白血症、无 β 脂蛋白血症和乳糜微粒滞留性疾病等;另一种主要影响含有 ApoA 的血浆脂蛋白即 HDL,如家族性低 α 脂蛋白血症(也称 Tangier 病,特征为 HDL 的严重减少)、LCAT 缺乏症等。

第二节 高脂蛋白血症

一、病因及影响因素

高脂蛋白血症主要由三方面的因素引起:遗传(基因突变及基因多态性)、营养、代谢性疾病和其他因素。此外,年龄、不健康的生活方式如酗酒和缺乏运动等因素也可引起高脂蛋白血症。

(一)遗传性因素

遗传是导致脂代谢紊乱最重要的内在影响因素,其中包括单基因突变导致的严重血脂异常和由遗传异质性引起的血脂异常。某些脂蛋白受体(如 LDLR)、脂蛋白代谢酶(如 LPL)和载脂蛋白(如 ApoB100、ApoCⅡ、ApoAⅠ、ApoAⅤ、ApoCⅢ 和 ApoE)等的遗传性缺陷都能干扰脂蛋白的代谢,导致高脂蛋白血症。

1. *LDLR* 基因异常 LDLR 是细胞表面的一种糖蛋白,能识别和结合含 ApoB100 和 ApoE 的脂蛋白残粒(如 CM 残粒、VLDL 残粒)及 LDL,摄取胆固醇进入细胞并进行代谢。*LDLR* 基因的各种类型的突变引起的受体功能障碍均可导致血浆胆固醇水平明显增加,是家族性高胆固醇血症发生的主要原因。

2. *LPL* 基因异常 LPL 是血液中主要的脂解酶,也是清除血浆脂蛋白中甘油三酯的限速酶。已证实 LPL 缺陷可导致 Ⅰ 型或 Ⅴ 型高脂蛋白血症。LPL 最大活性的表达有赖于 ApoCⅡ 的激活,ApoCⅡ 缺陷与 LPL 缺陷一样,都可因为甘油三酯的水解障碍而引发高甘油三酯血症。

3. *ApoB100* 基因异常 ApoB 是 LDL 颗粒上的主要载脂蛋白,也是 LDLR 的配体,其主要功能是结合和转运脂质，介导血浆 LDL 的降解与清除，在体内胆固醇代谢平衡中起重要作用。$ApoB$ 基因突变及基因多态性与血脂代谢紊乱关系密切，家族性载脂蛋白 B100 缺乏症就是由于 2 号染色体上的 $ApoB$ 基因突变造成 ApoB100 上 3500 位的精氨酸被谷氨酸置换，影响了 LDL 的分解代谢。

4. $ApoE$ 基因异常　ApoE 在 CM 和 VLDL 残粒清除的过程中起关键作用。$ApoE$ 基因的多态性和基因插入与缺失均可改变 ApoE 分子的结构、分泌速率、释放入血及其功能状态，进而影响 CM 和 VLDL 残基的分解代谢。

此外，枯草溶菌素转化酶 9、ATP 结合盒转运子 G5 和 ATP 结合盒转运子 G8、LCAT、衔接子蛋白、胆固醇 7α-羟化酶 1、脂肪酶成熟因子 1 等的基因突变均可导致血脂代谢紊乱。

（二）营养性因素

在影响血脂水平的诸多因素中，营养是最重要的环境因素。饮食中的胆固醇和饱和脂肪酸含量高均可导致血浆胆固醇水平升高。血浆甘油三酯水平也与饮食结构相关，例如，进食糖的比例过高，会引起血糖升高，刺激胰岛素分泌增加，胰岛素可促进肝脏合成甘油三酯和 VLDL 增加，因而引起血浆甘油三酯浓度升高。高糖饮食还可诱发 $ApoCⅢ$ 基因的表达，使血浆 ApoCⅢ 浓度升高，而 ApoCⅢ 是 LPL 的抑制因子，可造成 LPL 的活性降低，从而影响 CM 和 VLDL 中甘油三酯的水解，引起高甘油三酯血症。

（三）代谢性疾病因素

1. 糖尿病　糖尿病患者尤其是血糖水平控制不良者常有Ⅳ型高脂蛋白血症。1 型糖尿病胰岛素缺乏，使 LPL 活性受到抑制，CM 在血浆中聚积，可伴有高甘油三酯血症。2 型糖尿病常有胰岛素抵抗，内源性胰岛素过多分泌，引起高胰岛素血症，继而减弱胰岛素对 LPL 的激活作用，引起甘油三酯水平升高。

2. 肾疾病　肾病综合征患者发生高脂蛋白血症是由脂蛋白合成增加和降解障碍双重机制引起的，主要表现为血浆 VLDL 和 LDL 升高，呈Ⅱb 或Ⅳ型高脂蛋白血症；而肾衰竭、肾移植术后的患者常出现血浆甘油三酯升高、HDL 降低。

3. 甲状腺功能减退症　周围末梢血中的甲状腺激素水平直接影响脂质代谢的各个环节，甲状腺功能减退时，脂质代谢紊乱或相关因素异常主要表现为高胆固醇血症、高甘油三酯血症、高 VLDL、高 LDL、低 LDL 受体活性、低 LPL 活性等。

血脂异常还可见于异常蛋白血症（如系统性红斑狼疮、多发性骨髓瘤）、肝胆系统疾病（如各种原因引起的胆道阻塞、胆汁性肝硬化）、胰腺炎、糖原累积症（Ⅰ型）等。

（四）其他因素

1. 酗酒　酗酒是导致血脂异常的危险因素。酒精可增加体内脂质的合成率，降低 LPL 的活性，使甘油三酯分解代谢减慢，导致高甘油三酯血症。酗酒还会引起 LDL 和 ApoB 显著升高，而 HDL 和 ApoAⅠ显著降低，导致胆固醇代谢紊乱。此外，酗酒还会引起脂蛋白过氧化情况的发生，导致循环中氧化 LDL(oxidized LDL, oxLDL)浓度升高。

2. 缺乏运动　习惯于久坐不动的人血浆甘油三酯水平比坚持体育锻炼者要高。体育锻炼可增加 LPL 的活性，升高 HDL 水平特别是 HDL2 的水平，并降低肝脂酶活性。长期坚持体育锻炼，还可以使外源性甘油三酯在血浆中的清除增加。

3. 年龄　年龄也是影响血脂水平的一个重要因素。随着年龄的增加，LPL 活性减退、肝细胞表面的 LDL 受体的活性降低和数量减少，使 LDL 分解代谢率降低。老化的肝细胞还降低饮食诱导的 ApoB 合成，导致血浆甘油三酯水平升高。

此外，长期精神紧张、吸烟、体重增加以及用药等多种因素均可引起血脂异常。

二、发生机制

脂代谢是一个包括脂质的外源性摄取、内源性合成以及体内脂蛋白、受体和酶相互作用的复杂代谢过程。正常情况下，血脂的分解利用和吸收合成保持动态平衡，血脂含量的变动可稳定在一定的范围内。当脂质来源、脂蛋白合成与代谢及转运等过程发生障碍时，均可能导致血脂代谢紊乱。

高脂蛋白血症除少部分是由全身性疾病所致外（如继发性高脂蛋白血症），大部分是脂蛋白代谢相关基因突变（表 6-2）与环境因素相互作用引起（如原发性高脂蛋白血症）的。本书从脂代谢的各个环节异常阐述高脂蛋白血症的发病机制。

表 6-2　引起严重高胆固醇血症的单基因突变

疾病	突变基因	主要发生机制
常染色体显性遗传		
家族性高胆固醇血症	LDLR	LDL 清除减少伴 LDL 产生增加
家庭性载脂蛋白 B100 缺陷症	ApoB	LDL 清除减少
家庭性高胆固醇血症 3	PCSK9	LDL 清除减少
常染色体隐性遗传		
常染色体隐性高胆固醇血症	ARH	LDL 清除减少
谷固醇血症	ABCGS 或 ABCG8	LDL 排泄减少伴 LDL 清除减少

（一）外源性脂质或其他相关物质摄取增加

1. 饮食脂质含量高　饮食中脂质主要包括甘油三酯、胆固醇和磷脂，食物源性胆固醇占机体胆固醇来源的三分之一。不同个体对食物源性脂质的摄取差别很大，从 25% 到 75% 不等。健康年轻人每天外源性胆固醇摄入量每增加 100mg，血液胆固醇水平分别增加 0.038mmol/L（1.47mg/dL）和 0.073mmol/L（2.81mg/dL）。机体可通过调节内源性胆固醇合成减少来平衡外源性胆固醇摄取的增加。长期的高脂饮食可从三方面导致血脂增高：①促使肝脏胆固醇含量增加，LDL 受体合成减少，脂质代谢减少；②饮食中大量甘油三酯的摄取，使得小肠经外源性途径合成的 CM 大量增加；③促使肝脏经内源性途径合成 VLDL 增加。

2. 饮食饱和脂肪酸含量高　一般认为饱和脂肪酸摄入量占摄入能量的百分比每增加一个单位，血液总胆固醇含量将增加 0.052mmol/L（2.01mg/dL），其中主要为 LDL。在饱和脂肪酸中，月桂酸升高胆固醇效果最明显，其次是肉豆蔻和棕榈酸，长链硬脂酸几乎没有效果。饱和脂肪酸摄入增加引起胆固醇增高的机制主要在于：①降低细胞表面 LDL 受体活性;②增加含 ApoB 脂蛋白的产生。饮食中胆固醇含量高和 *ApoE4* 基因型有助于饱和脂肪酸的升胆固醇效果。

3. **肠道脂质摄取增加** 肠黏膜上皮细胞表达的 ATP 结合盒转运子 G5 和 ATP 结合盒转运子 G8 能把吸收的几乎全部植物固醇重新排放回肠腔,使得谷固醇等植物固醇经肠道吸收得很少(<5%),并促使肝脏优先分泌植物固醇到胆汁。当二者发生基因突变时,植物固醇在肠腔的吸收成倍增加,胆固醇的吸收中度增加,导致血液谷固醇含量显著增加,伴有 LDL 的增加。

（二）内源性脂质合成增加

肝脏是内源性脂质合成的主要部位,占机体三分之二的胆固醇、甘油三酯,大部分载脂蛋白如 ApoB100、ApoC 和 ApoE 等均在肝脏合成。肝脏脂蛋白合成增加的机制主要包括:①摄取高糖、高饱和脂肪膳食后,肝脏胆固醇合成限速酶 HMGCoA 还原酶活性增加,胆固醇合成增加;②血液中胰岛素及甲状腺素增多时,能诱导肝 HMGCoA 还原酶表达增加,胆固醇合成增加;③血液中胰高血糖素及皮质醇减少时,对 HMGCoA 还原酶的活性抑制作用减弱,胆固醇合成增加;④肥胖或胰岛素抵抗等因素导致脂肪动员时,大量 FFA 释放进入血液循环,肝脏以其为底物合成 VLDL 增加。近来发现肠道也是内源性脂质尤其是 HDL 合成的重要部位,但其在高脂蛋白血症发生中的病理生理学意义尚不清楚。

（三）脂质转运或分解代谢异常

血脂代谢的实质就是血液脂蛋白代谢,参与这一代谢过程的主要因素是载脂蛋白、脂蛋白受体和脂酶等。遗传或环境因素对这些蛋白表达或活性的影响最终都将导致脂质转运或分解代谢发生障碍。脂质转运和分解代谢过程中,CM 和 VLDL 及其受体主要转运和代谢甘油三酯,LDL 及其受体主要转运和代谢胆固醇,HDL 则在胆固醇逆转运中起着关键作用。

1. **CM 和 VLDL 转运与分解代谢异常** 虽然 CM 和 VLDL 分别在肠道和肝脏中合成,并有不同的转运与代谢途径,但由于两者都富含甘油三酯,所以在转运与分解代谢异常方面有些共同的机制。①LPL 表达与活性异常。LPL 是分解脂蛋白所含甘油三酯的限速酶,是富含甘油三酯的 CM 和 VLDL 代谢的决定性因素。*LPL* 基因突变可引起 LPL 活性降低或不能表达正常 LPL,引起 CM 代谢障碍,导致高甘油三酯血症出现;同时 CM 和 VLDL 代谢障碍造成磷脂和载脂蛋白向 HDL 转移减少,HDL 生成减少,含量降低。胰岛素是 LPL 的重要调节因素,对脂肪组织 LPL 的活性有激活作用,而对骨骼肌 LPL 的活性有抑制作用。胰岛素抵抗或胰岛素缺陷型糖尿病,以及甲状腺功能减弱时,LPL 活性降低,CM 和 VLDL 降解减少,血浆甘油三酯水平升高。②ApoCⅡ表达与活性异常。ApoCⅡ是 LPL 发挥活性所必需的辅因子,ApoCⅢ则对 LPL 活性有一定抑制作用,ApoCⅡ/ApoCⅢ的值对 LPL 活性有显著影响。若基因突变造成 ApoCⅡ表达减少或功能异常,则 LPL 不能被充分激活,CM 和 VLDL 中甘油三酯分解受阻,使得 CM 和 VLDL 水平上升。发生肾病综合征时,LCAT 活性降低,使 HDL3 向 HDL2 转变减少,HDL2 作为 ApoCⅡ最有效的运输载体,其水平的降低将直接导致 ApoCⅡ含量下降。③*ApoE* 基因多态性。*ApoE* 有三个常见的等位基因 *E2*、*E3* 和 *E4*,ApoE 结合的受体包括 ApoE 受体和 LDL 受体,其中 ApoE2

与 2 个受体的结合力都差,使得含有 ApoE 的脂蛋白 CM 和 VLDL 分解代谢发生障碍。

2. LDL 转运与分解代谢异常　①*LDLR* 基因突变。*LDLR* 基因突变通过不同的机制引起 LDL 代谢障碍(表 6-3)。②载脂蛋白 B 基因突变。*ApoB* 基因第 26 号外显子中单碱基置换 G→A 引起错义突变 CGG(Arg3500)→CAG(Glu),此种突变使 ApoB100 受体结合域的二级结构发生变化,与 LDL 受体的结合能力显著下降,LDL 经 LDL 受体途径降解减少。③LDL 受体表达减少或活性降低。常见于高胆固醇和高饱和脂肪酸饮食、肥胖、年老以及女性绝经后雌激素水平减少等引起。④VLDL 向 LDL 转化增加。肾病综合征时,CETP 活性上调催化了富含胆固醇酯的 HDL2 和富含甘油三酯的 VLDL 残粒的脂质交换,加速了 VLDL 向 LDL 的转换。此外,LDL 受体活性下降,VLDL 经 LDL 受体途径分解代谢减少,过多的 VLDL 转化为 LDL。

表 6-3　*LDLR* 基因突变类型与代谢特点

突变类型	特点
Ⅰ型突变	细胞膜上无 LDL 受体存在
Ⅱ型突变	LDLR 合成后不能转运到高尔基体修饰,细胞膜上 LDLR 明显减少
Ⅲ型突变	LDLR 不能与 LDL 结合
Ⅳ型突变	LDLR 与 LDL 结合后不能内移
Ⅴ型突变	LDLR 不能与 LDL 分离而循环使用

二维码 6-4
知识链接

3. HDL 介导胆固醇逆转运异常　参与胆固醇逆转运的蛋白主要有:ABCA1、LCAT、CETP 和 B 族Ⅰ型清道夫受体(scavenger receptor class B type Ⅰ,SR-BⅠ)等。编码这些蛋白的基因发生突变常导致胆固醇逆转运障碍。比如家族性 CETP 缺陷症,由于基因突变导致 CETP 缺乏,HDL 中胆固醇酯转运到其他脂蛋白发生障碍,造成 HDL 中胆固醇酯积聚,表现为 HDL 浓度明显升高而 LDL 浓度偏低,总胆固醇浓度增加。LCAT 是参与脂质代谢的重要酶之一,主要作用是促进卵磷脂 β 位脂肪酸与胆固醇 3-OH 作用,生成胆固醇酯。LCAT 缺乏症时因该酶基因突变导致上述功能异常,游离胆固醇不能转变为胆固醇酯,HDL 的成熟过程受阻,胆固醇逆转运出现障碍。Tangier 病就是 *ABCA1* 基因突变,外周组织胆固醇流出障碍,胆固醇逆转运受阻所致。

案例 6-1 分析　该男子发生脂代谢紊乱。
①外源性脂质或其他相关物质摄取增加:因为该患者 55 岁,平时以肉食为主,体型较胖。②HDL 介导胆固醇逆转运异常:因为该患者 HDL-C 低于 0.9mmol/L。

三、对机体的影响

(一)动脉粥样硬化

动脉粥样硬化(atherosclerosis, As)是指在多种危险因素的作用下,以血管内膜结构或功能受损,导致通透性发生改变,血脂异常沉积到血管壁为主要特征的渐进性病理过程,伴随有炎症细胞浸润(单核巨噬细胞、T 淋巴细胞、肥大细胞等),中膜平滑肌细胞迁移增殖,泡沫细胞形成和细胞外基质合成增加,最终形成 As 斑块,病变中的脂质主要是胆固醇和胆固醇酯。As 危险因素众多,按其是否可以实施干预分为可控危险因素和不可控危险因素(表6-4),其中脂代谢紊乱导致的高脂蛋白血症是 As 发生的最基本的危险因素。

表 6-4 动脉粥样硬化危险因素分类

可控危险因素	不可控危险因素
不合理的饮食结构:高脂肪、高热量等	遗传
不健康的生活方式:吸烟、酗酒、缺乏运动、心理应激等	性别
疾病:高脂蛋白血症、糖尿病、肥胖、高血压、高同型半胱氨酸血症、感染等	年龄
	种族

As 发生的基本过程如下:首先是各种危险因素导致血管内皮细胞结构和(或)功能障碍,血管壁通透性增加,血液中脂质向内膜下转运增加,同时血液中的单核细胞向内膜下浸润增加并分化为巨噬细胞。进入内膜下的脂质发生氧化修饰,氧化修饰的脂质具有多方面的致 As 的作用:①浸润的巨噬细胞吞噬氧化修饰的低密度脂蛋白衍变成泡沫细胞,促进脂质在血管壁的蓄积。同时本身具有抗 As 作用的 HDL 氧化修饰后,其作用类似于氧化修饰的 LDL 而具有致 As 作用。②氧化修饰脂质成为抗原,通过模式识别受体——Toll 样受体激活机体免疫炎症反应,表现为 As 病变中单核巨噬细胞、T 淋巴细胞、肥大细胞等炎症细胞浸润持续增加,肿瘤坏死因子-α(tumor necrosis factor-α,TNF-α),白细胞介素(interleukins,ILs),C 反应蛋白(C-reactive protein,CRP)等炎症因子大量分泌,使得免疫炎症反应成为 As 发生发展以及 As 斑块破裂导致急性临床事件发生的重要机制。③氧化修饰脂质,诱导血管壁中膜的平滑肌细胞穿过内弹力板向内膜下迁移增殖,并分泌大量的细胞外基质,成为斑块纤维帽的主要组成成分。④氧化修饰脂质诱导 As 病变中细胞的凋亡,内皮细胞凋亡导致血管壁通透性进一步增加,巨噬细胞凋亡导致血管壁脂质沉积由细胞内转向细胞外,平滑肌细胞凋亡导致细胞外基质合成减少、斑块纤维帽变薄而容易发生破裂。随着沉积脂质作用的持续存在,As 病变最终发展为可引发临床事件的成熟斑块。

按斑块内脂质含量和其他特点,成熟斑块分为两类:易脆斑块和稳定斑块。易脆斑块的特点是:①具有偏心性、相对体积大且质软的脂质核,脂质核占整个斑块体积的 40% 以上;②纤维帽薄且不均匀,细胞外基质含量和平滑肌细胞数量减少;③斑块内有大量炎症细胞浸润;④斑块内有大量的新生血管。稳定斑块的特点是:①斑块内脂质核体积小;②平滑肌细胞和细胞外基质含量多,浸润的炎症细胞少;③纤维帽厚而均匀。

As 斑块从三个方面导致急性冠脉综合征和脑卒中等急性临床事件的发生:①斑块表面出现溃疡、裂隙或斑块破裂,导致斑块部位或其下游血栓形成,部分或完全堵塞血管腔;②斑块体积过大,导致血管腔堵塞,一般认为只有管腔截面积被堵塞达 50% 以上才出现临床症状;③斑块部位血管痉挛,使得本来因斑块存在而狭窄的血管进一步被堵塞。

(二)非酒精性脂肪性肝病

非酒精性脂肪性肝病是指明确排除酒精和其他肝损伤因素后,所发生的以肝细胞内脂质过度沉积为主要特征的临床病理综合征,主要包括非酒精性脂肪肝、非酒精性脂肪性肝炎以及非酒精性脂肪性肝炎相关的肝硬化。肝脏中沉积的脂质主要是甘油三酯。脂代谢紊乱是非酒精性脂肪性肝病的主要危险因素之一,反之,非酒精性脂肪性肝病也将促进脂代谢紊乱的发生。目前解释非酒精性脂肪性肝病发生机制的主要是"二次打击"学说。该学说认为各种致病因素导致肝脏脂代谢紊乱,引起肝细胞甘油三酯沉积是对肝脏的"第一次打击",甘油三酯沉积导致肝脏脂肪变性,使得肝细胞对内源性、外源性损害因子的敏感性增强;"第二次打击"主要是反应性氧化代谢产物增多,导致脂质过氧化伴细胞因线粒体解偶联蛋白-2和 Fas 配体被诱导活化,进而引起脂肪变性的肝细胞发生炎症、坏死甚至纤维化。

（三）肥胖

肥胖是指食物能量摄入过多或机体代谢异常而导致体内脂质沉积过多,造成以体重过度增长为主要特征并可能引起人体一系列病理、生理改变的一种状态。肥胖分为单纯性肥胖和继发性肥胖。单纯性肥胖主要与遗传因素和饮食营养过剩有关,除有脂质沉积之外,还有脂肪细胞的增生与肥大。继发性肥胖主要为神经内分泌疾病所致,通常认为只有脂肪细胞的肥大而没有增生,但也有不同的观点。重度肥胖时,脂肪细胞不再进一步肥大而出现明显的增生。高脂蛋白血症时,脂质摄取或合成持续增加,使得脂肪组织中脂质贮存也相应增加,同时脂肪组织中脂质的动员分解能力降低,导致脂质在脂肪组织中大量沉积,诱发肥胖。

（四）对大脑的影响

大脑因血脑屏障的存在而具有一个独立的脂质代谢系统,但大量的流行病学资料发现,高脂蛋白血症是神经退行性疾病如阿尔茨海默病（Alzheimer's disease, AD）的一个重要危险因素,降脂治疗可以降低神经退行性疾病发生的危险性。高脂蛋白血症可能通过两种机制影响脑组织脂质代谢:①血脑屏障受损,通透性增加,使本来不能通过血脑屏障的血脂进入脑组织异常沉积;②血液中能通过血脑屏障的脂质合成必需成分（如不饱和脂肪酸）进入脑组织增加,使得脑组织脂质合成增加。

（五）对肾脏的影响

高脂蛋白血症对肾脏的损伤表现在两个方面:肾动脉粥样硬化病变和肾小球损伤。高脂蛋白血症使肾 As 斑块形成,肾血流量减少,导致肾性高血压的发生;若斑块造成肾动脉狭窄进一步加重,肾脏将发生缺血、萎缩、间质纤维增生甚至肾梗死。高脂蛋白血症导致肾小球损伤的机制较为复杂:①脂质可以脂滴的形式存在于肾小球细胞内,或沉积于系膜基质中,并发生氧化修饰,脂质尤其是氧化脂质可导致肾小球上皮细胞的损害和基底膜通透性增加,肾小球通透性增加,蛋白尿发生;②脂质还可导致系膜细胞弥漫性增生,系膜基质合成增加使系膜增宽,使成纤维细胞、巨噬细胞等发生一系列炎症反应,最终造成肾小管间质纤维化和肾小球硬化。

高脂蛋白血症对机体的影响还包括脂质在真皮内沉积形成黄色瘤和在角膜周缘沉积形成角膜弓等。

四、防治的病理生理基础

高脂血症可导致多个器官出现病变,其中很多病变的发生发展过程非常漫长。因此积极早期干预高脂血症的可控危险因素,可延缓或消除相应疾病的发生;针对性应用药物或其他方法展开治疗,可控制脂代谢紊乱性疾病的临床症状和保护靶器官。

（一）消除病因学因素

1. 防治原发病　众多的疾病可以影响胃肠道脂质的消化吸收、肝脏脂质合成与分解,以及脂质在各个器官的分布。通过消除此类原发病病因,合理应用药物控制原发病临床表现,将极大降低脂代谢紊乱性疾病的发病风险。

2. 控制其他影响因素　①合理饮食是高脂蛋白血症防治的基础,应适当减少脂质的摄入,并控制其他能量物质如糖和蛋白质的摄入,促进体内的脂肪动员,避免超重或肥胖的发生;②适度参加体力劳动和体育活动,避免长时间久坐不动;③戒除吸烟、酗酒等不良习惯。

（二）纠正血脂异常

1. 药物降脂　降脂药物治疗是临床上防治脂代谢紊乱性疾病的主要策略之一。针对体内脂质代谢的不同环节,可单独或联合使用药物。需要指出的是,降脂极大地降低了脂代谢紊乱性疾病如心血管疾病的危险,但过度降脂所引起的低脂蛋白血症可能带来的负面影响也必须足够重视。

2. 基因治疗　单基因突变是导致遗传性脂代谢紊乱的重要因素,尤其在高脂蛋白血症的发生中具有重要意义。矫正这些基因的异常表达,从而恢复正常的脂质代谢是脂代谢紊乱基因治疗的病理生理基础。

（三）防止靶器官损伤

1. 促进靶器官胆固醇逆转运　促进胆固醇逆转运,减少脂质在靶器官蓄积造成的靶器官损伤是脂代谢紊乱性疾病防治的一个重要策略。

2. 保护靶器官　脂质在靶器官中的蓄积可通过各种机制导致靶器官的损伤。对不同的损伤机制进行干预,从而减少靶器官损伤是临床防治的一个重要方面。比如针对 As 病变堵塞血管导致其下游组织缺血缺氧,可采用血管内放置支架来恢复血流供应,保护组织免予受损。脂质氧化修饰后对组织具有更强的损伤作用,可采用抗氧化剂使组织免于或减轻受损。

第三节　低脂蛋白血症

目前认为原发性低脂蛋白血症主要是由基因突变等遗传因素引起的,常为常染色体隐性遗传,纯合子可出现明显的临床表现,而杂合子则一般很少发病。继发性低脂蛋白血症的影响因素众多,营养不良和消化不良、贫血、恶性肿瘤、感染和慢性炎症、甲亢、慢性严重肝胆和肠道疾病等均可引起低脂蛋白血症。需要指出的是,长时间大剂量降脂药物治疗也已经成为低脂蛋白血症发生的一个重要影响因素。

低脂蛋白血症主要发病机制如下。

1. 脂质摄入不足　常见于食物短缺、疾病引起的长期营养不良和长期素食,以及各种原因引起的脂质消化与吸收不良,如吸收不良综合征。其主要机制是:①小肠黏膜原发性缺陷或异常,影响脂质经黏膜上皮细胞吸收、转运,造成乳糜泻;②胰酶或胆盐缺乏造成的脂质消化不良,如胰腺疾病、胆道梗阻等;③小肠吸收面积不足,如短肠综合征、胃结肠瘘等;④小肠黏膜继发性病变,如小肠炎症、寄生虫病、克罗恩病等;⑤小肠运动障碍,动力过速如甲状腺功能亢进影响小肠吸收时间,动力过缓如假性小肠梗阻、系统性硬皮病,导致小肠细菌过度生长;⑥淋巴回流障碍,如淋巴管梗阻、淋巴发育不良等,使乳糜微粒经淋巴进入血液循环受阻。

2. 脂质代谢增强　脂质代谢增强主要包括脂质的利用增加和分解增强。①脂质利用增加,常见于贫血引起的低脂蛋白血症。贫血引起红细胞的增殖增加,使得作为细胞膜主要组成成分的胆固醇利用增加,导致血脂降低,而血脂降低又使得红细胞膜脆性增加,红细胞容易破碎,贫血进一步加重,形成恶性循环。②脂质分解增强,常见于甲状腺功能亢进、恶性肿瘤等引起的低脂蛋白血症。甲状腺激素具有刺激脂肪合成和促进脂肪分解的双重功能,总的作用是减少脂肪的贮存,降低血脂浓度。甲状腺功能亢进时高甲状腺素从三个方面导致血脂浓度降低:刺激 LDL 受体表达增加和活性增强而使清除 LDL 能力增加;促使胆固醇转化为胆汁酸,使 LDL 排泄增加;脂蛋白脂酶和肝酯酶活性增加,使得血清中甘油三酯清除率增加和 HDL2 浓度下降。

3. 脂质合成减少　常见于严重的肝脏疾病,以及各种原因引起的脂质合成所需原料减少。不管何种原因引起的晚期慢性肝病,都会导致 ApoA 和 ApoB 的合成障碍,使其在血浆中浓度降低。严重创伤或烧伤时,有可能导致胆固醇合成前体羊毛固醇和 7-胆甾烯醇丢失,两者的缺乏将直接导致胆固醇合成不足。

4. 脂蛋白相关基因缺陷　脂蛋白相关基因缺陷是低脂蛋白血症发生的重要遗传学机制。遗传性低脂蛋白血症分为低 α 脂蛋白血症和低 β 脂蛋白血症。①低 α 脂蛋白血症,主要包括家族性 α 脂蛋白缺乏症(Tangier 病)和 LCAT 缺乏症。Tangier 病由 *ABCA1* 基因突变所致,是一种常染色体隐性遗传病。LCAT 缺乏症患者虽然 α 脂蛋白降低,但其 FC 和总胆固醇水平是增加的,其发病机制如前述。②低 β 脂蛋白血症,主要包括家族性低 β 脂蛋白血症和无 β 脂蛋白血症,两者皆因 *ApoB* 基因突变所致,其机制尚未完全清楚。

低脂蛋白血症对机体的影响主要表现为如下。

1. 对血液系统的影响　血液系统中出现棘形红细胞,正常的磷脂酰胆碱与鞘磷脂比例发生翻转是其主要原因。细胞膜脂质的降低导致红细胞的渗透脆性显著增加,红细胞出现自溶血现象,血小板活力下降,可伴有贫血和凝血机制异常,易引起脑出血。

2. 对消化系统的影响　个体出生后出现脂肪泻导致脂肪吸收不良,小肠肠壁细胞中充满脂滴,少数有肝大和转氨酶升高。

3. 对神经系统的影响　个体出生早期即出现精神运动发育迟缓,如出现伸张反射和腱反射减弱,以及定位感觉丧失、步态不稳和语言障碍等。随着中枢神经系统和周围神经系统发生慢性退行性脱髓鞘,多数个体出现智力障碍、小脑性震颤、共济失调、肌肉软弱无力、视力减退、夜盲、视野缩小甚至全盲。

此外,低脂蛋白血症与结肠癌、子宫内膜癌和肝癌等肿瘤发生具有明显相关性,这也解释了他汀类药物因降脂而具有潜在致癌性,但现有证据不能表明低脂蛋白血症与肿瘤发生具有因果关系。低脂蛋白血症还可导致各种病因造成的患者死亡率明显增加。

低脂蛋白血症在临床上比较少见,其主要防治措施是消除病因学因素和补充脂溶性维生素保护靶器官。

【本章小结】

脂代谢紊乱是指各种遗传性或获得性因素引起血液及其他组织器官中脂类及其代谢产物异常的病理过程。血脂异常指血浆中脂质的量和质的异常。脂质不溶或微溶于水,在血浆中必须与蛋白质结合以脂蛋白的形式存在,因此,血脂异常实际上表现为脂蛋白异常血症,如高脂蛋白血症和低脂蛋白血症。血脂异常少数为全身性疾病所致(继发性),多数是遗传缺陷与环境因素相互作用的结果(原发性)。正常脂代谢由内源性代谢途径、外源性代谢途径和胆固醇逆转运等三部分组成,因而高脂蛋白血症可因外源性脂质或其他相关物质摄取增加、内源性脂质合成增加、脂质转运或分解代谢异常等机制产生。长期高脂蛋白血症可导致动脉粥样硬化、非酒精性脂肪性肝病、肥胖等,增加心脑血管病的发病率和死亡率。原发性低脂蛋白血症主要是基因突变等遗传因素引起的;营养不良和消化不良、贫血、恶性肿瘤、感染和慢性炎症、甲亢、慢性严重肝胆和肠道疾病等均可引起继发性低脂蛋白血症。

【复习思考题】

1. 高脂蛋白血症的发生机制有哪些?
2. 试述 HDL 介导胆固醇逆转运异常的主要机制。
3. 试述肝脏脂蛋白合成增加的主要机制。
4. 高脂蛋白血症对机体可造成哪些危害?
5. 高脂蛋白血症可分为哪些类型? 各有什么特点?
6. 简述低蛋白血症的发生机制及其对机体的影响。

二维码 6-5
习题及答案

【参考文献】

[1] 王建枝,殷莲华.病理生理学.8 版.北京:人民卫生出版社,2013.
[2] 王万铁,倪世容.病理生理学.2 版.北京:人民卫生出版社,2014.

(王方岩)

第七章 缺 氧

【学习目标】

掌握：缺氧、发绀、肠源性发绀的概念；各型缺氧的原因、机制及血氧变化特点。

熟悉：血氧指标的概念及影响因素；缺氧时机体主要的功能、代谢的变化。

了解：缺氧的防治原则、氧疗及氧中毒。

【案例导入】

案例 7-1

患者，男性，70 岁，患慢性支气管炎十余年。近两天，因发热、咳嗽、咳白色痰，夜间加重住院治疗。体格检查：体温 38℃，心率 118 次/min，呼吸 26 次/min。口唇发绀。双肺呼吸音粗，有痰鸣音，双下肺呼吸音略低。辅助检查：X 线胸片显示双肺纹理增粗，双下肺有片状阴影。血气分析结果：pH 7.20，PaO_2 43mmHg，$PaCO_2$ 90mmHg。

思考题

1. 该患者是否有缺氧？属何种类型的缺氧？诊断依据是什么？

2. 该患者为何发生发绀？

案例 7-2

有两姐妹，分别睡在相邻的两个房间，清晨妹妹起床后来到姐姐房间，发现姐姐仍坐在床头看书，呼之不应，用手推发现其身体已僵硬。法医检查，该患者床边有一个取暖的炭炉，窗户紧闭，患者无呼吸和心跳，面色呈樱桃红色，眼睛微开状，手持书本，肢体僵硬，估计已死亡 2h。实验室检查：HbCO 定性实验阳性。

思考题

1. 该患者死亡的原因是什么？为什么患者死亡后面色呈樱桃红色？

2. 该患者属何种类型缺氧？试述其发生机制。

缺氧(hypoxia)是指组织供氧不足或用氧障碍，导致组织代谢、功能和形态结构异常改变的病理过程。氧是人体所必需的。正常成人静息时的耗氧量约为 250mL/min，剧烈运动时可增加 8～9 倍，而人体内储氧量仅为 1500mL，一旦呼吸、心跳停止，数分钟内就可能死于缺氧。缺氧是许多疾病共有的一个基本病理过程,也是多种疾病引起死亡的重要原因。

第一节　常用的血氧指标

氧的获得和利用是一个复杂的过程,包括外呼吸、气体在血液中的运输和内呼吸。临床上常用血氧指标反映组织供氧与耗氧量的变化。

一、血氧分压

血氧分压(partial pressure of oxygen,PO_2)为物理溶解于血液中的氧所产生的张力,又称血氧张力。动脉血氧分压(PaO_2)正常约为 100mmHg,主要取决于吸入气的氧分压和肺的通气、换气功能。静脉血氧分压(PvO_2)正常约为 40mmHg,其变化反映组织、细胞对氧的摄取和利用状态。

二、血氧容量

血氧容量(oxygen binding capacity,CO_2 max)是指在氧分压为 150mmHg,温度为 38℃时,100mL 血液中血红蛋白(Hb)所能结合的氧量,即 Hb 充分氧合后的最大携氧量,取决于血液中 Hb 的量和质。正常血氧容量为 20mL/dL。

三、血氧含量

血氧含量(oxygen content,CO_2)为 100mL 血液中实际含有的氧量,包括物理溶解的和化学结合的氧量,因正常时物理溶解的氧量仅为 0.3mL/dL,可忽略不计。正常动脉血氧含量(CaO_2)约为 19mL/dL,静脉血氧含量(CvO_2)约为 14mL/dL。动脉血氧含量取决于血氧分压和血氧容量。

四、血红蛋白氧饱和度

血红蛋白氧饱和度(oxygen saturation of hemoglobin,SO_2),简称血氧饱和度,是指血液中氧合 Hb 占总 Hb 的百分数,约等于血氧含量与血氧容量的比值。正常动脉血氧饱和度(SaO_2)为 95%～98%,静脉血氧饱和度(SvO_2)为 70%～75%。SO_2 主要取决于 PO_2,二者之间的关系呈 S 形曲线,称为氧合 Hb 解离曲线,简称氧离曲线(图 7-1)。此外,SO_2 还与血液 pH、温度、CO_2 分压以及红细胞内 2,3-二磷酸甘油酸(2,3-DPG)的含量有关。当血液 pH 下降、温度升高、CO_2 分压升高或红细胞内 2,3-DPG 增多时,氧离曲线右移;反之,氧离曲线左移。

五、P_{50}

P_{50} 指血红蛋白氧饱和度为 50% 时的氧分压,反映 Hb 与氧的亲和力,正常值为 26～27mmHg。当氧离曲线右移时,P_{50} 增大,表明 Hb 与 O_2 的亲和力减小;当氧离曲线左移时,P_{50} 减小,表明 Hb 与 O_2 的亲和力增大。

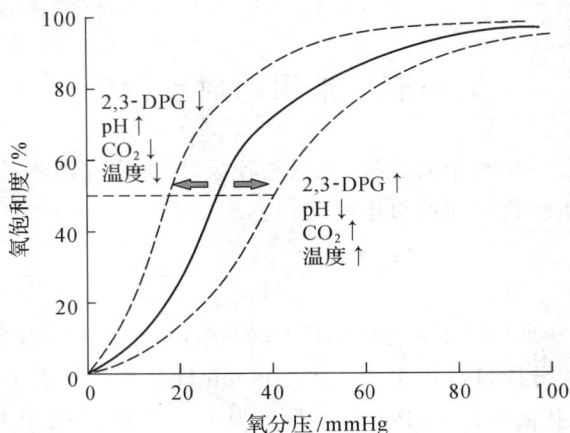

图 7-1　氧合 Hb 解离曲线及其影响因素

六、动-静脉血氧含量差

动-静脉血氧含量差（$CaO_2 - CvO_2$）即动脉血氧含量与静脉血氧含量的差值，反映组织细胞的摄氧能力，正常时约为 5mL/dL。当 Hb 含量减少、Hb 与 O_2 的亲和力异常增强、组织氧化代谢减慢或存在动-静脉分流时，动-静脉血氧含量差变小；反之则可增大。

第二节　缺氧的类型、原因和血氧变化的特点

大气中的氧通过外呼吸进入肺泡，弥散入血，与血红蛋白结合，通过血液循环输送到全身，被组织、细胞摄取利用，其中任一环节发生障碍都可引起缺氧。根据缺氧的原因及血氧变化特点，分为以下四种类型。

一、乏氧性缺氧

以 PaO_2 降低为基本特征的缺氧称为低张性缺氧（hypotonic hypoxia），又称乏氧性缺氧（hypoxic hypoxia）。

二维码 7-2
低张性缺氧

（一）原因

1. 吸入气氧分压过低　多见于海拔 3000m 以上的高原、高空，或通风不良的矿井、坑道，或吸入被麻醉药、惰性气体过度稀释的空气等。由吸入气氧分压过低引起的缺氧又称大气性缺氧。

2. 外呼吸功能障碍　肺通气障碍可引起肺泡氧分压降低；肺换气功能障碍时，肺泡弥散到血液中的氧减少，PaO_2 和血氧含量降低。外呼吸功能障碍引起的缺氧又称呼吸性缺氧。

3. 静脉血分流入动脉血　多见于先天性心脏病，如室间隔缺损伴肺动脉狭窄或肺动脉高压；或法洛四联症，因右心压力高于左心，未经氧合的静脉血直接掺入动脉血，导致 PaO_2 降低。

案例 7-1 分析　患者因慢性支气管炎而肺通气量减少,同时,合并肺部感染、呼吸膜面积减小、炎症水肿等均可影响肺的换气功能,导致 PaO_2 降低,引起呼吸性缺氧。

(二)血氧变化特点与组织缺氧的机制

低张性缺氧的血氧指标变化特点是:①PaO_2 降低,CaO_2 和 SaO_2 亦随之降低。②单纯性低张性缺氧因 Hb 的质和量均正常,故血氧容量一般在正常范围;但如果是慢性缺氧,红细胞与血红蛋白代偿性增多,则血氧容量增加。③动-静脉血氧含量差减少或变化不大,驱使氧从血液向组织弥散的动力是二者之间的分压差。低张性缺氧时,PaO_2 降低使氧弥散的驱动力减小,血液向组织弥散的氧量减少,动-静脉血氧含量差减少,组织缺氧。但在慢性缺氧时,由于组织利用氧的能力代偿性增强,故动-静脉血氧含量差变化可不明显。

正常毛细血管中脱氧血红蛋白的平均浓度约为 2.6g/dL。低张性缺氧时,PaO_2 下降导致脱氧血红蛋白增加,当毛细血管中脱氧血红蛋白平均浓度达到或超过 5g/dL 时,皮肤黏膜呈青紫色,这种现象称为发绀(cyanosis)。

案例 7-1 分析　患者口唇发绀,呈青紫。由于外呼吸功能障碍,PaO_2 下降导致氧合血红蛋白减少、脱氧血红蛋白增加,当毛细血管中脱氧血红蛋白平均浓度超过 5g/dL 时,皮肤、黏膜呈现青紫色。

二、血液性缺氧

血液性缺氧(hemic hypoxia)是指 Hb 的含量减少或性质改变,使血液携氧量减少或 Hb 结合的氧不易释出,以致血氧含量降低而导致的组织缺氧。

(一)原因

1. 贫血　Hb 数量减少引起的缺氧,见于各种原因所致的贫血,又称贫血性缺氧。

2. 一氧化碳中毒　一氧化碳(CO)可以与血红蛋白结合形成碳氧血红蛋白(carboxyhemoglobin,HbCO)。CO 与 Hb 的亲和力是氧的 210 倍(37℃)。当吸入气体中含有 0.1% 的 CO 时,即有约 50% 的 Hb 与之结合形成 HbCO,从而丧失携氧能力。当 CO 与 Hb 分子中的某个血红素结合后,将增加其余 3 个血红素与氧的亲和力,使 Hb 结合的氧不易释放,氧离曲线左移。同时,CO 还可抑制红细胞内糖酵解,使 2,3-DPG 生成减少,导致氧离曲线左移,进一步加重组织缺氧。

3. 高铁血红蛋白血症　在氧化剂的作用下,血红素中的二价铁被氧化成三价铁,形成高铁血红蛋白(methemoglobin,$HbFe^{3+}OH$),导致高铁血红蛋白血症。生理情况下,血液中的高铁血红蛋白不断形成,又不断地被血液中的还原剂(NADH、维生素 C、还原型谷胱甘肽等)所还原,正常成人血液中的高铁血红蛋白不超过血红蛋白总量的 1%～2%。当亚硝酸盐、过氯酸盐、磺胺等中毒时,大量的血红蛋白氧化成高铁血红蛋白,超过血红蛋白总量的

10%时,即可出现缺氧症状;达到 30%～50% 时,则发生严重缺氧。缺氧的发生与以下机制有关:高铁血红蛋白中的 Fe^{3+} 与羟基牢固结合,丧失结合氧的能力;而且当血红蛋白分子中的四个 Fe^{2+} 有一部分被氧化成 Fe^{3+} 后,剩余 Fe^{2+} 与氧的亲和力将增加,氧离曲线左移,导致组织缺氧。

4. 血红蛋白与氧的亲和力异常增高 如输入大量库存血,库存血中 2,3-DPG 含量低,可使氧离曲线左移;输入大量的碱性液体,血液 pH 增高,在短时间内通过波尔效应(Bohr 效应)使 Hb 与氧的亲和力增加;此外,已发现 30 多种血红蛋白病,由于 Hb 肽链中发生氨基酸替代,Hb 与氧的亲和力成倍增高,从而引起组织缺氧。

> 案例 7-2 分析 根据床边有一炭炉,窗户紧闭,且 HbCO 定性实验阳性,可推断患者死亡原因是 CO 中毒,属血液性缺氧。其血液中 HbCO 增多,致使患者皮肤、黏膜呈樱桃红色。

二维码 7-5
案例分析

(二)血氧变化的特点及缺氧的机制

血液性缺氧发生的关键是血红蛋白数量减少或性质改变,其血氧变化的主要特点为:①由于外呼吸正常,氧的摄入和弥散正常,故 PaO_2 正常;②SaO_2 主要取决于 PaO_2,所以 SaO_2 也正常;③血红蛋白数量减少(贫血)或性质改变(CO 中毒、高铁血红蛋白血症),使血氧容量和血氧含量降低,但 CO 中毒时,患者血氧容量可以是正常的,由于血氧容量是在体外用氧充分饱和后所测得的 Hb 最大携氧量,体外条件下 HbCO 中的 CO 可被 O_2 完全取代;④动-静脉血氧含量差减少:血液性缺氧时 PaO_2 虽正常,但 Hb 携带的氧减少,当血液向组织释放出少量 O_2 后,毛细血管内 PO_2 即迅速下降,以致毛细血管与组织间氧分压梯度下降,O_2 向组织弥散动力减弱,从而动-静脉血氧含量差减小。Hb 与 O_2 的亲和力增强引起的血液性缺氧较为特殊,其动脉血氧容量和血氧含量可不降低,但由于 Hb 与 O_2 的亲和力较大,结合的氧不易释出,血液弥散入组织的氧减少,致动-静脉血氧含量差小于正常。

严重贫血的患者皮肤、黏膜苍白;CO 中毒患者由于血液 HbCO 增多,其皮肤、黏膜呈樱桃红色;Hb 和 O_2 的亲和力异常增高时,皮肤、黏膜呈鲜红色;高铁血红蛋白呈咖啡色或青石板色,若食用大量含硝酸盐的腌菜或变质的剩菜,食物中硝酸盐被肠道细菌还原为亚硝酸盐,后者被大量吸收导致高铁血红蛋白血症,患者皮肤、黏膜呈棕褐色或类似发绀的颜色,故称为肠源性发绀(enterogenous cyanosis)。

三、循环性缺氧

循环性缺氧(circulatory hypoxia)是指因组织血流量减少而引起的组织供氧不足,又称低血流量性缺氧或低动力性缺氧(hypokinetic hypoxia)。

二维码 7-6
循环性缺氧

(一)原因

1. 全身性血液循环障碍 常见于休克和心力衰竭。有效循环血量减少,组织血液灌流量减少,致使组织发生缺血性缺氧;此外,全身性血液循环障碍还可引发静脉回流受阻,引起淤血性缺氧。

2. 局部性循环障碍 见于血管狭窄或阻塞,如血管痉挛或受压、动脉硬化、血管炎、血栓形成和栓塞等。

(二)血氧变化的特点及缺氧的机制

循环性缺氧的关键是组织血流量减少。血氧变化的主要特点是:①由于外呼吸功能正常、氧的摄入和弥散正常,故 PaO_2 正常、SaO_2 正常;②由于血红蛋白的质和量没有发生改变,所以血氧容量和血氧含量也正常;③循环障碍使血液流经组织毛细血管的时间延长,细胞从单位容积血液中摄取的氧量增多,同时由于血液淤滞,酸性代谢产物增加,使氧离曲线右移,释氧增加,动-静脉血氧含量差大于正常。但因单位时间内流过毛细血管的血量减少,组织细胞总摄氧量减少,导致组织缺氧。

缺血性缺氧的组织,由于毛细血管床血液灌流量减少而呈苍白色;淤血性缺氧的组织,因脱氧血红蛋白增加,皮肤、黏膜常出现发绀现象。

四、组织性缺氧

在组织供氧正常的情况下,因组织、细胞利用氧的能力减弱而引起的缺氧,称为组织性缺氧(histogenous hypoxia)或氧利用障碍性缺氧(dysoxidative hypoxia)。

二维码 7-7
组织性缺氧

(一)原因

进入细胞内的氧 $80\%\sim90\%$ 在线粒体内参与由呼吸链电子传递和磷酸化相互偶联的生物氧化反应。这一过程中,任何影响线粒体电子传递或氧化磷酸化的因素都可引起组织性缺氧。

1. 药物对线粒体氧化磷酸化的抑制 各种氰化物(如 HCN、KCN、NaCN、NH_4CN)中毒时,CN^- 与 Cyt aa3 铁原子中的配位键结合,形成氰化高铁 Cyt aa3,使细胞色素氧化酶不能还原,失去传递电子的功能,呼吸链中断,O_2 利用受阻;硫化氢可抑制细胞色素 C 氧化酶,使电子不能传递给氧;砷化物如三氧化二砷(砒霜)、五氧化二砷等,主要通过抑制细胞色素氧化酶、酶复合体Ⅳ、丙酮酸氧化酶等蛋白质巯基,使细胞利用氧障碍。此外,甲醇、胍乙啶、鱼藤酮、抗霉素 A、苯乙双胍等也可抑制呼吸链电子传递,引起组织性缺氧。

2. 呼吸酶合成减少 维生素 B_1 是丙酮酸脱氢酶辅酶的成分,维生素 B_2(核黄素)是黄素酶的组成成分,维生素 PP(烟酰胺)是辅酶Ⅰ和辅酶Ⅱ的组成成分,这些维生素的严重缺乏可影响氧化磷酸化过程。

3. 线粒体损伤 高温、大量放射线照射和细菌毒素等可直接损伤线粒体,引起细胞生物氧化障碍。

(二)血氧变化的特点及缺氧的机制

组织性缺氧时,PaO_2、SaO_2、CaO_2、CO_2 max 均正常,缺氧发生的关键是组织对氧的利用障碍,导致动-静脉血氧含量差减少。由于细胞氧利用障碍,毛细血管中氧合血红蛋白高于正常水平,患者皮肤、黏膜可呈红色或玫瑰红色。

临床所见缺氧常为混合性缺氧。如感染性休克时主要是循环性缺氧,内毒素可引起组织利用氧障碍而发生组织性缺氧,若并发休克肺还可导致低张性缺氧。

各型缺氧的原因和血氧变化的特点见表 7-1。

表 7-1　各型缺氧的原因和血氧变化特点

缺氧类型	PaO_2	CaO_2	$CO_2 max$	SaO_2	$CaO_2 - CvO_2$
低张性缺氧	↓	↓	N 或 ↑	↓	↓ 或 N
血液性缺氧	N	↓	↓ 或 N		↓
循环性缺氧	N	N	N	N	↑
组织性缺氧	N	N	N	N	↓

注：↓ 表示降低；↑ 表示升高；N 表示正常。

第三节　缺氧时机体的功能和代谢变化

缺氧对机体的影响，取决于缺氧发生的程度、速度、部位、持续的时间以及机体的功能代谢状态。轻度缺氧主要引起机体代偿性反应；严重缺氧而机体代偿不全时，出现的变化以功能代谢障碍为主。急性缺氧发生速度快，机体往往来不及充分发挥代偿作用；而慢性缺氧可通过机体的代偿，如增加组织、细胞氧的供应和对氧的利用能力等，使细胞的缺氧程度减轻。

不同类型的缺氧引起的变化不尽相同，下面主要以低张性缺氧为例解释缺氧时机体的功能和代谢变化。

一、呼吸系统的变化

（一）肺通气量增大

当 PaO_2 低于 60mmHg 时，可刺激颈动脉体和主动脉体化学感受器，反射性兴奋呼吸中枢，使呼吸加深加快，肺泡通气量增加，称为低氧通气反应。这是急性缺氧最重要的代偿反应，其意义在于：①肺泡通气量增加，肺泡气氧分压升高，PaO_2、SaO_2 也随之升高。②胸廓呼吸运动增强使胸内负压增大，促进静脉回流，增加肺血流量和心输出量，有利于肺换气和氧在血液中的运输。

低氧通气反应的强度与缺氧程度、缺氧持续的时间有关。如人到海拔 4000m 的高原后，肺通气量立即增加，比在海平面约高 65%，4~7d 后达高峰，肺通气量可达平原水平的 5~7 倍，久居高原后，肺通气量逐渐回降，仅比平原高 15% 左右。这种变化的机制在于，初期 PaO_2 降低引起肺通气量增加，但此时的过度通气可导致呼吸性碱中毒，脑脊液 CO_2 分压降低，pH 增高，抑制呼吸中枢，肺通气受限。数日后，通过肾脏代偿性排出 HCO_3^-，脑脊液内的 HCO_3^- 也逐渐通过血脑屏障进入血液，脑组织中 pH 逐渐恢复正常，对中枢化学感受器的抑制作用解除，外周化学感受器兴奋呼吸的作用得以充分发挥，肺通气量显著增加。久居高原肺气量回降，与外周化学感受器对缺氧的敏感性降低有关，这是一种慢性适应性反应，可平衡氧的供需矛盾，因为肺通气量增加时呼吸肌耗氧量也增加。

发生血液性缺氧、循环性缺氧和组织性缺氧时，动脉血氧分压正常，肺通气量无明显变化。

— 100 —

（二）高原肺水肿

高原肺水肿（high altitude pulmonary edema，HAPE）是指从平原快速进入海拔 2500m 以上的高原时，因低压缺氧而发生的一种高原特发性疾病，表现为呼吸困难、发绀、咳粉红色泡沫痰或白色泡沫痰，肺部听诊有湿啰音等。其发生可能与以下机制有关：①缺氧引起肺血管收缩，肺动脉压增高，肺毛细血管内压增高；②缺氧致肺血管内皮细胞通透性增高，液体渗出；③缺氧致外周血管收缩，肺循环血流量增加；④缺氧使肺泡上皮细胞对肺泡内钠和水的清除能力降低。

（三）中枢性呼吸衰竭

当 PaO_2 低于 30mmHg 时，可直接抑制呼吸中枢，导致肺通气量减少。中枢性呼吸衰竭表现为呼吸抑制，呼吸节律和频率不规则，出现周期性呼吸甚至呼吸停止。

二维码 7-8
知识链接

二、循环系统的变化

（一）心脏功能变化

急性轻度或中度缺氧时，呼吸运动增强刺激肺牵张感受器，反射性引起心率加快；缺氧初期，交感神经兴奋，作用于心脏 β-肾上腺素能受体，使心肌收缩力增强；胸廓呼吸运动增强，导致静脉回流和心输出量增加，有利于增加对器官、组织的血液供应。

严重缺氧可直接抑制心血管运动中枢，引起心肌能量代谢障碍，心率减慢、心肌收缩力减弱，使心输出量降低；引起细胞内外离子分布改变，心肌细胞内 K^+ 减少，Na^+ 增多，静息膜电位降低，心肌兴奋性和自律性增高，传导性降低，易发生传导阻滞、室颤等心律失常。

（二）血流重新分布

急性缺氧时，全身各器官的血流分布发生改变，心、脑的血流量增多，而皮肤、内脏、骨骼肌和肾的血流量减少。其主要机制为：①缺氧时交感神经兴奋，由于皮肤、内脏、骨骼肌和肾的血管 α-肾上腺素受体密度高，这些部位的血管收缩，血流量减少。②局部代谢产物对血管的调节。缺氧时，心、脑组织中乳酸、腺苷、PGI_2 等酸性代谢产物积聚，引起局部血管扩张，血流量增多。血液重新分布有利于保证重要生命器官氧的供应，具有重要的代偿意义。

（三）肺循环的变化

急性缺氧引起肺血管收缩，慢性缺氧在引起肺血管收缩的同时还可引起以管壁增厚、管腔狭窄为特征的肺血管结构改建，导致持续的肺动脉高压。

肺泡气 PO_2 降低可引起该部位肺小动脉收缩，称为缺氧性肺血管收缩（hypoxic pulmonary vasoconstriction，HPV）。其生理学意义在于，减少缺氧肺泡周围的血流，使这部分血流转向通气充分的肺泡，有利于维持通气与血流的适当比例，获得较高的 PaO_2。其机制为：①缺氧抑制肺血管平滑肌上电压依赖型钾通道（Kv），使 K^+ 外流减少，细胞膜去极化，Ca^{2+} 内流增加，引起血管收缩。②缺氧使肺血管平滑肌细胞线粒体功能障碍，活性氧产生增多，活性氧抑制 Kv 通道，致 Ca^{2+} 内流增多，血管收缩。③缺氧时，血栓素 A_2、内皮素、血管紧张素等缩血管物质产生、释放增多，而 NO、PGI_2 等舒血管物质产生减少。

慢性缺氧不仅使肺小动脉长期处于收缩状态,还可引起肺血管壁平滑肌细胞和成纤维细胞肥大和增生,导致肺血管重建,表现为无肌型微动脉肌化,小动脉中层平滑肌增厚,管腔狭窄,同时肺血管壁中胶原和弹性纤维沉积,血管硬化,形成持续的缺氧性肺动脉高压(hypoxic pulmonary hypertension,HPH)。持久的肺动脉高压,可因右心室后负荷增加而导致右心室肥大甚至衰竭。HPH 是肺源性心脏病发生的中心环节。

(四)组织毛细血管增生

长期缺氧可诱导血管内皮生长因子(vascular endothelial growth factor,VEGF)等基因的表达,进而促进毛细血管增生,以脑、心和骨骼肌尤为显著。毛细血管的密度增加可缩短 O_2 从血管弥散至组织细胞的距离,具有代偿意义。

三、血液系统的变化

缺氧可使骨髓造血增强及氧合血红蛋白解离曲线右移,从而增加氧的运输和释放。

(一)红细胞和血红蛋白增多

慢性缺氧时,红细胞和血红蛋白均明显增加。其机制是:缺氧引起肾小管旁间质细胞内缺氧诱导因子-1(hypoxia inducible factor 1,HIF-1)增多,活性增高,促进促红细胞生成素(erythropoietin,EPO)合成释放。EPO 主要通过调节骨髓红系的增生和分化、抑制原红细胞和早幼红细胞凋亡等途径,促使红细胞生成增加。红细胞和血红蛋白增多可增加血液的氧容量和氧含量,增加组织的供氧量,是机体对慢性缺氧的一种重要代偿反应;但少数人的红细胞会过度增多,使血液黏滞度和血流阻力增加,导致微循环障碍,加重组织细胞缺氧。

(二)红细胞中 2,3-DPG 增多、红细胞释放氧能力增强

缺氧时,红细胞中 2,3-DPG 增多,氧离曲线右移,有利于红细胞释放出更多的氧,供组织细胞利用。

2,3-DPG 是红细胞内糖酵解过程的中间产物(图 7-2),其含量取决于糖酵解速度、二磷酸甘油酸变位酶(DPGM)和 2,3-DPG 磷酸酶(DPGP)的活性,以及 2,3-DPG 与血红蛋白的结合量。缺氧时,2,3-DPG 增多的机制是:①生成增多。低张性缺氧时氧合血红蛋白(HbO_2)减少,而脱氧血红蛋白(HHb)增多。HbO_2 的中央空穴小,不能结合 2,3-DPG,HHb 的中央空穴大,可结合 2,3-DPG(图 7-3)。低张性缺氧时 HHb 增多,对 2,3-DPG 的结合增加,红细胞内游离 2,3-DPG 减少,削弱了 2,3-DPG 对磷酸果糖激酶和 DPGM 的抑制作用,糖酵解增强,2,3-DPG 生成增多。②分解减少。低张性缺氧可由于肺代偿性过度通气导致呼吸性碱中毒,同时由于脱氧血红蛋白偏碱性,pH 增高可抑制 DPGP 的活性,使 2,3-DPG 分解减少。

四、中枢神经系统的变化

脑重仅为体重的 $2\%\sim3\%$,而脑血流量却占心输出量的 15%,脑耗氧量占机体总耗氧量的 23%。脑组织所需能量主要来源于葡萄糖的有氧氧化,而脑内葡萄糖和氧的储备量很少,因此,脑组织对缺氧十分敏感。急性缺氧可引起头痛、情绪激动、记忆力减退、运动不协调等。慢性缺氧者则有易疲劳、注意力不集中及精神抑郁等症状。严重缺氧可导致昏迷甚至死亡。

6-P-F ← 6-P-G ← G

PFK

1,2-DPF

3-磷酸甘油醛　　磷酸二羟内酮

1,3-二磷酸甘油酸

DPGM

2,3-DPG

DPGP → 3-磷酸甘油醛

DPGP → 2-磷酸甘油醛

丙酮酸 —— 乳酸

图 7-2　2,3-DPG 的生成与分解

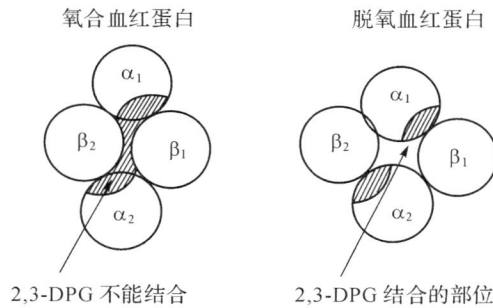

氧合血红蛋白　　　　　　脱氧血红蛋白

α₁　　　　　　α₁

β₂　　β₁　　β₂　　β₁

α₂　　　　　　α₂

2,3-DPG 不能结合　　　2,3-DPG 结合的部位

图 7-3　2,3-DPG 与 HHb 空穴结合

缺氧引起中枢神经系统机能障碍与脑水肿和脑细胞损伤有关。神经细胞膜电位降低、神经递质合成减少、ATP 生成不足、酸中毒、自由基、炎症介质生成增多等，均可导致神经系统功能障碍，破坏神经细胞结构。缺氧可直接扩张脑血管，抑制细胞膜钠泵功能，缺氧、酸中毒还可使微血管通透性增加，导致脑细胞及脑间质水肿。

五、组织细胞的变化

(一)代偿性反应

缺氧时，机体除了通过增加通气量、心输出量、血红蛋白含量等进行代偿以外，还可在组织细胞层面发生一系列代偿适应性反应，以维持正常的生命活动。

1. 组织细胞利用氧的能力增强　慢性缺氧时，细胞内线粒体数目增多，膜表面积增大，呼吸链中的酶如琥珀酸脱氢酶、细胞色素氧化酶的含量增多、活性增强，提高了细胞对氧的利用能力。

2. 糖酵解增强　缺氧时，ATP 生成减少，ATP/ADP 值下降，使磷酸果糖激酶活性增强，糖酵解加强，可在一定的程度上补偿能量的不足。

3. 载氧蛋白表达增加　细胞中有多种载氧蛋白，包括血红蛋白、肌红蛋白、脑红蛋白、

胞红蛋白等,具有结合、储存和转运氧的能力。慢性缺氧时体内载氧蛋白含量增加,组织、细胞对氧的摄取和储存能力也相应增强。

4. 低代谢状态　缺氧可使细胞处于低代谢状态,如糖、蛋白质合成减弱,氧的消耗减少,以维持氧的供需平衡。

（二）损伤性变化

1. 细胞膜的损伤　缺氧时,由于细胞膜对离子的通透性增强,细胞膜离子泵功能发生障碍,离子顺浓度差透过细胞膜:钠离子内流,使细胞内 Na^+ 增多,促进细胞内钠水潴留;钾离子外流,细胞内 K^+ 减少,影响细胞功能;钙离子内流,细胞内 Ca^{2+} 增多,进而激活磷脂酶和多种钙依赖性蛋白水解酶等,导致膜磷脂分解和大量氧自由基生成。

2. 线粒体的损伤　严重缺氧可引起线粒体结构损伤,表现为线粒体肿胀、嵴崩解、外膜破裂和基质外溢等。

3. 溶酶体的损伤　酸中毒和钙超载可激活磷脂酶,分解膜磷脂,使溶酶体膜的稳定性降低、通透性增高,严重时溶酶体破裂,释放出大量溶酶体酶,进而导致细胞本身及其周围组织的溶解、坏死。

第四节　缺氧治疗的病理生理基础

一、病因学防治

首先应去除缺氧的原因,如尽快脱离缺氧环境,改善肺的通气和换气功能,纠正贫血,控制心力衰竭,及时解毒等。

二、氧疗

通过吸入氧分压较高的空气或纯氧治疗疾病的方法称为氧疗(oxygen therapy)。氧疗是治疗缺氧的基本方法,但因缺氧的原因不同,氧疗的效果也有较大差异。

吸氧能有效提高肺泡气氧分压,促进氧在肺中的弥散和交换,提高动脉血氧分压、血氧含量和血氧饱和度,因而对吸入气氧分压过低及肺功能障碍等引起的低张性缺氧非常有效。但对于静脉血分流入动脉血所引起的低张性缺氧,因分流的血液未经过肺泡而直接掺入动脉血,故吸氧对改善缺氧的作用较小。血液性缺氧和循环性缺氧患者动脉血氧分压和血氧饱和度均正常,此时氧疗主要是通过提高动脉血氧分压、增加血液中溶解的氧量,改善对组织的供氧。CO 中毒患者吸入纯氧特别是高压氧可使血液氧分压增高,氧和 CO 竞争性地与血红蛋白结合,促使碳氧血红蛋白解离,治疗效果较好。组织性缺氧时,组织的供氧是正常的,此时的主要问题是细胞对氧的利用障碍,故氧疗的效果不明显。

三、防治氧中毒

氧疗能提高 PaO_2,改善缺氧组织的供氧情况,但需注意防止氧中毒的发生。因吸入氧分压过高的气体而引起的组织、细胞损害,称为氧中毒(oxygen intoxication)。氧中毒的发生取决于吸入气氧分压而不是氧浓度。吸入气的氧分压（P_iO_2）与氧浓度（F_iO_2）的关系：$P_iO_2 = (PB-47) \times F_iO_2$，式中 PB 为吸入气压力（mmHg），47 为水蒸气压力（mmHg）。当吸入气氧分压过高时，肺泡气和动脉血的氧分压随之增高，血液与组织细胞间的氧分压差增大，氧的弥散加速，组织细胞因获得过多的氧，产生过多活性氧（包括超氧阴离子、过氧化氢、羟自由基和单线态氧），损伤组织细胞，而引起氧中毒。

二维码 7-9
知识链接

【本章小结】

供氧不足或用氧障碍，导致组织代谢、功能和形态结构异常改变的病理过程称为缺氧。临床常依据血氧指标判断组织的供氧和用氧情况，包括 PaO_2、CO_2max、CaO_2、SaO_2、P_{50} 和 $CaO_2—CvO_2$。根据缺氧的原因及血氧变化的特点，将缺氧分为四种类型：低张性缺氧，主要由吸入气氧分压降低、呼吸功能异常及静脉血分流入动脉所引起，PaO_2 降低是其基本特征；血液性缺氧，与 Hb 异常相关，常见原因有贫血、CO 中毒和高铁血红蛋白血症，血氧变化特点是 CO_2max、CaO_2 均降低；循环性缺氧，发生的关键是组织血流量减少，从而供氧减少，由于循环障碍，血液流经组织毛细血管的时间延长，故血氧指标 $CaO_2—CvO_2$ 常增大；组织性缺氧，此时机体供氧是正常的，但由于内呼吸功能异常，利用氧障碍，所以 $CaO_2—CvO_2$ 减小。缺氧时机体发生一系列功能、代谢甚至形态结构的异常，包括代偿性反应和损伤性变化。缺氧的治疗原则主要是消除病因和纠正缺氧。氧疗对各种类型的缺氧均有一定的疗效，是治疗缺氧的首要措施，但应注意防止因氧疗不当而引起氧中毒。

【复习思考题】

1. 什么是缺氧？
2. 各血氧指标的影响因素有哪些？
3. 各型缺氧的原因、血氧变化的特点及引起缺氧的机制是什么？
4. 低张性缺氧对呼吸系统有何影响？
5. 氧疗对不同类型缺氧患者的治疗效果有何不同？

二维码 7-10
习题及答案

【参考文献】

［1］王建枝，殷莲华. 病理生理学. 8 版. 北京：人民卫生出版社，2013.

［2］查锡良，药立波. 生物化学与分子生物学. 8 版. 北京：人民卫生出版社，2013.

［3］王万铁，倪世容. 病理生理学. 2 版. 北京：人民卫生出版社，2014.

［4］高钰琪. 高原病理生理学. 北京：人民卫生出版社，2006.

（戴雍月）

第八章 发 热

【学习目标】

掌握：发热的概念，内生致热原（EP）的概念，发热时的体温调节机制。

熟悉：发热时机体的功能、代谢变化，发热，发热激活物的种类。

了解：发热防治的病理生理学基础。

【案例导入】

案例 8-1

王××，女性，17 岁，学生。患者因近 2d 自感浑身发热，头痛，全身肌肉酸痛，食欲减退，来我院门诊检查，以"发热待查"收治入院。

体检：体温 39.4℃，脉搏 100 次/min，呼吸 20 次/min，血压 100/70mmHg，咽部充血，两肺呼吸音稍粗糙，未闻啰音。心律齐，腹软，肝、脾未及。胸透（一）。

化验：白细胞总数 $1.93×10^9/L$，中性粒细胞 83%。大便黄色糊状，蛔虫卵（一）。尿（一）。

入院后给予抗生素及输液治疗，在输液过程中出现畏寒、浑身发抖、烦躁不安，测体温 41.9℃，心率 120 次/min，呼吸浅促。停止输液，肌注异丙嗪一支，并给予酒精擦浴，头部置冰袋。次日，体温渐降，患者精神软弱，诉出汗较多，继续输液及抗生素治疗，3d后，体温退至 37℃，除感乏力外无自觉不适。住院 6d 后治愈出院。

思考题

1. 输液过程中出现畏寒、浑身发抖、体温升高（41.9℃）等属何种反应？为什么？

2. 解释一系列临床表现如头痛、烦躁不安、食欲减退、出汗较多、脉搏、呼吸、心率等改变是否与发热有关？

3. 为什么对患者采用酒精擦浴、头部置冰袋治疗？

第一节 概 述

人具有相对稳定的体温，这对于维持人体正常的生物学功能至关重要。这是因为人具有完善的体温调节系统,使正常成人体温维持在 37℃左右,一昼夜上下波动不超过 1℃。

发热(fever)是致热原的作用使体温调定点(set point,SP)上移而引起的调节性体温升高,一般超过正常体温的 0.5℃,即称为发热。

体温调节的高级中枢位于视前区下丘脑前部(preoptic anterior hypothalamus,POAH),而延髓、脊髓等部位也对体温信息有一定程度的整合功能,被认为是体温调节的次级中枢所在。另外,大脑皮质也参与体温的调节。发热是体温调定点上移。调定点理论认为,体温调节类似于恒温器的调节,体温调节围绕调定点来进行,在体温偏离调定点时,体温控制系统可通过效应器的产热和散热把温度维持在调定点水平。调定点的上移引起调节性体温升高(图 8-1)。

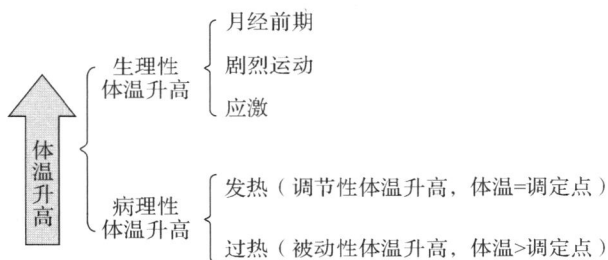

图 8-1 体温升高的分类

发热时体温升高,但并不是所有的体温升高都属于发热。人体体温升高可以分为生理性和病理性体温升高两类。①生理性体温升高,如剧烈运动、妇女月经前期及心理性应激时体温升高等。②病理性体温升高,包括两种情况:多数是调节性体温升高,即为发热;少数是因体温调节障碍(如体温调节中枢损伤)、散热障碍(如皮肤鱼鳞病、先天性汗腺缺乏、环境高温所致的中暑等)或产热异常(如甲状腺功能亢进)导致的,体温调节机构无法将体温控制在与调定点相适应的水平上,其本质不同于发热,是被动性体温升高,称为过热(hyperthermia)。

二维码 8-2
发热与过热
的比较

发热不是独立的疾病,而是很多疾病共有的病理过程和临床表现,也是疾病发生的重要信号。因此,了解发热的特点,对判断病情、诊断疾病、评估疗效和预后,都有重要参考意义。

第二节 病因和发病机制

二维码 8-3
知识链接

对于体温中枢的调节方式和发热机制,目前大多以调定点学说来解释,发热的环节已基本明确。

一、发热激活物

二维码 8-4
发热的
基本环节

发热激活物是指能激活内生致热原细胞产生和释放内生致热原(endogenous pyrogen,EP)的物质(又称 EP 诱导物),包括外源性发热激活物和体内产生的发热激活物。外源性发热激活物主要是各种微生物(图 8-2)。

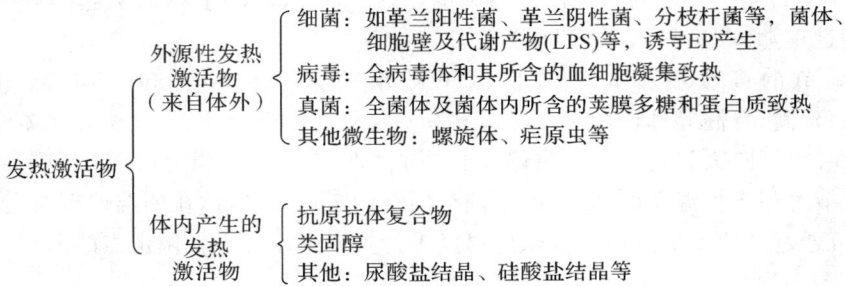

$$
\text{发热激活物} \begin{cases} \begin{matrix} \text{外源性发热} \\ \text{激活物} \\ \text{(来自体外)} \end{matrix} \begin{cases} \text{细菌：如革兰阳性菌、革兰阴性菌、分枝杆菌等，菌体、} \\ \qquad \text{细胞壁及代谢产物(LPS)等，诱导EP产生} \\ \text{病毒：全病毒体和其所含的血细胞凝集致热} \\ \text{真菌：全菌体及菌体内所含的荚膜多糖和蛋白质致热} \\ \text{其他微生物：螺旋体、疟原虫等} \end{cases} \\ \\ \begin{matrix} \text{体内产生的} \\ \text{发热} \\ \text{激活物} \end{matrix} \begin{cases} \text{抗原抗体复合物} \\ \text{类固醇} \\ \text{其他：尿酸盐结晶、硅酸盐结晶等} \end{cases} \end{cases}
$$

图 8-2 发热激活物的种类和来源

(一)细菌

1. 革兰阳性菌 G^+ 细菌(主要有葡萄球菌、链球菌、肺炎球菌等)感染是常见的发热原因。这类细菌的菌体和代谢产物(如葡萄球菌释放的可溶性外毒素)都是发热激活物。

2. 革兰阴性菌 G^- 细菌(主要有大肠杆菌、伤寒杆菌、脑膜炎球菌等)菌体和代谢产物有致热性,其胞壁中内毒素(endotoxin,ET)的致热性更突出。ET 的主要成分为脂多糖(lipopolysaccharide,LPS),具有高度水溶性,是效应很强的发热激活物。它位于细胞壁的最外层,附着于肽聚糖上。ET 耐热性强(干热 160℃持续 2h 才能灭活),一般方法很难清除,是血液制品和输液过程中主要的热源污染物。

3. 分枝杆菌 典型菌群是结核杆菌。结核杆菌的菌体及其胞壁中含有的蛋白质、多糖和肽聚糖都有致热作用。结核杆菌活动性感染者多数有明显的发热和盗汗,且常在其他临床症状之前出现。

(二)病毒

常见的有流感病毒、柯萨奇病毒和麻疹病毒等。病毒的致热因素是全病毒体及所含的血细胞凝集素。被流感和 SARS 等病毒感染后的最主要症状就是发热。

(三)真菌

常见的是白色念珠菌、球孢子菌和新型隐球菌等。真菌是以全菌体和菌体内含有的荚膜多糖和蛋白质致热。许多真菌感染引起的疾病也往往伴有发热。

(四)螺旋体

常见的是钩端螺旋体、梅毒螺旋体和回归热螺旋体。可能是其代谢产物或所含的外毒素致热。钩端螺旋体感染后可表现为发热、头痛及乏力,是因为其含有溶血素和细胞毒因子等。

(五)疟原虫

疟原虫感染人体后可引起周期性红细胞破裂,大量裂殖子和代谢产物(如疟色素)释放入血而引起高热。

体内产物则有以下几种。

1. 抗原抗体复合物 抗原抗体复合物对产 EP 细胞有激活作用。如自身免疫性疾病患者常出现发热。

2. 类固醇 某些类固醇产物有致热作用。典型代表是睾酮的中间代谢产物本胆烷醇酮。

3. 其他 如尿酸盐结晶、硅酸盐结晶等也有致热作用。另外,体内组织的大量破坏也可导致发热,如严重的心脏病急性发作后、大手术后,机体组织大量被破坏,均可引起发热。

> 案例 8-1 分析 该患者就诊时出现的发热,首先考虑是最常见的病原微生物引起的;而在输液过程中出现发热,考虑跟内毒素反应有关,内毒素的主要成分为脂多糖,具有高度水溶性,是效应很强的发热激活物。

二维码 8-5
案例分析

二、内生致热原

产 EP 细胞在发热激活物的作用下,产生和释放能引起体温升高的物质,称之为内生致热原。内生致热原是由能够产生和释放 EP 的细胞如单核细胞、巨噬细胞、内皮细胞、淋巴细胞以及肿瘤细胞等在发热激活物作用下产生和释放的。目前已明确的 EP 包括以下几类。

1. 白细胞介素-1 早期发现的 EP 主要是白细胞介素-1(IL-1)。IL-1 是在发热激活物的作用下,由单核细胞、巨噬细胞、肿瘤细胞、星状细胞及内皮细胞等释放的多肽类物质,不耐热,70℃下处理 30min 即丧失活性。IL-1 受体广泛分布于脑内,但密度最大的区域在最靠近体温调节中枢的下丘脑外侧。实验发现,给鼠、家兔等动物静脉内注射 IL-1 都能引起典型的发热反应,这些反应可被水杨酸钠(解热药)阻断。

2. 肿瘤坏死因子 肿瘤坏死因子(TNF)是重要的 EP 之一,与 IL-1 具有相似的生物活性和致热活性。葡萄球菌、链球菌、内毒素等可诱导巨噬细胞、淋巴细胞等分泌 TNF。给家兔、大鼠等动物静脉注射 TNF 能引起明显的发热反应。此外,TNF 在体内和体外都可刺激 IL-1 的产生。将提纯的 TNF 经静脉注射或脑室导入,均可引起体温升高,大剂量则可引起双相热。这些反应可被环加氧酶抑制剂布洛芬阻断。

3. 干扰素 干扰素(IFN)是一种低分子量的抗病毒、抗肿瘤的糖蛋白,在病毒等因素作用下,由淋巴细胞或致敏淋巴细胞产生。IFN 不耐热,60℃下处理 40min 即可灭活。用 IFN 治疗的患者,多会出现发热,故发热成为 IFN 治疗的主要不良反应。

另外,IL-6、巨噬细胞炎症蛋白-1、IL-8 和内皮素也被认为是 EP,或可能与发热有一定的关系,但还缺乏系统的研究。

第三节 发热时的体温调节机制

一、体温调节中枢

体温调节中枢位于 POAH,该区含有温度敏感神经元,主导体温正向调节,即正调节中枢;其对外周和深部温度信息有整合作用。而中杏仁核(medial amygdaloid nucleus, MAN)、腹中隔(ventral septal area,VSA)和弓状核(arcuate nucleus,AN)等脑区,则在发热时对体温产生负向调节,限制体温过度升高,即负调节中枢。体温调节还涉及中枢神经系统的其他多个部位,如大脑皮质、脑干等。正负调节相互作用的结果决定调定点上移的水平以及发热的幅度和时程。因此,发热体温调节中枢是正、负调节中枢共同作用构成的复杂功能系统。

二、致热信号传入中枢的途径

EP 是大分子蛋白质,一般不易透过血脑屏障。目前认为 EP 进入脑内引起体温调节中枢调定点上移的可能途径有以下两种。

(1)EP 通过血脑屏障转运入脑:这是一种较直接的信号传递方式。在血脑屏障的毛细血管床部分存在内生致热原成分的可饱和转运机制;EP 也有可能从脉络丛部位渗入或者易化扩散入脑,通过脑脊液循环分布到 POAH。

(2)EP 通过终板血管器的有孔毛细血管入脑:终板血管器(organum vasculosum laminae terminalis, OVLT)位于视上隐窝上方,靠近 POAH,是血脑屏障的薄弱部分,此处存在有孔毛细血管,对大分子物质有较高的通透性,EP 可由此入脑。

三、发热中枢调节介质

无论以何种方式入脑,EP 本身并不是直接引起调定点上升的物质。它可能首先作用于体温调节中枢,引起发热中枢调节介质的释放,继而引起调定点的改变。发热中枢体温调节介质可分为两类:正调节介质和负调节介质。

1. 正调节介质　是一类介导体温调定点上移的物质。包括以下五种。

(1)前列腺素 E(prostaglandin E, PGE):在 EP 诱导的发热期间,下丘脑合成和释放 PGE;使用 PGE 合成抑制剂如阿司匹林、布洛芬等在降低体温的同时,也可降低脑脊液中 PGE 浓度;若将 PGE 直接注入动物脑室内,可引起明显发热,其致热敏感点在 POAH。

(2)Na^+/Ca^{2+} 比值:动物脑室内灌注 Na^+ 使体温升高,灌注 Ca^{2+} 则使体温很快下降;降钙剂的脑室关注可引起体温升高。Na^+/Ca^{2+} 值改变在发热机制中可能担负着重要的中介作用。

(3)环磷酸腺苷(cAMP):外源性 cAMP 注入动物静脉或脑室可迅速引起发热,潜伏期明显短于 EP 导致的发热;其致热作用可被促进 cAMP 分解的磷酸二酯酶抑制剂增强。

(4)促肾上腺皮质激素释放:促肾上腺皮质激素释放激素(corticotrophin releasing hormone, CRH)是一种 41 肽的神经激素,主要分布于室旁核和杏仁核。在应激时,它刺激垂体合成释放 ACTH 等,同时中枢 CRH 也具有垂体外生理功能,它是发热体温中枢正调节介质。

(5)一氧化氮:一氧化氮(NO)作用于 POAH、OVLT 等部位,介导发热时的体温上升,增加棕色脂肪组织的代谢活动而导致产热增加,抑制发热时负调节介质的合成与释放。

在发热的过程中,上述正调节介质水平升高;动物脑室中给予正调节介质可以引起实验动物体温升高;阻断或降低正调节介质则可以解热。

2. 负调节介质　是一类对抗体温升高或降低体温的物质。

(1)精氨酸加压素:精氨酸加压素(arginine vasopressin, AVP)是下丘脑神经原合成的神经垂体肽类激素。特点是在不同环境温度对体温调节效应期产生不同作用。在 25℃时，AVP 的解热效应主要表现在加强散热；在 4℃时，主要表现在减少产热。

（2）黑素细胞刺激素：黑素细胞刺激素（α-melanocyte stimu-lating hormone，α-MSH）的解热作用与增强散热有关。内源性的 α-MSH 可以限制发热的温度和持续时间。

（3）膜联蛋白 A1：膜联蛋白 A1（annexin A1）又称脂皮质蛋白-1，是一种钙依赖性磷脂结合蛋白。它在体内分布十分广泛，但主要存在于脑、肺等器官之中。目前，研究发现，糖皮质激素发挥解热作用依赖于脑内膜联蛋白 A1 的释放。

这些负调节介质具有明显的解热作用。正是由于这些介质的存在，各种感染性疾病引起的发热极少超过 41℃。这种发热时体温升高被限定在一定范围的现象称为热限。这是机体的自我保护功能和自稳调节机制，可防止体温过度升高损伤组织器官，具有保护意义。

案例 8-1 分析　患者出现的发热机制，是发热激活物刺激内生致热原细胞产生了内生致热原 EP，EP 进入血脑屏障，使体温调节中枢的正调节介质增多，从而使体温调定点上移，引起发热。

四、体温调定点与发热时相

调定点理论认为，体温调节中枢内有一个调定点，体温围绕着调定点上下波动。调定点的正常值在 37℃左右。当体温偏离调定点时，通过反馈系统把偏差信息输送到体温控制系统综合处理，然后对效应器发出调节信号（散热和发热），使身体的中心温度维持在与调定点相适应的水平。

发热时，来自体内外的发热激活物作用于产 EP 细胞，从而产生和释放 EP，EP 经血液循环到达颅内 POAH 和 OVLT 附近，引起中枢发热介质释放，作用于相应的神经元后引起调定点上移。此时调定点高于中心温度，体温调节中枢出现产热和散热的调整，最终使体温升高到与调定点相适应的水平。发热持续一定时间后，随着负调节机制的激活，负调节介质限制调定点的上移和体温的上升，调控体温至正常水平。这就是典型的发热过程（图 8-3）。

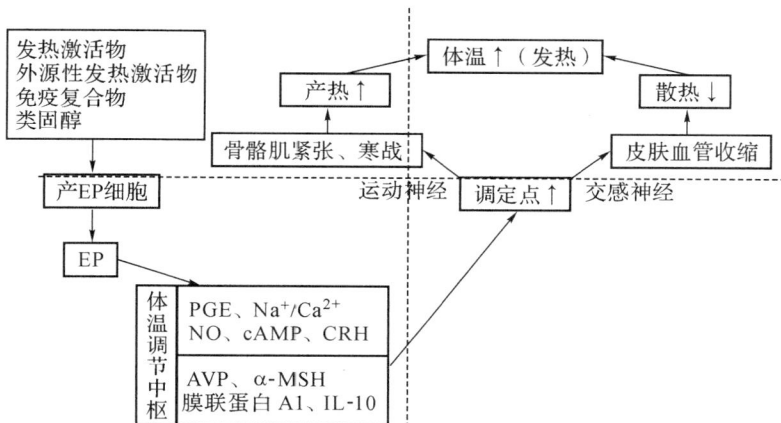

图 8-3　发热发病学

发热过程大致分为三个时相。

1. 体温上升期 发热的开始阶段,体温调定点上移,正调节占优势。使原来正常的体温变成"冷刺激",体温调节中枢发出对"冷刺激"的反应传到散热中枢和产热器官,出现皮肤血管收缩、血流减少(减少机体散热)、寒战及代谢增强等(增加机体产热),使体温升高。寒战是骨骼肌不自主地节律性收缩,由于屈肌和伸肌同时收缩,故不表现外功,肢体也没有运动,但产热量却大大增加。此期的特点是,产热大于散热,体温升高。

2. 高温持续期 当体温升高到与上移的调定点相适应时,体温调节中枢的"冷刺激"逐渐消失,寒战停止并出现散热。此期体温调节中枢在较高体温调定点水平,调节机体的产热和散热平衡,保持高体温。此时患者有酷热感,皮肤血管扩张、血流量增加,皮温高于正常。此期的特点是,产热和散热在高水平保持相对平衡。

3. 体温下降期 经历高温持续期后,随着激活物被控制或消失,EP及增多的介质被清除或降解,"调定点"恢复到正常水平,这时体温与"调定点"相比就是一个"热刺激",体温调节中枢对"热刺激"产生反应,则会发出增加散热(皮肤血管扩张)和减少产热的指令,使体温降低,恢复到与正常体温调定点相适应的水平。患者表现为汗腺分泌增加,可大量出汗,严重者甚至可脱水。此期的特点是,散热增加,产热减少,体温下降,逐渐恢复到正常调定点水平。

不同病因引起的发热时相是不同的,有些发热时相具有特征性,可以作为疾病临床诊断的辅助依据。

案例 8-1 分析 当患者体温调定点上移,原来正常的体温变成"冷刺激",体温调节中枢对"冷刺激"产生的反应传到散热中枢和产热器官,出现皮肤血管收缩、血流减少(减少机体散热)、寒战及代谢增强等(增加机体产热),使体温升高。

第四节 发热时代谢与功能的变化

一、物质代谢变化

体温每升高 1℃,基础代谢率提高 13%,糖、蛋白质和脂肪的消耗明显增多,同时也会出现水、电解质及维生素的代谢变化。

(一)营养物质代谢

发热时由于产热的需要,能量消耗大大增加,因而对糖的需求增多,糖的分解代谢加强,糖原储备减少。脂肪分解也明显加强,加上发热患者食欲下降,营养摄入不足,机体会动员脂肪储备。蛋白质分解加强,尿氮比正常情况增多 2～3 倍。尤其在寒战期消耗更大,无氧酵解增加,乳酸的产量也大增。据粗略计算,肌肉剧烈活动时,从有氧氧化得到的能量只占糖酵解供给能量的 1/5,因而产生大量乳酸,这也是发热患者出现肌肉酸痛的原因之一。

(二)水、电解质及维生素代谢

在发热体温上升的过程中,由于肾血流量减少,尿量也明显减少,Na^+、Cl^- 排泄减少,但到退热阶段,水、Na^+ 和 Cl^- 又由于尿量恢复大量排出。糖、脂肪和蛋白质分解代谢加强,各种维生素的消耗也增多。高温持续期的皮肤和呼吸道水分蒸发的增加及退热期的大量出汗可导致水分的大量丢失,严重者可引起脱水。因此,发热患者应及时补充各种营养物质,特别是补充水分、适量的电解质和维生素。

二、功能代谢变化

(一)中枢神经系统功能变化

发热会有一系列的中枢神经系统表现,如头痛、头晕、嗜睡等不适。高热(40～41℃)时,还可能出现烦躁、谵妄、幻觉,这些症状可能与发热使神经系统兴奋性异常和致热细胞因子有关。小儿(6个月～4岁)高热比较容易引起全身或局部肌肉抽搐,即热惊厥。可能与小儿中枢神经系统尚未发育成熟有关。高热时,患者也可表现为神经系统抑制状态,如淡漠、嗜睡等,可能与 IL-1 变化有关。

(二)循环系统功能变化

发热患者心率加快,体温每上升 1℃,心率约增加 18 次/min,儿童可增加得更快,但也有例外,如伤寒患者,体温 40℃,心率不加快,甚至减慢,称为相对缓脉。发热时心率加快与血液对窦房结的刺激及交感神经兴奋、代谢增强等有关。心率加快在一定范围内可增加心输出量和组织血液、氧的供给,有利于满足机体高代谢的需要;但也增加了心脏的负荷,特别是发热激活物直接引起心肌损伤时,或心脏有潜在病变时,容易诱发心力衰竭,应特别注意。另外,发热的不同时期对循环系统的作用存在差异,如升温期(寒战),心率加快和外周血管的收缩,可使血压轻度升高;高温持续期和退热期外周血管舒张,血压可轻度下降。

(三)消化系统功能的变化

发热时消化液分泌减少,各种消化酶活性降低,有食欲减退、口腔黏膜干燥、胃肠蠕动减慢、腹胀、便秘等临床表现。其原因可能与交感神经兴奋、副交感神经抑制、水分蒸发以及致热因子如 IL-1 和 TNF 等有关。

(四)呼吸系统功能的变化

发热时,血温增高及高代谢产生的酸性物质使呼吸中枢对 CO_2 的敏感性增加,同时代谢加强,CO_2 生成增多,可共同促使呼吸加快、加深,有利于热量从呼吸道散发。

(五)免疫系统的变化

内生致热原本身就是一些免疫因子(如 IL-1、TNF、IL-6、INF 等),可以刺激 T 淋巴细胞、B 淋巴细胞、自然杀伤细胞等免疫细胞的增殖和提高其活性,提高其吞噬、杀菌和抗病毒能力。因此,发热可以提高机体的总体免疫功能,表现出防御作用,另外,发热本身也可抑制细菌生长,如肺炎球菌、淋球菌和梅毒螺旋体等。但是持续高热可造成免疫系统功能紊乱,使淋巴细胞、中性粒细胞及巨噬细胞等功能降低,杀菌抗毒能力减弱。

急性期反应是机体在细菌感染和组织损伤时所出现的一系列急性时相的反应。EP 在诱导发热的同时,也引起急性期反应。急性期反应主要表现为蛋白质的合成增多、血浆微量元素浓度的改变及外周血白细胞计数增加等,是一种非特异性的整体防御反应。

案例 8-1 分析　发热过程中会有一系列机体功能代谢变化,包括物质代谢的变化,水、电解质的代谢紊乱,中枢神经系统、心血管系统、呼吸系统以及消化系统的功能改变,所以可以出现上述各种临床症状。

第五节　发热的生物学意义及治疗原则

一、发热的生物学意义

发热的生物学意义表现在对机体的防御作用和伤害作用两方面。防御作用是提高机体的抗感染能力。近年的研究发现,发热具有抑制或杀灭肿瘤细胞的作用,对肿瘤具有一定的抑制效果。该作用可能与发热时产生大量内生致热原(EP)如 IL-1、TNF、IFN 等对瘤细胞的杀伤和瘤细胞本身对高温更加敏感有关。发热对机体的不利或伤害表现在组织细胞的高代谢,加重器官负担,如心脏负荷增加,诱发心力衰竭;高热直接导致细胞变性,引起多器官组织细胞损伤,如心、肝、肾等脏器实质细胞变性;高热可引起幼儿惊厥而导致脑损伤,妊娠妇女高热易引起胎儿发育不良等。

发热的生物学意义是可以引起一系列的机体代谢功能改变。这些改变是由发热激活物、内生致热原及体温调节介质和体温升高共同引起的,所引起的后果也有利、弊之分。治疗原则为减少发热对机体的损伤,增强发热对机体的防御。

二、治疗原则

(一)病因治疗

对于发热激活物明确的发热,给予针对发热激活物的治疗,如使用抗生素,可以达到清除发热激活物的效果,但应避免抗生素滥用。

(二)发热的处理

一般性发热,即体温不过高(<40℃),又不伴有其他严重疾病者,可不急于解热。特别是原因不明或存在潜在病灶的患者,除了发热以外,其他临床征象不明显(如传染病早期),若过早予以解热,会掩盖病情,降低机体本身的免疫防御能力,造成原发病灶扩散或误导诊断,加重病情,延误治疗。因此,对于一般发热的病例,主要应针对物质代谢和水、电解质代谢情况,补充足够的营养物质、维生素和水等。

对于发热能够加重病情、促进疾病的发生发展,或威胁生命的病例,应及时进行解热治疗。特别是以下情况。

1. 高热(>40℃)病例　高热,尤其是体温达到 41℃ 者,中枢神经细胞和心脏可能受到较大的影响。小儿高热,容易诱发惊厥,可能导致脑损伤而影响小儿智力,更应及时解热。已有实验证明,正常动物在极度高热的情况下,可发生心力衰竭。高热引起昏迷、谵妄等中枢神经系统症状也是常见的。因此,对于高热病例,无论有无明显的原发病,都应尽早解热。

2. 心脏病患者　发热时机体的高代谢会促使机体对氧和各种营养物质的需求增加,机体通过心率加速、循环加快等方式满足代谢需求,但同时也增加心脏负担,容易诱发心力衰竭。因此,对心脏病患者及有潜在的心肌损害者也须及早解热。

3. 妊娠期妇女 妊娠期妇女如有发热也应及时解热,理由如下:①已有临床研究报道,妊娠早期的妇女如发热或人工过热(洗桑拿浴)有致畸胎的危险;②妊娠中、晚期,循环血量增多,心脏负担加重,发热会进一步增加心脏负担,有诱发心力衰竭的可能性。

三、常用的解热措施

(一)药物解热

1. 化学药物 如水杨酸盐类,解热药理机制可能是阻断中枢体温调节介质如 PGE 的合成。

2. 类固醇解热药 如糖皮质激素,解热药理机制可能是抑制 EP 的合成和释放,抑制免疫反应和炎症反应,调节体温调节介质的水平。

3. 中药 清热解毒中草药也有很好的解热作用,可适当选用。

(二)物理降温

对高热或病情危急患者,可采用物理方法辅助降温。常用的方法有冰帽或冰带冷敷头部,在四肢大血管处用酒精擦浴以促进散热。

> 案例 8-1 分析 当患者出现高热或病情危急时,可采用物理降温的方式。冰袋冷敷头部以及酒精擦浴都是很好的促进散热的方式。在日常生活中也容易采用。

二维码 8-7
知识链接

【本章小结】

正常情况下,人体温处于相对稳定的状态,多种因素可以引起体温升高。发热是指在致热原作用下,体温调节中枢的调定点上移而引起的调节性体温升高。发热激活物作用于产内生致热原细胞,使其产生和释放内生致热原(EP)。EP 作用于下丘脑体温调节中枢,在中枢发热介质的介导下,使体温调定点上移,引起机体产热增加和散热减少,从而引起发热。发热在临床上通常经历体温上升期、高温持续期和体温下降期三个时相。发热是多种疾病共有的病理过程和临床表现,机体会出现一系列功能代谢变化。应针对发热发病学的基本环节,采取适当的解热措施。

【复习思考题】

1. 体温升高就是发热吗?为什么?
2. 体温升高包括哪几种情况?
3. 发热的基本发病环节。
4. 试述 EP 引起发热的基本机制。
5. 发热时机体的物质代谢有哪些变化?
6. 试比较发热三期的临床表现和热代谢特点。

二维码 8-8
习题及答案

7. 发热时机体有哪些主要生理功能改变？其机制如何？

8. 简述对发热患者的处理原则。

【参考文献】

［1］王建枝,殷莲华.病理生理学.8 版.北京:人民卫生出版社,2013.

［2］王万铁,商战平.病理生理学.北京:科学技术文献出版社,2015.

［3］王斌,陈名家.病理学与病理生理学.8 版.北京:人民卫生出版社,2010.

（仇　容）

第九章　应　激

【学习目标】

掌握:应激、应激原的概念及应激分类、分期,应激时蓝斑-交感-肾上腺髓质系统及下丘脑-垂体-肾上腺皮质系统的变化,应激的细胞体液反应。

熟悉:应激时机体的功能、代谢变化,应激性疾病及应激相关疾病的概念,应激性溃疡的概念及发生机制,应激与内分泌功能障碍及心理、精神障碍。

了解:应激的病因及应激时其他神经内分泌激素的变化,应激与心血管功能障碍及免疫功能障碍,应激(相关)性疾病防治和护理的病理生理基础。

【案例导入】

案例 9-1

患者,男性,32 岁,厨师,因接触高温油引发烧伤急诊入院。体检:意识不清,体温 36.3℃,脉搏 143 次/min,呼吸 36 次/min,血压 82/68mmHg。口唇发绀,四肢冰冷。全身烧伤面积达 70%,多数为Ⅱ度烧伤。诊断:(1)特重度烧伤总面积 55%,其中浅Ⅱ度 18%,深Ⅱ度 20%,Ⅲ度 17%;(2)休克。经过清创、补液等急诊处理后,转入烧伤科。4h 后患者意识清楚,生命体征平稳,2d 后患者出现水样腹泻,柏油样便 3 次,伴有腹胀。查血常规:红细胞计数 2.81×10^{12}/L,血红蛋白 71g/L,白细胞计数 11.8×10^{9}/L,中性粒细胞 90%。大便潜血试验(OB):++++。电子内镜检查:在胃底前后壁、十二指肠球部有多发性溃疡出血灶,呈斑点状,大小不等,表面有活动性出血。即予止血、输血等治疗。4d 后患者面色转红润,创面较干燥。查血常规:红细胞、血细胞比容、血红蛋白均接近正常。大便 OB(+)。伤后 7d 腹胀消失。患者否认有任何胃部疾病的病史。

思考题

1. 患者属于何种应激状态?

2. 为何发生胃、十二指肠溃疡?

3. 出现柏油样便的原因是什么?

4. 血白细胞总数及中性粒细胞比例为何升高?

117

案例 9-2

　　患者男性,36 岁,外科医师,因向妻子乱发火、很想打人而入院。自诉作为医疗救援志愿者在四川汶川大地震灾区工作近两周后回广州,随后出现精神紧张、失眠、做噩梦、易惊醒、心慌、出汗、不敢看电视电影、不与周围人接触等症状。尤其严重的症状是易怒,向妻子乱发火,想打人、骂人,并出现了抑郁、焦虑、烦躁等反常行为。同时机体逐渐消瘦。体检:无明显异常。查空腹血糖 8.8mmol/L。心电图:窦性心动过速,ST-T改变。心理医生和他耐心沟通后,调整了患者的工作目标,并且合理地调配工作、休息、娱乐时间。经一段时间心理治疗后症状逐渐消失。患者否认有任何心脏病的病史。

思考题

1. 患者属于何种应激状态?
2. 为何会出现上述异常临床表现?
3. 空腹血糖为何升高?
4. 为何出现窦性心动过速及 ST-T 改变?

第一节　概　述

一、应激的概念

　　应激(stress)是指机体在受到各种内外环境因素及社会、心理因素刺激时所出现的全身非特异性适应反应,又称应激反应(stress response)。任何躯体的或心理的刺激,只要达到一定的强度,除了引起与刺激因素直接相关的特异性变化外,还可以引起一组与刺激因素无直接关系的非特异反应。

　　应激是一种普遍存在的现象,是一切生命生存和发展所必需的,是机体适应、保护机制的重要组成部分。应激反应可使机体处于警觉状态,有利于增强机体的对抗或逃避能力,有利于机体在变动环境中维持自稳态以增强适应能力。

二、应激的病因

　　凡是躯体的、精神的或社会因素的刺激,只要达到一定的强度皆可成为应激原(stressor)。一般分为以下三大类。

　　1. 外环境因素(external factors)　有高温、寒冷、射线、噪声、强光、电击、低压、低氧等。

　　2. 内环境因素(internal factors)　机体自稳态失衡(disturbance of homeostasis),如心律失常、感染、心功能低下、休克、酸碱平衡紊乱等。

　　3. 心理社会因素(psychosocial factors)　心理社会因素是现代社会中重要的应激原。如工作的压力、紧张的生活节奏、复杂的人际关系、拥挤的环境、孤独以及突发的生活事件等皆可引起应激反应。

　　一种因素要成为应激原,必须要有一定的强度。但对于不同的人,应激原的强度可以有明显的不同。可引起某些人明显应激反应的因素可能对另一些人并不起作用,如进行工作面试,有些人明显地紧张和焦虑不安,但另一些人却非常沉着。即使同一种应激原作用于同一个人,在不同的时间和条件下,引起反应的强度也可不同。

三、应激的分类

1. 根据应激原对机体的影响程度分为生理性应激(physical stress)和病理性应激(pathological stress)。适度的应激有利于调动机体各种功能,避开可能对机体造成严重损伤的危险,使机体更有效地应付日常生活中所遇到的各种困难,因而具有防御和适应代偿作用,称之为生理性应激。这种适度的应激动员了机体的非特异适应系统,增强了机体的适应能力,显然是对机体有利的,故又称为良性应激(eustress),如短暂运动、适度娱乐、中奖、提升等。如果应激原过于强烈或持续时间过长,机体适应机制失效,可直接导致机体代谢障碍和组织损伤,甚至危及生命。这种对机体造成明显损伤的应激称为病理性应激,又称为劣性应激(distress),如大面积烧伤、休克、长期情绪紧张、竞争的失败、丧失亲人等。

2. 根据应激原的性质不同分为躯体应激(physical stress) 和心理应激(psychological stress)。前者为理化、生物因素所致,如温度的剧变、射线、噪声、强光、电击、低压、低氧、中毒、创伤、感染等,给躯体造成刺激甚至损伤。而后者为心理、社会因素所致,如丧偶、生活孤独、情绪不安、居住拥挤、工作负担过重、职业竞争、人际关系复杂等,往往引起过重的心理压力。心理应激可引起人的认知功能异常,如长时间的噪声可使儿童认知学习能力下降。还可引起情绪异常,如某些心理社会因素引起愤怒情绪可致出现行为失控,若有冠心病病史者还可诱发心源性猝死。

3. 根据应激原作用时间的长短分为急性应激(acute stress)和慢性应激(chronic stress)。前者由突发的天灾人祸,如地震、洪水、意外受伤(如车祸)、亲人死亡等引起,过强的急性应激原刺激可诱发急性心肌梗死、心源性猝死和精神障碍等;而后者为应激原长时间作用(如长期处于高负荷的学习与工作状态)所致,可影响生长发育、导致机体消瘦,并可引发多器官功能障碍等疾病。

> 案例9-1分析 烧伤作为应激原,此应激因素过于强烈,导致较大程度的躯体损害,属劣性躯体应激。

> 案例9-2分析 灾区场面作为应激原,使该患者出现了紧张、失眠、消瘦、易怒、喜欢独处等症状,属于劣性心理应激。

二维码 9-2
案例分析

四、应激的分期

应激学说奠基人——加拿大生理学家 Selye 于 1946 年提出了全身适应综合征(general adaptation syndrome,GAS)的概念,并对其进行了经典描述和分期。他认为GAS 是非特异的应激所导致的各种各样的机体损害和疾病的总称,可分为三期。

1. 警觉期(alarm stage) 在应激作用后迅速出现,是机体保护防御机制的快速动员期。以交感-肾上腺髓质系统的兴奋为主,伴有肾上腺皮质激素的增多。此期机体处于最佳

二维码 9-3
案例分析

动员状态,有利于调动机体增强抵抗或逃避损伤的能力。但本期持续时间较短。

2. 抵抗期(resistance stage) 如应激原持续作用于机体,在警觉期之后,机体将进入抵抗或适应阶段。此期机体以交感-肾上腺髓质兴奋为主的警觉反应逐步消退,肾上腺皮质激素分泌增多,表现出适应抵抗能力增强,但同时消耗防御贮备能力、对其他应激原的非特异抵抗力下降。

3. 衰竭期(exhaustion stage) 强烈的刺激持续作用于机体,将耗竭机体的抵抗能力,进入衰竭期。警觉期的反应可再次出现,肾上腺皮质激素持续升高,但糖皮质激素受体的数量和亲和力下降。此期出现机体内环境明显失衡,应激反应的负效应陆续出现,如出现应激相关疾病,一个甚至多个器官功能衰竭甚至死亡。

上述三个阶段并不一定依次或全部出现,如果应激原能及时撤除,多数应激只引起第一期、第二期的变化,少数严重的应激反应才进入第三期。

二维码 9-4
知识链接

第二节 应激的发生机制

应激是一种非特异的、泛化的反应,可以表现在从整体到分子的不同层面。机体受到强烈刺激,最基本的表现是发生以蓝斑-交感-肾上腺髓质系统(locus ceruleus-sympathetic-adrenal medulla system,LSA)和下丘脑-垂体-肾上腺皮质系统(hypothalamus-pituitary-adrenal cortex system,HPA)强烈兴奋为代表的一系列神经内分泌反应,还产生明显的体液、细胞乃至基因水平的反应,同时其器官、系统的功能代谢也会出现相应的变化。

一、应激的神经内分泌反应

(一)蓝斑-交感-肾上腺髓质系统

1. 基本组成 LSA 系统的基本组成为脑干蓝斑及其相关去甲肾上腺素能神经元和交感-肾上腺髓质系统。蓝斑是中枢神经系统对应激最敏感的脑区,上行主要与大脑边缘系统有密切的往返联系,成为应激时情绪、认知、行为功能变化的结构基础。下行则主要至脊髓侧角,行使调节交感-肾上腺髓质系统的功能(图 9-1)。

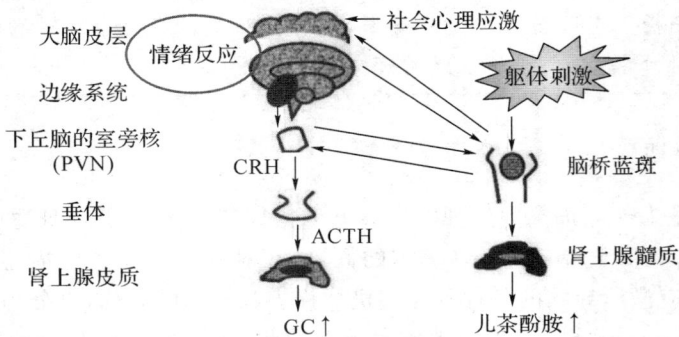

二维码 9-5
蓝斑-交感-肾
上腺髓质系统
变化的结构基础

图 9-1 应激时的神经内分泌反应

2. 基本效应 应激时 LSA 系统兴奋的基本效应包括中枢效应和外周效应。

(1)中枢效应：该系统的主要中枢效应是引起应激时的兴奋、警觉及紧张、焦虑等情绪反应。此外，脑干去甲肾上腺素能神经元还与室旁核分泌促肾上腺皮质激素释放激素（CRH）的神经元有直接的联系，该通路可能是应激启动 HPA 系统的关键结构之一。

(2)外周效应：主要表现为血浆肾上腺素、去甲肾上腺素、多巴胺等儿茶酚胺（catecholamine，CA）的浓度迅速升高。交感神经兴奋主要释放去甲肾上腺素，肾上腺髓质兴奋主要释放肾上腺素。低温、缺氧可使去甲肾上腺素升高 10～20 倍，肾上腺素升高 4～5 倍。对将行刑的死刑犯的检测显示，其血浆去甲肾上腺素可升高 45 倍，肾上腺素升高 6 倍。

LSA 系统的强烈兴奋、血浆 CA 浓度迅速升高主要调控机体对应激的急性反应，介导一系列的代偿机制以应对应激原对机体的威胁或对内环境的干扰，促使机体紧急动员，使机体处于一种被唤起的状态，以应付各种变化的环境。如儿茶酚胺对心脏的兴奋以及对外周阻力血管和容量血管的调整可使应激时的组织供血进行更充分合理的重新分布。去甲肾上腺素作用于胰腺 B 细胞上的 α_2 肾上腺素能受体，抑制胰岛素分泌；通过胰岛 A 细胞 β 受体促进胰高血糖素分泌，进而升高血糖以增加组织的能源供应。

但强烈的 LSA 系统的兴奋会引起明显的能量消耗和组织分解，可能导致血管痉挛、血压升高、某些部位组织缺血，甚至出现致死性心律失常等。

案例 9-1 分析 因接触高温油导致烧伤性休克，引发蓝斑-交感-肾上腺髓质系统的兴奋，血浆儿茶酚胺的增加可作用于心肌 β 受体加快心率。

案例 9-2 分析 因劣性心理应激导致强烈的蓝斑-交感-肾上腺髓质系统的兴奋可引起明显的儿茶酚胺释放，患者出现心慌、出汗、易惊醒症状。

(二)下丘脑-垂体-肾上腺皮质系统

1. 基本组成 HPA 系统的基本组成为下丘脑的室旁核、腺垂体和肾上腺皮质。室旁核是该系统的中枢位点，上行主要与杏仁复合体、海马结构、边缘皮层有广泛的往返联系，下行则主要通过 CRH 调控腺垂体促肾上腺皮质激素（adrenocorticotrophic hormone，ACTH）的释放，进而和肾上腺皮质进行往返联系和调控（图 9-1）。

二维码 9-6 下丘脑-垂体-肾上腺皮质系统（HPA）

2. 基本效应 应激时 HPA 兴奋的基本效应主要有中枢效应和外周效应。

(1)中枢效应：无论是从躯体直接来的应激传入信号，还是经边缘系统整合的下行应激信号，皆可引起室旁核 CRH 神经元分泌 CRH 增多，将神经信号转换成激素信号。CRH 分泌可能是应激时最核心的神经内分泌反应，其功能主要是经轴突运输或经垂体门脉系统进入腺垂体，使 ACTH 分泌增加，进而增加糖皮质激素（glucocorticoids，GC）的分泌。

CRH 应激时的另一个重要功能是调控应激时的情绪行为反应。适量的 CRH 增多可使机体兴奋或有愉快感，促进适应；但大量的 CRH 增加，特别是慢性应激时的持续增加，则会造成适应障碍，使机体出现焦虑，抑郁，食欲、性欲减退等现象。

CRH还是内啡肽释放的促激素,可促进蓝斑-去甲肾上腺素能神经元的活性,与蓝斑-交感-肾上腺髓质系统形成交互影响(图9-1)。

(2)外周效应:正常成人每日GC分泌量约为25～37mg。应激时GC分泌迅速增加,如外科手术的应激可使每日皮质醇的分泌量达到正常分泌量的3～5倍。若应激解除(手术完成后且无并发症),皮质醇通常于24h内恢复至正常水平;若应激原持续存在,则血浆皮质醇浓度持续升高,如大面积烧伤患者,血浆皮质醇维持在高水平的时间可长达2～3个月。

动物切除双侧肾上腺后,几乎不能适应任何应激环境。若仅切除肾上腺髓质而保留皮质,动物则可存活较长时间。此现象表明,GC分泌增多对机体抵抗有害刺激起着极为重要的作用。应激时GC增加,对机体的保护作用主要有:①升高血糖,即GC升高促进蛋白质的糖异生,并对儿茶酚胺、胰高血糖素等的脂肪动员起容许作用,是应激时血糖增加的重要机制;②抑制炎症介质、细胞因子的生成、释放和激活,即GC对许多炎症介质、细胞因子的生成、释放和激活具抑制作用,并可稳定溶酶体膜,减少这些因子和溶酶体酶对细胞的损伤;③维持心血管系统对CA的正常反应性,即GC不足时,心血管系统对CA的反应性明显降低,可出现心肌收缩力降低、外周血管扩张、血压下降等,严重时可致循环衰竭。

但GC的持续增加对机体会产生一系列不利影响,主要出现在慢性应激时,表现有:①抑制免疫系统,即慢性应激时,持续增高的GC对免疫和炎症反应有显著的抑制效应,胸腺、淋巴结缩小,多种细胞因子、炎症介质的生成受抑制,机体易发生感染;②抑制生长发育,即慢性应激时机体常出现生长发育迟缓,还常常合并一些行为的异常,如抑郁、异食癖等。生长激素(GH)在急性应激时升高,慢性应激时因CRH分泌而受抑制。且GC升高还使靶细胞对胰岛素样生长因子1(IGF-1,又称生长介素 somatomedin)产生抵抗;③抑制性腺轴,即GC对下丘脑和腺垂体的促性腺素释放激素(gonadotropin-releasing hormone,GnRH)和黄体生成素(LH)的分泌有抑制效应,并使性腺对这些激素产生抵抗,引起性功能减退、月经失调等;④抑制甲状腺轴,即GC可抑制促甲状腺激素释放激素(thyrotropin-releasing hormone,TRH)、促甲状腺激素(thyroid stimulating hormone,TSH)的分泌,并阻碍甲状腺素 T_4 在外周组织转化为活性更高的三碘甲腺原氨酸 T_3;⑤其他,即GC的持续升高还会引起一系列代谢改变,如血脂升高、血糖升高,并参与形成胰岛素抵抗等。

> 案例9-2分析　应激时蓝斑区NE神经元被激活,且反应性增高。持续应激还使该脑区的酪氨酸羟化酶活性升高,蓝斑投射区的NE水平升高,机体出现紧张、专注程度升高;过度时则会产生焦虑、害怕或愤怒等情绪反应。患者对地震表现出过度应激,出现的紧张、烦躁、焦虑、失眠、消瘦、易怒、向妻子乱发火、很想打人及骂人等情绪反应为该系统激活的结果。而HPA的适度兴奋有助于维持良好的认知学习能力和良好的情绪,但HPA兴奋过度或不足都可以引起CNS的功能障碍,使患者出现抑郁、喜欢独处、厌食甚至有自杀倾向等。

(三)其他

除LSA和HPA系统以外,应激还可引起广泛的神经内分泌变化,见表9-1。

表 9-1 应激引起的其他内分泌变化

名 称	分泌部位	变 化
β-内啡肽(β-endorphin)	腺垂体等	升高
加压素(antidiuretic hormone)	下丘脑(室旁核)	升高
促性腺激素释放激素(gonadotropin-releasing hormone,GnRH)	下丘脑	降低
生长素(growth hormone)	腺垂体	急性升高慢性降低
催乳素(prolactin)	腺垂体	升高
TRH(thyrotropin-releasing hormone)	下丘脑	降低
TSH(thyroid stimulating hormone)	垂体前叶	降低
T_4、T_3	甲状腺	降低
黄体生成素(luteinizing hormone,LH)	垂体前叶	降低
胰高血糖素(glucagon)	胰岛 α 细胞	升高
胰岛素(insulin)	胰岛 β 细胞	降低

二、应激的细胞体液反应

多种应激原,特别是非心理性应激原,可引起细胞内信号转导改变,激活相关基因,表达一些具有保护作用的蛋白质如急性期反应蛋白、热休克蛋白以及某些酶和细胞因子等。

(一)热休克蛋白

热休克蛋白(heat shock protein,HSP)指机体在应激时细胞合成增加或新合成的一组高度保守的蛋白质,属非分泌型蛋白质,在细胞内发挥保护作用。HSP 最初是从发生受热应激(从 25℃移到 30℃环境)30min 后的果蝇唾液腺中分离出来的,故取名热休克蛋白。之后发现许多对机体有害的应激因素,如缺血、缺氧、感染、重金属都可诱导 HSP 的生成,故热休克蛋白又名应激蛋白(stress protein)。

1. HSP 的基本组成 HSP 是一族在进化上十分保守的蛋白质,从原核细胞到真核细胞的各种生物体,同类型 HSP 的基因序列有高度的同源性,提示它对于维持细胞的生命十分重要。现发现 HSP 是一个大家族,大部分在正常时存在于细胞中,组成细胞内的结构,称为结构型;有些是在应激原诱导下产生的,称为诱导型。目前主要根据 HSP 分子量的大小对其进行分类和命名,各主要 HSP 的名称、分子量、细胞内定位和可能的功能见表 9-2。

表 9-2 热休克蛋白的主要类型和可能的生物学功能

名称	相对分子质量	细胞内定位	可能的生物学功能
HSP110 亚类	<110000		
HSP110		细胞质/核	热耐受,交叉耐受
HSP105		细胞质	蛋白质折叠

续表

名称	相对分子质量	细胞内定位	可能的生物学功能
HSP90 亚类	<90000		
HSP90$_\alpha$		细胞质	与类固醇激素受体结合,维持其无活性状态
HSP90$_\beta$		细胞质	热耐受
HSP70 亚类	<70000		
HSC70*(组成型)		细胞质	新生蛋白质的折叠,移位
HSP70(诱导型)		细胞质/核	蛋白质折叠,细胞保护
HSP60 亚类	<60000		
HSP60		线粒体	新生蛋白质折叠
TriC*		细胞质	新生蛋白质折叠
HSP40 亚类	<40000		
HSP47		内质网	胶原合成的质量控制
HSP40(hdj-1)		细胞质	蛋白质折叠
小分子 HSP 亚类	<30000		
HSP32(HO-1*)		细胞质	抗氧化
HSP27		细胞质/核	调控细胞骨架肌动蛋白
α、β-晶体蛋白		细胞质	细胞骨架的稳定
HSP10	<10000	线粒体	HSP60 的辅因子
泛素(ubiquitin)	<8000	细胞质/核	蛋白质的非溶酶体降解

注:* 是指 HSC70,热休克蛋白同族蛋白(heat shock cognate);TriC,TCP-1 环形复合物(tailless complex polypeptide 1 ring complex);HO-1,血红素加氧酶-1(heme oxygenase-1)。

2. HSP 的生物学功能　HSP 在细胞内含量相当高,据估计,约占细胞总蛋白的 5%,其功能涉及细胞的结构维持、更新、修复、免疫等,最基本功能为帮助新生蛋白质正确折叠、移位以及进行损伤后的复性与降解,被人们形象地称为"分子伴娘"(molecular chaperone)。其功能主要表现为以下三个方面。

(1)帮助新生蛋白质正确折叠、移位、结构维持:一个新生蛋白质从合成多肽链到形成正确的三维结构和正确定位,必须要有精确的时空控制。目前认为该功能主要由各种"分子伴娘"完成,而结构性 HSP 则是一类重要的"分子伴娘"。HSP 的基本结构是:N 端是一个具ATP 酶的结构域;C 端为一个相对可变的基质识别结构域,C 端倾向于与蛋白质的疏水结构区相结合(图 9-2)。这些结构区在成熟蛋白质中通常被折叠,隐藏于内部而无法接近。在新生蛋白质的成熟过程中,HSP 的 C 端与尚未折叠的新生肽链结合,并依靠其 N 端 ATP 酶活性,促进这些肽链的正确折叠(或再折叠)、移位和空间结构的维持。

(2)蛋白质的修复或移除:诱导型 HSP 主要与应激时受损蛋白质的修复或移除有关。HSP 的 C 端与被有害因素破坏后暴露了的折叠结构的受损肽链结合,利用其 N 端 ATP 酶

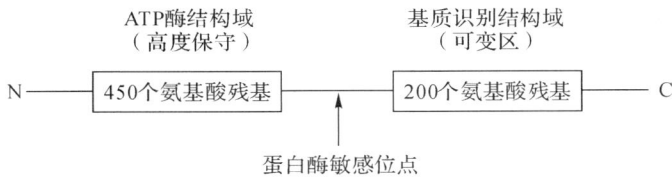

图 9-2　热休克蛋白的结构

活性修复或降解受损蛋白质,阻止蛋白质变性与聚集。

(3)细胞结构的维持:一些小分子 HSP 参与细胞骨架的稳定与合成调控,如 HSP27 和 α-晶体蛋白、β-晶体蛋白。

3. HSP 的诱导与调控　　正常时,HSP 与热休克转录因子(heat shock transcription factor,HSF)相结合;多种应激原,如高温、炎症、感染等常会引起细胞蛋白质结构的损伤,暴露出与 HSP 结合的部位;HSP 与受损蛋白结合;释放出游离的 HSF,游离 HSF 聚合成三聚体;三聚体向核内移位并与热休克基因上游的启动序列相结合,从而启动 HSP 的转录合成,HSP 生成增多(图 9-3)。增多的 HSP 一方面可增强细胞的抗损伤能力,另一方面又可与 HSF 结合,抑制其继续活化,对细胞的应激反应进行负反馈调控。

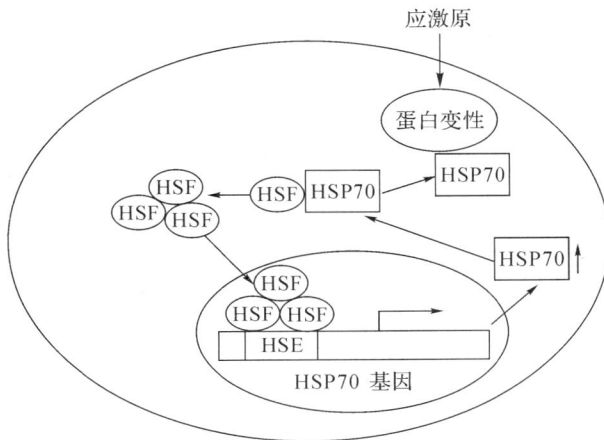

图 9-3　热休克蛋白的诱导与调控

(二)急性期反应蛋白

感染、炎症或组织损伤等应激原,可诱发机体快速启动防御性非特异反应,如体温升高、血糖升高、血浆中某些蛋白质含量改变等,这种反应称为急性期反应(acute phase response, APR)。在急性期反应时,血浆中浓度升高的一些蛋白质,如 C 反应蛋白、纤维蛋白原、某些补体成分等,称为急性期反应蛋白(acute phase protein,APP),属分泌型蛋白质。

1. APP 的构成及来源　　APP 主要由肝细胞合成,单核巨噬细胞、成纤维细胞、血管内皮细胞及多形核白细胞也可少量产生。正常时血中 APP 含量很少,应激时增多。少数蛋白质在急性期反应时减少,称为负急性期反应蛋白,如白蛋白、前白蛋白、运铁蛋白等。APP 的基本构成及来源见表 9-3。

表 9-3　急性期反应蛋白的基本构成和可能功能

成分	反应时间/h	相对分子质量	可能功能
应激时增加达 50%			
铜蓝蛋白	48~72	132000	减少自由基产生
补体成分 C_3	48~72	180000	趋化作用,肥大细胞脱颗粒
应激时增加 2~4 倍			
α_1 酸性糖蛋白	24	41000	促进成纤维细胞生长
α_1 抗胰蛋白酶	10	54000	抑制丝氨酸蛋白酶
α_1 抗糜蛋白酶	10	68000	抑制组织蛋白酶 G
结合珠蛋白	24	86000	抑制组织蛋白酶 B、H、L
纤维蛋白原	24	340000	促进血液凝固
应激时增加达 1000 倍			
C 反应蛋白	6~10	110000	激活补体,调理作用
血清淀粉样 A 蛋白	6~10	180000	清除胆固醇

2. APP 的生物学功能　APP 的种类很多,其功能也相当广泛。但总体来看,它是一种起动迅速的机体防御机制。机体对感染、组织损伤的反应可大致分为两个时期:以 APP 浓度迅速升高为其特征之一的急性反应时相和以免疫球蛋白大量生成为重要特征的免疫时相(又称迟缓相),两个时相的总和构成了机体对外界刺激的保护性系统(表 9-3)。

(1) 抗感染、抗损伤:创伤、感染时体内蛋白分解酶增多,APP 中的蛋白酶抑制剂,如 α_1 蛋白酶抑制剂、α_1 抗糜蛋白酶等,可避免蛋白酶对组织的过度损伤。C 反应蛋白、补体成分的增多可加强机体的抗感染能力;凝血蛋白类的增加可增强机体的抗出血能力;铜蓝蛋白具抗氧化损伤的能力等。

(2) 清除异物和坏死组织:APP 中的 C 反应蛋白(C-reactive protein,CRP)的作用最明显。在各种炎症、感染、组织损伤等疾病中均可见 C 反应蛋白的迅速升高,且其升高程度常与炎症或组织损伤的程度呈正相关,因此临床上常用 CRP 作为该类疾病活动性的指标。它可与细菌细胞壁结合,起抗体样调理作用;激活补体经典途径;增强吞噬细胞的功能;抑制血小板的磷脂酶活性,减少其炎症介质的释放等。

二维码 9-7
知识链接

(3) 结合、运输功能:结合珠蛋白、铜蓝蛋白、血红素结合蛋白等与相应的物质结合,可避免应激时游离的 Cu^{2+}、血红素等过多对机体造成危害,并调节它们的代谢过程和生理功能。

(4) 其他:血清淀粉样 A 蛋白能促进损伤细胞的修复;纤维蛋白原能促进单核巨噬细胞及成纤维细胞的趋化性,促进单核细胞膜上 Fc 受体及 C3b 受体的表达,并激活补体旁路,从而增强单核细胞的吞噬功能。

案例 9-1 分析　患者血中白细胞总数及中性粒细胞比例升高,提示有两种可能:①患者体内出现急性期反应;②继发急性感染(但若无任何其他感染迹象可排除)。此系严重烧伤作为应激原,诱发机体快速启动防御性非特异反应所致。

案例 9-2 分析　患者空腹血糖升高的原因可能是:灾区恐怖场面作为应激原诱发机体快速启动防御性非特异反应,如血糖升高,称之为急性期反应。

第三节　应激时机体的代谢和功能变化

一、代谢变化

应激时,能量代谢明显加强;物质代谢总的特点是分解增加,合成减少(图 9-4)。

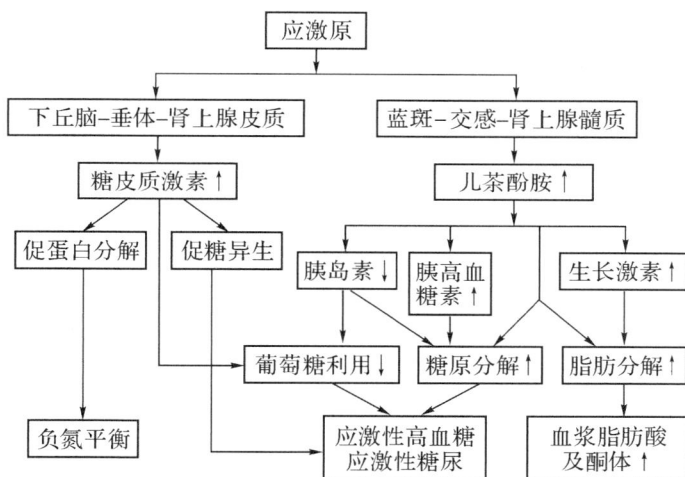

图 9-4　应激时糖、脂肪和蛋白质代谢的变化

1. 高代谢率(超高代谢)　严重应激时,儿茶酚胺、糖皮质激素分泌增加,机体脂肪动员明显增强,外周肌肉组织分解旺盛,使代谢率显著升高。正常成人安静状态下每天约需能量8368kJ(2000kcal)。大面积烧伤的患者,每天所需能量可高达 20920kJ(5000kcal),相当于重体力劳动时的代谢率。重度应激时,机体可很快出现消瘦、衰弱和抵抗力下降,并难以用单纯的营养来逆转。对于这些患者,除了给予充分的营养支持外,适当调整机体的应激反应,使用某些促进合成代谢的生长因子被证明是有益的。

2. 糖、脂肪和蛋白质代谢的变化　应激时,物质代谢的特点与应激时能量代谢的升高相匹配,保证机体在紧急情况时可以得到足够的能量。但应激持续时间过长,体内消耗过多,可致体重减轻、贫血、创面愈合迟缓和全身性抵抗力降低。

(1)糖代谢:应激时,一方面,胰岛素相对不足和外周胰岛素依赖组织对胰岛素的敏感性降低,减少了对葡萄糖的利用(胰岛素耐受);另一方面,儿茶酚胺、胰高血糖素、生长激素和糖皮质激素等促进糖原分解和糖异生,结果出现血糖升高甚至糖尿,被称为应激性高血糖或应激性糖尿。

> 案例 9-2 分析　应激引起患者空腹血糖升高的主要原因是神经-内分泌改变,特别是肾上腺素、糖皮质激素、生长激素、胰高血糖素等的改变引起血糖升高,且对胰岛素有拮抗效应,称之为应激性高血糖。

(2)脂肪代谢:应激时,脂解激素(肾上腺素、去甲肾上腺素、胰高血糖素和生长激素)增多,脂肪的动员和分解加强,血中游离脂肪酸和酮体不同程度地增加,同时组织对脂肪酸的利用也增加。严重创伤后,机体所消耗的能量有 $75\%\sim95\%$ 来自脂肪的氧化。

(3)蛋白质代谢:应激时,糖皮质激素分泌增多,胰岛素分泌减少,使蛋白质分解加强,同时蛋白质破坏增多,合成减弱。尿氮排出量增加,出现负氮平衡。

> 案例 9-1 分析　因大面积烧伤,患者处于高代谢状态,能量消耗明显加快和组织分解显著加强,机体可很快出现消瘦、衰弱和抵抗力下降。因采取及时、正规的治疗,故患者这些表现不明显。

> 案例 9-2 分析　因劣性心理应激原的强烈刺激,患者处于超高代谢状态,机体脂肪动员和分解明显增强,同时外周组织对脂肪酸的利用也增加,所以患者逐渐消瘦。

二、功能变化

(一)中枢神经系统

机体对大多数应激原的感受都包含认知的因素。丧失意识的机体,应激时其多数神经内分泌反应都可不出现,这表明中枢神经系统(central nervous system,CNS),特别是皮层高级部位,在应激反应中起调控整合作用,是应激反应的调控中心。与应激密切相关的CNS 部位包括边缘系统的皮质、杏仁体、海马结构,下丘脑,脑桥的蓝斑等结构。这些部位在应激时可出现活跃的神经传导、神经递质和神经内分泌的变化,并发生相应的功能改变。应激时蓝斑区去甲肾上腺素神经元激活和反应性增高,持续应激可使该脑区的去甲肾上腺素合成限速酶——酪氨酸羟化酶活性升高,蓝斑投射区(下丘脑、海马结构、杏仁体)去甲肾上腺素水平升高,机体表现为紧张、专注程度提高;过度反应时会产生焦虑、害怕或愤怒等情绪。室旁核分泌的 CRH 是应激反应的核心神经内分泌因素之一,与边缘系统的皮质、杏仁体、海马结构有丰富的交互联系,与蓝斑亦有丰富的交互联络。HPA 的适度兴奋有助于维持良好的认知学习能力和情绪,但兴奋过度或不足都可以引起 CNS 的功能障碍,出现抑郁、厌食甚至有自杀倾向等。应激时 CNS 的多巴胺能神经元、5-HT 能神经元、GABA 能神经元以及阿片肽能神经元等都发生相应的变化,参与应激时的神经精神反应。

案例 9-1 分析 该患者入院时意识不清,4h 后才恢复意识。因此,该患者应激时多数神经内分泌反应都可不出现。

案例 9-2 分析 该患者主要表现为一系列应激时的中枢神经系统变化,如紧张、烦躁、焦虑、失眠、易怒、向妻子乱发火、很想打人及骂人,并有抑郁、喜欢独处等表现。

(二)心血管系统

心血管系统在应激时的基本变化有:心率加快、心肌收缩力增强、心输出量增加、血压升高。总外周阻力则视应激信号和 CNS 的调控状况而不同,在某些应激情况下,如失血、心源性休克,或处在需高度警惕专注的环境时,血管收缩,外周总阻力可升高。在某些应激状态下,如与运动、战斗有关的应激,骨骼肌血管明显扩张,可抵消其他部位血管收缩导致的外周阻力上升,表现为总外周阻力下降。上述反应主要是由交感-肾上腺髓质系统介导的。

冠状动脉血流量在夜晚熟睡时最低,在应激时通常是增加的,血流量最大时可达夜晚熟睡时的 5 倍。但精神应激在某些情况下可引起冠状动脉痉挛,在已有冠状动脉病变的基础上可导致心肌缺血。应激对心脏节律也可产生明显影响,主要通过儿茶酚胺兴奋 β 受体引起心率增加。但交感-肾上腺髓质的强烈兴奋也可使心室纤颤的阈值降低,在冠状动脉和心肌已有病变的基础上,强烈的精神应激可诱发心室纤颤,导致猝死。

案例 9-1 分析 该患者心血管的反应有心率加快,系体内交感-肾上腺髓质的强烈兴奋所致;因大量失血,血容量降低,故血压下降,但由于机体的代偿,血压降低并非十分明显。

案例 9-2 分析 该患者主要表现为一系列应激时的心血管系统反应如心慌,心电图显示窦性心律过速、ST-T 改变。这些变化是体内交感神经兴奋、儿茶酚胺释放引起心率加快、心肌耗能增加引起的。特别在已有冠状动脉病变发生时,精神应激可引起冠状动脉痉挛而导致心肌缺血。

(三)消化系统

消化功能的典型变化为食欲降低,严重时甚至可诱发神经性厌食症,这种现象主要出现在慢性应激时,可能与 CRH 的分泌增加有关。但一部分人应激时也会出现进食增加而诱发肥胖症的情况,其机制可能与下丘脑中内啡肽和单胺类介质如 NE、多巴胺、5-HT 等水平升高有关。当然,应激时亦可发生胃肠运动的改变,诱发肠平滑肌的收缩、痉挛,机体出现便意、腹痛、腹泻或便秘,甚至诱发溃疡性结肠炎及应激性溃疡。

案例 9-1 分析 患者在未有任何胃部疾病病史的情况下,进行烧伤治疗的过程中,出现了柏油样便和腹胀,为创伤引起的应激性溃疡。柏油样便表明胃溃疡引发了上消化道出血。

（四）免疫系统

免疫系统的反应是应激的重要组成部分。应激时神经-内分泌的变化对免疫系统有重要的调控作用；同时，免疫系统对神经-内分泌系统也有调节作用。

参与应激反应的大部分神经递质和内分泌激素的受体都已在免疫细胞上发现，急性应激反应时，可见外周血吞噬细胞数量增多、活性增强，补体、C反应蛋白等具有非特异性抗感染能力的APP升高等。但强烈持续的应激常造成免疫功能的抑制甚至功能紊乱。应激时变化最明显的激素为糖皮质激素和儿茶酚胺，两者对免疫系统的主要效应都显示为抑制。因此，持续应激常会抑制免疫功能，甚至导致免疫功能障碍，诱发自身免疫病。

免疫系统除受应激的神经-内分泌反应调控外，又反过来对神经-内分泌系统发挥调节作用。免疫细胞可释放多种神经-内分泌激素，如ACTH、β-内啡肽、生长激素等，在局部或全身发挥作用，参与应激反应的调控。

此外，免疫细胞还可产生具有神经-内分泌激素样作用的细胞因子。如干扰素可与阿片受体结合，产生阿片肽样的镇痛作用；可促使下丘脑分泌CRH作用于肾上腺皮质，产生ACTH样的促GC分泌作用；还具有促甲状腺素样作用和使黑色素生成的效应。IL-1可直接作用于CNS，使代谢增加，体温升高，食欲降低，促进CRH、GH、促甲状腺素的释放而抑制催乳素、黄体激素的分泌；IL-2可促进CRH、ACTH、内啡肽的释放等。

（五）血液系统

急性应激时，外周血中可见白细胞数目增多、核左移；血小板数增多、黏附力增强；纤维蛋白原浓度升高，凝血因子Ⅴ、Ⅷ，血浆纤溶酶原、抗凝血酶Ⅲ等浓度升高。血液表现出非特异性的抗感染能力和凝血功能的增强，全血和血浆黏度升高，红细胞沉降率增快等，骨髓检查可见巨核细胞系的增生。这些改变既有抗感染、抗损伤、防止出血的有利方面，也有促进血栓形成、诱发DIC发生的不利方面。

慢性应激时，患者可出现低色素性贫血。其血清铁降低，类似于缺铁性贫血，但其骨髓中的含铁血黄素含量正常甚至增高，其机制可能与单核巨噬细胞系统对红细胞的破坏加速有关，故补铁治疗无效。

（六）泌尿、生殖系统

应激时，泌尿系统功能的主要变化为尿量减少，尿比重升高，尿钠浓度降低。引起这些变化的机制是：①交感-肾上腺髓质系统兴奋，使肾血管收缩，肾小球滤过率降低；②肾素-血管紧张素系统激活，亦引起肾血管收缩；③醛固酮和抗利尿激素分泌增多，促进肾小管对钠、水的重吸收。

应激时生殖功能主要表现为不利的影响。下丘脑分泌的GnRH及垂体释放的LH在应激时（特别是精神心理应激时）降低，或者其分泌规律被扰乱，在女性中表现为月经紊乱或闭经，哺乳期妇女乳汁明显减少或泌乳停止等。

强烈应激时，上述的神经内分泌反应、细胞体液反应以及机能代谢变化都可能相继或同时出现。

第四节 应激与疾病

应激在许多疾病的发生发展上起着重要的作用,50%～70%的就诊患者其疾病可被应激诱发或者恶化。对于大多数的应激反应,在撤除应激原后,机体可很快恢复自稳态。劣性应激原持续作用于机体,则可导致内环境紊乱和疾病发生。应激与疾病的关系随着城市化的加剧受到了医学界越来越多的关注(图9-5)。

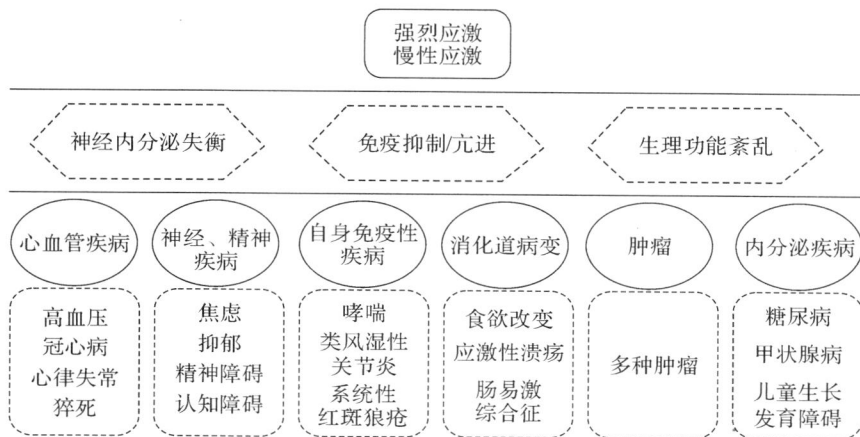

图 9-5 应激与疾病的关系

应激性疾病目前尚无明确的概念和界限,习惯上将应激在发病中起主要致病作用的疾病称为应激性疾病(stress disease),如应激性溃疡。应激在疾病发生发展中仅作为条件或诱因,可加重或加速其发生发展的一些疾病,称为应激相关疾病(stress related disease),如原发性高血压、动脉粥样硬化、冠心病、支气管哮喘、抑郁症等。

一、应激性溃疡

(一)概念

应激性溃疡(stress ulcer)是指在遭受各类重伤(包括大手术)、重病和其他应激情况下,机体出现胃、十二指肠黏膜的急性病变。主要表现为黏膜的糜烂、浅溃疡、渗血等,少数溃疡可较深或穿孔,当溃疡侵蚀大血管时,可引起大出血。据内镜检查,重伤重病时应激性溃疡发病率为75%～100%,溃疡发生大出血的概率一般不超过5%,但其死亡率可达50%以上。应激性溃疡是一种典型的应激性疾病,它不同于一般的消化性溃疡,但应激可促进和加剧消化性溃疡的发展(图9-6)。

二维码 9-8
应激性溃疡

(二)发生机制

1. 黏膜缺血　胃、十二指肠黏膜缺血是应激性溃疡形成的最基本条件,其缺血程度常与病变程度呈正相关。应激时交感-肾上腺髓质系统强烈兴奋,胃肠血管收缩,血流量减少,黏膜缺血使上皮细胞能量不足,不能产生足量的碳酸氢盐和黏液,使黏膜上皮细胞间的紧密

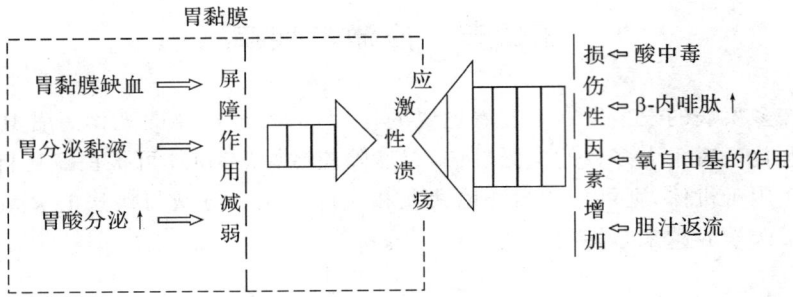

图 9-6 应激性溃疡的发生机制

连接及覆盖于黏膜表面的碳酸氢盐-黏液层所组成的黏膜屏障受到破坏。

2. H^+ 反向弥散 胃腔内 H^+ 向黏膜内的反向弥散是应激性溃疡形成的必要条件。在胃黏膜血流灌注良好的情况下,反向弥散至黏膜内的 H^+ 可被血流中的 HCO_3^- 中和或被携走,从而防止 H^+ 对细胞的损害。在创伤、休克等应激状态下,胃肠血流量减少,黏膜屏障遭到破坏,胃腔内的 H^+ 顺浓度差进入黏膜,黏膜内 pH 的下降程度主要取决于胃腔内 H^+ 向黏膜反向弥散量与黏膜血流量之比。应激时胃酸的分泌可增多,也可不增多甚至减少。由于胃黏膜血流量减少,即使反向弥散至黏膜内的 H^+ 量不多,也不能将侵入黏膜的 H^+ 及时运走,使 H^+ 在黏膜内积聚,使黏膜内 pH 明显下降,从而造成细胞损害。通常胃腔内 H^+ 浓度越高,黏膜病变越重。若将胃腔内 pH 维持在 3.5 以上,可不形成应激性溃疡。

3. 其他 一些次要因素也参与应激性溃疡的发病,如酸中毒时血流对黏膜内 H^+ 的缓冲能力降低,可促进应激性溃疡的发生。GC 的分泌增多,使蛋白质的分解大于合成,胃、十二指肠上皮细胞更新缓慢,再生能力降低。胆汁逆流及 β-内啡肽释放增多,在黏膜缺血的情况下更加剧了胃、十二指肠黏膜的损伤。此外,胃肠黏膜富含黄嘌呤氧化酶,在缺血-再灌注时生成大量氧自由基,可引起胃、十二指肠黏膜损伤。

应激溃疡若无出血或穿孔等并发症,在原发病得到控制后,通常于数天内完全愈合。

案例 9-1 分析 烧伤性休克患者应激性溃疡的发生机制可能是胃、十二指肠黏膜缺血、胃腔内 H^+ 向黏膜内的反向弥散、乳酸性酸中毒、GC 的分泌增多、氧自由基大量生成、β-内啡肽释放增多等多种因素综合作用的结果。

二、应激与心血管功能障碍

心血管系统是应激反应的主要靶系统,情绪心理应激因素与心血管系统功能障碍关系非常密切。应激引起的心血管系统功能障碍主要有原发性高血压、动脉粥样硬化和心律失常等。

(一)原发性高血压

大量流行病学调查证实,长期的高负荷应激(如情绪紧张、工作压力、焦虑、抑郁等)导致高血压的发生率升高。应激导致高血压的机制主要在于:①交感-肾上腺髓质系统的激活,使心输出量增加,大部分外周小血管持续收缩,外周阻力加大;②HPA 系统兴奋活化肾上腺皮质,以及肾血管收缩致肾血流量减少,均可激活肾素-血管紧张素-醛固酮系统,导致机体内钠水潴留,血容量增加;③高水平 GC 的存在,使血管平滑肌对儿茶酚胺和血管加压素的作用更加敏感;④血管紧张素亦具有强烈的血管收缩作用;⑤情绪心理应激还可能引起高血压的遗传易感基因激活。

(二)动脉粥样硬化

应激对动脉粥样硬化的致病作用十分明确。主要机制有:①血压升高,即应激所致血压升高可导致动脉血管内膜的损伤,这不仅有利于脂质沉积,而且可引起血小板及中性粒细胞黏附,并使如 TXA$_2$、5-HT、组胺等活性物质释放,加剧血管损伤;血压升高还可刺激血管平滑肌细胞的增生,使胶原纤维合成增加,导致血管壁增厚,管腔变窄。②血脂升高,即应激时脂肪分解加强,使血脂升高,特别是使低密度脂蛋白(LDL)水平提高。LDL 是粥样硬化斑块中胆固醇的主要来源。③血糖升高,即应激时糖原分泌加速,血糖浓度升高,使动脉壁山梨醇途径代谢加快,导致血管壁水肿、缺氧,动脉中层和内膜损伤。高血压、高血脂和高血糖,这三者构成了动脉粥样硬化发生的病理基础。

(三)心律失常

在心血管急性事件的发生中,心理情绪应激被认为是一个"扳机",是触发急性心肌梗死、心源性猝死的重要诱因。情绪心理应激易在冠状动脉已有病变的基础上诱发心律失常,致死的主要原因是心室纤颤。发生机制可能与以下因素有关:①交感-肾上腺髓质系统激活,通过 β 受体兴奋降低心室纤颤的阈值;②引起心肌电活动异常;③通过 α 受体引起冠状动脉收缩痉挛。应激引起的急性期反应还使血液黏滞度升高、凝固性升高,促进病损血管处粥样斑块的血管壁血栓形成,引起急性心肌梗死。

三、应激与免疫功能障碍

免疫系统接受神经内分泌的调控,又作为应激反应的感受器官,感受非识别性应激原并做出反应,释放各种激素或激素样介质和细胞因子,反作用于神经内分泌系统,或直接作用于效应器官激起反应。应激所导致的免疫功能障碍主要表现为两大方面:自身免疫病和免疫抑制。

1. 自身免疫病　许多自身免疫病如类风湿性关节炎、系统性红斑狼疮等,都可以追溯到精神创伤史或明显的心理应激因素。且严重的心理应激常可导致一些变态反应性疾病的急性发作,如哮喘患者可因愤怒、惊吓,甚至在公众面前讲话等心理应激导致哮喘发作。但应激在其发生发展中的具体作用机制尚不清楚。

2. 免疫抑制　慢性应激时免疫功能低下(机制已如前述)。患者对感染的抵抗力下降,特别容易发生呼吸道的感染,如感冒、结核等。持续应激时,患者的胸腺、淋巴结等免疫器官皆有萎缩现象。

四、应激与内分泌功能障碍

应激可引起神经-内分泌功能的广泛变化,而持续应激与多种内分泌功能的紊乱有关,下面仅择举几例。

1. 应激与生长轴和甲状腺轴　慢性应激可引起儿童生长发育延迟,特别是失去父母或生活在亲子关系紧张的家庭中的儿童，可出现生长缓慢，青春期延迟，并常伴有行为异常，如抑郁、异食癖等，被称为心理社会呆小状态（psychosocial short status）或心因性侏儒（psychogenic dwarf）。

急性应激时，GH升高。但慢性心理应激时，因CRH诱导的生长抑素的增多，引起GH分泌减少，且糖皮质激素可使靶组织对IGF-1出现抵抗。此外，慢性应激时甲状腺轴受HPA轴的抑制，生长抑素和糖皮质激素都抑制促甲状腺素的分泌，且糖皮质激素还抑制甲状腺素（T_4）在外周转化为活性更高的T_3，使甲状腺功能低下。上述因素皆可导致儿童生长发育障碍。但在解除应激状态后，儿童血浆中的GH浓度会很快回升，生长发育亦随之加速。

2. 应激与性腺轴　应激时HPA系统可在各个环节抑制性腺轴，使机体GC、ACTH水平偏高，LH、睾丸激素或雌激素水平降低，且各性腺靶组织对性激素产生抵抗。应激对性腺轴的抑制主要表现在慢性应激时，如过度训练的运动员、芭蕾舞演员，可出现性欲减退、月经紊乱或停经。急性应激有时也可引起性腺轴的明显紊乱，一些突发的生活事件，如突然丧失亲人等精神打击，可使30多岁的妇女突然绝经或哺乳期妇女突然断乳。

应激，特别是心因性应激引起的躯体功能障碍，称之为心身疾病（psychosomatic disease），或称心理生理障碍（psychophysiological disorder）。应激参与躯体疾病发生发展的例子很多，对其机制的研究也越来越细微，正迅速从整体和神经内分泌水平向分子、基因水平深入。在从生物医学模式向社会、心理和生物医学模式的转换中，对社会、心理和生物医学三者之间的有机联系及其内在机制的研究，特别是社会、心理因素产生的应激反应对生物医学的影响的研究正得到越来越多的关注。

五、应激与心理、精神障碍

社会心理应激对认知功能、情绪及行为均有明显的影响，可直接导致一组功能性精神疾病的发生发展，这些心理、精神障碍与边缘系统及下丘脑等部位关系密切。根据其临床表现及病程长短，应激相关心理、精神障碍可分为以下几类。

1. 急性心因性反应　急性心因性反应（acute psychogenic reaction）又称急性应激障碍（acute stress disorder，ASD），是指由于急剧而强烈的心理社会应激原作用，在数分钟至数小时内所引发的功能性精神障碍。患者可表现为：①伴有情感迟钝的精神运动性抑制，如不言不语、表情淡漠、呆若木鸡；②伴有恐惧的精神运动性兴奋，如兴奋、恐惧、紧张、叫喊、无目的地外跑甚至痉挛发作。上述状态持续时间较短，一般在数天或一周内缓解。

2. 延迟性心因性反应　延迟性心因性反应（delayed psychogenic reaction）又称创伤后应激障碍（post-traumatic stress disorder，PTSD），是指机体受到严重而剧烈的精神打击（如经历恐怖场面、凶杀场面、恶性交通事件、残酷战争等）而引发的延迟出现或长期持续存在的精神障碍，一般在遭受打击的数周至数月后发病。其主要表现有：①反复出现创伤性体验，做噩梦，易触景生情而增加痛苦；②易出现惊恐反应，如心慌、出汗、易惊醒、不敢看电视电影，不与周围人接触等。大多数患者可恢复，少数呈慢性病，病程可长达数年之久。

案例 9-2 分析　患者从四川汶川大地震灾区回广州后出现精神紧张,睡不着觉,做噩梦,易惊醒,心慌,出汗,不敢看电视电影,不与周围人接触,易怒,向妻子乱发火,想打人、骂人,并出现失眠、抑郁、焦虑、烦躁等反常行为,考虑为地震恐怖场面为应激原引起的创伤后应激障碍的临床表现。因此,初步诊断该患者为延迟性心因性反应。

3. 适应障碍　适应障碍(adjustment disorder,AD)是指具有脆弱心理及人格缺陷的机体,长期存在心理应激或处于困难处境下,逐渐产生以抑郁、焦虑、烦躁等情感障碍为主,伴有社会适应不良、学习及工作能力下降、与周围接触减少等表现的一类精神障碍。该类障碍通常发生在应激事件或环境变化发生后 1 个月内,病情持续时间一般不超过 6 个月。

二维码 9-9
知识链接

第五节　应激(相关)性疾病防治的病理生理基础

适度的应激可增加机体的适应能力,但当应激成为疾病发生发展的重要参与因素时,对其的恰当处置可成为影响患者康复的重要举措,其基本原则如下。

1. 病因学治疗　尽快消除或撤离主要致病应激原,同时避免给患者新的应激刺激。尤其是患者就诊、住院过程中,医护人员的工作态度、处置方法、有关病情的言谈举止等,都是患者极其关注的内容,常可能成为患者治疗过程中的新应激原。良好的医德医风,专业而又通俗易懂的解释常常能避免带给患者不必要的暗示和刺激,降低患者的应激程度。

2. 恰当的心理治疗、护理　中枢神经系统是大多数应激反应的感知和调控中枢,而大多数应激也都具有心理和情绪成分,因此,恰当的心理治疗及护理,及时消除、缓解患者的心理应激,增强患者的康复信心,对疾病的治疗和痊愈都有极大的帮助。

3. 及时诊断、治疗应激性损伤　如及时诊断、治疗应激性溃疡以及应激引起的心律失常、免疫功能紊乱等。

4. 补充糖皮质激素　急性肾上腺皮质功能不全(如肾上腺出血、坏死)或慢性肾上腺皮质功能不全的患者,受到应激原刺激时不能产生应激,可补充小剂量糖皮质激素;或者应激时糖皮质激素受体明显减少,病情危急时,可补充小剂量糖皮质激素。

【本章小结】

应激是指机体在受到内外环境因素、心理因素刺激时所出现的全身性非特异性适应反应,能够引起应激反应的刺激因素称为应激原。发生应激时,机体主要表现出神经内分泌反应和细胞体液反应。

神经内分泌反应包括蓝斑-交感-肾上腺髓质系统和下丘脑-垂体-肾上腺皮质系统兴奋,都产生中枢效应和外周效应。这些效应在一定程度上对机体是有利的,但是在强烈或持续时间过长的应激时,对机体也会产生不利影响。

细胞体液反应主要表现为热休克蛋白和急性期反应蛋白的表达增加。它们可以在分子水平上保护机体,有利于机体应对各种因素刺激所致的改变。

应激发生后,机体会表现一系列的功能、代谢变化,包括物质代谢分解增强、合成减少,全身各个系统器官功能都会出现不同的改变。在强烈的应激下,机体可发生应激性及应激相关性疾病,包括应激性溃疡、心血管系统疾病、免疫系统疾病及精神、心理疾病等。

应激防治的病理生理基础包括去除应激原,及时正确地处理伴有劣性应激的疾病或病理过程,恰当的心理治疗、护理,糖皮质激素的应用及综合治疗等。

二维码 9-10
习题及答案

【复习思考题】

1. 什么是急性期反应蛋白?其生物学功能如何?
2. 简述应激性溃疡的发生机制。
3. 应激的主要神经内分泌反应有哪些?
4. 简述应激时糖皮质激素增加的生理学意义。
5. 应激时下丘脑-垂体-肾上腺皮质(HPA)轴兴奋的基本中枢效应有哪些?
6. 应激时 HPA 轴兴奋的基本外周效应有哪些?
7. 热休克蛋白的来源和功能有哪些?
8. 应激时蓝斑-交感-肾上腺髓质系统兴奋有何生理学和病理学意义?

【参考文献】

[1] 王建枝,殷莲华.病理生理学.8 版.北京:人民卫生出版社,2013.

[2] 王万铁,商战平.病理生理学.北京:科学技术文献出版社,2015.

[3] 王万铁,倪世容.病理生理学.2 版.北京:人民卫生出版社,2014.

[4] 王万铁.病理生理学.北京:高等教育出版社,2012.

[5] 王万铁.病理生理学.杭州:浙江大学出版社,2009.

（王万铁）

第十章 缺血-再灌注损伤

【学习目标】

掌握：缺血-再灌注损伤的概念；缺血-再灌注损伤发生的原因和影响因素；缺血-再灌注损伤的发生机制。

熟悉：心肌、脑缺血-再灌注损伤时结构、功能和代谢变化。

了解：肝、肾、肠、骨骼肌缺血-再灌注损伤时功能和代谢变化，缺血-再灌注损伤防治的病理生理基础。

【案例导入】

案例 10-1

患者，男性，55 岁。9:00 因突发胸前区疼痛半小时，意识清。伴有出汗、无力，入急诊病房。疼痛性质为严重的压榨性疼痛，并放射到左肩。

入院时体查：血压 75/50mmHg，呼吸 52 次/min。心音低沉，心率 122 次/min，奔马律。

心电图检查：V1-V4 导联中 ST 段抬高，病理性 Q 波。

冠状动脉造影：左冠状前降支中段阻塞。

入院治疗：立即行经皮冠状动脉腔内成形术（PCTA），在前降支内置入支架后冠状动脉造影显示左冠状前降支中段以下血流恢复。然而在 PCTA 过程中出现阵发性心室颤动，立即给予除颤，2h 后血压和心率恢复正常，胸前区疼痛消失。

思考题

1. 患者入院诊断是什么？

2. 患者入院后立即行 PCTA 的目的是什么？

3. 患者为什么会在恢复冠脉血流的过程中出现室颤？其机制是什么？

4. 在行 PCTA 时，要注意什么？

5. 给予 PCTA 的同时，还需要配合哪些治疗措施？

第一节 概　述

众所周知,一切组织、器官正常的形态结构、代谢和功能的维持,都有赖于良好的血液循环。血液灌流量绝对或相对不足,均可引起相应组织、器官不同程度的功能障碍、代谢紊乱和结构受损,即发生缺血性损伤(ischemic injury)。不同的组织、器官对缺血的耐受性不同,甚至有相当大的差异,但持续的缺血最终将不可避免地引起一切组织发生严重坏死。尤其是当心脏和大脑这些重要器官处于持续缺血时,将会给机体带来严重的影响。目前,心脑血管缺血性疾病已成为危害人类健康和生命的一大类主要疾病。对缺血性疾病的治疗,首选是尽快恢复血液灌注,其目的在于通过血液再灌注解除组织缺氧和营养物质供应不足的状态,以阻止缺血性损伤的发展或促进缺血组织的恢复。这本来是合乎逻辑和无可非议的,而且大量临床实践证明,这种治疗在许多情况下都取得了满意的效果。正因为如此,恢复血液灌注已成为治疗缺血性疾病的基本原则,在临床上为达此目的而采取的各种措施,如解痉、溶栓、手术取栓、血管成形术等已作为传统的治疗方法而被广泛应用。然而,在大量临床和实验研究中也发现了一系列反常现象,如 1955 年 Sewell 等发现,结扎狗的冠状动脉后,突然恢复血液灌流,动物立即发生心室颤动并出现死亡。之后大量的动物试验和临床观察中均发现,在某些条件下,部分动物或患者的缺血组织恢复血液再灌注后,细胞功能代谢障碍及结构破坏不但并未减轻反而加重。

一、概念

1966 年,Jennings 首先提出缺血-再灌注损伤(ischemic reperfusion injury)的概念。缺血-再灌注损伤是指缺血的组织、器官恢复血液灌注后,不能恢复其功能和结构,反而加重其功能障碍和结构损伤的现象。临床实践发现缺血-再灌注损伤具有普遍性的特点,即缺血-再灌注损伤不仅存在于心肌,其他器官如胃、肠道、肾脏、肝、肺、肢体、皮肤和脑组织中也存在该现象。

二、缺血-再灌注损伤的原因和影响因素

(一)缺血-再灌注损伤的常见原因

缺血的组织、器官在缺血后重新恢复血流的过程有可能成为缺血-再灌注损伤发生的原因。其常见的原因有:

1. 组织、器官缺血后恢复血液供应,如休克时微循环的疏通、冠状动脉痉挛的缓解、心脏骤停后心脑肺复苏等。

2. 一些新的医疗技术的应用,如动脉搭桥术、经皮冠状动脉腔内成形术(percutaneous transluminal coronary angioplasty,PTCA)、溶栓疗法等血管再通术后,以及心脏外科体外循环术后。

3. 器官移植及断肢再植等。

案例 10-1 分析　患者入院时有典型心绞痛发作的表现,奔马律和病理性 Q 波均提示心肌梗死的发生。冠状动脉造影显示左冠状动脉的堵塞。故该患者入院时的主要病因为心肌缺血。为减轻缺血性心肌损伤,应尽快解除病因,恢复血流。然而患者在恢复血流的过程中出现了再灌注损伤,表现为室颤。

二维码 10-2
案例分析

(二)缺血-再灌注损伤的影响因素

虽然缺血-再灌注是导致再灌注损伤的原因,但并不是所有缺血组织在再灌注期间都会发生再灌注损伤,这说明再灌注损伤的发生是有条件的。组织的缺血时间、再灌注条件、组织器官的功能和结构、代谢特点等因素均可以影响再灌注损伤的发生及其严重程度。

1. 缺血时间　缺血时间的长短与再灌注损伤的发生与否密切相关。缺血时间过短,恢复血供后无明显的再灌注损伤。这是因为所有的器官都能耐受一定时间的缺血。相反,缺血时间过长也不易发生再灌注损伤。因为缺血时间过长,缺血器官已经发生了不可逆性损伤甚至坏死,所以反而不会出现再灌注损伤。比如研究发现,阻断大鼠左冠状动脉 5～10min,恢复血供后心律失常的发生率很高,但大鼠心肌缺血 2min 以内或 20min 以上进行再灌注,心律失常较少发生。因此,缺血时间是影响缺血-再灌注损伤的首要因素。此外,不同动物、同种器官发生再灌注损伤所需的缺血时间长短不同,小型动物相对较短,大型动物相对较长。同种动物,不同器官发生再灌注损伤所需的缺血时间也不同,如家兔心脏发生再灌注损伤所需的缺血时间为 40min,脑为 30min,肝脏为 45min,肾脏为 60min,小肠为 60min,骨骼肌为 4h。

2. 组织器官的功能和结构、代谢特点　组织器官对氧的依赖程度越高越容易发生再灌注损伤,如心、脑等。

3. 侧支循环　缺血后侧支循环容易形成者,因可缩短缺血时间和减轻缺血程度,不易发生再灌注损伤,比如肺、心脏。心脏的冠脉侧支或吻合支较细小,且侧支数量相对其他器官要少。而冠状动脉侧支循环的建立是渐进性的,当冠状动脉突然阻塞时,心脏不易很快建立侧支循环,常可导致心肌梗死。但如果冠状动脉阻塞是缓慢形成的,则侧支可逐渐扩张,数周之后才能建立新的侧支循环,从而起代偿作用。

4. 再灌注的条件　灌流液的压力、温度、pH 及电解质浓度都是影响缺血-再灌注损伤的关键性因素。在猪心的缺血-再灌注实验中发现再灌注时血压越高,心肌损伤越重;而与 37℃再灌注条件相比,低温(25℃)再灌注条件下心肌损伤更轻、心功能恢复更快。一定程度的低 pH、低钠、低钙溶液灌流,可减轻组织器官的再灌注损伤,使其功能迅速恢复。反之,高钠、高钙溶液灌注可诱发或加重再灌注损伤。适当增加灌注液中钾离子和镁离子含量也能一定程度地减轻再灌注损伤。

第二节　缺血-再灌注损伤的发生机制

缺血-再灌注损伤的发生机制尚未完全阐明,目前认为自由基增加、细胞内钙超载、白细胞的激活可能是缺血-再灌注损伤发生的重要机制。

一、自由基的作用

(一)自由基的概念和分类

自由基(free radical)是指在外层电子轨道上具有单个不配对电子的原子、原子团或分子的总称。书写时以一圆点表示未配对的电子,例如羟自由基(OH·)等。有些分子如一氧化氮(NO)等形式虽无圆点表示,但因其分子中存在奇数电子,也是自由基。自由基的种类很多,可分为以下几类。

1. 氧自由基(oxygen derived free radical,OFR) 以氧为中心的自由基称为氧自由基,包括超氧阴离子(O_2^-)和羟自由基(OH·)。

活性氧(reactive oxygen species,ROS)是指化学性质活泼的一类含氧物质的总称,包括氧自由基及其衍生物如过氧化氢(H_2O_2)、单线态氧($^1O_2$)。生物体内 H_2O_2 是由超氧阴离子通过歧化反应生成的。虽然 H_2O_2 本身并不是自由基,但由于其氧化作用很强,而被认为是 ROS 的一种。单线态氧(singlet oxygen)也不是自由基,而是激发态的分子氧,因其有很强的氧化性,故也属于活性氧的范畴。

2. 脂质自由基(lipid free radical) 指氧自由基与脂质中的多价不饱和脂肪酸作用后生成的中间代谢产物。如烷自由基(L·)、烷氧自由基(LO·)、烷过氧自由基(LOO·)等。

3. 氮自由基 氮自由基是指以氮为中心的一类化学性质活泼的物质,又称为活性氮(reactive nitrogen species,RNS)。主要包括一氧化氮(NO),过氧亚硝酸盐(peroxynitrite,$ONOO_2$),硝酰基阴离子(nitroxyl anion,NO_2^-)等。NO 是一种自由基气体,携带一个未配对电子,在体内极不稳定,这一特性恰好和其他游离自由基一样,具有氧化还原特性。机体内 NO 生物合成的唯一途径是一氧化氮合酶(nitric oxide synthase,NOS)的酶促反应。在NADPH 与 O_2 参加和辅助因子存在的情况下,NOS 可催化 L-精氨酸,产生 NO。NO 本身是一种弱氧化剂,当它与 O_2^- 结合后可生成过氧亚硝基阴离子(peroxynitrite,$ONOO^-$),$ONOO^-$ 虽然不是自由基,但可在弱酸性环境下自发分解成二氧化氮(NO_2·)和羟自由基(OH·),这两种产物均属于自由基,其所产生的细胞毒性作用远远强于 NO。

4. 其他自由基 如氯自由基(Cl·)、甲基自由基(CH_3·)、半醌类自由基(semiquinone radical)等。

(二)自由基的产生

超氧阴离子(O_2^-)是生物体内最主要的自由基,也是体内其他活性氧和自由基的主要来源,被称为第一代 ROS。生理情况下,氧分子通常在线粒体内通过细胞色素氧化酶系统接受 4 个电子被还原为水,同时释放能量。但有例外,1‰～2‰的氧分子接受 1 个电子生成 O_2^-,再接受 1 个电子生成 H_2O_2,或再接受 1 个电子生成 OH·。图 10-1 为线粒体内活性氧生成的反应过程。此外,在血红蛋白、肌红蛋白、儿茶酚胺、黄嘌呤氧化酶等氧化过程中均可促使 O_2^- 生成。

在病理情况下,线粒体被认为是产生 ROS 的主要场所。O_2^- 是导致活性氧连锁反应的

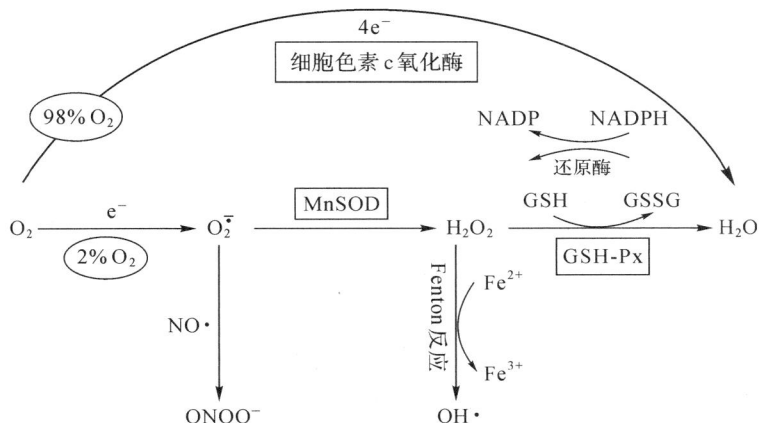

图 10-1 线粒体内活性氧生成过程

始动环节。O_2^-虽可自然歧化,但因 O_2^-带阴离子而互相排斥,故反应速度缓慢。如在超氧化物歧化酶(superoxide dismutase,SOD)存在的情况下,其歧化反应速度可增加 100 多倍。O_2^-还可在 Fe^{2+}或 Cu^{2+}的存在下,与 H_2O_2迅速反应形成 $OH\cdot$,这种由过渡金属离子催化的 Haber-Weiss 反应,称为 Fenton 反应。

（三）自由基的清除

自由基的清除主要靠机体内两大抗氧化防御系统:酶性抗氧化剂和非酶性抗氧化剂(表 10-1)。

表 10-1　体内主要的抗氧化剂及其作用

	抗氧化剂	作用
酶性抗氧化剂	超氧化物歧化酶(SOD)	催化 O_2^-发生歧化反应,产生 H_2O_2
	过氧化氢酶(CAT)	催化 H_2O_2分解为 H_2O 和 O_2
	谷胱甘肽过氧化物酶(GSH-Px)	催化还原型谷胱甘肽(GSH)转变为氧化型谷胱甘肽(GSSG)
非酶性抗氧化剂	类胡萝卜素	脂溶性维生素,清除$^1O_2$,保护细胞免受光和光敏损伤
	维生素 E	脂溶性维生素,阻断脂质过氧化
	维生素 C	水溶性维生素,清除水相中的 O_2^-、$OH\cdot$、$^1O_2$。还可与维生素 E 偶联,使已被氧化的维生素 E 还原
	谷胱甘肽	水溶性抗氧化剂,通过其巯基氧化-还原态的转换,作为一种可逆的供氢体

1. 酶性抗氧化剂　酶性抗氧化剂有 SOD、过氧化氢酶、髓过氧化物酶(MPO)、谷胱甘肽过氧化物酶(glutathione peroxidase,GSH-Px)等。SOD 可清除超氧阴离子,过氧化氢酶和 MPO 可以清除 H_2O_2。

2. 非酶性抗氧化剂　非酶性抗氧化剂包括存在于细胞膜脂质部分的脂溶性自由基清

除剂(维生素 E、类胡萝卜素),水溶性自由基清除剂(维生素 C、谷胱甘肽)。

病理条件下,细胞抗氧化活性降低,导致自由基清除减少和自我修复能力下降,也是引发自由基损伤的原因之一。

(四)自由基的生物学意义

生理情况下,体内自由基不断产生,也不断被清除,两者处于动态平衡之中。正常生理水平的自由基,参与了许多正常生理过程。如自由基可调节蛋白的活性;适当浓度的 H_2O_2 和超氧阴离子还可作为信号转导分子起作用;此外,自由基在抗菌、消炎和抑制肿瘤等方面也具有重要意义。

虽然体内自由基生成和清除的动态平衡状态的维持对机体是有利的,但当由于某些原因自由基在体内生成过多或(和)清除不足时,自由基水平急剧升高,则会引起生物大分子的损伤、酶失活,进而引起细胞功能障碍,导致多种疾病,加速机体衰老进程等。在病理条件下,活性氧产生过多或抗氧化酶类活性下降,可导致细胞损伤,此现象通常被称为氧化应激(oxidative stress)。

(五)缺血-再灌注时自由基生成增多机制

缺血-再灌注时自由基生成增多机制主要涉及以下四个方面。

1. 黄嘌呤氧化酶激活 黄嘌呤氧化酶(xanthine oxidase,XO)的前身为黄嘌呤脱氢酶(xanthine dehydrogenase,XD),两者主要存在于毛细血管内皮细胞内。正常时 XD 占 90%,XO 只占 10%。XO 的作用是催化 O_2,生成 O_2^-。当组织缺血缺氧时,ATP 生成减少,膜泵功能下降,导致过多的钙离子进入细胞内,从而激活钙依赖性蛋白酶(protease),使 XD 大量转变为 XO。同时,在缺血缺氧期间,ATP 被依次分解为 ADP、AMP、腺苷、肌苷和次黄嘌呤(hypoxanthine),使次黄嘌呤在缺血组织中大量堆积。再灌注时,随着大量含有氧分子的血液进入缺血组织,在 XO 的催化下次黄嘌呤变成黄嘌呤,继而又催化黄嘌呤转化为尿酸,这两步反应都是以氧分子作为电子受体,结果产生大量的 O_2^- 和 H_2O_2,O_2^- 和 H_2O_2 在金属离子参与下,形成具有更强毒性的自由基 OH·。因此,在再灌注时血管内皮细胞的黄嘌呤氧化酶系统的激活是自由基的主要来源(图 10-2)。

2. 中性粒细胞聚集和激活 中性粒细胞(neutrophils)含有丰富的还原型辅酶Ⅱ氧化酶(NADPH oxidase)和还原型辅酶Ⅰ氧化酶(NADH oxidase)。在吞噬活动发生时,中性粒细胞聚集并激活,同时耗氧量大量增加,其摄入 O_2 的 70%~90% 在上述两种酶的催化下接受电子形成氧自由基,用于杀灭病原微生物。这种中性粒细胞激活时耗氧显著增加的现象,称为呼吸爆发(respiratory burst)或氧爆发(oxygen burst)(图 10-3)。

研究发现在缺血-再灌注时,大量中性粒细胞在缺血区聚集并被激活,产生大量的自由基。其原因是:首先,在缺血-再灌注时黄嘌呤氧化酶系统被激活,产生大量自由基,这些自由基作用于细胞膜后生成白三烯(leukotriene,LT)等趋化因子;同时,缺血还可引起补体系统激活,产生 C_3 片段等。LT 和 C_3 片段均具有很强的趋化活性,可引起大量中性粒细胞在缺血区聚集并激活。其次,中性粒细胞被激活后,耗氧量显著增加。而再灌注期间组织重新获得氧分子,正好满足激活的中性粒细胞耗氧显著增加的需求。因此,在缺血-再灌注时,中性粒细胞聚集和激活,形成大量氧自由基,造成组织细胞损伤。可见,在缺血-再灌注过程中，XO源性自由基生成增加是原发性的，而中性粒细胞源性自由基生成增加是继发性的。

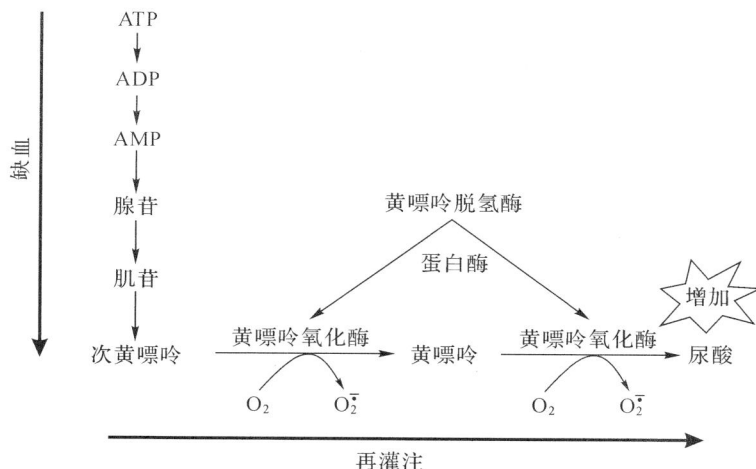

图 10-2　缺血-再灌注时黄嘌呤氧化酶系统激活自由基产生的过程

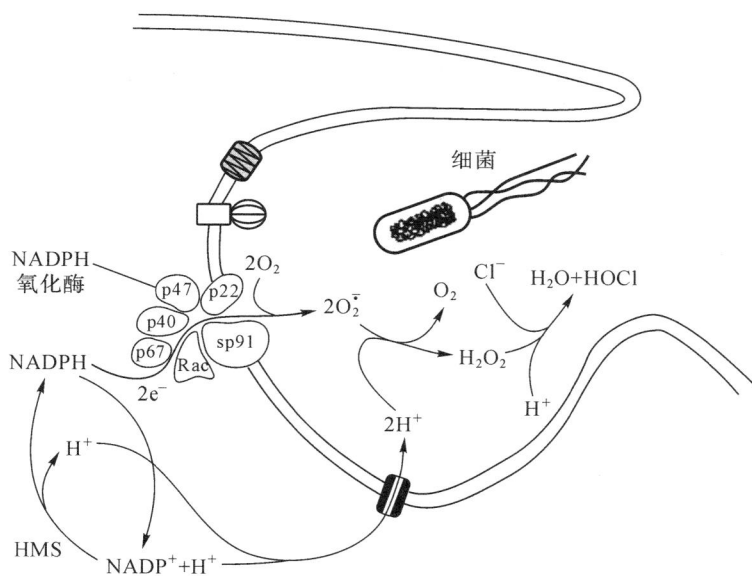

图 10-3　中性粒细胞的呼吸爆发

3. 线粒体途径　线粒体是细胞进行氧化磷酸化反应的主要场所。生理情况下，98%的氧分子通过细胞色素氧化酶系统接受4个电子，还原为水，同时释放能量。只有1%～2%的氧分子接受单电子，还原生成活性氧。在组织细胞缺血缺氧时，线粒体功能受损，细胞色素氧化酶系统功能失调，但缺氧使电子受体也减少，所以缺血区活性氧的产生并不增加。再灌注时，ATP生成减少，Ca^{2+}进入线粒体增加，造成线粒体功能受损，细胞色素氧化酶系统被抑制，呼吸链传递电子的效能下降，进入细胞的氧经4个电子还原成水减少，而产生活性氧增多；另外，线粒体 Ca^{2+} 超载还会使 Mn-SOD 活性下降，清除 $O_2^{\bar{\ }}$ 的能力下降，进而使自由基水平增高。

二维码 10-3
缺血-再灌
注损伤时氧
自由基增多
的机制

4. 儿茶酚胺自身氧化增加　各种应激性刺激（包括缺血、缺氧等）均可使交感-肾上腺髓质系统兴奋，产生大量的儿茶酚胺（包括去甲肾上腺素、肾上腺素等）。儿茶酚胺一方面具有重要的代偿调节作用；另一方面，过多的儿茶酚胺在单胺氧化酶（monoamine oxidase，MAO）的作用下，通过自身氧化可产生大量的自由基，造成对组织细胞的损伤。

（六）自由基增加引起缺血-再灌注损伤的机制

缺血-再灌注时，增加的自由基可以与细胞内外的多种生化成分，如膜磷脂、蛋白质和核酸等发生氧化反应，造成细胞结构损伤和功能代谢发生障碍。

1. 生物膜脂质过氧化　生物膜脂质微环境的稳定是保证膜结构完整和膜蛋白功能正常的基本条件。自由基与生物膜脂质中的多不饱和脂肪酸有很高的亲和力，因而缺血-再灌注时，生物膜易受自由基攻击而发生过氧化连锁反应，造成生物膜的脂质过氧化（lipid peroxidation，LPO），产生脂质过氧化物，从而使生物膜的结构受损、功能发生障碍。脂质过氧化物及其降解产物（醛类及烃类）对生物膜的损伤作用表现为以下几个方面。

①破坏膜的正常结构。膜流动性是细胞膜维持正常生理功能的必要条件，而细胞膜的流动性取决于其中不饱和脂肪酸的比例，随着脂质过氧化物含量的增多，细胞膜多不饱和脂肪酸明显减少，从而导致膜流动性发生改变，通透性增加，细胞内钙超载，最终导致细胞的损伤。亚细胞器膜的脂质所含的多不饱和脂肪酸比质膜多，亚细胞器对过氧化物的损伤更敏感。

②抑制膜蛋白功能。研究证明，自由基与不饱和脂肪酸反应形成的丙二醛能使膜蛋白和磷脂之间形成交联聚合，导致存在于质膜中的膜蛋白质（包括膜受体、膜蛋白酶、离子通道、膜转运系统等）不可逆性失活，从而干扰细胞正常的离子转运和细胞信号转导过程。

③促进自由基和其他生物活性物质的生成。膜脂质过氧化物可激活磷脂酶 C、磷脂酶 D，进一步分解膜磷脂，促进花生四烯酸代谢反应，增加炎症介质形成，如前列腺素、血栓素、白三烯等。膜脂质过氧化物与 ROS 进一步反应，可增加自由基的产生；同时激活转录因子如 NF-κB，继而使黏附分子和细胞因子表达增加，促使白细胞的激活、趋化和黏附，白细胞-内皮细胞的黏附进一步导致炎症介质大量释放。环加氧酶和脂加氧酶是花生四烯酸代谢过程中的关键酶，具有限速作用。研究证明，活性氧和脂质过氧化物可激活这两种酶，并维持其活性。

④线粒体呼吸链活性受损。线粒体膜中富含心磷脂，它具有高度不饱和性，对氧化应激敏感性高。线粒体膜脂质过氧化，导致线粒体功能被抑制，ATP 生成减少，细胞能量代谢障碍加重。

2. 蛋白质功能抑制　自由基对蛋白质功能的影响主要表现在以下四个方面。

①破坏氧化酶的活性中心——巯基。自由基可引起蛋白质分子肽链断裂，使酶活性中心的巯基氧化形成二硫键，导致酶活性下降。

②破坏酶活性所必需的脂质微环境。脂质过氧化产物丙二醛，可引起细胞内蛋白质的交联，形成二聚体或更大的聚合物，也可使蛋白质与脂质结合形成聚合物，从而使蛋白质功

能丧失。如肌纤维蛋白巯基氧化后，对钙的反应下降，导致心肌收缩力减弱。

③在酶蛋白之间发生交联形成多聚物。自由基可使细胞外基质中胶原纤维的胶原蛋白发生交联，使透明质酸降解，从而使基质变得疏松，弹性下降。

④攻击酶活性中心部位的氨基酸。

3. 核酸和染色体破坏　自由基可作用于DNA，与碱基发生加成反应，造成对碱基的修饰，从而引起基因突变；自由基可从核酸戊糖中夺取氢原子而引起DNA链的断裂；自由基还可引起染色体畸变和断裂。这些作用80%是由OH·介导的。线粒体DNA外面无组蛋白保护，对自由基更为敏感。

二、钙超载的作用

钙超载（calcium overload）是指各种原因引起的细胞内钙含量异常增多，并导致细胞结构损伤和功能代谢障碍的现象。

细胞在静息状态下，细胞质游离Ca^{2+}浓度在$10^{-8} \sim 10^{-7}$ mol/L。细胞在各种胞内外因素刺激下，细胞质游离Ca^{2+}浓度明显升高（可达10^{-5} mol/L），Ca^{2+}与胞内的第二信使钙调蛋白相结合而发挥生理作用；随后细胞又可以通过自身的调控作用，使细胞质游离Ca^{2+}浓度回复到静息水平。可见，细胞内外钙离子经常处于流动状态，且处于稳态平衡。细胞内Ca^{2+}稳态失控是许多外界因素引起细胞死亡的共同机制。

钙稳态的维持是细胞膜转运（通过钙通道、Na^+-Ca^{2+}交换和细胞膜上的钙泵）及细胞内钙池（钙摄取、贮存和释放）等活动及调控，达到动态平衡的结果。①质膜钙通道。质膜钙通道主要有两类，一类是电压依赖性Ca^{2+}通道（voltage operated calcium channels，VOC），当膜电位达一定程度时开放，使细胞外的Ca^{2+}进入细胞内；另一类是受体操纵性Ca^{2+}通道（receptor operated calcium channels，ROC），又称配体门控Ca^{2+}通道，当其与激动剂结合后开放，使细胞外的Ca^{2+}进入细胞内。②细胞内钙库释放通道。细胞内游离Ca^{2+}主要储存于内质网或肌浆网中，通过IP_3敏感性通道或IP_3不敏感性通道释放到细胞质中。③钙泵的作用。Ca^{2+}泵即Ca^{2+}-ATP酶，其活性依赖Ca^{2+}和Mg^{2+}，存在于细胞膜、内质网膜和线粒体膜上。当细胞质中游离Ca^{2+}浓度升高到一定程度时，Ca^{2+}泵被激活，将Ca^{2+}逆浓度梯度泵出细胞或泵入细胞器，降低细胞内Ca^{2+}浓度。④Na^+-Ca^{2+}交换。Na^+-Ca^{2+}交换是一种非耗能的转运方式，转运方向有双向性。生理情况下，细胞外Na^+浓度高于细胞内，Na^+通过Na^+-Ca^{2+}交换载体顺电化学梯度进入细胞，Ca^{2+}逆电化学梯度移出细胞。

二维码 10-4
钙超载的
机制

（一）缺血-再灌注时钙超载的发生机制

在对缺血-再灌注损伤机制的研究中，发现存在钙反常（calcium paradox）现象。1966年Zimmerman和Hulsmann在复制心肌再灌注损伤研究中发现，先用无钙或低钙的"生理盐溶液"灌注大鼠离体心脏，短时间内即发生肌膜损伤。而2min后再用含正常钙或高钙的生理溶液灌注，心脏发生了更为严重的结构、功能和代谢改变，这种现象被称为钙反常，提示钙的异常变化可能是缺血-再灌注损伤的主要因素和发生机制。

研究发现，组织细胞在缺血期时，因ATP供应不足，钙泵功能下降，细胞内钙浓度开始

增高。但细胞内钙超载主要发生在再灌注期,且主要是由于外钙内流增加所致,而不是钙外流减少。再灌注期细胞内钙超载的具体机制如下(图 10-4)。

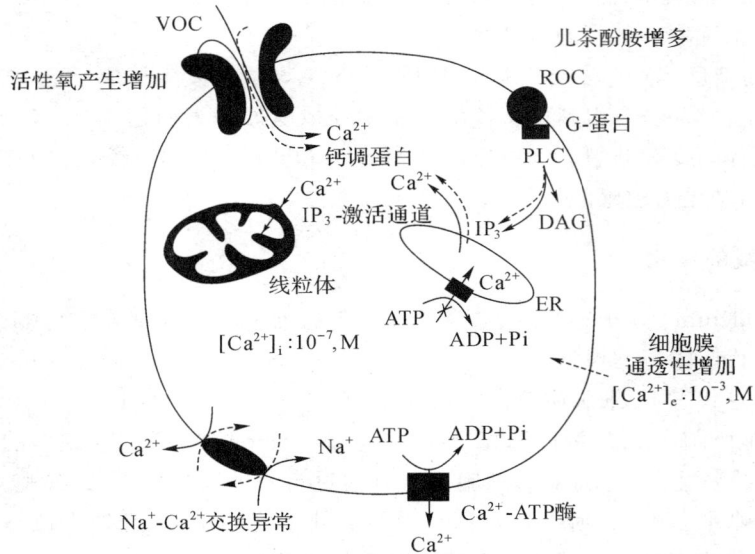

图 10-4 缺血-再灌注时细胞内钙超载机制

1. **Na^+-Ca^{2+} 交换蛋白反向转运** Na^+-Ca^{2+} 交换蛋白反向转运是缺血-再灌注时钙离子进入细胞的主要机制。Na^+-Ca^{2+} 交换体是心肌细胞膜上重要的钙转运蛋白之一,可对细胞内外 Na^+ 和 Ca^{2+} 进行双向转运,其交换比例为 3 个 Na^+ 交换 1 个 Ca^{2+}。生理情况下,细胞外 Na^+ 浓度高于细胞内,Na^+ 通过 Na^+-Ca^{2+} 交换载体顺电化学梯度进入细胞,Ca^{2+} 逆电化学梯度移出细胞。而在缺血-再灌注时,Na^+-Ca^{2+} 交换体发生反向转运,即 Na^+ 逆电化学梯度移出细胞,而 Ca^{2+} 进入细胞,导致缺血-再灌注时 Na^+-Ca^{2+} 交换蛋白反向转运的原因可能是:①细胞内高 Na^+。正常生理情况下,细胞内外的 Na^+ 浓度梯度的维持由细胞膜上钠钾泵完成。钠钾泵激活时,通过分解 1 个 ATP,泵出 3 个 Na^+,泵入 2 个 K^+。组织缺血时,细胞内 ATP 生成减少,钠钾泵活性降低,造成细胞内 Na^+ 含量增高。再灌注时,缺血的细胞重新获得氧及营养物质供应,此时细胞内高 Na^+ 状态不仅可激活钠钾泵,还可迅速激活 Na^+-Ca^{2+} 交换蛋白,以加速 Na^+ 向细胞外转运。在此过程中将大量 Ca^{2+} 转入细胞内,造成细胞内 Ca^{2+} 超载。②细胞内高 H^+:缺血缺氧时,细胞内 pH 降低(细胞内酸中毒),再灌注使组织间液 H^+ 浓度迅速下降,而细胞内 H^+ 浓度仍处于高水平,形成跨膜 H^+ 浓度梯度。细胞膜两侧 H^+ 浓度差可使 Na^+-H^+ 交换增强,细胞内 Na^+ 增加,从而继发性地加强 Na^+-Ca^{2+} 交换蛋白发生反向转运,细胞外 Ca^{2+} 大量内流,造成细胞内钙超载。

2. **损伤的细胞膜对 Ca^{2+} 的通透性增加** 细胞膜损伤可使其对 Ca^{2+} 的通透性增加,导致钙离子顺浓度差进入细胞内,或使细胞内钙离子分布发生异常,加重细胞结构破坏和功能紊乱。细胞膜损伤表现在:①细胞外被作用被破坏。细胞外被(cell coat)是细胞质膜外的一层黏多糖物质。在生理情况下,通过 Ca^{2+} 依赖性共价结合于膜蛋白或膜脂上,它对膜蛋白有保护作用,并在分子识别中起重要作用。当缺血和无钙时,细胞外被与膜蛋白或膜脂结合被破坏,膜对 Ca^{2+} 的通透性增加。②再灌注时,细胞内 Ca^{2+} 增加,激活 Ca^{2+} 依赖性磷脂酶,使膜磷脂加速降解。③再灌注时,细胞内钙增加,使微管和微丝收缩,导致心肌紧密连接破坏。④再灌注时产生大量的自由基,膜脂质过氧化增强,加重对膜结构的破坏。以上均可导致细胞膜通透性增加,引起 Ca^{2+} 内流增加,造成钙超载。

3. 线粒体功能障碍　正常时线粒体内钙离子含量是细胞质中的 500 倍,是细胞重要的钙贮存库。缺血-再灌注时,ROS 增加使线粒体膜损伤,抑制氧化磷酸化过程,使 ATP 生成减少。在心肌细胞内,肌浆网也是重要的钙贮存库。细胞膜、肌浆网膜和线粒体膜上 ATP 依赖性钙泵功能障碍,不能将流入细胞内的 Ca^{2+} 及时泵出细胞外,还使泵入线粒体和肌浆网的 Ca^{2+} 明显减少,导致钙超载的发生。

4. 儿茶酚胺增加,激活受体依赖性 Ca^{2+} 通道　生理条件下,心功能主要受 β 肾上腺素受体调节,α1 肾上腺素受体对其的调节作用较小。但缺血-再灌注损伤时,内源性儿茶酚胺释放增加,此时 α1 肾上腺素受体的调节相对起重要作用。α1 肾上腺素能受体激活 G 蛋白-磷脂酶 C(PLC)介导的细胞信号转导通路,促进磷脂酰肌醇分解,生成三磷酸肌醇(IP_3)和二酰甘油(DG),促进细胞内 Ca^{2+} 的释放;DG 经激活 PKC 促进 Na^+-H^+ 交换,进而促进 Na^+-Ca^{2+} 交换,使细胞质 Ca^{2+} 浓度增加。此外,缺血-再灌注损伤时,儿茶酚胺还可刺激 β 肾上腺素受体,通过受体操控性钙通道和电压门控性钙通道,引起 Ca^{2+} 内流增加。

(二)钙超载引起缺血-再灌注损伤的机制

细胞内钙超载引起缺血-再灌注损伤的机制目前尚未完全明确,可能与以下因素有关。

1. 细胞内钙超载促进自由基产生增加　Ca^{2+} 是黄嘌呤脱氢酶转变为黄嘌呤氧化酶所必需的离子。在缺血-再灌注时,细胞内钙超载使钙依赖性蛋白水解酶活性增强,从而促进黄嘌呤脱氢酶转变为黄嘌呤氧化酶,使自由基生成增多,损害组织细胞。因此,细胞内钙超载和自由基产生增加是一对互为因果的损伤因素。此外,由于黄嘌呤脱氢酶和黄嘌呤氧化酶均主要存在于血管内皮细胞中,所以在缺血-再灌注损伤时,血管内皮细胞是自由基最主要的产生部位和攻击对象,往往导致微血管结构和功能障碍,再灌注期血流不能良好地恢复。

2. 细胞内钙超载激活钙依赖性生物酶　Ca^{2+} 是细胞内许多生物酶的离子激活剂,如磷脂酶、蛋白酶等。当细胞内钙超载时,可激活这些生物酶,导致细胞功能受损,严重的引起细胞死亡,主要表现在:①细胞内钙超载可激活多种磷脂酶,促进膜磷脂的分解,使细胞膜及细胞器膜均受到损伤。此外,膜磷脂的降解产物花生四烯酸、溶血磷脂等增多,增加了膜的通透性,可进一步加重膜的功能紊乱。②钙超载激活钙依赖性降解酶和钙蛋白酶,促进细胞膜和细胞骨架蛋白分解,使细胞骨架被破坏,细胞坏死。③细胞内钙超载激活 ATP 水解酶,加速 ATP 水解,使细胞内 ATP 含量下降,同时释放大量 H^+,加重细胞内酸中毒,导致细胞功能障碍。④细胞内钙超载激活核酸内切酶,促进核酸分解、染色体的损伤,启动细胞凋亡程序,引起细胞凋亡。

3. 细胞内钙超载导致线粒体功能障碍　组织细胞缺血-再灌注时,细胞质中 Ca^{2+} 浓度大幅增加,可刺激线粒体和肌浆网的钙泵摄取钙,使细胞质中的 Ca^{2+} 向线粒体和肌浆网中转移。这在再灌注早期具有一定的代偿意义,可减轻细胞质中钙超载的程度。但细胞内钙超载在刺激钙泵活动的同时,会使肌浆网及线粒体消耗大量 ATP;此外,泵入线粒体的 Ca^{2+} 离子可与含磷酸根的化合物反应形成磷酸钙,干扰线粒体氧化磷酸化,使能量代谢发生障碍,ATP 生成减少。线粒体消耗 ATP 增加而生产 ATP 减少,最终使细胞能量供应不足。ATP 供应减少反过来进一步促进钙超载而形成恶性循环。此外,钙离子还是线粒体通透性转换孔(mitochondrial permeability transition pore,MPTP)开放的关键因子,当细胞内 Ca^{2+} 浓度在 $50\sim200\mu mol/L$ 时,可直接启动 MPTP 开放。缺血-再灌注时,细胞内钙超载刺激导致线粒体钙持续增加,引起 MPTP 不可逆地过度开放。此外,再灌注期 ROS 产生增加和酸中毒的改善也能激活 MPTP 开放。过度开放的 MPTP 会引起细胞色素 c 释放,导致细胞死亡。

二维码 10-5
知识链接

4. Na^+-Ca^{2+} 交换形成一过性内向离子流是引起心律失常的主要原因
Na^+-Ca^{2+} 交换可形成一过性内向离子流,这种一过性内向离子流,往往发生在动作电位复极 3 期或 4 期。即在动作电位后期出现一种的短暂性、振荡性的除极活动,这种电位称为延迟后除极(delayed after depolarization,DAD),见图 10-5。延迟后除极可以是阈下刺激,但当其增大到足以使膜电位到达阈电位时,该电位可诱发另一个动作电位,如此产生的连续冲动可干扰正常的心律,导致触发性心律失常。

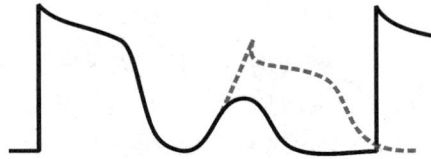

(实线为正常动作电位,虚线为延迟后除极诱发的动作电位)

图 10-5　延迟后除极

5. 细胞内钙超载导致肌原纤维痉挛和细胞骨架破坏　缺血-再灌注时,细胞质内存在高浓度游离的 Ca^{2+},可引起肌原纤维过度收缩。这种肌纤维过度甚至不可逆性地缩短可损伤细胞骨架结构,引起心肌纤维断裂。

三、白细胞的作用

白细胞的聚集及其激活介导的微血管损伤在组织缺血-再灌注损伤的发生中起了重要的作用。动物实验和临床研究均证实,组织缺血早期即可见大量白细胞浸润,再灌注时白细胞聚集进一步增加。临床实验发现,犬心缺血后再灌注 5min,心内膜中性粒细胞增加了 25%。此外,实验发现在缺血组织内已有白细胞聚集,其数量可随缺血时间的延长而增加;而缺血程度越轻,中性粒细胞聚集越少。

(一)缺血-再灌注时白细胞聚集的原因

在缺血-再灌注组织中,白细胞(尤其是中性粒细胞)明显增加,但其机制尚不清楚。目前学界认为主要与以下两个因素有关。

1. 趋化因子生成增加　组织缺血使细胞膜受损,再灌注损伤可使膜磷脂降解,花生四烯酸代谢产物增多,其中有些物质,如白三烯、PGE2、血小板活化因子(PAF)、补体和激肽等都具有很强的趋化作用,可吸引大量的白细胞进入组织或吸附于血管内皮。白细胞与血管内皮细胞黏附后进一步被激活,本身也释放具有趋化作用的炎症介质,如白三稀 B4 (LTB4),使微循环中白细胞进一步增多。

2. 细胞黏附分子生成增加 黏附分子(adhesion molecule)是指由细胞合成的、可促进细胞与细胞之间、细胞与细胞外基质之间黏附的一大类分子的总称,如整合素(integrin)、选择素(selectin)、细胞间黏附分子(intercellular adhesion molecule,ICAM)、血小板内皮细胞黏附分子(platelet-endothelial cell adhesion molecule,PECAM)等。正常生理情况下,血管内皮细胞和血液中的中性粒细胞相互排斥,是保证微循环血流的重要条件。正常的内皮细胞并不表达 P-选择素、E-选择素。在再灌注早期(数秒至数分钟),血管内皮细胞内首先生成 P-选择素,随后 E-选择素合成增加。P-选择素和 E-选择素均可以召集白细胞到损伤部位,如内皮细胞表面的 P-选择素与白细胞相应的受体 P-选择素糖蛋白(PGSL-1)结合,这种结合的亲和力很低,是白细胞和内皮细胞松散的结合,即产生特征性白细胞滚动(rolling)。随着再灌注时间的延长,血管内皮细胞开始合成 ICAM-1。ICAM-1 与白细胞表面暴露的整合素相互结合,两者的亲和力增强,形成白细胞牢固的黏附和聚集(adherence and aggregation)。最后,内皮细胞和白细胞释放具有趋化作用的炎症介质如 LTB4,这些趋化因子吸引大量白细胞穿过血管壁趋化游走(transmigration)到细胞间隙,使白细胞进一步浸润;此作用是在血管内皮细胞间的血小板内皮细胞黏附分子 1(PECAM-1)介导下完成的。

(二)白细胞聚集造成的再灌注损伤机制

缺血-再灌注时白细胞聚集对局部组织会造成损伤,其机制涉及以下几个方面。

1. 对微血管的损伤 缺血-再灌注时,激活的白细胞释放自由基和溶酶体酶,可损伤内皮细胞,造成细胞的损伤。激活的中性粒细胞与血管内皮细胞之间的相互作用,是造成微血管损伤的决定因素。白细胞聚集对微血管的损伤作用体现在三个方面。

①对血液流变学的影响。与红细胞相比,白细胞体积大,变形能力弱,在黏附分子参与下容易黏附在血管内皮细胞上,而且不容易分离,易阻塞微循环。这种阻塞现象还可能与缺血和再灌注早期白细胞立即黏附于内皮细胞上,导致随后有大量血小板沉积和红细胞缗钱状聚集,造成毛细血管阻塞有关。但实验表明,红细胞解聚远较白细胞与内皮细胞黏附的分离容易,提示白细胞黏附是微血管阻塞的主要原因。

②微血管口径改变。再灌注时,微血管管径缩小,使组织灌流减少,其机制与缩血管物质增加、扩血管物质减少有关。激活的白细胞和血管内皮细胞可释放大量的缩血管物质,如内皮素、TXA2、血管紧张素Ⅱ、白三烯等,使微血管收缩而口径缩小。血管内皮细胞损伤,导致 NO、前列环素等扩血管物质合成和释放减少,微血管舒张功能受限而口径变小。

③微血管通透性增加。白细胞一旦激活,就产生许多血管活性物质,如白三烯、血小板激活因子等,使血管通透性增加。血管通透性增加不仅可引发组织水肿,还可导致血液浓缩,促进无复流现象。此外,血管通透性增加有利于白细胞的游走,并直接释放细胞因子损伤组织或进一步促进微血管通透性增加。

缺血-再灌注时,白细胞激活导致的微血管损伤可能是引起无复流现象(no-reflow phenomenon)的病理生理学基础。研究还发现,无复流是一个随时间发展的过程,而不仅仅

是发生于再灌注当时的急性事件。无复流区面积随再灌注时间延长而增加,部分无复流可发生于再灌注后的 24h 或 48h。冠状动脉无复流可产生严重心肌缺血并危及患者的生命,甚至发生心血管崩溃立即致死。且无复流是组织水平无灌注的结果,紧急处理甚为棘手,预后差。Abbo 等报道冠状动脉无复流住院病死率和心肌梗死发生率分别高达 15% 和 31%,比未发生无复流的患者高 10 倍,Ito 等也报道 AMI 无复流者早期心力衰竭更多,恢复期心室扩大和重构更明显。

2. 对细胞的损伤 激活的白细胞和血管内皮细胞可释放大量的致炎物质,如自由基、溶酶体酶等,对周边组织造成损伤。其机制为:①产生自由基增加。白细胞激活能产生多种自由基,如活性氧、卤氧化合物等,导致细胞膜的脂质过氧化,并损伤细胞内的其他重要细胞器成分。②炎症介质释放增加。白细胞激活,释放大量的炎性介质,如炎细胞因子(TNF-α、IL-1 等)、脂质炎性介质(白三烯、TXA2、PAF 等),造成组织损伤。③颗粒成分(granule constitutes)释出。在缺血损伤区,从白细胞释放的酶性颗粒成分能导致细胞组织进一步损伤。中性粒细胞可释放出 20 多种酶,其中有 3 种引起的组织损伤最大。一种是含丝氨酸蛋白酶的弹性蛋白酶(elastase),另外两种分别是含金属的蛋白酶即胶原酶(collagenase)和明胶酶(gelatinase)。弹性蛋白酶几乎能降解细胞外液基质中的所有成分,裂解免疫蛋白、凝血因子,并攻击完整的未受损的细胞。激活的胶原酶和明胶酶也能降解各种类型的胶原,导致细胞的损伤。

综上所述,缺血-再灌注损伤主要是自由基损伤、细胞内钙超载、白细胞激活三方面共同作用的结果。其中自由基损伤是缺血-再灌注损伤重要的启动因素,细胞内钙超载是细胞不可逆性损伤的共同通路,白细胞激活时缺血-再灌注损伤是引起各组织功能障碍的关键因素。

第三节 缺血-再灌注损伤时机体的功能、代谢变化

缺血-再灌性损伤可以发生在许多器官中,如心脏、脑、肾、肝、肺、胃、肠道、皮肤等。但各器官的损伤表现随缺血的程度、再灌注的条件和各器官的特异性而不同。目前研究得最多的是心脏的缺血-再灌损伤。

一、心肌缺血-再灌注损伤的变化

1. 心脏泵血功能的改变 缺血-再灌注损伤时,心脏泵血功能的改变表现为左室舒张末压增高,而左室发展压下降。短时间缺血后再灌注,心功能可得到恢复,而较长时间缺血后再灌注,再灌注期心功能下降的情况不能恢复。20 世纪 70 年代有研究发现,夹闭狗冠状动脉 15min(短时间缺血)后,虽然在再灌注期可以恢复心功能,但再灌注早期心肌收缩功能明显抑制(往往可持续 12h),需要经过较长一段时间(数天到数周后),心肌收缩功能才慢慢恢复。因此,我们将缺血心肌在再灌注早期心肌收缩舒张功能可逆性低下的这种现象,称为心肌顿抑(myocardial stunning)。心肌顿抑是缺血-再灌注损伤的表现形式之一,其发病机制与自由基爆发性生成和钙超载有关。心肌顿抑时心肌并没有坏死,其损伤处于可逆性

阶段(形态改变以肿胀为主),经过数天或数周的抗损伤或修复后,收缩和舒张功能可以完全恢复正常。目前认为,心肌顿抑也是一种心肌的保护机制,通过减少耗氧量而限制心肌坏死的发生。

2. 再灌注性心律失常　动物实验发现,缺血后再灌注性心律失常的发生率可达50%～70%。临床研究显示,解除冠状动脉痉挛及溶栓疗法后,再灌注性心律失常的发生率也高达50%～70%。再灌注后心律失常主要以室性为主,如室性心动过速和室颤。心电图改变表现为缺血心肌对应部位 ST 段抬高,R 波振幅增加;再灌期 R 波振幅迅速下降,ST 段高度恢复原水平,Q 波出现,并出现心律失常。再灌注性心律失常发生的机制主要有:①自由基增加,导致心肌损伤,ATP 生成减少,ATP 敏感性钾离子通道激活,心肌细胞电生理特性发生改变,促进心律失常的发生;②钙超载也可引起早期后除极和延迟后除极,造成传导减慢,触发多种心律失常;③再灌注时交感神经兴奋性增高,自律性增高,可降低室颤阈值,易发生室性心律失常;④折返现象。再灌注时缺血区离子浓度突然改变,缺血心肌与正常心肌之间传导性和不应期差异为兴奋折返创造了条件。

案例 10-1 分析　患者在治疗过程中出现再灌注损伤的可能机制涉及:自由基产生增加、钙超载等。这些机制均能使心肌细胞在再灌注期细胞内外离子分布异常,以及心肌损伤,临床上表现为以室性心动过速、室颤为主的再灌性心律失常。

3. 心肌能量代谢变化　短时间的缺血-再灌注,可使心肌代谢迅速改善并恢复正常,但缺血时间较长后再灌注反而会使心肌代谢障碍更为严重,ATP/ADP 的值进一步降低,ATP 和 CP 含量迅速下降,氧化磷酸化障碍,线粒体不再对 ADP 反应。这是因为再灌注时自由基和钙超载等对线粒体的损伤使心肌能量合成减少;加之再灌注血流的冲洗,ADP、AMP 等物质含量比缺血期少,造成合成高能磷酸化合物的底物不足。

4. 心肌超微结构变化　缺血-再灌注损伤时,超微结构可见细胞膜损伤严重,肌原纤维结构破坏,肌丝断裂,节段性溶解和收缩带形成。线粒体损伤(包括极度肿胀、嵴破裂消失、空泡形成)时,线粒体内 Ca^{2+} 大量沉积,形成致密颗粒。

二、脑缺血-再灌注损伤的变化

脑是一个对缺氧最敏感的器官,因为它主要依靠葡萄糖有氧氧化提供能量,因此,一旦缺血时间较长即可引起严重的不可逆性损伤。

(一)脑能量代谢的改变

脑缺血后 ATP、CP、葡萄糖、糖原等均在短时间内明显减少,无氧代谢造成乳酸明显增加。缺血期 cAMP 含量增加,而 cGMP 含量减少;再灌注期脑内 cAMP 进一步增加,cGMP 进一步减少。脑是一个富含磷脂的器官,再灌注后 cAMP 升高可刺激并激活磷脂酶,使膜磷脂降解增加,游离脂肪酸产生增多,最显著的是花生四烯酸及硬脂酸增多,自由基与游离脂肪酸作用使过氧化脂质生成增多。因此,缺血-再灌注时脂质过氧化反应增强。

(二)脑缺血-再灌注损伤时组织学变化

脑缺血-再灌注损伤时最明显的组织学变化是脑水肿及脑细胞坏死。其发生的主要原因是,脑缺血-再灌注损伤时膜脂质过氧化大量产生,使细胞膜的结构被破坏和钠钾泵功能发生障碍的结果。脑细胞死亡的主要形式有坏死、凋亡等。此时,缺血-再灌注刺激细胞线粒体和内质网应激的发生是导致脑细胞死亡的主要机制。脑缺血时脑细胞生物电发生改变,出现病理性慢波,缺血一定时间后再灌注,慢波持续并加重。缺血-再灌注时,脑组织内神经递质性氨基酸代谢发生明显变化,突触前谷氨酸等释放增加而再摄取减少,导致突触后兴奋性氨基酸受体被过度刺激。缺血-再灌注损伤时间越长,兴奋性氨基酸递质的毒性作用越明显,脑组织超微结构改变得也越严重。

三、其他器官缺血-再灌注损伤的变化

(一)肺缺血-再灌注损伤的变化

肺缺血-再灌注常见原因是:肺移植或心肺联合移植、体外循环、心肺复苏、肺切除、肺栓塞等。肺是含有大量微血管的组织,也是血液的滤过网。因此,肺缺血-再灌注主要表现为微循环障碍,其主要损伤机制与再灌注时中性粒细胞激活和自由基产生过多导致的肺微血管内皮细胞收缩、肺微血管通透性增加有关。

肺缺血-再灌注损伤时,光镜下可见肺不张伴有不同程度肺气肿、肺间质增宽、水肿、炎症细胞浸润。临床实践发现,肺缺血-再灌注可造成肺动脉高压、非心源性肺水肿、肺淋巴回流增加、低氧血症、肺顺应性降低、肺分流率增加,严重时出现急性呼吸衰竭。肺缺血-再灌注损伤时,超微结构改变表现为线粒体肿胀、嵴消失,内质网扩张,Ⅱ型细胞的板层体消失。内皮细胞和基底膜肿胀,Ⅰ型上皮细胞肿胀,在出血区多数毛细血管肺泡呼吸膜严重破坏,有严重的不可逆性细胞损伤。

(二)肠缺血-再灌注损伤的变化

肠缺血-再灌注损伤的主要病因有小肠移植、外伤导致的肠道缺血,各种原因导致的应激和休克等。肠缺血时液体通过毛细血管滤出而形成间质水肿。再灌注后,肠道毛细血管通透性继续升高。严重肠缺血-再灌注损伤的特征为肠黏膜损伤。肠黏膜损伤的主要表现为广泛的上皮与绒毛分离,上皮坏死,固有层破损,出血及溃疡形成。肠黏膜损伤不仅导致肠道的吸收功能障碍,还使肠屏障功能受损,肠壁的通透性升高,使大分子溶质得以通过。因此,此时损伤的肠道可以成为多种有害生物活性物质的来源。

(三)肾缺血-再灌注损伤的变化

肾脏移植、外伤等原因都可能导致肾缺血-再灌注损伤的发生。各种原因的休克、应激发生时,机体进行自我代偿调节导致血液重新分布,以牺牲肾血流为主要表现。这也是引起肾缺血-再灌注损伤的主要原因。肾缺血-再灌注损伤时,血清中肌酐含量明显增加,表示肾功能严重受损。缺血-再灌注时肾组织学损伤较单纯缺血时更明显,表现为线粒体高度肿胀、变形,嵴减少、排列紊乱,甚至线粒体崩解、空泡形成等,以急性肾小管坏死最为严重,可导致急性肾功能衰竭。

(四)肝缺血-再灌注损伤的变化

肝缺血-再灌注损伤多发生于休克、肝移植、肝脏分叶切除等时。肝缺血-再灌注时肝细胞、kuffer细胞、中性粒细胞等细胞相互作用,活化的细胞释放大量的促炎因子、脂质炎性因

子,导致炎性介质反应和细胞凋亡。肝缺血-再灌注时氧自由基不仅可直接损伤肝实质细胞,还能损伤肝脏血管内皮细胞,特别是肝窦状隙内皮细胞,引起血液中血小板以及粒细胞等在微血管中聚集,阻碍肝脏微循环,加重肝脏微循环的缺血,导致肝细胞再生受阻。

(五)骨骼肌缺血-再灌注损伤的变化

术中应用止血带、骨筋膜室综合征、创伤、动脉栓塞、断肢再植等都可导致骨骼肌缺血-再灌注损伤的发生。骨骼肌缺血-再灌注时自由基增多,脂质过氧化增强;钙超载导致骨骼肌过度收缩,肌丝断裂。此外,还可引起肌肉微血管损伤,进一步加重骨骼肌细胞收缩障碍。

第四节 缺血-再灌注损伤防治的病理生理基础

一、消除缺血原因,尽早恢复血流与控制再灌注条件

针对缺血的原因,采取有效的措施,如尽快行取栓术或其他必要的血管重建。尽早恢复血流,尽量减少缺血时间,可以有效地减轻缺血性损伤,并促进再灌注期组织器官功能的恢复。

灌流液的温度和成分、再灌注的速度等因素均能影响再灌注损伤的发生和严重程度。因此,控制再灌注条件,采用低 pH、低钙、低钠灌流液,行低流、低压、低温再灌注,可减轻再灌注损伤。低流、低压的灌注可使灌注氧的供应不至于突然增加而引起大量氧自由基的形成;低温灌注的目的则是使缺血器官代谢降低,代谢产物聚积减少。低 pH 液灌流可减轻细胞内液碱化程度,降低 Na^+-Ca^{2+} 交换体的反向转运;低钙液灌流可减轻细胞内钙超载;低钠液灌流可减轻再灌注期细胞肿胀的程度。

二、清除自由基与减轻钙超载

实验证明,外源性 SOD、维生素 E、维生素 C、别嘌呤醇(allopurinol)、过氧化氢酶、二甲基亚砜(dimethyl sulfoxide, DMSO)等自由基清除剂对缺血-再灌注损伤的心肌均有防护作用。组织细胞内 SOD 有两种形式,即胞质中的 Cu/Zn-SOD 和 Mn-SOD,其功能是通过歧化反应清除过氧化氢和羟自由基。此外,外源性 SOD 还能显著地降低缺血所致的血管通透性增高。维生素 E、维生素 C 等主要是提供氢原子,使氧自由基变为不活泼的分子,失去氧化的有害作用,故维生素 E、维生素 C 也被称抗氧化剂。亚硒酸钠中的硒是谷胱甘肽过氧化酶的组成成分,故有参与清除氧自由基的作用。别嘌呤醇是黄嘌呤氧化酶的抑制剂,可通过抑制黄嘌呤氧化酶来减少氧自由基的产生。实验证明别嘌呤醇可限制心肌梗死面积和减少心律失常的发生率,但因人类经本途径产生的氧自由基甚少,故临床效果不大。二甲基亚砜本身是羟自由基的清除剂。

钙超载是引起再灌注损害的主要原因之一。应用 Ca^{2+} 拮抗剂和 Ca^{2+} 通道抑制剂,可防止或减轻细胞内钙超载,对再灌注损伤有明显的保护作用。但也有不少报道应用 Ca^{2+} 拮抗剂无效。Na^+-Ca^{2+} 交换加强是缺血-再灌注导致钙超载的主要机制,因此,应用 Na^+-Ca^{2+} 交换抑制剂 Mn^{2+},可防止心肌再灌注损伤。磷脂酶 A、PMN 抑制剂、自由基清除剂均能保护细胞膜,防止钙内流,可收到较好的效果。

三、细胞保护剂与细胞抑制剂的应用

能量代谢障碍、ATP 缺乏是缺血-再灌注损伤的关键环节。此时补充糖酵解底物如磷酸己糖、外源性 ATP 等细胞保护剂可增强细胞对再灌注损伤的耐受能力。缺血组织在无氧代谢条件下,酵解过程增强,因而补充糖酵解底物如磷酸己糖可改善缺血组织的代谢,具有保护缺血组织的作用。补充外源性 ATP,细胞抑制剂可作用于细胞表面与 ATP 受体结合,或使细胞膜蛋白磷酸化,有利于细胞膜功能恢复,并可穿过细胞膜进入细胞直接供能。针对缺血时线粒体损伤所致的氧化磷酸化受阻,可以应用氢醌、细胞色素 c 等进行治疗,以加强 NAD-黄素蛋白-细胞色素链的功能,延长缺血组织的可逆性改变期限。

采用非甾体抗炎药物、环氧化酶抑制剂、前列环素、抑制中性粒细胞黏附的单克隆抗体均能有效减轻缺血-再灌注损伤。

四、缺血预适应与缺血后适应的应用

(一)缺血预适应的应用

缺血预适应(ischemic preconditioning,IPC)这一现象最初由 Reimer 等发现,并由 Murry 等于 1986 年正式命名。其最初的定义为一种短暂缺血诱发的快速适应性反应,能减少在随后较长的缺血期中细胞的坏死。即狗心肌在短暂不致命的缺血后,随后持续性较严重的缺血和再灌注,不但不会加重其损害,反而会增强心肌对缺血性损害的抵抗性,从而起到保护作用。IPC 不只发生在心脏,同样也存在于中枢神经系统、骨骼肌、肺、肠以及内皮细胞等。此外还发现,其他器官(如小鼠的肾脏和小肠、兔的骨骼肌等)的缺血,也能使心脏获得保护,这一现象称为遥控预适应(remote preconditioning)。目前认为,IPC 是一种最为有效的内源性保护机制。IPC 的特点如下。

1. 记忆性 细胞能"记住"曾经受到过的某些刺激,当随后经历更大刺激时,能产生更强的耐受性。但是 IPC 保护性效应的作用持续时间是有限的。

2. IPC 对心脏的保护作用包括两个时相 IPC 后 1～3h,即 IPC 的早期保护作用;IPC 后 24h 再度出现的保护作用,即 IPC 的延迟保护作用,亦被称为心肌保护的第二窗口(second window of protection)。心肌保护的第二窗口可持续 72h 甚至更长时间,但其保护程度与早期保护作用相比明显减弱。

3. 非特异性 研究发现,引起预适应的刺激不仅仅限于缺血,缺氧、高温、牵扯、化学物质等均可引起预适应。预先用亚致损量的药物处理,调动机体对后续长期缺血缺氧抵抗力的预适应方法,具有良好的临床应用前景。目前用于药物预适应的有内毒素、去甲肾上腺素、血管紧张素Ⅱ、腺苷、吸入麻醉药等。

(二)缺血后适应的应用

缺血预处理要求在缺血前实施,但实际上临床上的心肌梗死很难预测,因此,IPC 的应用受到了限制。研究发现,缺血后处理也有保护作用。缺血后处理是指在缺血后再灌注前,通过多次短暂阻断血流,达到与缺血预处理效果相似的细胞保护作用。缺血后处理激活组织器官抗损伤反应的机制可能与 PI-3K/Akt 通路激活、MAPK 通路激活、血管壁机械信号

通路激活有关。

案例 10-1 分析　患者行 PTCA 时,要注意应用缺血后处理方式来减少再灌性心律失常的发生。同时,临床上要配合其他治疗手段,如补充外源性 ATP、采用非甾体抗炎药物等细胞保护剂与细胞抑制剂。

【本章小结】

缺血-再灌注损伤是指组织、器官缺血后再灌注不但不能使其功能恢复,反而加重组织、器官的功能障碍和结构损伤的现象。缺血-再灌注损伤的常见原因与组织器官缺血后恢复血液供应、动脉搭桥术等一些新的医疗技术的应用、器官移植及断肢再植等有关。再灌注损伤发生及其严重程度取决于组织的缺血时间、再灌注条件、组织器官的功能和结构、代谢特点等因素。缺血-再灌注损伤的发生机制尚未完全阐明,目前认为缺血-再灌注损伤发生主要是自由基损伤、细胞内钙超载、白细胞激活三方面共同作用的结果。其中自由基损伤是缺血-再灌注损伤重要的启动因素,细胞内钙超载是细胞不可逆性损伤的共同通路,白细胞激活是缺血-再灌注损伤时引起各组织功能障碍的关键因素。缺血-再灌性损伤可以发生在许多器官,如心、脑、肾、肝、肺、胃、肠道、皮肤等。但各器官的损伤表现随缺血的程度、再灌注的条件和各器官的特异性而不同。缺血-再灌注损伤的防治应从消除缺血原因,尽早恢复血流与控制再灌注条件,清除自由基与减轻钙超载,应用细胞保护剂与细胞抑制剂等入手。

【复习思考题】

1. 心肌缺血损伤和再灌注损伤的表现有何不同?
2. 简述缺血-再灌注损伤时,自由基增多的机制。
3. 试述缺血-再灌注时通过黄嘌呤氧化酶途径引起氧自由基增多的机制。
4. 简述缺血-再灌注损伤时,钙超载的机制。
5. 钙超载为什么会导致缺血-再灌注损伤?
6. 为什么说氧自由基产生过多和细胞内钙超载互为因果关系?
7. 试分析白细胞在发生缺血-再灌注损伤中的作用。
8. 为什么脑细胞更易受活性氧损伤?

二维码 10-7
习题及答案

【参考文献】

[1] 王建枝,殷莲华.病理生理学.8 版.北京:人民卫生出版社,2013.

[2] 王建枝,钱睿哲.病理生理学.3 版.北京:人民卫生出版社,2015.

[3] 王万铁,倪世容.病理生理学.2 版.北京:人民卫生出版社,2014.

[4] 王万铁.病理生理学.北京:高等教育出版社,2012.

(陈莹莹)

第十一章 休 克

【学习目标】

掌握：休克的概念和分期；休克缺血性缺氧期、淤血性缺氧期微循环灌流改变的特点、机制及代偿意义。

熟悉：休克的病因和分类；休克微循环衰竭期的微循环改变及机制；休克各期的临床表现；休克对不同器官系统功能的影响和防治的病理生理基础。

了解：多器官功能障碍综合征的病因、发病经过和发生机制。

【案例导入】

案例 11-1

患者，男性，45 岁，车祸致左大腿撕裂伤，腹痛急诊入院。

入院检查：患者面色苍白，神情淡漠，意识尚清。全身多处软组织挫伤。左腹股沟处简单包扎，并有大量渗血。血压 105/85mmHg，心率 96 次/min。B 超示脾破裂，腹腔积血约 600mL。

治疗情况：手术探查左腹股沟处长约 7cm 撕裂伤口，股动、静脉部分离断，脾破裂，遂行血管修补术和脾摘除术。术中输血 400mL。术后持续输注 5% 葡萄糖溶液。

术后 2h 血压 80/50mmHg，给予肾上腺素、左旋多巴，血压维持在 85/60mmHg。术后患者神志模糊，持续无尿，皮肤发凉。次日 7 时血压降至 70/40mmHg，静推肾上腺素血压不能回升，患者昏迷，7:30 测不到血压，呼吸、心跳微弱。7:50 抢救无效，宣告死亡。

思考题

1. 该患者出现了什么病理过程？其病因为何？

2. 患者入院时该病理过程处于哪个阶段？

3. 为什么入院时血压基本正常，手术缝合血管，摘除脾并输血补液后血压反而下降？

4. 为什么后期给予缩血管药物血压不回升？

5. 上述治疗过程还有可以改进之处吗？

休克（shock）一词源于希腊文，原意为打击、震荡。自 18 世纪法国医师 Henri Francois

Le Dran 首次将休克一词应用于医学,描述患者因创伤引起的危重临床状态以来,对休克的认识和研究已有二百多年的历史。

19 世纪,Waren 对休克患者的临床表现做了经典的描述:面色苍白或发绀、四肢湿冷、脉搏细速、脉压缩小、尿量减少、神志淡漠。这是最初从整体水平对休克临床表现的生动描述,临床称为休克综合征(shock syndrome),至今仍指导着休克的临床诊断。随后 Crile 对休克进行了大量的实验研究,提出了"休克系由于血管运动中枢麻痹所致"的理论,为以后临床应用肾上腺素等血管收缩药物治疗休克奠定了理论基础。临床实践表明,使用缩血管升压药后,虽然部分休克患者可能获救,但有些长时间大剂量应用缩血管药的患者,病情非但没有逆转,反而恶化。

20 世纪,人们对休克进行了系统的研究,较一致地认为"休克是循环功能急剧紊乱所致",Lillehei 提出了休克的微循环障碍学说。根据这一学说,临床治疗休克时,强调补液结合应用血管舒张药改善微循环,休克患者抢救的成功率有所提高。但一度曾因扩容不当,诱发或加重急性肺功能衰竭,即所谓休克肺(shock lung),并成为这一时期休克患者的首要死因。在此期间,Hardway 等则对微循环障碍与弥散性血管内凝血(disseminated intravascular coagulation,DIC)的关系进行了深入研究,提出了休克难治与弥散性血管内凝血有关的概念。

20 世纪 80 年代以来,随着细胞、分子生物学的发展,人们对休克的认识也深入到细胞和分子水平。越来越多的学者认为,休克是多病因、多发病环节、有多种体液因子参与、以机体循环系统功能紊乱,尤其是微循环功能障碍为主要特征,并可能导致器官功能衰竭等严重后果的、复杂的全身调节紊乱性病理过程。

第一节　休克的病因与分类

一、休克的病因

导致休克发生的病因很多,常见的有以下几种。

(一)失血与失液

1. 失血　大量失血可引起失血性休克(hemorrhagic shock),见于外伤出血、胃溃疡出血、食管静脉曲张出血及产后大出血等。休克的发生与否取决于失血量和失血速度:一般 15min 内失血少于全身总血量的 10％时,机体可通过代偿使血压和组织灌流量保持基本正常;若快速失血超过总血量的 20％,即可引起休克;失血超过总血量的 50％,则往往迅速导致死亡。

2. 失液　剧烈呕吐、腹泻、肠梗阻及大汗淋漓等均可导致大量体液丢失,引起血容量与有效循环血量锐减。

(二)烧伤

大面积烧伤可伴有大量血浆渗出,导致体液丢失、有效循环血量减少,引起烧伤性休克(burn shock)。烧伤性休克早期主要与疼痛及低血容量有关,晚期因继发感染可发展为感染性休克。

（三）创伤

严重创伤可导致创伤性休克（traumatic shock），休克的发生与失血和强烈的疼痛刺激有关。

（四）感染

严重的病原微生物感染，特别是革兰阴性细菌感染，易引起感染性休克（infectious shock）。细菌内毒素[endotoxin，其有效成分为脂多糖（lipopolysaccharide，LPS）]在其中起重要作用。

（五）过敏

过敏体质者注射某些药物、血清制剂或疫苗可引起过敏性休克（anaphylactic shock）。这种休克属Ⅰ型变态反应，发病与 IgE 和抗原在肥大细胞表面结合，引起组胺（histamine）和缓激肽（bradykinin，BK）大量释放入血，导致血管舒张、血管床容积增大，毛细血管通透性增加有关。

（六）强烈的神经刺激

强烈的神经刺激可导致神经源性休克（neurogenic shock），常见于剧烈疼痛，高位脊髓麻醉或损伤引起的血管运动中枢抑制。正常情况下，血管运动中枢不断发出冲动，经过传出的交感缩血管纤维到达全身小血管，维持血管的一定张力。神经源性休克时，由于血管运动中枢发生抑制或传出的缩血管纤维被阻断，小血管活动张力消失，血管舒张，外周阻力迅速降低，回心血量减少，血压下降。

（七）心脏和大血管病变

大面积急性心肌梗死、急性心肌炎、心脏压塞及严重的心律失常（房颤与室颤）等引起心输出量急剧减少，有效循环血量和微循环灌流量显著下降而发生的休克，称为心源性休克（cardiogenic shock）。

案例 11-1 分析　大量失血为该患者的休克病因，车祸导致的外部撕裂伤以及内脏破裂引起短期内大量失血，出现了失血性休克。

二维码 11-2
案例分析

二、休克的分类

（一）按病因分类

分为失血性休克、失液性休克、创伤性休克、烧伤性休克、感染性休克、过敏性休克、神经源性休克和心源性休克等。

按原因分类有助于及时消除病因。

（二）按休克发生的起始环节分类

尽管导致休克的原因很多，但都是通过血容量减少、血管床容积增大和心

二维码 11-3
休克始动环节　输出量急剧降低这三个起始环节使有效循环血量锐减，组织灌注量减少是休克

发生的共同基础。

据此,可将休克分成以下三类。

1. 低血容量性休克(hypovolemic shock)　由血容量减少引起的休克称为低血容量性休克,见于失血、失液、烧伤等。大量体液丧失使血容量急剧减少,静脉回流不足,心输出量减少和血压下降,压力感受器的负反馈调节冲动减弱,引起交感神经兴奋,外周血管收缩,组织灌流量减少。低血容量性休克在临床上出现"三低一高"的典型表现,即中心静脉压(central venous pressure,CVP)、心输出量(cardiac output,CO)、动脉血压(blood pressure,BP)降低,而总外周阻力(total peripheral resistance,TPR)增高。

2. 血管源性休克(vasogenic shock)　若人体血管全部舒张充满,所能容纳的量要比人体全部的血液量大得多。正常时微循环中20%的毛细血管交替开放就足以维持细胞的生理代谢需要,80%的毛细血管处于关闭状态,毛细血管网中的血量仅占总血量的6%左右。不同病因通过内源性或外源性血管活性物质的作用,使外周血管舒张、血管床容积扩大,导致血液分布异常,大量血液淤滞在舒张的小血管内,有效循环血量减少。由此引起的休克称为血管源性休克,也称为分布异常性休克(maldistributive shock)。感染性、过敏性和神经源性休克都会出现血管床容积增大,有效循环血量相对不足,而使组织灌流及回心血量减少。

3. 心源性休克　心泵功能衰竭,心输出量急剧减少,使有效循环血量下降所引起的休克,称为心源性休克。其发生可因心脏内部,即心肌源性的原因所致,见于心肌梗死、心肌病、严重心律失常、瓣膜性心脏病及其他严重心脏病的晚期;也可因非心肌源性,即外部原因引起,包括压力性或阻塞性的原因使心脏舒张期充盈减少,如急性心脏压塞,或心脏射血受阻(肺血管栓塞、肺动脉高压等)。它们最终导致心输出量下降,不能维持正常的组织灌流;心输出量减少也起一定的导致外周血管阻力失调作用。

将病因和导致有效循环血量减少的起始环节结合起来进行分类,有助于临床诊断并针对发病学环节进行治疗。

(三)按血流动力学特点分类

1. 高排低阻型休克　血流动力学特点是总外周阻力降低,心输出量增高,血压稍降低,脉压可增大,皮肤血管扩张或动-静脉吻合支(亦称动-静脉短路)开放,血流增多使皮肤温度升高,又称暖休克。部分感染性休克早期属于此类型。

2. 低排高阻型休克　临床较常见,血流动力学特点是心输出量降低,总外周阻力增高,血压降低可不明显,但脉压明显缩小,皮肤血管收缩,血流减少使皮肤温度降低。低排高阻型休克又称冷休克。

3. 低排低阻型休克　血流动力学特点是心输出量降低,总外周阻力也降低,故血压降低明显,实际上是失代偿的表现。

第二节　休克的发展过程及机制

休克的发病机制至今尚未完全阐明。尽管休克的原始病因不同,但有效循环血量减少导致的微循环障碍是多数休克发生的共同基础。因此,根据微循环的改变可将休克分为三个阶段。以典型的失血性休克为例,对休克的发展过程和变化机制进行阐述(图 11-1)。

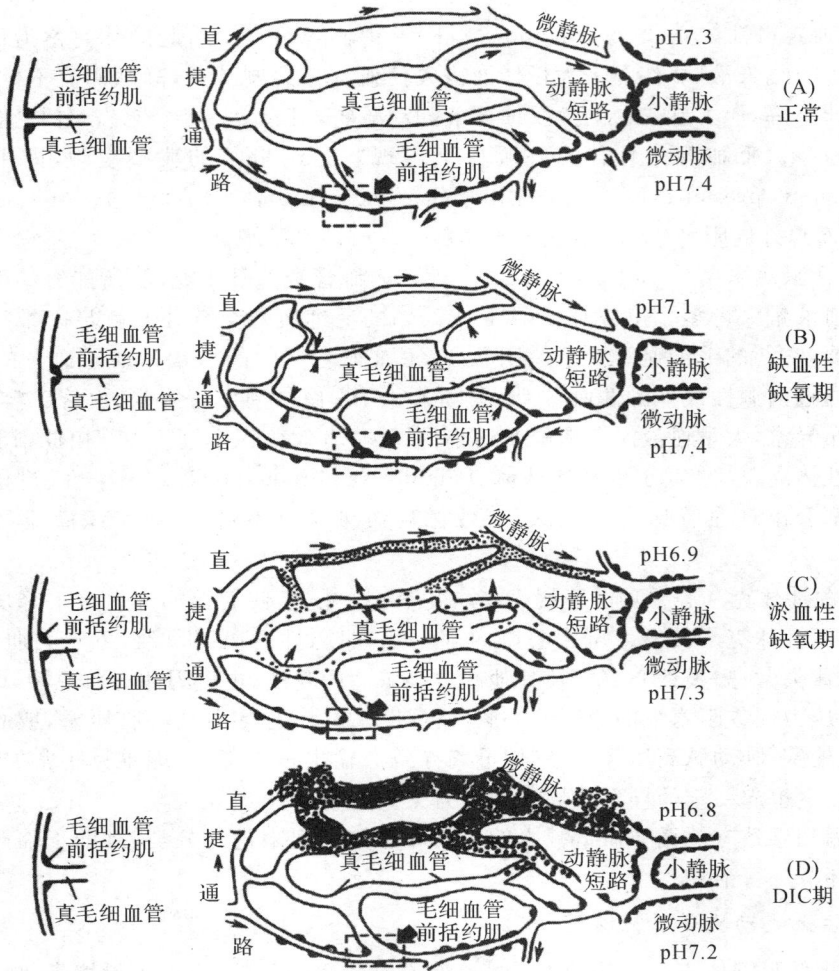

图 11-1　休克各期微循环变化

一、缺血性缺氧期

此为休克发展的 I 期,亦称休克早期、休克代偿期。

(一)微循环的改变

微循环的改变主要有小血管收缩或痉挛,尤其是微动脉、后微动脉和毛细血管前括约肌收缩,使毛细血管前阻力增加,真毛细血管关闭,真毛细血管网血流量减少,血流速度减慢;血液通过直捷通路和开放的动-静脉吻合支回流,使组织灌流量减少,出现少灌少流、灌少于流的情况,组织呈缺血、缺氧状态。故此期称为微循环缺血性缺氧期。

（二）微循环改变的机制

主要与各种原因（如创伤、疼痛、失血、内毒素作用等）引起的交感-肾上腺髓质系统强烈兴奋有关，儿茶酚胺大量释放入血，血中含量可为正常时的几十甚至几百倍。皮肤、腹腔内脏的小血管有丰富的交感缩血管纤维支配，α肾上腺素受体（α-adrenoceptor）又占优势。在交感神经兴奋和儿茶酚胺增多时，这些脏器的微血管收缩，毛细血管前阻力明显升高，微循环灌流急剧减少；而β肾上腺素受体（β-adrenoceptor）受刺激则使动-静脉吻合支开放，微循环非营养性血流增加，营养性血流减少，组织发生严重的缺血性缺氧。

此外，休克缺血性缺氧期体内产生的其他体液因子也参与缩血管作用。交感-肾上腺髓质系统的持续兴奋以及血容量减少本身均可导致肾素-血管紧张素-醛固酮系统（renin-angiotensin-aldosterone system，RAAS）活性加强，其中血管紧张素Ⅱ（angiotensinⅡ，AngⅡ）具有强烈的缩血管作用；血容量减少时，可通过左心房容量感受器使神经垂体加压素（抗利尿激素，ADH）的分泌增加，加压素增多也能使内脏小血管收缩；休克早期血小板释放血栓素 A_2（thromboxane A_2，TXA_2）增多，TXA_2具有强烈的缩血管作用。

（三）微循环改变的代偿意义

休克缺血性缺氧期为休克的代偿期。上述微循环的变化一方面引起皮肤、腹腔内脏和肾脏等器官局部缺血、缺氧，另一方面却对整体具有一定的代偿意义。

1. 有助于休克早期动脉血压的维持　休克早期患者动脉血压除失血性休克和心源性休克常有的明显降低外，其他原因而休克的患者血压无明显变化。其机制有：①外周血管阻力增高，交感神经兴奋及多种缩血管物质增多使阻力血管收缩，提高外周阻力。②心输出量增加，儿茶酚胺通过心肌β受体使心肌收缩力增强、心率加快。③回心血量增加，静脉系统属于容量血管，可容纳总血量的60%～70%，肌性微静脉和小静脉收缩，肝脾储血库紧缩可迅速而短暂地减少血管床容量，增加回心血量，有利于维持动脉血压。这种代偿起到自身输血的作用，是休克时增加回心血量的第一道防线。由于微动脉、后微动脉和毛细血管前括约肌比微静脉对儿茶酚胺更敏感，毛细血管前阻力大于后阻力，毛细血管中流体静压下降，促使组织液回流进入血管，起到自身输液的作用，是休克时增加回心血量的第二道防线。

二维码 11-5
休克早期
代偿

2. 有助于心脑血液供应的维持　不同器官的血管对儿茶酚胺反应不一：皮肤、腹腔内脏和肾脏的血管β受体密度高，对儿茶酚胺比较敏感，收缩明显；而脑动脉和冠状动脉血管则无明显改变。平均动脉压在55～140mmHg，脑血管的自我调节作用使脑灌流量稳定在一定水平。微循环反应的不均一性减少了血液的重新分布，起移缓救急的作用，保证了主要生命器官——心、脑的血液供应。

（四）主要临床表现

休克早期皮肤灌流显著减少，患者脸色苍白，四肢厥冷。交感神经兴奋，使分布有肾上腺素能节后纤维的手掌、颜面等部位皮肤出汗，此称为冷汗。肾灌流减少而肾小管钠水重吸收增强，尿量明显减少。交感神经兴奋使心率加快，脉搏每分钟可达 100 次以上，心肌收缩力增强使心音响亮。血压可骤降（如大失血），也可略降，甚至正常（代偿）。外周阻力明显升高,使舒张压升高,故脉压常减小。由于血液重新分配,脑血流可以正常,早期休克患者,神志一般是清楚的。由于中枢神经系统兴奋性增高,患者常表现为焦虑、烦躁不安。

> **案例 11-1 分析** 该患者入院时面色苍白,精神淡漠,但意识尚清,血压正常,心率正常略高,表现为典型的休克早期改变。面色苍白应为失血性贫血及血管收缩所致;血压经代偿后处于正常水平。此期心、脑功能尚正常,所以意识清楚。因交感神经兴奋,心率加快以代偿丢失的血容量。

应该注意的是,该期微血管收缩虽然有减轻血压下降的代偿作用,但却引起某些内脏器官血液灌流不足,组织缺血、缺氧。大多数组织器官微循环障碍可发生在血压明显下降之前,因此,血压下降并不是判断早期休克的指标。

休克缺血性缺氧期为休克的可逆期,应尽早消除休克动因,及时补充血容量,恢复循环血量,促使患者脱离危险,防止休克进一步发展。由于此期无特异临床症状,常被延误而得不到及时治疗。如果休克的动因未及时去除,且未得到适当的救治,病情可继续发展到休克淤血性缺氧期。

> **案例 11-1 分析** 该患者入院时血压 105/85mmHg,处于正常范围,这主要是因为虽然患者本身出现了大量失血,但此时尚为休克发展的第一期,机体通过交感神经的兴奋和大量缩血管物质的释放,增加外周血管收缩、提高心输出量、增加回心血量,对血压水平进行了有效的代偿,使其维持在正常范围内。

二、淤血性缺氧期

此为休克发展的 II 期,亦称休克进展期、可逆性失代偿期。

（一）微循环的改变

二维码 11-6 休克进展期的微循环变化及其机制

特征是淤血。休克持续一定时间,内脏微血管的自律运动现象首先消失,终末血管床对儿茶酚胺的反应性降低,微动脉和毛细血管前括约肌收缩也较之前减轻,毛细血管开放数目增多,血液大量进入真毛细血管网。同时,血细胞在微静脉中黏附、聚集,造成微循环流出阻力增大,微循环血液灌多流少,毛细血管中血液淤滞。此期全身重要器官都处于严重低灌流状态,组织细胞严重淤血性缺氧,故称微循环淤血性缺氧期。

（二）微循环改变的机制

本期的发生与长时间微血管收缩和缺血、缺氧、酸中毒及多种体液因子的作用有关。

1. 酸中毒　缺氧引起组织氧分压下降,CO_2 和乳酸堆积。酸中毒导致血管平滑肌对儿茶酚胺的反应性降低,使微血管舒张。

2. 局部扩血管代谢产物增多　长期缺血、缺氧、酸中毒刺激肥大细胞,使释放组胺增多,ATP 的分解产物腺苷堆积,激肽类物质生成增多等,可引起血管平滑肌舒张和毛细血管扩张。此外,细胞解体时释放出 K^+ 增多,ATP 敏感的 K^+ 通道开放,K^+ 外流增加导致电压

门控性 Ca^{2+} 通道抑制，Ca^{2+} 内流减少，引起血管反应性与收缩性降低，也是此期出现微血管扩张的重要原因之一。

3. 血液流变学的改变 休克淤血性缺氧期血液流速明显减慢，特别是在血流缓慢的微静脉中，红细胞易聚集；加上组胺的作用使血管通透性增加，血浆外渗，血液黏度增高；灌流压下降，可导致白细胞滚动、贴壁、黏附于内皮细胞，嵌塞于毛细血管或在微静脉附壁黏着，使血流受阻，毛细血管后阻力增加。这种黏附是通过黏附分子（adhesion molecules）介导的。黏附并激活的白细胞通过释放氧自由基和溶酶体酶使血管内皮细胞和其他组织细胞受损，进一步引起微循环障碍及组织损伤。

4. 内毒素等的作用 除革兰阴性细菌感染所致的休克直接造成血中内毒素增多外，其他休克后期常有肠菌（大肠杆菌）和内毒素入血。内毒素可通过激活巨噬细胞，促进一氧化氮生成增多等途径引起血管平滑肌舒张，导致持续性的低血压。

5. 体液因子 休克时形成的多种体液因子参与微循环紊乱的发生，如内啡肽抑制心血管中枢，降低血压；肿瘤坏死因子（TNF）、白介素-1（IL-1）诱导细胞黏附分子的表达，促进白细胞附壁黏着于微静脉，增加微循环流出道的阻力；激肽扩张小血管，增高微血管通透性等。

（三）微循环改变的后果

此时休克早期形成的代偿机制逐渐丧失，机体由代偿逐渐向失代偿发展，全身器官灌流进行性减少，相继出现功能障碍，并形成恶性循环。

1. 有效循环血量进行性减少 由于微循环流入端扩张，流出端流出阻力增大（因血细胞黏附和聚集），毛细血管内流体静压升高，组织液进入毛细血管的缓慢自身输液停止，甚至有血浆渗出到组织间隙。毛细血管大量开放，血液在毛细血管中淤滞，使有效循环血量相对减少。组胺、激肽、前列腺素等的作用使毛细血管通透性增高，同时，酸性代谢产物、溶酶体水解产物使组织间隙胶原蛋白的亲水性增加，均可促进血浆外渗，引起血液浓缩。静脉系统容量血管扩张，增大血管床容积，使回心血量减少，自身输血的效果丧失。因此，不只低血容量性休克使有效循环血量减少，其他休克在发展过程中也伴随着有效循环血量减少。因而快速补充循环血量，是治疗休克的关键措施之一。

2. 血流阻力进行性增大 血黏度和血细胞比容增高，血细胞黏附、聚集甚至嵌塞在血流速度慢的微循环流出道，使血流阻力显著增大。

3. 循环灌注压降低 小动脉和微动脉等阻力血管扩张，使外周阻力降低；有效循环血量减少；持续缺血使内毒素、H^+、K^+ 等多种抑制心肌收缩物质增多，造成心肌收缩舒张功能障碍，导致血压进行性下降。

4. 重要器官灌流量减少、功能障碍 由于有效循环血量进行性减少、血流阻力增大和微循环灌注压降低、微循环血管反应性降低，机体不能对重要器官的血流进行调节，体内广泛组织器官灌流进行性降低，发生代谢、功能障碍，出现典型的休克临床表现。

（四）主要临床表现

血压进行性下降，心、脑血管失去自身调节能力或血液重新分布中的优先保证，冠状动脉和脑血管灌流不足，出现心、脑功能障碍，心搏无力，心音低钝，患者神志淡漠甚至转入昏迷;肾血流量长时间严重不足,出现少尿甚至无尿,并伴有明显的尿质改变;血流淤滞而皮肤出现发绀,不均匀淤血而出现花斑。

休克进展期机体由代偿向失代偿发展,失代偿初期经积极救治病情仍属可逆,故又称可逆性失代偿期。但若持续时间较长,则进入休克的微循环衰竭期。

案例 11-1 分析　该患者入院时处于休克代偿期,血压维持在正常范围内,但是随着病情的进展,进入休克的淤血性缺氧期。酸中毒的存在使微血管对儿茶酚胺反应性下降;大量扩血管代谢产物的生成、内毒素的释放以及其他一些体液因子的作用等,都导致微血管的扩张,大量血液进入微循环中。而血液流变学的改变导致微静脉血流阻力增加,血液淤滞在微循环而不能进入有效循环。微静脉的扩张,回心血量的减少,心肌血供的缺乏以及其他因素对心肌的损伤引起的心肌收缩力下降,使得休克Ⅰ期的血压代偿机制开始失效,血压进行性下降。故而,在手术缝合血管,摘除脾并输血补液后,患者的血压反而下降了。

三、微循环衰竭期

此为休克发展的Ⅲ期,亦称休克晚期,发生全身细胞、器官功能严重障碍和损伤,此时,休克治疗十分困难,故又称休克难治期。

(一)微循环的改变

微循环淤滞更加严重,微血管平滑肌麻痹,对血管活性药物失去反应,并可能发生弥散性血管内凝血(DIC),故亦称 DIC 期。

二维码 11-8
休克与 DIC
之间的关系

1. 微血管反应性显著下降　微血管舒张,微循环血流停止,不灌不流,组织得不到足够的氧气和营养物质,微血管平滑肌麻痹,对血管活性药物失去反应,所以 DIC 期又称微循环衰竭期。

2. DIC 的发生　约 1/3 的晚期休克患者发生 DIC,主要与下列因素有关。①血液高凝状态:休克进入淤血性缺氧期后,血液进一步浓缩,红细胞比容增大和纤维蛋白原浓度增加、血细胞聚集、血液黏滞度增高,血液处于高凝状态,加上血流速度显著减慢,酸中毒越来越严重,可能诱发 DIC。②凝血系统激活:特别是感染性休克时,病原微生物与毒素直接和(或)通过单核巨噬细胞分泌促炎细胞因子,可刺激单核细胞和血管内皮细胞表达、释放组织因子(tissue factor,TF),从而激活凝血系统;严重的创伤性休克时,组织因子入血,直接启动凝血过程。③单核吞噬细胞系统功能下降:因缺血、内毒素的封闭作用及细胞因子的损伤作用,单核吞噬细胞系统清除凝血和促凝血物质能力降低。此时,微循环有大量微血栓形成,随后由于凝血因子耗竭,纤溶活性亢进,可有明显出血。

应当指出,并非所有休克患者都一定发生 DIC,也就是说 DIC 并非休克的必经时期,但若休克且合并 DIC 则必然难治。

(二)主要临床表现

该期会出现多种器官、系统衰竭的相应症状,表现为淤血期的症状进一步加重。静脉塌陷,静脉输液十分困难;若并发 DIC,则常有皮下斑、点状出血;脉搏细弱而频速,甚至不能触知；血压进行性下降，给升压药难以恢复；中心静脉压显著降低；微循环淤血不断加重和 DIC 的发生，使全身微循环灌流量严重不足，细胞受损乃至死亡，重要生命器官包括心、脑、肺、肾、肠等脏器出现功能障碍或衰竭。此时脑严重缺血，皮层发生重度抑制，患者常表现为感觉迟钝、反应性显著降低、嗜睡甚至意识障碍。

（三）休克难治的机制

休克的微循环衰竭期，即难治性休克的变化和机制是近年休克研究的重点。

Hardway 曾提出休克难治与 DIC 的发生有关。休克若并发 DIC，会对微循环和各器官功能产生严重影响，使病情恶化：①微血栓阻塞微循环通道，使回心血量锐减；②凝血与纤溶过程中的产物，如纤维蛋白原、纤维蛋白降解产物（fibrinogen and fibrin degradation products，FDPs）和某些补体成分，可增加血管通透性，加重微血管舒缩功能紊乱；③DIC 时出血，导致循环血量进一步减少，加重了循环障碍；④器官栓塞梗死，器官功能障碍，给治疗造成了极大困难。

目前认为，休克难治除与 DIC 的发生有关外，还与肠道严重缺血、缺氧，屏障和免疫功能降低，内毒素及肠道细菌入血，作用于单核吞噬细胞系统，引起全身炎症反应综合征（systemic inflammatory response syndrome，SIRS）有关。活化的炎症细胞既可过度表达炎症介质并泛滥入血，引起炎症失控，又可过度表达抗炎介质而引起代偿性抗炎反应综合征（compensatory anti-inflammatory response syndrome，CARS）。促炎介质与抗炎介质失衡及氧自由基和溶酶体酶的损伤作用，导致内皮细胞和实质脏器细胞的损伤和多器官功能障碍（详见本章第三节）。

> 案例 11-1 分析　患者出现了血压骤降，且推注肾上腺素无效，很可能与组织酸中毒有关。由于缺氧以及微循环障碍，大量酸性物质堆积在微循环中，血管对儿茶酚胺类物质反应性降低，所以必须在纠正酸中毒的基础上对休克患者使用血管活性药物。继而该患者很快出现昏迷，血压测不到，呼吸、心跳微弱等循环衰竭和心肺功能障碍等症状，提示已进入微循环衰竭期，难以治疗。

二维码 11-9
知识链接

第三节　休克时机体的功能代谢变化

一、细胞的变化

严重微循环灌流障碍引起的缺血、缺氧和酸中毒等因素可造成细胞代谢障碍，甚至造成细胞结构损伤。另有研究发现：①休克时细胞膜电位的变化发生在血压降低之前；②细胞功能恢复可促进微循环恢复；③器官微循环灌流恢复后，器官功能并不一定能恢复；④促进细胞代谢的药物可取得抗休克疗效。以上说明，休克时的细胞损伤除可继发于微循环紊乱外，有些休克的原始动因如内毒素、感染和创伤也可直接造成细胞损伤。因此，提出了休克发生的细胞机制和休克细胞（shock cell）的概念，认为细胞损伤是器官功能障碍的基础，对休克的认识逐步深入到细胞和分子水平。

（一）细胞损伤

1. 细胞膜的变化　休克时细胞最早发生的主要改变是膜功能和结构的变化。造成损伤的原因有缺氧、ATP减少、高钾、酸中毒、溶酶体酶释放、自由基引起膜的脂质过氧化、炎症介质的作用等，损伤的后果是离子泵功能障碍，水、Na^+和Ca^{2+}内流，导致细胞内水肿，跨膜电位明显下降；细胞膜流动性下降；细胞膜上相关受体蛋白受损，受体蛋白的浓度及亲和力发生变化。

2. 线粒体的变化　线粒体是休克时最先发生变化的细胞器。休克时，线粒体首先发生功能损害，ATP合成减少，使细胞能量生成严重不足以至功能障碍。休克后期线粒体可发生肿胀、致密结构和嵴消失等形态改变，钙盐沉积，最后崩解破坏。线粒体损伤后，呼吸链与氧化磷酸化出现障碍，能量物质进一步减少，致使细胞死亡。

3. 溶酶体的变化　休克时缺血、缺氧和酸中毒引起溶酶体酶释放。休克时血浆中增多的溶酶体酶主要来自缺血的肠道、肝脏、胰腺等器官。溶酶体酶包括酸性蛋白酶（组织蛋白酶）、中性蛋白酶（胶原酶和弹性蛋白酶）和β-葡萄糖醛酸酶等，其主要危害是引起细胞自溶，消化基底膜，激活激肽系统，分解胰腺蛋白质形成心肌抑制因子（myocardial depressant factor，MDF）等。除酶性成分外，溶酶体的非酶性成分可引起肥大细胞脱颗粒、组胺释放，毛细血管通透性增加和白细胞被吸引。溶酶体的变化在休克的发生发展中起重要作用（图11-2）。

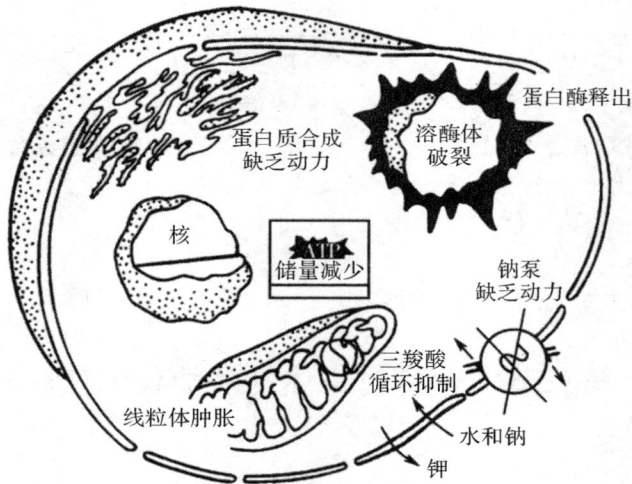

图 11-2　休克时细胞损伤

休克时细胞损伤最终可导致细胞死亡。休克时细胞死亡的主要形式是坏死。但近年的研究结果表明，休克过程中存在血管内皮细胞、中性粒细胞、单核巨噬细胞、淋巴细胞和各脏器实质细胞的凋亡。非致死程度的缺氧、细胞因子、炎症介质、氧自由基等因素，都可激活细胞的凋亡基因，引起凋亡。若组织器官中有一定数量的细胞通过此方式死亡，可导致器官或系统功能严重障碍。

（二）代谢改变

1. 物质代谢变化　休克时一方面因强烈的应激反应，分解代谢显著增强；另一方面因微循环严重障碍，组织低灌流和细胞缺氧，氧化代谢障碍。休克时，代谢变化总的趋势为组织细胞供氧减少的同时，用氧明显障碍，糖酵解加强，脂肪和蛋白分解增加，合成减少。表现为一过性的高血糖和糖尿，血中游离脂肪酸和酮体增多；蛋白质分解增加，血清尿素氮水平增高，尿氮排泄增多，出现负氮平衡。

2. 水、电解质、酸碱平衡紊乱　休克时 ATP 供应不足，细胞膜上的钠泵（Na^+-K^+-ATP 酶）运转失灵，细胞内 Na^+ 增多，而细胞外 K^+ 增多，导致细胞水肿和高钾血症。

细胞无氧酵解增强使乳酸生成增多，同时，脂肪的不完全氧化产物也大量堆积；而肝功能障碍使乳酸等代谢产物转化能力降低，体内乳酸等酸性代谢产物堆积；低灌流使肾调节酸碱平衡能力受限，代谢产物不能及时清除，而发生代谢性酸中毒。酸中毒通过多种途径加重休克的发展，成为休克恶化的重要因素之一。

休克早期，创伤、出血、感染等刺激使呼吸加快，通气增多，可引起呼吸性碱中毒。它发生于血压下降和血中乳酸盐增高之前，为早期休克的诊断指标之一。碱中毒可减少脑血流和影响心功能。休克后期，由于"休克肺"的发生还可出现呼吸性酸中毒。呼吸性酸中毒与代谢性酸中毒一起使体内处于混合型酸中毒状态，加重酸碱平衡紊乱。

二、器官功能障碍

严重的细胞代谢障碍和损伤，必将导致器官功能严重障碍甚至器官衰竭。休克过程中最易受累的器官为肾、肺、心和脑，如急性肾功能衰竭、急性肺功能衰竭曾都是休克患者主要的死亡原因。休克患者常因某个或数个重要器官系统相继或同时发生功能障碍甚至衰竭而死亡。现将机体主要器官系统最常发生的功能障碍简述如下。

（一）肺功能的变化

呼吸功能障碍发生率较高，据统计达 83%～100%。肺之所以特别容易受损，至少有三个方面的原因：①肺是全身血液的滤过器，从全身组织引流出的代谢产物、活性物质以及血中的异物都要经过甚至被阻留在肺中；②血中活化的中性粒细胞也都要流经肺的小血管，在此可与内皮细胞黏附；③肺富含巨噬细胞，SIRS 时可被激活，产生 TNF-α 等促炎介质，引起炎症反应。

休克早期，由于创伤、出血、感染等刺激使呼吸中枢兴奋，呼吸加快，通气过度，机体可出现低碳酸血症和呼吸性碱中毒。休克进一步发展时，交感-肾上腺髓质系统的兴奋及其他缩血管物质的作用使肺血管阻力升高。严重休克晚期患者，经复苏治疗在脉搏、血压和尿量都趋向平稳以后，仍可发生急性呼吸衰竭，称为"休克肺"，属于急性呼吸窘迫综合征（acute respiratory distress syndrome，ARDS）。

肺部主要病理变化为急性炎症导致的呼吸膜损伤。突出表现为：①小血管内中性粒细胞聚集、黏附，内皮细胞受损，肺毛细血管内可有微血栓形成；②活化的中性粒细胞释放氧自由基、弹力蛋白酶和胶原酶，进一步损伤内皮细胞，使毛细血管通透性增加，出现间质性肺水肿，损伤进一步累及肺泡上皮后，使肺泡上皮的屏障功能降低，肺顺应性降低，引起肺泡型水肿;③肺泡Ⅱ型上皮受损以及水肿液的稀释使肺泡表面活性物质减少,出现局灶性肺不张;④渗出的血浆蛋白质在肺泡腔内凝集形成肺透明膜。休克时出现的肺内DIC、肺水肿、肺不张和透明膜的形成等病理变化使肺泡弥散障碍,肺泡通气/血流比值失调和部分肺泡通气减少,引起进行性低氧血症和呼吸困难,从而导致急性呼吸功能衰竭甚至死亡。

(二)肾功能的变化

肾是休克时最易受损伤的器官之一,各型休克常伴发急性肾功能衰竭,称为"休克肾"。临床表现为少尿、无尿,同时伴有高钾血症、代谢性酸中毒和氮质血症。肾功能的严重障碍加重内环境的紊乱,使休克进一步恶化。

休克初期发生的急性肾功能衰竭,主要原因是肾灌流不足、肾小球滤过减少。及时恢复有效循环血量,肾灌流得以恢复,肾功能立刻恢复,称为功能性肾功能衰竭(functional renal failure,FRF);如果休克持续时间延长,或不恰当地长时间大剂量应用缩血管药,病情继续发展可出现急性肾小管坏死(acute tubular necrosis,ATN),其机制与肾持续缺血有关,也有肾毒素(包括药物、血红蛋白、肌红蛋白)的作用,还与中性粒细胞活化后释放氧自由基及肾微血栓形成有关。此时即使通过治疗恢复了正常肾血流量,也难以使肾功能在短期内恢复正常,只有在肾小管上皮修复再生后肾功能才能恢复,称为器质性肾功能衰竭(parenchymal renal failure,PRF)。

肾衰的存在与否在MODS患者的预后上起关键性作用。

(三)心功能的变化

除心源性休克伴有原发性心功能障碍外,其他类型的休克(非心源性休克)早期,由于机体的代偿,能够维持冠脉血流量,心功能一般不会受到明显影响。但随着休克的发展,血压进行性降低,使冠脉流量减少,心肌缺血、缺氧,加上其他因素的影响,导致心功能障碍,有可能发生急性心力衰竭。休克持续时间越久,心功能障碍也越严重。

非心源性休克发展到一定阶段引发心功能障碍的机制主要有:①休克时血压降低以及心率加快引起心室舒张期缩短,使冠脉灌注量减少和心肌供血不足,同时交感-肾上腺髓质系统兴奋引起心率加快和心肌收缩加强,导致心肌耗氧量增加,更加重了心肌缺氧。②水、电解质代谢与酸碱平衡紊乱,如高血钾、酸中毒等使心肌收缩力减弱。③心肌抑制因子抑制心肌收缩力。MDF主要由缺血的胰腺产生,除引起心肌收缩力下降外,还引起肠系膜上动脉等内脏阻力血管收缩,进一步减少胰腺血流量。胰腺灌流减少又进一步促进MDF形成。MDF还抑制单核吞噬细胞系统,使已产生的MDF清除减少,导致体内MDF不断形成和积聚。④心肌内DIC影响心肌的营养血流,发生局灶性坏死和心内膜下出血,使心肌受损。⑤细菌毒素,特别是革兰阴性细菌的内毒素,通过其内源性介质,引起心功能抑制。

(四)脑功能的变化

休克早期,由于血液重新分布和脑循环的自身调节,脑的血液供应可保证,因而患者神志清醒,除了应激引起的烦躁不安外,没有明显的脑功能障碍表现。随着休克的进展,休克晚期血压进行性下降和严重的血液流变学变化,引起脑的血液供应逐渐减少。当平均动脉压低于50mmHg时,脑组织出现严重的缺血、缺氧。再加上出现DIC,脑循环障碍加重,能量生成不足,乳酸等有害代谢物积聚,脑细胞离子转运紊乱,导致一系列的脑细胞功能障碍。

此时患者神志淡漠,反应迟钝,嗜睡甚至昏迷。缺血、缺氧还会使脑血管壁通透性增高,引起脑水肿和颅内压升高,严重者形成脑疝,压迫延髓生命中枢,可导致患者死亡。

研究表明,脑缺血时的细胞损害有一定的区域和神经元选择性,可能与易损区的细胞代谢活跃程度和血液供应有关。缺血后,脑细胞释放活性物质参与脑组织细胞的损伤和脑细胞水肿的发生。其中不同于其他器官组织的是,脑缺血后兴奋性氨基酸——谷氨酸的大量释放使神经元持续去极化,增加神经元内谷氨酸的释放。脑缺血后 ATP 降解,依赖能量的谷氨酸重吸收机制失灵,突触间隙谷氨酸浓度增高,引起兴奋性神经毒性效应,影响神经细胞膜的离子转运功能,Na^+、Cl^-、K^+ 流出胞外,大量 Ca^{2+} 离子内流,导致细胞内钙超载,并刺激炎症介质释放,损伤细胞甚至导致细胞死亡。

（五）胃肠道功能的变化

胃肠道功能的变化主要有胃黏膜损害、肠缺血和应激性溃疡(stress ulcer)。临床表现为腹痛、消化不良、呕血和黑便等。

休克早期就会出现腹腔内脏血管收缩,胃肠道血流量大为减少。胃肠道缺血、缺氧、淤血和 DIC 的形成,导致肠黏膜变性、坏死、糜烂,形成应激性溃疡。在很多急性创伤、脑外伤和大面积烧伤患者中,内镜证实有急性糜烂性胃炎或应激性溃疡存在。应激性溃疡多发生在胃近端。溃疡形成与消化液反流引起自身消化以及缺血-再灌注损伤有关。病变早期只有黏膜表层损伤,如损伤穿透到黏膜下层甚至破坏血管,可引起溃疡出血。

肠道缺血和淤血使肠黏膜受损,消化道功能紊乱,屏障保护功能减弱,大量内毒素甚至细菌经肠道和门脉系统入血,发生内毒素血症和肠源性败血症,这是休克晚期发生 SIRS 及并发多器官功能障碍甚至衰竭的主要原因之一。

（六）肝功能的变化

肝功能障碍主要表现为黄疸和肝功能不全,以创伤和全身感染引起者多见。其发生率很高,这与肝脏的解剖部位和组织学特征有关:肠道移位,吸收入血的细菌、毒素,首先作用于肝脏。肝脏的巨噬细胞,即 Kupffer 细胞占全身组织巨噬细胞的 $80\%\sim90\%$,休克早期,Kupffer 细胞被激活并释放大量细胞因子,成为造成全身微循环功能紊乱的重要因素之一。

（七）凝血-纤溶系统功能的变化

出现凝血-抗凝血平衡紊乱,部分患者有 DIC 形成的证据。开始时血液高凝,通常不易察觉而漏诊;之后凝血因子的大量消耗,导致继发性纤溶亢进的发生,患者可有较为明显和难以纠正的出血或出血倾向。血液检查可见血小板计数进行性下降,凝血时间、凝血酶原时间和活化部分凝血活酶时间均延长,纤维蛋白原减少,并有纤维蛋白(原)降解产物增加。

（八）免疫系统功能的变化

休克患者的免疫功能受到广泛影响,一方面抗感染的免疫防御功能受到抑制,使机体易于继发感染;另一方面炎症介质的过度释放可能对机体造成进一步的损害。休克患者血浆补体水平有明显变化,主要表现为 C4a 和 C3a 升高,而 C5a 降低。C4a 生物学作用活性较小,而 C3a 和 C5a 可影响微血管通透性,激活白细胞与组织细胞。革兰阴性菌产生的内毒素具有抗原性,能形成免疫复合物激活补体,产生一系列血管活性物质。部分 MSOF 患者由于 IL-4、IL-10 和 IL-13 等抗炎介质过度表达,免疫系统处于全面抑制状态。此时体内中性粒细胞的吞噬和杀菌功能低下，单核巨噬细胞功能受抑制，杀菌功能降低；外周血淋巴细胞数减少，B细胞分泌抗体的能力减弱，特异性免疫功能降低，炎症反应失控，无法局限化。此时，感染容易扩散，引起菌血症和败血症，十分难治，甚至引起死亡。

(九) 多器官功能障碍综合征(multiple organ dysfunction syndrome,MODS)

上述各器官系统的功能障碍在休克患者中均可单独或同时发生，休克后期甚至可出现多个器官和系统功能严重障碍与衰竭。在严重创伤、感染和休克时，原无器官功能障碍的患者同时或在短时间内相继出现两个以上器官系统的功能障碍称为MODS。各种类型休克中以感染性休克MODS的发生率最高。MODS主要发生于急性危重患者，原患有某器官衰竭的慢性病患者继发引起另一器官衰竭(如肺源性心脏病、肺性脑病、慢性心衰引起肾衰、肝肾综合征和肝性脑病等)均不属于MODS。

MODS的发生，与上述多个系统器官功能变化，以及与各系统器官功能间的相互联系、相互作用是分不开的。它们之间可以相互影响，有密切的因果关系，从而形成恶性循环。例如，肺功能障碍发生后，患者肺血管阻力增加，右心负荷增大，引起右心衰竭，PaO_2急剧降低，酸碱平衡紊乱，全身组织、细胞发生缺氧和酸中毒，从而导致多系统器官功能障碍；如果致病因素使肝首先受损，则占全身单核吞噬细胞系统功能85%的肝Kupffer细胞吞噬、清除有毒物质的功能降低，来自肠道的细菌、毒素和微聚物等可大量滞留在肺部，导致ARDS的发生。肺的清除功能受损，细菌和微聚物又可经体循环到达全身，造成其他系统和器官的功能障碍。

MODS患者机体的内环境严重紊乱，必须靠临床干预才能维持。如能得到及时救治，MODS可能逆转，但如未能得到有效控制，病情进一步加重，则可发展成多系统器官衰竭(multiple system organ failure, MSOF)。

1. MODS的临床类型 MODS一般可分为以下两种类型。

(1)速发单相型(rapid single-phase)：由损伤因子直接引起，原无器官功能障碍的患者同时或在短时间内相继出现两个以上器官系统的功能障碍。常在失血、创伤和休克后迅速发生，患者在休克复苏后12~36h常先发生呼吸衰竭，继而发生肝、肾及其他器官或系统的功能障碍和衰竭。该型常发生于原发损伤较重的病例，病情发展较快，病变的进程只有一个时相，器官功能损伤只有一个高峰，故又称为原发型或一次打击型。

(2)迟发双相型(delayed two-phase)：常出现在创伤、失血和休克后1~2d，患者在经过处理后，病情得到缓解，出现一个相对稳定的时期，但3~5d后又常常因感染、炎症等第二次打击引发多器官功能障碍和(或)衰竭。第一次打击可能是较轻、可以恢复的；而第二次打击常严重失控，其病情较重，可能有致死的危险。病程中有两个高峰出现，呈双相，又称为继发型或二次打击型。

2. MODS的发病机制 原发型与继发型MODS的发病机制不尽相同。原发型MODS的器官功能障碍由损伤直接引起，与患者的抗损伤-防御反应关系不大；继发型MODS不完全是由损伤本身引起的，其发病机制比较复杂，主要有以下几个方面。

(1)器官微循环灌注障碍：患危重疾病时，患者重要器官微循环血液灌注减少，引起缺血、缺氧，使微血管内皮细胞肿胀、微血管壁通透性升高，如同时伴有输液过多，则组织间水分潴留，使毛细血管到实质器官细胞内线粒体的距离增加，氧弥散发生障碍，导致氧分压下降,当线粒体氧分压降低到 0.1~0.2mmHg 时,线粒体的氧化磷酸化功能即停止。各种酶系统受抑制,从而抑制葡萄糖、脂肪及酮体进入三羧酸循环。ATP 生成减少,腺苷酸环化酶受抑制,又影响了 cAMP 的生成,从而导致细胞功能障碍。

(2)高代谢状态:器官微循环灌注障碍亦与部分患者的高代谢状态相关。创伤后的高代谢本质上是一种防御性应激反应,交感-肾上腺髓质系统高度兴奋,是高代谢的主要原因。患者体内组织器官耗氧量增加,如代偿功能健全,尚可通过增加氧供或提高氧摄取率来代偿。如若高代谢过剧,加上伴有的高动力循环,可加重心肺负担,使能量消耗加剧;同时患者多有微循环灌注发生障碍,如微血管痉挛阻塞、血管外组织水肿、线粒体氧化磷酸化功能障碍等,细胞摄氧功能障碍,出现耗氧量随氧供增加、组织摄氧减少和血乳酸水平升高等组织缺氧现象。这些变化又进一步加重细胞损伤和代谢障碍,促进器官功能障碍的发生发展。

(3)缺血-再灌注损伤:MODS 可发生在复苏后,此时与体内发生的缺血-再灌注损伤有关。以肠道为例,在休克、严重感染患者中,开始时肠黏膜明显缺血、缺氧,肠黏膜上皮细胞富含的黄嘌呤脱氢酶(xanthine dehydrogenase,XD)大量转化成黄嘌呤氧化酶(xanthine oxidase,XO),复苏治疗后,微循环灌注得到恢复,则在次黄嘌呤变成黄嘌呤排出体外的过程中,黄嘌呤氧化酶可催化氧分子形成大量氧自由基,后者损伤细胞并引起器官功能障碍。

(4)全身炎症反应失控:各种感染与非感染性因子在引起休克的同时,直接或间接地引起机体组织细胞损伤。在活体组织对损伤的一系列反应中,突出的表现之一是炎症反应。一般情况下,炎症局限在局部组织中,但如果炎症失控、炎症介质泛滥(inflammatory mediator spillover),就可发展为全身性炎症反应甚至进展至全身炎症反应综合征(systemic inflammatory response syndrome,SIRS)。SIRS 指机体失控的自我持续放大和自我破坏的炎症,表现为播散性炎症细胞活化(disseminated activation of inflammatory cell)和炎症介质泛滥到血浆并在远隔部位引起全身性炎症。SIRS 时体内主要病理生理变化是全身高代谢状态,静息时全身耗氧量增高并伴有心输出量增加等高动力循环变化和多种炎症介质的失控性释放。SIRS 的主要临床表现包括:①体温$>38℃$或$<36℃$;②心率>90次/min;③呼吸频率>20次/min或$PaCO_2<32mmHg$;④白细胞计数$>12\times10^9/L$,或$<4.0\times10^9/L$,或幼稚粒细胞比例$>10\%$。

二维码 11-10
知识链接

各种 MODS 中均有 SIRS,源于炎症失控,最终发展为器官功能障碍甚至衰竭。

第四节　休克防治的病理生理基础

近年来,随着人们对休克本质的认识不断深入,新的治疗技术和药物不断出现,为临床上治疗休克等危重病提供了新的手段和方法。然而休克是一个非常复杂的病理生理过程,没有哪种单一药物或治疗措施能起到立竿见影的疗效,休克的防治必须在去除病因的前提下采取综合措施,支持生命器官的血液灌流和防止细胞损害。

一、病因学防治

积极防治引起休克的原发病,去除休克的原始动因,如止血、镇痛,控制感染,防止和治疗败血症,正确及时使用有效的抗生素。

二、发病学治疗

(一)纠正酸中毒

休克时缺血和缺氧必然导致乳酸血症性酸中毒,酸中毒还可导致高血钾。临床应根据酸中毒的程度及时补碱纠酸。否则,酸中毒时 H^+ 和 Ca^{2+} 的竞争作用,将直接影响血管活性药物的疗效,也会影响心肌收缩力。

(二)扩充血容量

各种休克都存在有效循环血量绝对或相对不足,最终导致组织灌流量减少。除心源性休克外,补充血容量是提高心输出量和改善组织灌流的基本措施。

临床上输液原则是"需多少,补多少"。特别在低血容量性休克Ⅱ期,微循环淤血,血浆外渗,补液的量应大于失液量。感染性休克和过敏性休克时虽然无明显的失液,但由于血管床容量扩大,有效循环血量也显著减少,所以输液强调"及时和尽早",并且充分扩容。但应该指出的是,充分扩容不等于超量补液,输液过多过快会导致肺水肿。扩容时必须正确估计补液的总量,量需而入。动态观察静脉充盈程度、尿量、血压和脉搏等指标,作为监控输液量多少的参考指标。有条件时应动态监测肺动脉楔压(pulmonary artery wedge pressure, PAWP)和CVP,可更精确地反映进入左右心的血量和功能,指导输液。一般应控制 PAWP 在 10mmHg 左右、CVP 不高于 $12cmH_2O$。

此外,休克时有血液流变学紊乱,在补充血容量的同时,要考虑输血和输液的比例以纠正血液浓缩、黏度增高等变化。可参考血细胞压积的变化,选择全血、胶体或晶体溶液,将血细胞压积控制在 35%～40%。

(三)合理应用血管活性药物

血管活性药物包括缩血管药物和扩血管药物,临床上对使用缩血管还是扩血管药物存在一定的分歧。选用血管活性药物的目的是提高微循环血液灌流量,不能单纯追求升高血压而长时间大量使用缩血管药,会导致灌流量明显下降。一般说来,休克早期宜选择性地舒张微血管,以缓解微血管因过度代偿而出现强烈收缩。但扩血管药可使血压出现一过性降低,必须在充分扩容的基础上使用;休克后期可选用缩血管药,特别对肌性小静脉或微静脉起轻度选择性收缩作用,以防止容量血管过度扩张。对于特殊类型的休克,如过敏性休克和神经源性休克,使用缩血管药显然是最佳选择。总之,要针对不同情况合理配合使用血管活性药物,使之起到相辅相成的作用。此外,血管活性药物必须在纠正酸中毒的基础上使用。

(四)防治细胞损伤

对细胞功能的防护应给予足够重视。休克时细胞损伤有的是某些休克动因(如内毒素)直接作用于细胞引起的原发性变化,有的是继发于微循环障碍的。改善微循环是防止细胞损伤的措施之一,另外,还可用增加溶酶体膜稳定性、抑制蛋白酶的活性和补充能量(ATP)的方法保护细胞功能,防治细胞损伤。

应该指出的是,临床应用皮质激素治疗败血症及败血症休克有一定疗效。以前有人认为这是由于皮质激素有稳膜作用;目前认为,可能与糖皮质激素可上调抑制性 κB(inhibitory kappa B,IκB)水平,阻断核因子 κB(nuclear factor kappa B,NFκB)核移位,从而抑制细胞因子的合成和表达有关。

（五）拮抗体液因子

多种体液因子参与休克的发病,理论上可以通过抑制体液因子的合成、阻断体液因子的受体、拮抗体液因子的效应等方式来减弱某种体液因子的作用。如皮质激素抑制 NFκB 的核移位;吲哚美辛等非类固醇抗炎药抑制环氧合酶,减少前列腺素的生成;纳洛酮拮抗内啡肽;captopril 等拮抗肾素-血管紧张素系统;抑肽酶减少激肽的生成;TNF-α 的单克隆抗体等在休克动物模型的实验性治疗中已显示出有一定的抗休克作用。

二维码 11-11
知识链接

然而,临床上体液因子的变化难以实时监测,且重症休克往往是多种体液因子共同作用的结果。因此,仅仅针对某一种体液因子的拮抗措施在休克治疗上的意义极为有限,不能在临床推广。

三、器官支持疗法

MODS 重在预防,必须在去除病因的前提下进行综合治疗,最大限度地保护各器官系统功能,切断可能存在的恶性循环。应预防 DIC 及缺血-再灌注损伤的出现,必要时可酌情使用细胞保护剂、小分子抗氧化剂及自由基清除剂。如发生 MODS,除采取一般的治疗措施外,还应针对不同器官功能障碍采取不同的治疗措施。如出现急性心力衰竭,除减少和停止补液外,尚应及时强心、利尿,并适当降低心脏的前、后负荷;如出现 ARDS,则正压给氧,改善呼吸功能;如出现肾功能衰竭,应尽早利尿和透析,以防止出现多系统器官功能衰竭。

四、营养与代谢支持

对一般患者,应行营养支持,确保热量平衡;对危重患者,则应行代谢支持,确保正氮平衡。

针对体内出现的高代谢状态,应提高患者蛋白质和氨基酸摄入量,提高缬氨酸等支链氨基酸的比例。其治疗机制主要是增加血中支链氨基酸浓度,促使肝脏利用几种氨基酸混合物合成蛋白质,并借支链氨基酸与芳香族氨基酸、含硫氨基酸间的竞争,减少芳香族氨基酸和含硫氨基酸对器官的损害。

为维持和保护肠黏膜的屏障功能,应缩短患者禁食时间,鼓励其尽可能及早经口摄食。

案例 11-1 分析 该患者入院早期,医生给予手术止血治疗及时去除病因,并补血补液以扩充血容量,应对较为得当。然术后患者血压较低,给缩血管药效果不佳。考虑此时患者存在组织酸中毒,导致血管对血管活性物质反应下降,故应先纠酸再给药。此外,监测患者的各项体征和器官功能状态,给予适当的器官支持疗法和营养代谢支持也很有必要。

【本章小结】

休克是多病因、多发病环节、有多种体液因子参与的,以机体循环系统功能紊乱,尤其是微循环功能障碍为主要特征,并可能导致器官功能衰竭等严重后果的复杂的全身调节紊乱性病理过程。休克的病因众多,主要是减少血容量、增大血管床容积和降低心输出量三个始动因素导致休克的发生。

以失血性休克为例,按照微循环改变的特点可以将休克的发展分为三个阶段:缺血性缺氧期(休克早期、休克代偿期),淤血性缺氧期(休克进展期、可逆性失代偿期)和微循环衰竭期(休克晚期、休克难治期)。缺血性缺氧期的微循环改变特点为"少灌少流、灌少于流",组织呈缺血、缺氧状态;其机制主要与各种原因引起的交感-肾上腺髓质系统强烈兴奋有关;此期的改变具有一定的代偿意义,有助于休克早期动脉血压的维持和心脑血液供应的维持。淤血性缺氧期的微循环改变特点为"灌而少流、灌大于流",组织呈淤血、缺氧状态;其机制与长时间微血管收缩和缺血、缺氧、酸中毒及多种体液因子的作用有关;机体由代偿逐渐向失代偿发展,全身器官灌流进行性减少,相继出现功能障碍,并形成恶性循环。最后进展至微循环衰竭期,其微循环特点为"不灌不流,灌流停止",甚至可并发 DIC;该期出现多种器官、系统衰竭的相应症状,其难治的原因与 DIC 和 SIRS 的发生有关。

休克也可导致严重的细胞损伤、代谢改变和器官功能障碍,可累及全身各个器官系统,其中最易受累的器官为肾、肺、心和脑。严重休克晚期甚至可并发 MODS 和 MSOF。

休克防治的病理生理基础涉及病因学防治、发病学防治、器官支持疗法和营养与代谢支持。

二维码 11-12
习题及答案

【复习思考题】

1. 简述休克的分类。
2. 什么是休克患者的"自身输血",其发生机制及意义如何?
3. 什么是休克患者的"自身输液",其发生机制及意义如何?
4. 为何休克难治与 DIC 的发生有关?
5. 简述休克早期患者脸色苍白、皮肤湿冷、脉搏细速、脉压减小和尿量减少的机制。
6. 休克患者往往会发生哪些酸碱紊乱?简述其机制。
7. 没有失血或失液的休克患者是否需要补液?为什么?如何监控补液量?
8. 目前在休克治疗中,缩血管和扩血管药物使用的原则是什么?

【参考文献】

[1] 王建枝,殷莲华.病理生理学.8 版.北京:人民卫生出版社,2013.
[2] 王万铁,商战平.病理生理学.北京:科学技术文献出版社,2015.
[3] 王万铁,倪世容.病理生理学.2 版.北京:人民卫生出版社,2014.
[4] 王万铁.病理生理学.北京:高等教育出版社,2012.
[5] 王万铁.病理生理学.杭州:浙江大学出版社,2009.

(许益笑)

第十二章　弥散性血管内凝血

【学习目标】

掌握:弥散性血管内凝血的概念、病因、发病机制和机体的功能、代谢变化。

熟悉:机体凝血与抗凝血平衡的基本内容,影响 DIC 发生、发展的因素,DIC 的分期与分型。

了解:DIC 防治的病理生理基础。

【案例导入】

> **案例 12-1**
>
> 患者,女性,30 岁,因妊娠 39 周＋,伴下腹痛待产 4h 入院。于妊娠 7 月＋做产前检查时,诊断为"轻度妊娠高血压综合征"。
>
> 体格检查:体温 37℃,呼吸 20 次/min,脉搏 85 次/min,血压 160/100mmHg,皮肤无出血点,心肺无异常。
>
> 分娩经过:进入第二产程不久,孕妇在用力分娩时觉气促,随后不久分娩出一正常男婴,并觉气促加重。产后 3h 产道大出血,出血量约为 1200mL,且流出血不凝固,伴多处皮肤瘀斑。产妇面色苍白,四肢湿冷,血压下降至 60/40mmHg,呼吸 30 次/min,心悸明显,心率 135 次/min。
>
> 实验室检查:红细胞计数 1.5×10^{12}/L,血红蛋白 50g/L。白细胞计数 11×10^9/L,血小板 45×10^9/L。尿蛋白(＋＋＋),红细胞(＋),白细胞(＋),颗粒管型(＋)。凝血酶原时间(PT)25s。凝血酶时间(TT)21s,纤维蛋白原 0.98g/L。血浆鱼精蛋白副凝试验(3P 试验)阳性,D-二聚体 18.5mg/L,外周血红细胞碎片＞6％。抽血化验,病理活体检查报告血中有羊水成分及胎盘组织细胞。
>
> **思考题**
>
> 1. 患者发生 DIC 的因素有哪些?
>
> 2. 患者是否发生休克?分析休克与 DIC 的关系。
>
> 3. 哪些是 DIC 的临床表现?

弥散性血管内凝血(disseminated intravascular coagulation，DIC)是临床常见的病理过

程。其基本特点是：在某些致病因子作用下凝血因子或血小板被激活，大量促凝物质入血，使凝血酶增加，微循环中进而形成广泛的微血栓，同时大量凝血因子、血小板因消耗而减少，并引起继发性纤维蛋白溶解功能加强，导致患者出现明显的出血、休克、脏器功能障碍和溶血性贫血等临床症状。在临床上，DIC 是一种危重的综合征。

第一节　概　述

正常机体的凝血与抗凝血之间处于动态平衡，以保证血液在心脏和血管内能畅通流动；而当血管受损引起出血时，局部出现包括血管收缩、血小板血栓形成和血液凝固三个过程，及时在受损部位形成血凝块，封闭伤口，防止出血过多；与此同时，抗凝血功能使血液凝固和血栓形成局限在一定范围，确保血液循环畅通。在机体维持血液正常循环或生理性止血过程中，凝血系统、抗凝系统、纤溶系统、血管以及血细胞（尤其是血小板）构成了凝血与抗凝血平衡的基本环节。

一、凝血系统的构成及基本生理功能

凝血反应是凝血因子被级联激活、最终形成血凝块的复杂过程。其中凝血系统激活后产生的凝血酶是凝血的关键，但凝血酶产生的同时也激活了抗凝系统和纤溶系统，以维持新的凝血与抗凝血平衡。

凝血系统包括外源性凝血系统和内源性凝血系统，这两种系统使血浆中凝血因子有序活化，最终使纤维蛋白原转化为纤维蛋白。

1. 凝血因子　是指血浆和组织中直接参与凝血过程的各种物质。主要有：因子Ⅰ（凝血因子Ⅰ，即纤维蛋白原；fibrinogen，Fbg）、Ⅱ（即凝血酶原，prothrombin）、Ⅲ（即组织因子，tissue factor，TF）、Ⅳ（即 Ca^{2+}）、Ⅴ、Ⅶ、Ⅷ、Ⅸ、Ⅹ、Ⅺ、Ⅻ、ⅩⅢ。凝血瀑布学说（coagulation cascade）由美国的 Davie、Ratanoff 和英国的 Macfarlane 在 20 世纪 60 年代提出，被称为凝血机制的经典解释。这一学说认为凝血是一系列酶解反应的过程，在这一过程中，多数凝血因子相继经酶解激活，从无活性前体转变为活性形式，直至最终形成凝血酶（thrombin），而且每步酶解反应均有放大效应，结果少量凝血因子活化即能使大量凝血酶原转变为凝血酶，催化纤维蛋白原向纤维蛋白单体（fibrin monomer，FM）、纤维蛋白聚合体（fibrin，Fbn）转变。

2. 内源性凝血系统　血管内皮损伤处暴露出的胶原纤维或其他表面带有负电荷的物质（内毒素等）可激活因子Ⅻ，使因子Ⅻ活化为Ⅻa；该活化因子依次激活其他相关的因子Ⅺ、Ⅸ、Ⅷ、Ⅹ、Ⅴ和相应的激酶，以瀑布样的级联反应形式，形成凝血酶原激活物；在该激活物的催化下，凝血酶原转化为凝血酶，使纤维蛋白原转化为纤维蛋白，最终导致凝血（图 12-1）。

3. 外源性凝血系统　由 TF 暴露于血液而启动。组织破坏后释放的 TF 进入血液，与因子Ⅶ、Ca^{2+} 组成复合物，激活因子Ⅹ，之后的凝血途径与内源性凝血系统完全相同（图12-1）。

目前普遍认为外源性凝血是体内凝血的主要途径。外源性凝血系统激活形成的Ⅶa-Ⅲ除激活因子Ⅹ外，还能激活内源性系统的因子Ⅸ，并由因子Ⅸa再激活Ⅹ，说明内源性凝血系统和外源性凝血系统之间存在着密切的联系(图 12-1)。

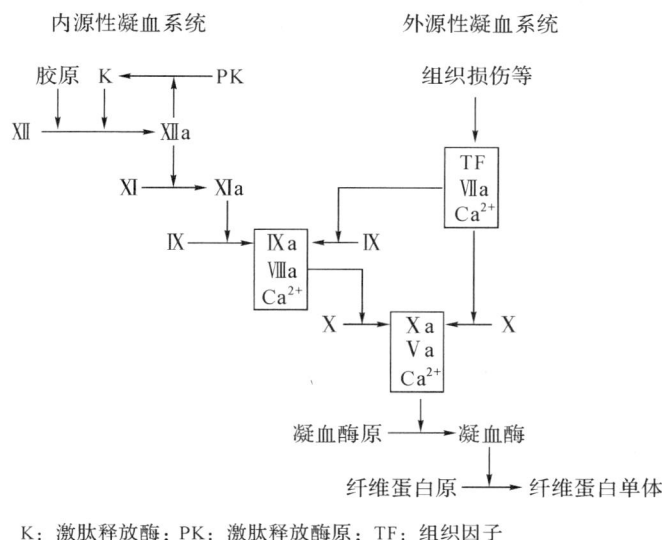

K：激肽释放酶；PK：激肽释放酶原；TF：组织因子

图 12-1 血液凝固机制

二、机体的抗凝作用

机体的抗凝作用包括细胞抗凝和体液抗凝两方面。

（一）细胞抗凝系统

单核吞噬细胞系统和肝细胞具有非特异性抗凝作用。前者指单核吞噬细胞系统对凝血因子、组织因子、凝血酶原激活物及可溶性纤维蛋白单体等的吞噬、清除作用。后者指肝细胞摄取并灭活已活化的凝血因子。

（二）体液抗凝系统

1. **丝氨酸蛋白酶抑制物和肝素的作用** 血浆中丝氨酸蛋白酶抑制物类物质，包括抗凝血酶-III (antithrombin III , AT-III)、补体 C_1 抑制物、α_1-抗胰蛋白酶、α_2-抗纤溶酶、肝素辅因子 II (HC II)、α_2-巨球蛋白等，以 AT-III 为代表。诸多凝血因子(因子 II、VII、IX、X、XI、XII、XIII)的活性中心均含有丝氨酸残基，均属丝氨酸蛋白酶。AT-III 主要由肝脏和血管内皮细胞产生，可使 VII a、IX a、X a、XI a 等灭活，但其单独灭活作用很慢，如与肝素或肝素类物质(如硫酸肝素，heparin sulfate, HS)结合，其灭活速度将增加约1000倍。此外，肝素也可刺激血管内皮细胞释放组织因子途经抑制物(tissue factor pathway inhibitor, TFPI)等抗凝物质，从而抑制凝血过程。

2. **血栓调节蛋白——蛋白 C 系统** 蛋白 C(protein C, PC)是在肝脏合成的，以酶原形式存在于血液中，凝血酶可将之激活为活化的蛋白 C(activated protein C, APC)。APC 一方面可水解因子 V a、VIII a，使其灭活，阻碍了由 VIII a 和 IX a 组成的 X 激活物的形成；另一方面也阻碍了由 V a 和 X a 组成的凝血酶原激活物的形成。此外，APC 还可限制 X a 与血小板的结合,灭活纤溶酶原激活物抑制物,并促进纤溶酶原激活物的释放。PC 的这一作用是在血管内皮细胞上完成的。血管内皮细胞或血小板膜上有另一种蛋白质——蛋白 S(protein S, PS),可促进 APC 清除凝血酶原激活物中的 Xa 等。目前认为,PS 是作为 APC 的辅酶而起作用的。

血栓调节蛋白(thrombomodulin,TM)是内皮细胞膜上凝血酶受体之一。它与凝血酶结合后,降低了其凝血活性,却大大加强了其激活 PC 的作用。因此,TM 是使凝血酶由促凝转向抗凝的重要的血管内凝血抑制因子。

3. 组织因子途径抑制物 TFPI 是一种糖蛋白,主要由血管内皮细胞合成。血浆中有游离型和与脂蛋白结合的 TFPI,一般认为体内起抗凝作用的是游离型 TFPI。肝素刺激可使血浆中 TFPI 明显增多,这可能是肝素刺激后,原与血管内皮细胞表面的硫酸乙酰肝素或葡氨聚糖结合的 TFPI 释放入血所致。TFPI 主要通过与 Xa 结合成 Xa-TFPI 复合物,并抑制 Xa 的活性,以及在 Ca^{2+} 的作用下,与Ⅶa-TF 结合,使其失去活性。

三、纤溶系统及其功能

纤溶系统包括纤溶酶原激活物(plasminogen activator,PA)、纤溶酶原、纤溶酶、纤溶抑制物等。主要功能是使纤维蛋白凝块溶解,保证血流通畅,也参与组织的修复和血管的再生等。

纤溶酶原主要在肝脏、骨髓、嗜酸性粒细胞和肾脏等中合成,可被纤溶酶原激活物水解为纤溶酶。纤溶酶原激活物的形成有两条途径:即内源性激活途径和外源性激活途径。前者主要是内源性凝血系统激活时,产生的血浆激肽释放酶原(prekallikrein,PK)-Ⅺ-高分子激肽原(high molecular weight kininogen,HWHK)-Ⅻa 复合物,其中 PK 被Ⅻa 分解为激肽释放酶。激肽释放酶、Ⅻa、Ⅺa 以及产生的凝血酶均可使纤溶酶原转变为纤溶酶。后者即外源性激活途径:组织和内皮细胞合成的组织型纤溶酶原激活物(tissue plasminogen activator,t-PA)和肾合成的尿激酶型纤溶酶原激活物(urokinase plasminogen activator, u-PA)也可使纤溶酶原转变为纤溶酶。

纤溶系统激活后产生的纤溶酶可使纤维蛋白(原)分解为纤维蛋白(原)降解产物。此外,纤溶酶是活性很强的蛋白酶,也能水解凝血酶、Ⅴ、Ⅷ、Ⅻ等,参与机体的抗凝。

体内还存在抑制纤溶系统活性的物质,主要有纤溶酶原激活物抑制物-1(plasminoge activator inhibitor type-1,PAI-1)、补体 C_1 抑制物、α_2-抗纤溶酶、α_2-巨球蛋白和凝血酶激活的纤溶抑制物(thrombin-activatable fibrinolysis inhibitor,TAFI)等。

四、血管内皮细胞在凝血、抗凝血及纤溶过程中的作用

血管内皮细胞(vascular endothelial cell,VEC)是血液与组织间的屏障,主要功能:①产生各种促凝血与抗凝血生物活性物质,调节凝血与抗凝血功能;②调节纤溶系统功能;③调节血管紧张度;④维持微循环的功能;⑤参与炎症反应的调节等。

VEC 结构功能正常时,具有抗凝血作用。主要表现在:①生成 PGI_2、NO 及 ADP 酶等物质,扩张血管,抑制血小板的活化、聚集等;②产生 t-PA、u-PA 等纤溶酶原激活物,促进纤溶过程;③产生 TFPI,抑制外源性凝血系统的启动;④VEC 表面可表达 TM,通过 TM-PC

系统产生抗凝血作用；⑤VEC 表面表达肝素样物质（硫酸乙酰肝素等）并与 AT-Ⅲ（抗凝血酶Ⅲ）结合产生抗凝作用；⑥产生 α_2-巨球蛋白等其他抗凝血物质。

VEC 的结构被破坏，则上述抗凝血作用发生障碍，表现出明显的促凝作用。此外，VEC 损伤时，胶原暴露，释放 TF 启动了内、外源性凝血系统。

五、血小板在凝血中的作用

血小板通过活化、黏附、释放、收缩一系列功能直接参与凝血过程。当外伤等导致血管内皮细胞损伤，暴露出胶原后，血小板膜糖蛋白（glycoprotein，GP）GPⅠb/Ⅸ 通过血管性假血友病因子（von Willebrand factor，vWF）与胶原结合，激活血小板，同时产生黏附作用。胶原、凝血酶、ADP、肾上腺素、血栓素 A_2（thromboxane A_2，TXA_2）、血小板活化因子（platelet activating factor，PAF）等均可作为激活剂，分别与血小板表面的相应受体结合，激活血小板。同时引起血小板释放或分泌，其中致密颗粒释放 ADP、5-羟色胺等；α 颗粒释放纤维蛋白原、凝血酶敏感蛋白（thrombospondin）、纤维连接蛋白等黏附性蛋白。此外，血小板内磷脂酶 A_2 被激活，使血小板膜磷脂裂解产生花生四烯酸，再经环加氧酶作用生成 PGG_2/H_2，进一步产生 TXA_2。TXA_2 有较强的促进血小板聚集作用。ADP、5-羟色胺、肾上腺素、组胺、胶原、凝血酶等也是生理性血小板致聚剂。GPⅡb/Ⅲa 在与纤维蛋白原结合后，使血小板细胞骨架蛋白再构筑，引起血小板中肌动蛋白收缩，使血块回缩，逐渐形成较坚固血栓。

总之，机体存在一系列复杂的调节机制，确保凝血和抗凝血功能处于动态平衡，这是机体重要的防御功能之一。凝血系统、抗凝血系统和纤溶系统功能的异常，血管结构和功能的异常，均能使机体的凝血与抗凝血功能紊乱，这一平衡的紊乱在临床中有两种倾向：①血液凝固性增高和（或）抗凝血功能减弱，导致血栓形成；②血液凝固性降低和（或）抗凝血功能增强，发生出血倾向。值得注意的是，上述两种类型的凝血与抗凝血平衡紊乱有时单独发生，但有时也可以在同一个体内先后或同时发生，例如 DIC 的病理过程经典地反映了凝血与抗凝血平衡紊乱的动态变化。

第二节　DIC 的病因和发病机制

二维码 12-2
DIC 的病因和发病机制

一、DIC 的常见病因

DIC 的病因众多，最常见的是感染性疾病，包括细菌、病毒等感染和败血症，其次是恶性肿瘤，产科意外也较常见，此外，大手术和创伤均可引起 DIC。

表 12-1　DIC 的常见病因

病因	所占比例	主要疾病
感染性疾病	$31\%\sim43\%$	革兰阴性或阳性菌感染、败血症等；病毒、立克次体、某些真菌等感染

续表

病因	所占比例	主要疾病
肿瘤性疾病	24%~34%	胰腺癌、结肠癌、食道癌、胆囊癌、肝癌、胃癌、白血病、前列腺癌、肾癌、膀胱癌、绒毛膜上皮癌、卵巢癌、子宫颈癌等
妇产科疾病	4%~12%	流产、妊娠中毒症、子痫及先兆子痫、胎盘早剥、羊水栓塞、子宫破裂、宫内死胎、腹腔妊娠、剖腹产手术等
创伤及手术	1%~5%	严重软组织创伤,挤压伤综合征,大面积烧伤,前列腺、肝、脑、肺、胰腺等脏器大手术,器官移植术等

二、DIC 的发生机制

DIC 的发生机制和临床表现比较复杂,虽然不同原因引起 DIC 的机制和途径可能不同,但其主要发生机制通常为:组织因子的释放,血管内皮细胞损伤及凝血、抗凝调控失调,血细胞的破坏和血小板的激活以及其他促凝物质入血等。

(一)组织因子释放

人体在严重创伤、烧伤、产科意外(如胎盘早期剥离、宫内死胎等)、外科大手术等导致的组织损伤,恶性肿瘤或实质性脏器的坏死,白血病放疗、化疗所致的白血病细胞的大量破坏等情况下,可释放大量组织因子(tissue factor,TF)入血。TF 与 $\text{Ⅶ}/\text{Ⅶ}a$ 结合成 TF-$\text{Ⅶ}a$ 复合物,在 Ca^{2+} 的参与下激活 X,然后 Xa 与 Ca^{2+}、Va 和血小板磷脂相互作用形成凝血酶原激活物,外源性凝血系统被激活,从而启动凝血系统,导致 DIC 发生。不同人体组织 TF 的含量见表 12-2。

表 12-2 不同人体组织 TF 的含量

组织	含量(U/mg)
肝	10
肌肉	20
脑	50
肺	50
胎盘	2000
蜕膜	2000

(二)血管内皮细胞损伤及凝血、抗凝调控失调

严重的感染、内毒素血症、缺氧、酸中毒、抗原-抗体复合物形成等,在一定条件下皆可使血管内皮细胞发生损伤,血管内皮细胞受损可产生如下作用:①损伤的血管内皮细胞可释放组织因子,启动外源性凝血系统,使促凝作用增强。②血管内皮细胞的损伤使内皮下带负电荷的胶原暴露,XII 与胶原发生接触后,分子构型发生改变,活性部分丝氨酸残基暴露,从而被活化为 $XIIa$,此种激活方式称为接触激活或固相激活。另外,$XII/XIIa$ 可在激肽释放酶、纤溶

酶或胰蛋白酶等可溶性蛋白水解酶的作用下,裂解成小分子碎片(Ⅻf),即激肽释放酶原激活物(PKA),此种激活方式称为酶性激活或液相激活。Ⅻa 和Ⅻf 可把血浆激肽释放酶原激活成激肽释放酶,后者又能使Ⅻ进一步活化,从而产生循环放大效应,加速内源性凝血系统的激活。此外,Ⅻa 和Ⅻf 还可相继激活纤溶、激肽和补体系统,进一步促进 DIC 的发生、发展。③血管内皮细胞的抗凝作用降低,其主要表现在:血栓调节蛋白/蛋白 C(TM/PC)和硫酸乙酰肝素/抗凝血酶-Ⅲ(HS/AT-Ⅲ)系统功能降低及产生的组织因子途径抑制物(TFPI)减少。④血管内皮细胞的损伤使其产生的组织性纤溶酶原激活物(t-PA)减少,而纤溶酶原抑制激活物抑制物-1(PAI-1)产生增多,从而使纤溶活性降低。⑤血管内皮细胞损伤使NO、PGI2、ADP 酶等产生减少,抑制血小板黏附、聚集而促进凝血反应。

(三)血细胞的破坏和血小板的激活

1. 红细胞的大量破坏 进行异型输血,发生疟疾、阵发性睡眠性血红蛋白症等时,血液中的红细胞大量破坏引起急性溶血,特别是伴有较强免疫反应的急性溶血时,一方面被破坏的红细胞释放大量 ADP 等促凝物质,促进血小板黏附、聚集等,导致凝血;另一方面,红细胞膜磷脂可浓缩,局限Ⅶ、Ⅸ、Ⅹ 及凝血酶原等凝血因子,并产生凝血反应,生成大量凝血酶,促进 DIC 的发病。

2. 白细胞的破坏或激活 急性早幼粒细胞性白血病患者,在化疗、放疗等后,白细胞大量被破坏,可释放组织因子样物质,激活外源性凝血系统。启动凝血系统而促进了 DIC 的发生。某些病因使血液中内毒素、IL-1、TNF-α 等增多时,可刺激血液中的单核细胞、中性粒细胞,诱导其表达组织因子,也可启动凝血反应,促进 DIC 的发生。

3. 血小板的激活 血小板在 DIC 的发生发展中起着重要的作用,但多为继发性作用,只有在少数情况下,如血栓性血小板减少性紫癜时,可能起原发性作用。血管内皮细胞的损伤,内皮下胶原和微纤维的暴露,是引起局部血小板黏附、聚集、释放反应的主要原因。血小板膜糖蛋白 GPⅠb/Ⅸ通过血管性假血友病因子 von Willebrand 因子(vWF)与胶原结合,使血小板黏附;同时胶原作为血小板的激活剂使黏附的血小板被激活。除胶原外,凝血酶、ADP、肾上腺素、TAX₂ 等也可作为血小板的激活剂与血小板表面相应的受体结合,使血小板活化。血小板膜糖蛋白 GPⅡb/Ⅲa 复合物激活,活化的 GPⅡb/Ⅲa 是血小板膜上的纤维蛋白原受体,纤维蛋白原为二聚体,可与两个相邻的 GPⅡb/Ⅲa 结合,产生"搭桥"作用,使血小板聚集。血小板发生黏附、聚集后,除有血小板微集物形成堵塞微血管外,还能进一步激活血小板的凝血活性,促进 DIC 的发生。

(四)其他促凝物质进入血液

案例 12-1 分析 羊水及胎盘组织入血:可激活内源性凝血途径,羊水含有胎粪、脱落的胎儿表皮等颗粒物质,具有较强的促凝活性,可激活内源性凝血途径;又可通过释放组织因子而启动外源性凝血途径;此外,纤维蛋白裂解产物蓄积,羊水本身又抑制子宫收缩,使子宫张力下降,子宫血不凝而出血不止。

二维码 12-3
案例分析

一定量的羊水、转移的癌细胞或其他异物颗粒进入血液可以通过表面接触使Ⅻ活化,从而激活内源性凝血系统。急性坏死性胰腺炎时,大量胰蛋白酶进入血液,可激活凝血酶原,促进凝血酶的生成。蛇毒,如斑蝰蛇毒含有的两种促凝成分,或可在 Ca^{2+} 参与下激活 X,或可加强 V 的活性,从而促进 DIC 的发生;而锯鳞蝰蛇毒则可直接使凝血酶原变为凝血酶。抗原抗体反应也可以引起 DIC,这可能是抗原抗体复合物能激活因子 XII 或损伤血小板引起血小板聚集并释放促凝物质(如血小板因子等)所致。

综上所述,多数情况下,DIC 的病因可通过多种途径,引起 DIC 的发生、发展(图 12-2)。

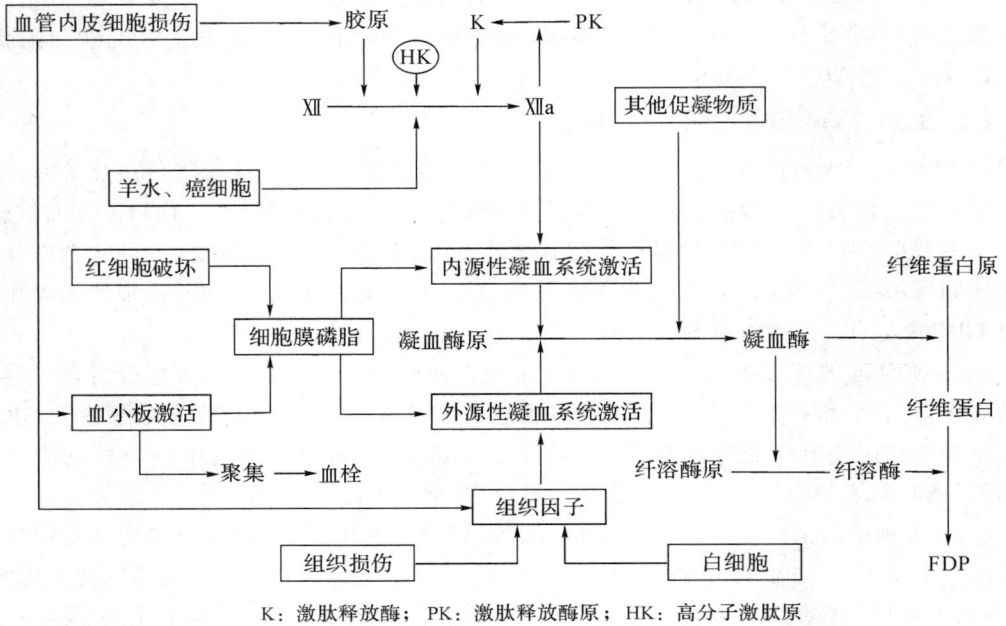

K:激肽释放酶; PK:激肽释放酶原; HK:高分子激肽原

图 12-2　DIC 的发生机制

第三节　影响 DIC 发生发展的因素

一、单核吞噬细胞系统功能受损

单核吞噬细胞系统具有吞噬及清除血液中的凝血酶、纤维蛋白原、纤溶酶、纤维蛋白(原)降解产物(FDP)以及内毒素等物质的作用。当单核吞噬细胞系统功能发生严重障碍,或大量吞噬了细菌、病毒、坏死组织等物质使其功能被"封闭"时,则会因上述促凝、纤溶等物质清除减少而促进 DIC 的发生。如全身性 Shwartzman 反应时,给家兔间隔 24h 静脉内各注射一次小剂量内毒素,第一次注射的内毒素使单核吞噬细胞系统功能"封闭",但没有发生DIC,第二次注射内毒素时则易引起 DIC。将第一次注射的内毒素用对机体无害但具有"封闭"单核吞噬细胞系统作用的二氧化钍代替,则在第二次注射内毒素时仍可发生 DIC。

二、肝功能严重障碍

正常的肝细胞不仅能合成某些抗凝物质,如蛋白 C、AT-Ⅲ 及纤溶酶原等,还可灭活 Ⅸa、Ⅹa、Ⅺa 和凝血酶。肝功能严重障碍时,可使凝血、抗凝、纤溶过程失调。病毒、某些药物、抗原抗体复合物等,既可损害肝细胞,引起肝功能障碍,也可激活凝血因子,促进 DIC 的发生。此外,肝细胞大量坏死,可释放大量组织因子等,启动凝血系统,促进 DIC 的发生。

三、血液的高凝状态

妊娠三周开始,孕妇血液中血小板及多种凝血因子(Ⅰ、Ⅱ、Ⅴ、Ⅶ、Ⅸ、Ⅹ、Ⅻ 等)逐渐增多,而 ATⅢ、t-PA、u-PA 则降低,来自胎盘的纤溶酶原激活物抑制物增多。随着妊娠时间的增加,孕妇血液逐渐趋向高凝状态,到妊娠末期最为明显。因此,产科意外(宫内死胎、胎盘早期剥离、羊水栓塞等)时,DIC 的发生率较高。

酸中毒时,血液 pH 降低,肝素的抗凝活性减弱,而凝血因子的酶活性升高,促进血小板的聚集,从而使血液处于高凝状态。此外,酸中毒还可直接损伤血管内皮细胞,启动凝血系统,引起 DIC 的发生。

四、微循环障碍

休克导致微循环严重障碍时,血流淤滞甚至呈泥化状,红细胞发生聚集,血小板也发生黏附、聚集。加之,微循环严重障碍所致的缺血、缺氧,乃至酸中毒、血管内皮细胞损伤等,均有利于 DIC 的发生发展。

巨大血管瘤时,微血管中血流缓慢甚至出现涡流,以及伴有的内皮细胞损伤等,可促进 DIC 的发生发展。

低血容量时,肝、肾血液灌流减少,使其清除凝血及纤溶产物功能降低,也是促进 DIC 发生发展的因素。

五、其他

不恰当地应用纤溶抑制剂如 6-氨基己酸等药物造成纤溶系统的过度抑制、血液黏度增高时也会促进 DIC 的发生发展。

第四节 弥散性血管内凝血的分期和分型

一、分期

根据 DIC 病理生理特点及发展过程,典型的 DIC 可分为三期。

(一)高凝期

由于凝血系统被激活,血液中凝血酶生成增多,微循环中形成大量的微血栓,此时主要表现为血液的高凝状态。

（二）消耗性低凝期

大量凝血酶的产生和微血栓的形成，使凝血因子、血小板大量被消耗而减少，此时纤溶系统被继发性激活，患者有明显的出血倾向。

（三）继发性纤溶亢进期

在凝血酶及 FⅫa 的作用下，纤溶系统激活，产生大量纤溶酶，进而水解纤维蛋白（原）形成 FDP，使纤溶和抗凝作用增强，故此期出血表现十分明显。

二、分型

（一）按 DIC 发生快慢分型

1. 急性型　起病急，常在数小时或 1～2d 发生。临床表现明显，常以休克和出血为主，病情迅速恶化，分期不明显，实验室检查结果明显异常。此型常见于各种严重的感染引起的疾病，特别是革兰阴性菌感染引起的败血症性休克、异型输血、严重创伤、急性移植排异反应等。

2. 慢性型　特点是病程长，由于机体有一定的代偿能力，且单核吞噬细胞系统的功能也较健全，临床表现较轻或不明显，常以某脏器功能不全为主要表现，有时仅在实验室检查中异常，尸检病理检查时始被发现。一定条件下，可转化为急性型。慢性型常见于恶性肿瘤、胶原病、慢性溶血性贫血等。

3. 亚急性型　特点是在数天内逐渐形成 DIC，其临床表现介于急性型与慢性型之间。此型常见于恶性肿瘤转移、宫内死胎等。

（二）按 DIC 代偿情况分型

在 DIC 发生、发展过程中，虽然凝血因子与血小板不断被消耗，但是肝脏合成凝血因子和骨髓生成血小板的能力也都相应增强，以代偿其消耗。根据凝血物质的消耗与代偿情况，可将 DIC 分为代偿型、失代偿型、过度代偿型。

1. 代偿型　凝血因子与血小板的消耗与生成基本上保持平衡。实验室检查无明显异常。临床表现不明显或仅有轻度出血和血栓形成的症状，易被忽视。在一定条件下，可转化为失代偿型。此型常见于轻度 DIC。

2. 失代偿型　凝血因子和血小板的消耗超过生成。实验室检查发现血小板和纤维蛋白原等凝血因子均明显减少。患者出血、休克等表现明显。此型常见于急性型 DIC。

3. 过度代偿型　机体代偿功能较好，凝血因子和血小板的生成迅速，甚至超过消耗。可出现纤维蛋白原等凝血因子暂时性升高，出血或栓塞症状不明显。常见于慢性 DIC 或 DIC 恢复期。此型在致病因子的性质和强度发生改变时，也可转化为失代偿型 DIC。

第五节　DIC 的功能、代谢变化

DIC 的临床表现复杂多样，但以出血及微血管中微血栓形成最为突出。

一、出血

DIC 患者最初的临床现表现为出血。可有多部位出血倾向,如皮肤瘀斑、紫癜、呕血、黑便、咯血、血尿、牙龈出血、鼻出血及阴道出血等,出血程度不一,严重者可同时多部位大量出血,轻者可只有伤口或注射部位渗血不止等。引起出血的机制可能与下列因素有关。

(一)凝血物质被消耗而减少

在 DIC 发生、发展过程中,各种凝血因子和血小板被大量消耗,特别是纤维蛋白原、凝血酶原、Ⅴ、Ⅷ、Ⅹ等凝血因子和血小板明显减少,使凝血过程受阻,导致出血。

(二)纤溶系统的激活

DIC 在启动凝血系统的同时,又通过Ⅻa、Ⅻf、激肽释放酶和凝血酶的异常增多使纤溶系统激活。富含纤溶酶原激活物的器官(如子宫、前列腺、肺等)其微血管内形成大量微血栓而发生变性坏死时,可释放大量纤溶酶原激活物,激活纤溶系统。血管内皮细胞受损、缺氧、应激等也皆可激活纤溶系统,导致大量纤溶酶生成。纤溶酶是活性较强的蛋白酶,除能使纤维蛋白(原)降解外,还能水解凝血因子,如Ⅴ、Ⅷ、Ⅻ、凝血酶原等,使凝血功能发生障碍,引起出血。

(三)纤维蛋白(原)降解产物的形成

凝血过程的激活以及继发性纤溶过程的启动使血中纤溶酶增多,血浆纤维蛋白(原)被降解。纤维蛋白原(Fbg)在纤溶酶作用下,可裂解出纤维肽 A(FPA)和纤维肽 B(FPB),余下为 X 片段。纤溶酶将 X 片段继续分解为 D 片段和 Y 片段。Y 片段可继续分解为 D 片段和 E 片段。纤维蛋白(Fbn)在纤溶酶作用下形成X、Y、D、E 及各种二聚体、多聚体等片段及复合物。血浆纤维蛋白(原)在纤溶酶作用下产生的各种片段,统称为血浆纤维蛋白(原)降解产物。这些片段有明显的抗凝作用,如 X、Y、D 片段可抑制纤维蛋白单体聚合;Y、E 片段有抗凝血酶作用;此外,大部分 FDP 可降低血小板的黏附、聚集、释放等功能。因此,FDP 的形成可使患者出血倾向进一步加重。

发生临床上一般常用血浆鱼精蛋白副凝试验(plasma protamine paracoagulation test,3P 试验),作为诊断 DIC 的重要指标。此外,检测体内是否存在 D-二聚体(D-dinner,DD)对判断 DIC 或继发性纤溶亢进也十分重要。

二、器官功能障碍

发生 DIC 时,由于全身微血管内广泛微血栓形成,微循环障碍可导致缺血性器官功能障碍,尸检时,常发现微血管内存在微血栓,典型的为纤维蛋白性血栓,但亦可为血小板血栓,其可在局部形成,也可来自别处,从而阻塞微血管。在某些情况下,患者虽然有典型的 DIC 临床表现,但病理检查却未见阻塞性微血栓,这可能是由于继发性纤溶过程激活,使微血栓溶解,也可能是纤维蛋白微血栓尚未完全形成,只有在电镜下才能见到。

微血管中形成的微血栓,可阻塞相应部位的微循环血流,严重时可造成实质脏器的局灶

性坏死。严重或持续过久的坏死性病变可导致受累脏器功能衰竭。累及脏器不同,临床表现不同。如果微血栓在肾脏形成,则病变可累及入球小动脉或肾小球毛细血管,严重时可出现双侧肾皮质坏死和急性肾功能衰竭,临床上表现为少尿、蛋白尿、血尿等。在肺部,可引起呼吸困难、肺出血,从而导致呼吸衰竭等。消化系统病变则表现为恶心、呕吐、腹泻、消化道出血等。肝脏受累时可出现黄疸及肝功能衰竭等。累及肾上腺时可引起皮质出血性坏死,造成急性肾上腺皮质功能衰竭,称华-佛氏综合征(Waterhouse-Friderichsen syndrome)。累及垂体坏死可导致席汉氏综合征(Sheehan's syndrome)。神经系统的病变可导致神志模糊、嗜睡、昏迷、惊厥等非特异症状。这可能是由微血管阻塞,蛛网膜下腔、脑皮质、脑干等多处出血所致。

三、休克

急性 DIC 时常伴有休克,重度及晚期休克又可能促进 DIC 的发生,二者互为因果,形成恶性循环。DIC 引起休克的机制主要包括以下几个方面:①微血管内大量微血栓形成,阻塞微循环,使回心血量明显减少。②广泛出血使血容量减少。③受累心肌损伤,使心输出量减少。④Ⅻ的激活,可相继激活激肽系统、补体系统和纤溶系统,产生一些血管活性物质,如激肽、补体成分(C3a、C5a)。激肽能使微动脉和毛细血管前括约肌舒张,通透性增高,从而使外周阻力显著降低;C3a、C5a 等则可使肥大细胞和嗜碱性粒细胞脱颗粒,通过患者体内血液释放组胺而发挥与激肽类似的作用。这是导致急性 DIC 时动脉血压下降的重要原因。⑤FDP的某些成分可增强组胺、激肽的作用,促进微血管舒张。

> 案例 12-1 分析　患者为产后出血,出血量约为 1200mL,查体:面色苍白,四肢湿冷,血压 60/40mmHg,呼吸 30 次/min,心率 130 次/min。根据病情判断发生了失血性休克,休克与 DIC 互为因果,可形成恶性循环。休克导致患者体内血液流变学改变、凝血系统激活及凝血与抗凝血调控失调等,促进 DIC 发生。DIC 可导致患者血容量和回心血量减少、心输出量减少,微循环功能障碍,引起休克。

四、贫血

DIC 患者可伴有一种特殊类型的贫血,即微血管病性溶血性贫血(microangiopathic hemolytic anemia)。该贫血属溶血性贫血,其特征是外周血涂片中可见一些形态特殊的变形红细胞,称为裂体细胞(schistocyte),外观呈盔甲形、星形、新月形等,统称其为红细胞碎片。这些碎片脆性高,故容易发生溶血(图 12-3)。

DIC 是产生红细胞碎片的主要原因。当早期微血管中有纤维蛋白性微血栓形成时,纤维蛋白丝在微血管腔内形成细网;当循环中的红细胞流过网孔时,常会黏着、滞留或挂在纤维蛋白丝上。由于血流的不断冲击,可引起红细胞破裂。在微血流通道受阻时,红细胞还可从微血管内皮细胞间的裂隙被"挤压"到血管外,这种机械损伤同样也可使红细胞扭曲、变形、破裂。某些 DIC 的病因(如内毒素等)也有可能使红细胞变形性降低,使其容易破裂(图 12-4)。

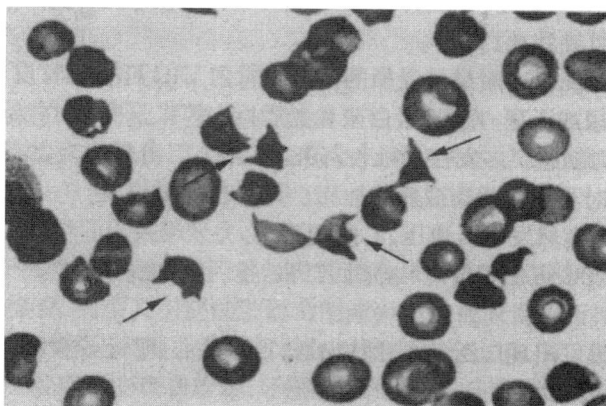

图 12-3　微血管病性溶血性贫血血片中的裂体细胞

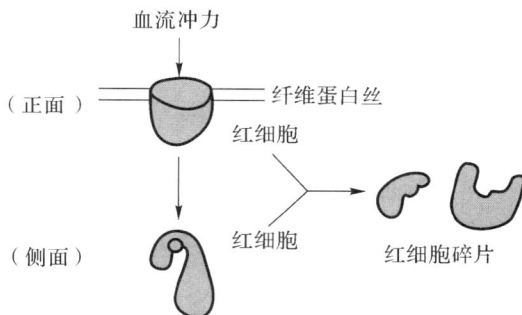

图 12-4　裂体细胞的形成机制

案例 12-1 分析　(1)出血:产道大出血,出血量约为 1200mL;多处皮肤瘀斑;凝血酶原时间(PT)25s,凝血酶时间(TT)21s,纤维蛋白原 0.98g/L。(2)脏器功能障碍:肺:气促,呼吸 30 次/min;心:心悸,心率 130 次/min;肾:尿蛋白(＋＋＋),红细胞(＋),白细胞(＋),颗粒管型(＋)。(3)休克:面色苍白,四肢湿冷,血压下降至 60/40mmHg。(4)溶血性贫血:外周血红细胞碎片＞6%,血红蛋白 50g/L。可导致患者回心血量和心输出量减少、微循环功能障碍,引起休克。

第六节　DIC 防治的病理生理学基础

一、防治原发病

预防和迅速去除 DIC 的病因是防治 DIC 的根本措施。以严重感染引起的 DIC 为例,及时有效地控制原发感染病灶,对 DIC 的防治起着决定性作用。若 DIC 程度不重,去除病因则可迅速恢复。

二、改善微循环

疏通被微血栓阻塞的微循环,增加其灌流量等,在防治 DIC 的发生、发展中具有重要作用。通常采用补充血容量,解除血管痉挛等措施。此外,也有人应用阿司匹林、双嘧达莫等抗血小板药,稳定血小板膜,减少 TXA_2 的生成,对抗血小板的黏附和聚集,对改善微循环也具有一定效果。

三、重新建立凝血和纤溶间的动态平衡

在 DIC 的高凝期和消耗性低凝期,常用肝素抗凝,同时应用 AT-Ⅲ 可增强肝素抗凝作用,但 DIC 后期伴有继发性纤溶亢进时慎用。在 DIC 恢复期可酌情输入新鲜全血、冰冻血浆,或补充凝血因子、血小板等。

【本章小结】

DIC 是临床常见的病理过程,其基本特点是,在某些致病因子作用下凝血因子或血小板被激活,大量促凝物质入血,使凝血酶增加,进而在微循环中形成广泛的微血栓,同时大量凝血因子、血小板因消耗而减少,并引起继发性纤维蛋白溶解功能加强,导致患者出现明显的出血、休克、脏器功能障碍和溶血性贫血等临床表现。DIC 的病因众多,最常见的是感染性疾病,其次是恶性肿瘤。虽然不同原因引起 DIC 的机制和途径可能不同,但其主要发生机制通常为组织因子的释放,血管内皮细胞损伤及凝血、抗凝调控失调,血细胞的破坏和血小板的激活以及某些促凝物质入血等。而影响 DIC 发生、发展的因素也很多,主要包括单核吞噬细胞系统功能受损、肝功能严重障碍、血液高凝状态、微循环障碍等。DIC 的发展过程可分为高凝期、消耗性低凝期和继发性纤溶亢进期,其临床表现主要有出血、休克、脏器功能障碍及微血管病性溶血性贫血。DIC 的防治原则主要是防治原发病,改善微循环,重新建立凝血和纤溶间的动态平衡。

二维码 12-7
习题及答案

【复习思考题】

1. 试述 DIC 的发生机制。
2. 试述影响 DIC 发生发展的因素。
3. 试述 DIC 患者发生出血的机制。
4. 试述 DIC 的临床特征。
5. 试说明休克与 DIC 之间的关系。
6. DIC 患者为何会出现贫血?

【参考文献】

[1] 王建枝,殷莲华.病理生理学.8 版.北京:人民卫生出版社,2013.

[2] 王万铁,倪世容.病理生理学.2 版.北京:人民卫生出版社,2015.

[3] 李桂源.病理生理学.北京:人民卫生出版社,2013.

[4] 石增立,张建龙.病理生理学.北京:科学出版社,2010.

［5］Arthur C. Guyton，John E. Textbook of medical physiology. 11th ed. Philadelphia：Saunders，2005.

［6］Carol M. Pathophysiology：concept of altered health states. 7th ed. Lippincott Williams & Wilkins，2005.

（邱晓晓）

第十三章　心功能不全

【学习目标】

掌握：心功能不全、心力衰竭、心肌肥大的概念；心功能不全时机体的代偿；心功能不全的发生机制。

熟悉：心功能不全的原因和心力衰竭的诱因；心功能不全时机体的功能和代谢变化。

了解：心功能不全的常见分类及心力衰竭防治的病理生理基础。

【案例导入】

案例 13-1

患者，男性，57 岁，因心慌、气短 4 年，加重 2d 入院。

患者 9 年前常感头晕、头痛，夜间入睡困难，当地医院测血压升高，诊断为"原发性高血压"，给予复方降压片治疗，自觉症状消失后，患者未重视，血压时高时低，偶尔服用降压药。4 年前，患者一般体力劳动后易疲劳，常感心悸、气喘，休息后可缓解。医院经胸片、超声心电图等详细检查后，诊断为"高血压性心脏病"，经治疗后患者症状好转，但每于劳动后反复发作。2d 前因受凉感冒后出现发热、咳嗽，心悸、呼吸困难逐渐加重，不能平卧入院。

体检：体温 39.8℃，呼吸 28 次/min，脉搏 106 次/min，血压 140/70mmHg，半卧位，口唇发绀，颈静脉怒张。两下肺可闻细小湿啰音，右肺略明显。心率 110 次/min，心律不齐，第一心音强弱不等；心前区可闻及收缩期及舒张期杂音。腹软，无压痛，肝肋下 1 指，脾未触及，双下肢轻度凹陷性水肿。

辅助检查：白细胞 $12×10^9/L$，红细胞 $3.2×10^{12}/L$，血红蛋白 115g/L，血小板 $11×10^9/L$，中性粒细胞 90％，淋巴细胞 6％，其余化验正常。心电图：心电图检查显示快心室率心房颤动。超声心动图：室间隔和左心室后壁增厚，左房、左室、右房和右室增大，二尖瓣反流（重度），主动脉瓣反流（轻度），三尖瓣反流（中度），左心房压和肺动脉压增高，左室射血分数 39％。胸片：双肺纹理粗，右下肺有散在片絮状阴影，右胸膜肥厚粘连。心影向左右明显增大。

入院后积极给予抗感染、吸氧、强心、利尿、扩张血管及纠正水、电解质代谢紊乱等治疗，患者病情逐渐得到控制。

临床诊断:高血压病、慢性心功能不全(NYHA Ⅳ级)、肺部感染、心房颤动。

思考题

1. 该患者发生心力衰竭的原因是什么? 诱发因素有哪些?

2. 该患者是何种类型的心力衰竭?

3. 心力衰竭的代偿反应有哪些?

4. 该患者发生心力衰竭的主要机制有哪些?

5. 如何解释患者易疲劳,劳动后心悸、气短,不能平卧,发绀、双下肢水肿、颈静脉怒张?

心脏主要的生理功能是泵出足够的血液,以满足全身组织细胞的代谢需要。各种原因所致的心泵功能降低称为心功能不全(cardiac insufficiency),包括从无症状的完全代偿阶段直至失代偿的全过程。心力衰竭(heart failure, HF)属于心功能不全的失代偿阶段,是指在各种致病因素作用下,心脏的收缩和(或)舒张功能发生障碍,使心输出量绝对或相对下降,不能满足机体代谢需要的病理生理过程或综合征。心力衰竭患者出现心输出量不足和血液回流障碍(肺循环淤血或体循环淤血)的相应症状和体征。所以,心功能不全和心力衰竭在本质上是相同的,只是在程度上有所区别。

二维码 13-2
心力衰竭
的概念

第一节　心功能不全的原因以及心力衰竭诱因和分类

一、心功能不全的原因

凡是能引起心肌原发性舒缩功能障碍和心脏负荷过重的因素都可能导致心功能不全(表 11-1)。

表 11-1　常见心功能不全的原因

心肌舒缩功能障碍		心脏负荷过重	
心肌收缩性降低	心室舒张及充盈受限	容量负荷过重	压力负荷过重
心肌梗死	肥厚性心肌病	主动脉瓣关闭不全	高血压
扩张性心肌病	限制性心肌病	肺动脉瓣关闭不全	肺动脉高压
心肌炎	心肌纤维化	室间隔缺损	主动脉瓣狭窄
药物毒性		严重贫血	肺动脉瓣狭窄
		甲状腺功能亢进	肺栓塞

(一)心肌舒缩功能障碍

1. 心肌收缩性降低　心肌炎、扩张性心肌病、心肌梗死等病变,可直接损害肌纤维,使心肌舒缩性减弱;而心肌缺血和缺氧,如冠状动脉硬化、严重贫血、维生素 B_1 缺乏等,可导致心肌的能量代谢障碍,使心肌的收缩性降低。

2. 心室舒张及充盈受限　左心室肥厚、心肌纤维化、限制性心肌病可使心肌的顺应性减退,心室舒张期充盈障碍。心包炎虽然心肌本身损伤不明显,但急性期,心包腔内大量炎性渗出可限制心室充盈;慢性期,瘢痕粘连和钙化等,可使心包伸缩性降低,导致心室的舒张充盈受限。

(二) 心脏负荷过重

1. 容量负荷过重　容量负荷(volume load)又称前负荷(preload),是指心室收缩前所承受的负荷,相当于心室舒张末期容积或压力。左室容量负荷过重常见于主动脉瓣或二尖瓣关闭不全;右室容量负荷过度常见于肺动脉瓣或三尖瓣关闭不全、房间隔缺损和室间隔缺损等。严重贫血、甲状腺功能亢进、维生素 B_1 缺乏等高动力循环状态时,左、右心室前负荷都增加。

2. 压力负荷过重　压力负荷(pressure load)又称后负荷(afterload),是指心室收缩时所承受的阻力负荷。高血压病、主动脉缩窄、主动脉瓣狭窄等可引起左心室后负荷增高;肺动脉高压、肺动脉瓣狭窄等可引起右心室后负荷过度。

二维码 13-3
案例分析

> 案例 13-1 分析　患者病因为高血压使左心室压力负荷过度,引起左心功能不全。患者高血压病史 9 年,超声心动图显示室间隔和左心室后壁增厚,左房、左室增大,二尖瓣反流(重度)。患者由心功能不全逐步发展为心力衰竭。

二、心力衰竭的诱因

凡能加重心脏负荷、使心肌耗氧量增加或供血供氧减少的因素皆可能诱发心力衰竭。常见的诱因有:各种感染(尤其是呼吸道感染)、心律失常、水电解质和酸碱平衡紊乱、妊娠与分娩、过多过快的输液、过度劳累、紧张、情绪激动、气候急剧变化等。

据统计,临床上 $50\% \sim 90\%$ 心力衰竭的发生都有诱因,认识和防止这些诱因,对减缓和阻止心功能的恶化有重要意义。

> 案例 13-1 分析　患者于 4 年前劳累后心悸、气喘。2d 前因受凉感冒后出现发热、咳嗽,心悸、呼吸困难逐渐加重,不能平卧入院。以上病史可以看出,劳累、感冒发热为心力衰竭诱发因素。

三、心力衰竭的分类

(一) 根据心力衰竭的发生部位分类

1. 左心衰竭(left heart failure)　由于左心室泵血功能降低,左心室舒张末期压力升高,肺静脉血液回流入左心受阻。在心排出量下降的同时,发生肺淤血、肺水肿。常见于高血压性心脏病、左侧心脏瓣膜病患者等。

2. 右心衰竭(right heart failure)　因右心室不能充分把体循环回流的血液排至肺循

环,临床表现为体循环淤血、静脉压升高,以下肢甚至全身水肿为特征。多见于肺源性心脏病、右侧心脏瓣膜病患者等。

3. 全心衰竭(whole heart failure)　某些疾病如风湿性心肌炎或严重贫血可使左、右心同时受累,发生全心衰竭;亦可由一侧心力衰竭波及另一侧,例如左心衰竭引起肺循环阻力增加,久之发生右心衰竭。

（二）根据心力衰竭的发生速度分类

1. 急性心力衰竭(acute heart failure)　发病急骤,心输出量短期内迅速减少,机体来不及充分代偿,常导致心源性休克,可见于急性心肌梗死、严重的心肌炎等。

2. 慢性心力衰竭(chronic heart failure)　发病缓慢,经过较长时间的代偿,患者常伴有钠水潴留和血容量增加,出现心脏扩大、静脉淤血及组织水肿,临床上称为充血性心力衰竭,常见于高血压病、肺源性心脏病和心脏瓣膜病等。

（三）根据心力衰竭时心输出量的高低分类

1. 低输出量性心力衰竭(low output heart failure)　心输出量低于正常水平,常见于冠心病、高血压病、心肌病、心脏瓣膜病等引起的心力衰竭。

2. 高输出量性心力衰竭(high output heart failure)　心力衰竭发生时心输出量较发病前有所下降,但仍高于或不低于正常群体的平均水平,主要见于处于高循环动力状态的某些疾病,如甲亢、严重贫血、严重维生素 B_1 缺乏病等。

（四）根据心功能不全的严重程度进行分类

在临床上,为了更好地判断患者的病情轻重和指导治疗,常按心力衰竭的严重程度进行分类。纽约心脏病学会(New York Heart Association,NYHA)提出按照患者症状的严重程度将慢性心功能不全分为四级。

Ⅰ级:无心力衰竭的症状,体力活动不受限。

Ⅱ级:静息时无症状,体力活动轻度受限,日常活动可引起呼吸困难、疲乏、心悸等症状。

Ⅲ级:在静息时无症状,轻度活动即感不适,体力活动明显受限。

Ⅳ级:在静息时也有症状,任何活动严重受限。

案例 13-1 分析　分类:该患者病史 4 年,反复发作,属于慢性心力衰竭,在诱发因素下急性发作;由左心衰竭发展为全心衰竭;是低输出量性心力衰竭。

第二节　心功能不全时机体的代偿

心脏泵血功能受损而使心输出量减少,将引起机体神经-体液系统、心脏以及心脏以外一系列的代偿适应性变化,其中既有迅速启动的功能性代偿,又有缓慢持久的结构性代偿。在心功能不全的最初阶段,这些适应性变化对于维持心脏泵血功能、血流动力学稳态及重要器官的血流灌注起着十分重要的作用。但是,随着时间的推移,机体代偿调节机制失衡的有害作用也会逐渐显现,成为加重心肌损伤,促进心力衰竭发展的关键环节。

一、神经-体液的代偿

在神经-体液调节机制中,最为重要的是交感-肾上腺髓质系统和肾素-血管紧张素-醛固酮系统。

(一)交感-肾上腺髓质系统激活

心功能不全时,心输出量减少激活交感神经,血浆儿茶酚胺浓度明显升高。在短期内,交感神经兴奋可使心肌收缩性增强、心率加快,增强心脏的泵血功能;收缩外周血管,有助于维持动脉血压,保证重要器官的血流灌注。但长期过度地激活交感神经,会导致外周血管阻力增加而加重心脏后负荷,内脏器官供血不足会引起组织脏器缺血性损伤。交感神经激活的负面效应将成为促使心力衰竭恶化的重要因素。

(二)肾素-血管紧张素-醛固酮系统

心输出量减少可以激活肾素-血管紧张素-醛固酮系统。血管紧张素 Ⅱ (Ang Ⅱ)不仅具有强大的缩血管作用,还可以直接促进心肌和非心肌细胞肥大或增殖。醛固酮能促进远端小管和集合管上皮细胞对钠、水的重吸收,引起钠水潴留;醛固酮还可以作用于心脏成纤维细胞,促进胶原合成和心室重塑,它还是引起心力衰竭的重要因子。

二维码 13-4
知识链接

此外,心房钠尿肽(ANP)、肿瘤坏死因子、内皮素、一氧化氮等体液因子都不同程度地参与了心功能不全时的代偿和失代偿反应。

二、心脏的代偿

(一)心率加快

心率加快是心脏的一种快速代偿反应。心率加快的机制是:①心输出量减少时,动脉血压下降,主动脉弓和颈动脉窦血管壁的压力感受器传入冲动减弱,反射性引起心率加快;②心室舒张末期容积和压力增高,使心房和腔静脉淤血,刺激心房壁和腔静脉入口处的容量感受器,反射性引起心率加快;③缺血、缺氧刺激主动脉体和颈动脉体的化学感受器,反射性引起心率加快。

由于心输出量是每搏输出量与心率的乘积,所以一定程度的心率加快可使心输出量增多。但心率加快的代偿有一定的局限性,原因是:①心率加快,心肌耗氧量增加;②当心率过快(超过180次/min)时,心脏舒张期缩短,影响冠脉的血流量,尤其是心室充盈因舒张期缩短而明显不足,结果每搏输出量进一步显著减少,心输出量减少。因此,心率过快可使其失去代偿作用,并促进心力衰竭的发生。

(二)心脏紧张源性扩张

心脏紧张源性扩张是急性心功能不全的一种重要代偿方式。根据 Frank-Starling 定律,肌节长度在 $1.7 \sim 2.2 \mu m$ 时,随着心肌纤维初长度(心室前负荷)的增加,心肌收缩力增强。当肌节长度为 $2.2 \mu m$ 时,粗、细肌丝处于最佳重叠状态,横桥的有效数目最多,产生的心肌收缩力也最强,这个肌节长度称为最适初长度(L_{max})。正常情况下,肌节长度在 $1.7 \sim 1.9 \mu m$,尚未达到最适初长度,所以当心泵功能减弱时,心输出量减少,致使心室舒张末期容积增加,肌节初长度增加,此时心肌收缩力加强,心输出量增加。这种伴有心肌收缩力增强的心腔扩大称为心脏紧张源性扩张。但是,如果肌小节被过度拉长超过最适初长度,则有效横桥数目减少,心肌收缩力和心输出量反而降低,这种不伴有收缩力增强的心脏扩大称为肌源性扩张,肌源性扩张已丧失代偿意义。

二维码 13-5
心脏扩张

(三)心肌收缩性增强

心肌的收缩性是指不依赖于心脏前、后负荷变化的心肌本身的收缩特性,主要受神经-体液的调节,如交感神经、儿茶酚胺、Ca^{2+}、K^+ 等。心功能减弱时,交感神经兴奋,导致心肌胞质 Ca^{2+} 浓度升高,心肌收缩性增强,从而使心输出量增加。在心泵功能损害的急性期,心肌收缩能力增强是维持心输出量和血流动力学稳定的重要机制。

(四)心室重塑

心室重塑(ventricular remodeling)是心室在长期容量和压力负荷增加时,通过改变心室的结构、代谢和功能而发生的慢性适应性反应。心肌细胞的结构性适应不仅有量的增加,即心肌肥大,还伴随着质的变化,即细胞表型的改变,其功能与代谢均有别于正常心肌细胞。

1. 心肌细胞重塑　心肌细胞重塑(myocardial remodeling)包括心肌肥大和心肌细胞表型改变。

(1)心肌肥大:是指心肌细胞体积增大,包括向心性肥大和离心性肥大。①向心性肥大是心室在长期过度的压力负荷作用下,收缩期室壁张力增大,引起肌节的并联性增生,心肌纤维变粗。其特征是心室壁厚度增加,而心室腔容积正常或者减小,使室壁厚度与心腔半径之比值增大。②离心性肥大是心脏在长期过度的容量负荷作用下,舒张期室壁张力增大,肌节串联性增生,使心肌纤维增长,心腔容积扩大;收缩期室壁应力增大,进而刺激肌节并联性增生,室壁厚度有所增加。离心性肥大的特征是心腔容积显著增大,室壁轻度增厚,室壁厚度与心腔半径之比基本保持正常。

心肌肥大是心肌对室壁应力增加的适应性变化,是慢性心功能不全时极为重要的代偿方式。心肌肥大时,室壁厚度增加,可降低室壁张力,进而降低心肌的耗氧量;此外,虽然单位重量肥大心肌的收缩性是降低的,但由于心肌总重量增加,心肌的总收缩力是增加的,有助于维持心排出量。因此,心肌肥大可以使心输出量在较长时间内维持在适应机体需要的水平,但过度的心肌肥大会失去代偿意义,促进心力衰竭的发生。

(2)心肌细胞表型改变:在引起心肌肥大的刺激信号作用下,在成年个体心肌细胞中处于静止状态的胎儿期基因被激活,如心房钠尿肽基因、脑钠肽基因和 β-肌球蛋白重链基因等,并表达胎儿型蛋白质;而有些功能基因的表达则受到抑制,引起细胞表型改变。转型的心肌细胞在细胞膜、线粒体、肌浆网、肌原纤维及细胞骨架等方面均与正常心肌有差异,会改变心肌的代谢及舒缩能力。

二维码 13-6
心肌肥大

2. 心肌间质重塑　心肌间质包括非心肌细胞和细胞外基质。心功能不全时,Ang Ⅱ、去甲肾上腺素和醛固酮等通过促进非心肌细胞活化和增殖,调控胶原合成与降解,使胶原网络结构的生化组成和空间结构都发生了改变,产生心肌间质重塑。一定程度的心肌间质重塑可提高心肌的抗张强度,防止在容量及压力负荷过度的情况下室壁变薄或心腔过度扩大;但是不适当的心肌细胞增殖及间质重塑不仅会使室壁僵硬度增加,降低心脏的舒张功能,还会影响心肌细胞间的信息传递和舒缩的协调性。

心室重塑是慢性心功能不全时最为经济有效的一种代偿方式,但过度的心室重塑将失去代偿意义,促进心力衰竭的发生,这除与重塑的心肌细胞和心肌间质本身特点有关外,还与肥大心肌的不平衡生长有关,包括:①心脏重量增加超过心内交感神经轴突的生长,使单位重量心肌的交感神经分布密度降低;加之肥大心肌中神经递质儿茶酚胺的数量减少,促使心肌舒缩性能减弱。②心肌毛细血管不能随心肌肥大而相应成比例地增加,单位重量心肌的微血管数目减少,导致心肌细胞的氧和营养物质供应相对不足。③心肌细胞重量和体积的增长大于细胞内线粒体数目增加,使氧化产能作用减弱。④肥大心肌的肌球蛋白 ATP 酶和肌浆网 ATP 酶活性均降低,导致心肌能量利用障碍。

> 案例 13-1 分析　心脏代偿表现在:①心率加快。脉搏 106 次/min,心率 110 次/min。②心肌收缩力增强,心悸。③心肌肥厚,超声心动图显示室间隔和左心室后壁增厚,左房、左室、右房和右室增大。

三、心脏以外的代偿

心功能不全时,除心脏自身发生功能和结构的代偿外,机体还会启动心外的多种代偿,以适应心输出量的降低。

(一)血容量增加

血容量增加是慢性心功能不全的重要代偿方式之一,主要与钠水潴留有关。其发生机制主要有:①交感神经兴奋。心功能不全时交感神经兴奋,引起肾血流量减少。此时,由于出球小动脉的收缩比入球小动脉的收缩更加明显,肾小球滤过率的下降也就不如肾血流量下降明显,滤过分数随之升高,促进了近曲小管对钠、水的重吸收。②肾素-血管紧张素-醛固酮系统激活,促进远曲小管对钠、水的重吸收增加。③抗利尿激素(ADH)释放增多。随着钠的重吸收增加,ADH 的分泌和释放也增加,ADH 促进远曲小管和集合管对水的重吸收。④PGE_2 和 ANP 分泌减少。心力衰竭时,PGE_2 和 ANP 分泌减少,抑制水钠重吸收的激素减少。

血容量增加,在一定程度上可通过增加回心血量提高心输出量,发挥代偿意义;但长期过度的血容量增加,会加重心脏前负荷,增加心肌的耗氧量,反而加重心力衰竭。

(二)血流重新分布

急性或轻度心功能不全时,交感-肾上腺髓质系统兴奋,使外周血管选择性收缩,引起全身血流重新分布,主要表现为:皮肤、骨骼肌、腹腔脏器的血管收缩,血流量减少;而心、脑的血液供应在全身循环血量减少的情况下仍然得到较充分的保证。但是外周血管长期收缩,会导致心脏后负荷增加而使心输出量减少。

（三）红细胞增多

心功能不全时,动脉系统缺血和静脉系统淤血,可引起组织细胞缺氧。缺氧刺激肾间质细胞分泌促红细胞生成素增多,后者促进骨髓造血功能,使红细胞和血红蛋白生成增多,血液携带氧的能力增强,有助于改善周围组织的供氧。但红细胞过多,可增加血液黏度,加重心脏后负荷。

（四）组织利用氧的能力增强

心输出量减少时周围组织的供氧减少,组织细胞通过自身调整加以代偿,以克服供氧不足带来的不利影响。例如,慢性缺氧时细胞线粒体数量增多、表面积加大,细胞色素氧化酶的活性增强,这些变化有助于改善细胞的内呼吸功能;细胞磷酸果糖激酶活性增强有助于细胞从糖酵解中获得能量;肌肉中的肌红蛋白含量增多,可改善肌肉组织对氧的储存和利用。

总之,心功能不全时,在神经-体液调节机制的调控下,机体可以动员心脏本身和心脏以外的多种机制进行代偿。一般而言,在心脏泵血功能受损急性期,神经-体液调节机制被激活,通过加快心率、增加心肌收缩性、增加外周阻力来维持血压和器官血流灌注。同时启动心室重塑,使心功能维持在相对正常的水平。但是,随着心室重塑缓慢而隐匿地进行,其副作用日益明显,终将进入心功能不全的失代偿期(图 13-1)。

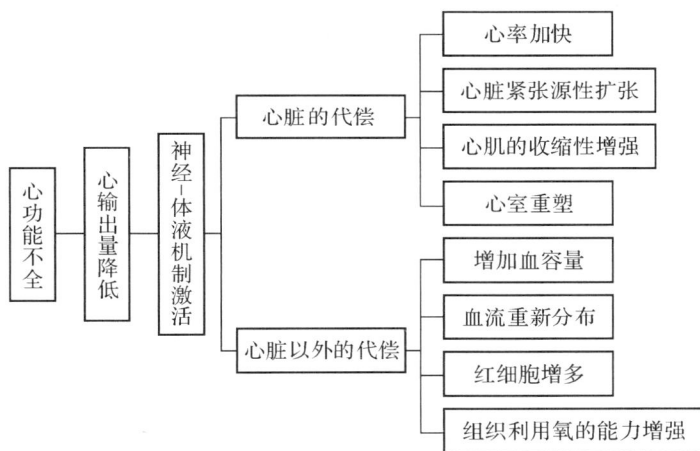

图 13-1　心功能不全时机体的代偿

第四节　心功能不全的发生机制

心功能不全的发生机制比较复杂,迄今尚未完全阐明。目前认为神经-体液调节失衡在其中起着关键作用,而心室重塑是心力衰竭发生发展的分子基础,结果是导致心肌舒缩功能障碍。

二维码 13-7
心力衰竭的
发生机制

一、心肌收缩性降低

心肌收缩性降低是造成心脏泵血功能减退的主要原因,可以由心肌收缩相关蛋白改变、心肌能量代谢障碍和心肌兴奋-收缩偶联障碍分别或共同引起(图13-2)。

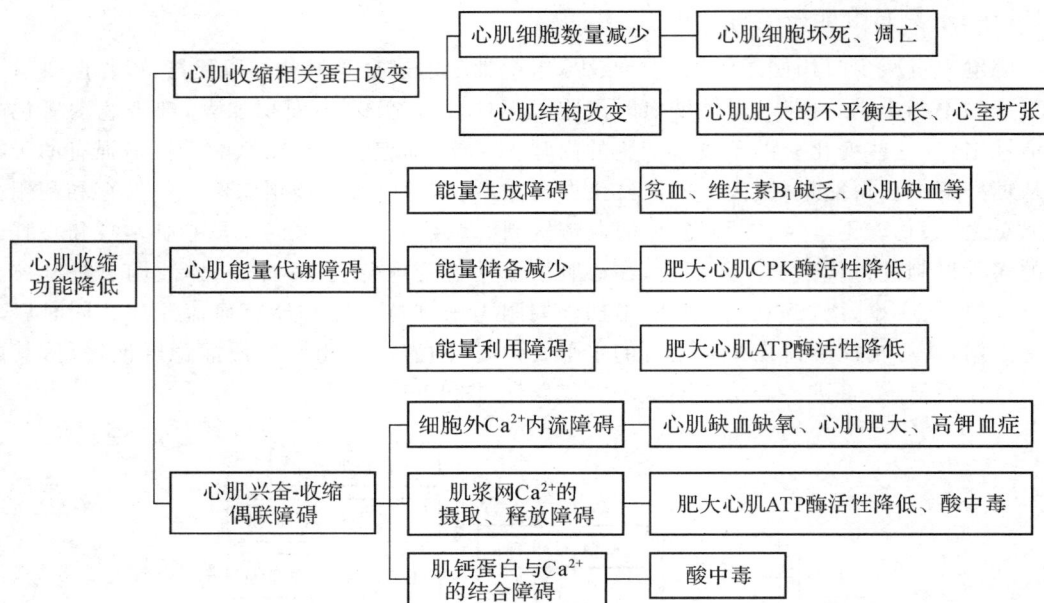

图 13-2　心肌收缩功能降低的机制

(一)心肌收缩相关蛋白改变

1. 心肌细胞数量减少　心肌细胞死亡导致心肌收缩相关蛋白质被破坏,心肌收缩力随之降低。心肌细胞死亡包括坏死和凋亡两种形式。①心肌细胞坏死。各种损伤因素如严重的心肌缺血、缺氧、感染、中毒等可造成大量心肌细胞坏死,心肌纤维严重受损。在临床上,引起心肌细胞坏死最常见的原因是急性心肌梗死。一般而言,当梗死面积达左室面积的23%时便可发生急性心力衰竭。②心肌细胞凋亡。目前证实,多种心力衰竭如急性心肌梗死、扩张型心肌病、肥厚型心肌病等的心脏中有细胞凋亡的现象存在,而且凋亡是造成老年人心脏心肌细胞数量减少的主要原因。

2. 心肌结构改变　心室重塑时,肥大心肌表型改变、胎儿期基因过度表达,致使其代谢与功能发生变化。心室重塑晚期,心肌过度肥大,肌丝与线粒体、毛细血管呈不成比例的增加,肌节不规则叠加,肌原纤维排列紊乱,心肌细胞和非心肌细胞的肥大、增殖、死亡与纤维化共存,心肌收缩力降低。

心室扩张是心力衰竭的突出表现之一,表现为心腔扩大而室壁变薄,心室腔形状趋于球形。心肌细胞数量减少,细胞骨架结构改变及室壁应力增加是造成心室扩张的主要机制。心室扩张使乳头肌不能锚定房室瓣,主动脉和肺动脉瓣环扩大,可造成功能性瓣膜反流,导致心室泵血功能进一步减弱,而血流动力学紊乱进一步加重并参与心室重塑的进展。

（二）心肌能量代谢障碍

心肌细胞利用葡萄糖、脂肪酸等物质,通过有氧氧化产生能量,并以 ATP 和磷酸肌酸的形式贮存,心肌收缩过程中所需的能量主要通过 ATP 酶分解 ATP 而获得。即心肌细胞的能量代谢分为能量产生、储存和利用三个阶段。凡能干扰能量代谢的因素,都可以影响心肌的收缩性。

1. 能量产生障碍　冠心病、严重贫血、休克等均可因能源物质供应不足,使心肌细胞能量生成不足。因此,要保证心肌的能量供应,首先必须保证心肌有足够的血液供应。心肌过度肥大时,心肌细胞内线粒体数量相对不足,以及线粒体氧化磷酸化水平降低,可导致肥大心肌有氧氧化障碍。此外,维生素 B_1 严重缺乏时,焦磷酸硫胺素（丙酮酸脱羧酶的辅酶）生成不足,使丙酮酸氧化脱羧障碍,导致 ATP 生成不足。

2. 能量储存减少　磷酸肌酸是心肌细胞储存能量的主要形式之一。在磷酸肌酸激酶（CPK）催化下,肌酸与 ATP 之间发生高能磷酸键转移生成磷酸肌酸,迅速将线粒体中产生的高能磷酸键以贮存形式转移至细胞质。在心肌重塑的过程中,随着心肌肥大的发展,产能减少而耗能增加,尤其是磷酸肌酸激酶活性降低,使储能形式的磷酸肌酸含量减少。

3. 能量利用障碍　心肌过度肥大时,因心肌收缩蛋白的结构改变,肌球蛋白头部 ATP酶的活性降低,利用 ATP 供能障碍,心肌收缩性降低。

（三）心肌兴奋-收缩偶联障碍

心肌的兴奋是电活动,而收缩是机械活动,Ca^{2+} 在把兴奋的电信号转化为收缩的机械活动中发挥了偶联作用。任何影响心肌 Ca^{2+} 转运和分布的因素都会影响钙稳态,导致心肌兴奋-收缩偶联障碍,进而引起心肌收缩性减弱。

二维码 13-9
心肌兴奋-收
缩偶联障碍

1. 胞外 Ca^{2+} 内流障碍　Ca^{2+} 内流在心肌收缩活动中起重要作用,它可以直接升高细胞内 Ca^{2+} 浓度,更主要的是触发肌浆网释放 Ca^{2+}。心肌细胞兴奋时,细胞外 Ca^{2+} 主要通过 L 型钙通道进入细胞内。长期的负荷过重、心肌缺血缺氧,都会出现细胞外 Ca^{2+} 内流障碍,发生机制为:①心肌内去甲肾上腺素合成减少;②过度肥大的心肌细胞上 β 肾上腺素能受体减少;③β 肾上腺素能受体对肾上腺素的敏感性下降。这些机制使 β 肾上腺素能受体控制的 L 型钙通道磷酸化降低,开放数减少,导致 Ca^{2+} 内流受阻。而细胞外液 K^+ 与 Ca^{2+} 在心肌细胞膜上有竞争作用,因此,高钾血症时 K^+ 可阻止 Ca^{2+} 内流,导致细胞内 Ca^{2+} 浓度降低。

2. 肌浆网 Ca^{2+} 的摄取、释放障碍　肌浆网通过摄取、储存和释放三个环节,维持胞质内 Ca^{2+} 的动态平衡,调节心肌的收缩性。心力衰竭时,肌浆网 Ca^{2+} 摄取和释放能力明显降低,导致心肌兴奋-收缩偶联障碍。其机制是:①心肌收缩的 Ca^{2+} 主要来源于肌浆网,过度肥大或衰竭的心肌细胞中,肌浆网钙释放蛋白的含量或活性下降,Ca^{2+} 释放量减少;②肥大心肌肌浆网 Ca^{2+}-ATP 酶活性降低,心肌复极化时肌浆网对 Ca^{2+} 的摄取障碍,使肌浆网内的 Ca^{2+} 储存减少,供给心肌收缩的 Ca^{2+} 不足;③心肌细胞酸中毒还可使肌浆网中钙结合蛋白与 Ca^{2+} 的亲和力增大,使肌浆网在心肌收缩时难以释放 Ca^{2+}。

3. 肌钙蛋白与 Ca^{2+} 结合障碍　心肌收缩时要求细胞内 Ca^{2+} 浓度迅速升高,且 Ca^{2+} 与

肌钙蛋白能迅速结合,否则可导致兴奋-收缩偶联障碍。当心肌细胞内酸中毒时,由于 H^+ 与肌钙蛋白的亲和力比 Ca^{2+} 大,H^+ 能竞争性抑制 Ca^{2+} 与肌钙蛋白结合,影响心肌兴奋-收缩偶联。

二、心室舒张功能异常

心室舒张是保证心室有足够血液充盈的基本因素,没有正常的舒张功能,心输出量必然减少。据统计,约有 30% 的心力衰竭是由心肌舒张功能异常引起的。心室舒张功能异常的可能机制如下。

(一)钙离子复位延缓

心肌舒张要求细胞内 Ca^{2+} 浓度迅速降低,这样 Ca^{2+} 才能与肌钙蛋白解离。肥大和衰竭的心肌细胞由于 ATP 供给不足、肌浆网和细胞膜上 Ca^{2+}-ATP 酶活性下降,不能迅速将胞质内 Ca^{2+} 摄入肌浆网或排出细胞外,而导致心肌舒张延缓。

(二)肌球-肌动蛋白复合体解离障碍

肌球-肌动蛋白复合体解离是一个需要 ATP 支持的主动过程。心力衰竭时,ATP 缺乏及 Ca^{2+} 与肌钙蛋白亲和力增加,会使肌球-肌动蛋白复合体解离困难,影响心脏的舒张充盈。

(三)心室舒张势能减弱

心室舒张势能来自心室的收缩,因此凡是削弱收缩功能的因素都会影响心室的舒张功能。此外,心室舒张期冠状动脉的充盈也是促进心室舒张的重要因素,冠心病、心肌病等患者心肌舒张功能降低,与其冠脉灌注不足有关。

(四)心室顺应性降低

心室顺应性是指心室在单位压力变化下的容积改变。引起心室顺应性下降常见的原因有心肌肥大、心肌炎、水肿、纤维化及间质增生等。由于心室顺应性下降,心室的扩张充盈受到限制,导致心搏出量减少;左室舒张末期容积扩大时,左室舒张末期的压力进一步增大,肺静脉压随之上升,从而出现肺淤血、肺水肿等左心衰竭的临床症状。因此,心室顺应性下降可诱发或加重心力衰竭。

三、心脏各部分舒缩活动的协调性障碍

二维码 13-10
知识链接

为保持心功能的稳定,心脏各部分包括左、右心之间,房、室之间,心室本身各区域的舒缩活动都处于高度协调的工作状态。心脏舒缩活动的协调性一旦被破坏,就会因心脏泵血功能紊乱而导致心输出量下降,这也是心力衰竭的发病机制之一。某些病因,如心肌梗死、心肌炎等,可以使各部分心肌电生理活动受损的程度和顺序不同,导致心脏各部分心肌的舒缩活动在空间和时间上不协调,从而影响心脏的泵血量。舒缩的不协调大致有以下几种形式:①部分心肌舒缩性减弱;②部分心肌丧失舒缩性;③部分心肌收缩时膨出和(或)舒张时内陷;④心脏各部分舒缩不同时。

总之,心肌的收缩性、心室的舒张性以及各部分心肌舒缩的协调性是密切相关又相互影

响的。原发病因不同,引起心力衰竭的基本机制也不同,临床上心力衰竭的发生发展,往往是多种机制共同作用的结果。

> 案例 13-1 分析 心力衰竭发生机制:长期高血压,压力负荷过度引起心肌过度肥厚,是该案例的主要病因。应从肥大心肌的不平衡生长可以导致心肌细胞凋亡、能量代谢障碍、钙离子转移障碍、顺应性下降等方面分析心力衰竭时心肌的收缩力下降、心室舒张功能异常以及心脏各部分舒缩活动的不协调。

第四节 心功能不全时机体的功能和代谢变化

心功能不全时机体的功能和代谢变化,主要取决于心力衰竭的速度、程度和部位。心脏泵血功能障碍及神经-体液调节机制过度激活可引起血流动力学异常,主要以静脉系统淤血和动脉系统充盈不足为特征,表现为相应的症候群(图 13-3)。

二维码 13-11
心力衰竭的
临床表现

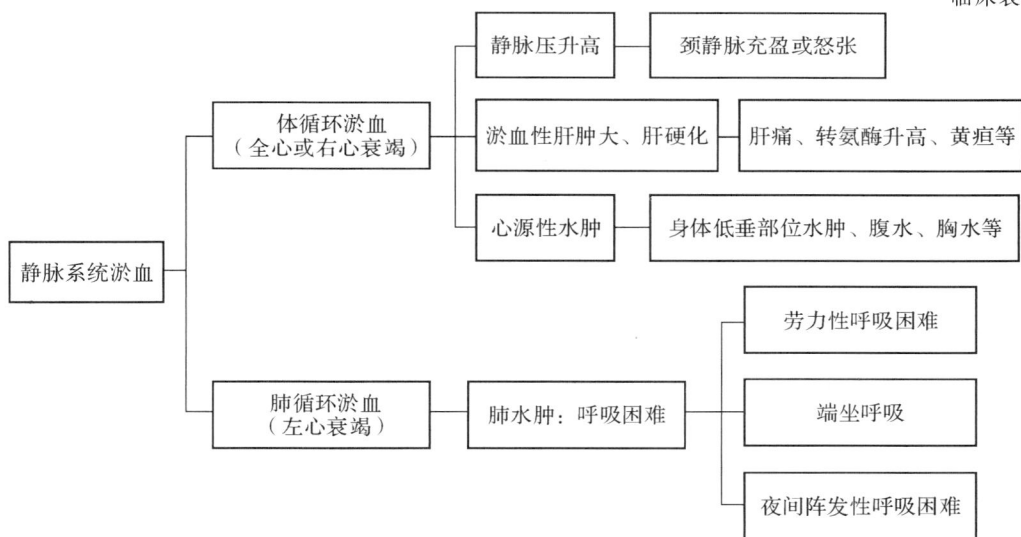

图 13-3 心功能不全时静脉系统淤血临床表现的病理生理学基础

一、心功能的变化

心功能不全时心脏的泵血功能降低,主要表现为以下几个方面。

(一)心脏指数降低

心脏指数(cardiac index, CI)是指单位体表面积的心输出量,正常参考值为 $2.5 \sim 3.5 L/(min \cdot m^2)$。心泵功能受损的早期阶段,心力储备减少,心输出量常常依赖升高的充盈压或(和)增快的心率才能达到满足组织代谢需求的水平。严重功能不全时,或卧床静息时的心输出量也显著降低,多数患者心输出量 $<3.5 L/min$,心脏指数 $<2.2 L/(min \cdot m^2)$。

（二）左室射血分数降低

左室射血分数（left ventricular ejection fraction，LVEF）是每搏输出量占左心室舒张末期容积的百分比，是评价左心室射血效率的常用指标，能较好地反映心肌收缩功能的变化。心力衰竭时，每搏输出量降低而左心室舒张末期容积增大，射血分数降低。

（三）心室舒张末期压力增高

通常以肺动脉楔压（pulmonary artery wedge pressure，PAWP）反映左心房压（left atrial pressure）和左室舒张末期压力（left ventricular end diastolic pressure，LVEDP）；以中心静脉压（central venous pressure，CVP）反映右心房压（right atrial pressure）和右室舒张末期压力（right ventricular end diastolic pressure，RVEDP）。心力衰竭时射血分数降低，心室射血后剩余血量增多，心室容量负荷增大，使心室充盈受限。在心力衰竭的早期阶段即可出现心室舒张末期压力升高。

（四）心率加快

心泵功能降低时，交感神经系统兴奋，心率加快。随着心泵功能的进行性下降，心输出量的维持对心率加快的依赖程度也增大。因此，心悸常是心力衰竭患者最早和最明显的症状。但心率过快（超过 180 次/min），心输出量反而降低。

二、静脉系统淤血及其主要变化

心泵功能降低，心输出量减少，导致心室舒张末压升高，静脉回流障碍，引起静脉淤血。慢性心力衰竭时，神经-体液机制过度激活引起肾脏重吸收水钠增多，且缺氧刺激肾脏分泌促红细胞生成素，导致血液黏滞度增加，静脉系统淤血症状表现尤为突出。根据静脉淤血部位的不同，可以分为体循环淤血和肺循环淤血（图 13-3）。

（一）体循环淤血

体循环淤血见于右心衰竭或全心衰竭，主要表现为体循环静脉系统过度充盈、静脉压升高、水肿和内脏淤血等。

1. 静脉压升高　右心衰竭时，右室舒张末压升高，使上下腔静脉回流受阻，静脉异常充盈，静脉压升高，通常出现静脉淤血征，表现为颈静脉充盈或怒张、内脏淤血以及心性水肿。

2. 水肿　心性水肿是右心衰竭及全心衰竭的主要临床表现之一，主要与钠水潴留及毛细血管内压增高有关。心性水肿始于身体低垂部位，严重时出现全身水肿，可表现为软组织水肿、胸腔积液、腹水等。

3. 肝大及肝功能损害　下腔静脉回流受阻，使肝静脉压升高，肝小叶中央区淤血，肝窦扩张、出血及周围水肿，导致肝脏肿大。长期肝淤血可导致肝功能异常，甚至发生心源性肝硬化。肝大牵张肝包膜，引起肝区疼痛、压痛；肝细胞变性坏死，患者可出现转氨酶水平升高及黄疸。

案例 13-1 分析　患者肝肋下 1 指，双下肢轻度凹陷性水肿。超声心动图：右房和右室增大，三尖瓣反流（中度）。上述为体循环淤血、体静脉压增高的表现。

（二）肺循环淤血

左心衰竭患者，首先出现肺淤血征，严重时会引起肺水肿，临床表现为呼吸困难，即气短和呼吸费力的主观感觉。

左心衰竭时呼吸困难的基本机制是：①肺淤血、水肿使肺顺应性降低，故要吸入与平常同样量的空气会使呼吸肌做功和耗能增大，患者感到呼吸困难。②肺毛细血管压升高及肺间质水肿，刺激肺泡毛细血管旁感受器（J感受器），引起反射性浅快呼吸。③肺淤血、水肿时，常伴有支气管黏膜充血、水肿，导致呼吸道阻力增大。

二维码 13-12
心力衰竭时
呼吸困难的
表现形式

根据肺淤血和水肿的严重程度，呼吸困难可有不同的表现形式。

1. 劳力性呼吸困难（dyspnea on exertion） 体力活动时发生呼吸困难，休息后可消失，是左心衰竭早期常见的表现。原因是体力负荷增大使循环速度加快，回心血量增多，加重肺淤血。

2. 端坐呼吸（orthopnea） 在安静情况下也感呼吸困难，平卧时加重，被迫采用端坐位或半卧位以减轻呼吸困难的程度。机制是端坐位时下肢血液回流减少，减轻肺淤血、水肿；同时端坐时膈肌下移，胸腔容积增大，改善通气；端坐位时还可减少下肢水肿液的吸收，使血容量降低，减轻肺淤血。

3. 夜间阵发性呼吸困难（paraoxymal nocturnal ayspnea） 患者夜间入睡后由于气闷而突然惊醒，被迫坐起咳嗽和喘气，方感好转。主要原因除了入睡时为平卧体位，组织间液回流入血增加，加重肺淤血和横膈上升，限制肺扩张外，还与入睡后迷走神经兴奋性相对升高，使支气管收缩，通气阻力增大以及入睡后中枢神经对外周传入刺激的敏感性降低有关。如这种阵发性呼吸困难发作时伴有喘鸣，则称为心性哮喘，多因支气管炎症和痉挛所致。

重症急性左心衰竭时，由于肺毛细血管内压力升高，毛细血管壁通透性增大，可引起急性肺水肿，表现为气促、发绀、咳嗽、咳粉红色（或无色）泡沫样痰等。

肺循环淤血是左心衰竭临床表现的病理生理学基础，当左心衰竭发展到全心衰竭时，由于体循环淤血，肺动脉的血液供应下降，肺淤血反而减轻，呼吸困难缓解。

案例 13-1 分析
① 患者劳累后心悸、气促——劳力性呼吸困难。
② 患者呼吸困难加重，不能平卧，采取半卧位或端坐位——端坐呼吸。
③ 两下肺可闻细小湿啰音，右肺略明显——肺水肿。
④ 超声心动图：左心房压和肺动脉压增高。胸片：双肺纹理粗，右下肺有散在片絮状阴影。
上述表现均为肺循环淤血，是肺静脉压增高所致。

三、动脉系统充盈不足及其主要变化

在心功能不全的代偿期，尽管心输出量尚可维持在正常或接近正常的水平，但心脏储备功能已经下降。当致病因素使心肌损伤持续加重，或心脏负荷突然增加（如过度劳累、受凉）

时,心脏的功能储备将消耗殆尽,心输出量开始明显下降,机体出现一系列外周血液灌注不足的症状和体征(图 13-4)。

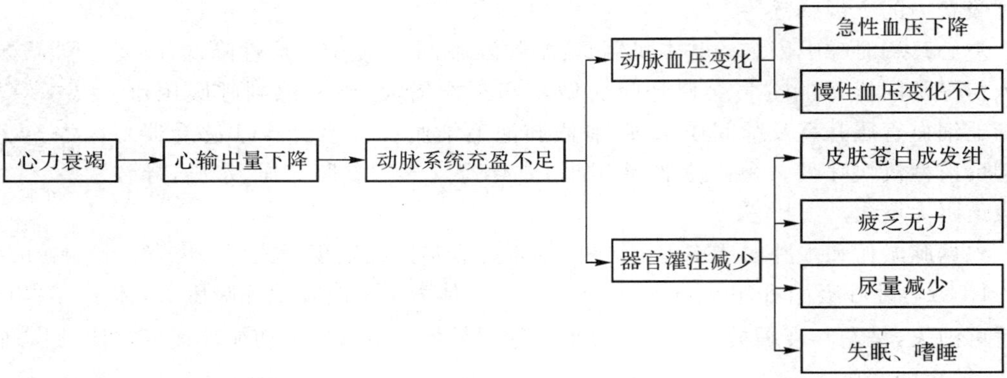

图 13-4　心力衰竭动脉系统充盈不足临床表现的病理生理学基础

1. **动脉血压的变化**　心力衰竭患者血压的变化依据心力衰竭的类型而定,急性心力衰竭时,由于心排出量锐减,动脉血压常明显下降,严重者甚至发生心源性休克;慢性心力衰竭时,由于神经-体液系统的调节、机体的代偿作用,动脉血压通常维持在正常范围。

2. **皮肤苍白或发绀**　心输出量不足,交感神经兴奋,使皮肤血管收缩,患者皮肤苍白,皮温降低,出冷汗。由于血流速度下降,循环时间延长,组织从循环血液中摄氧增多而使静脉血氧含量下降,当毛细血管中还原血红蛋白浓度超过 5g/dL 时即可表现为发绀。

3. **疲乏无力**　心力衰竭时心输出量下降使肌肉组织供血减少,能量代谢降低,不能为肌肉活动提供充分的能量。最初发生在体力活动时,由于骨骼肌血流量减少,早期表现为易疲劳、对体力活动的耐受力降低,长期低灌注可导致骨骼肌萎缩、氧化酶活性降低及线粒体数减少等,这是心力衰竭患者体力活动承受力降低的主要机制。

4. **尿量减少**　由于心输出量降低、交感神经兴奋,肾动脉收缩,肾小球滤过率减少的同时肾小管重吸收增加,患者尿量减少、钠水潴留,亦可出现氮质血症。

5. **失眠、嗜睡**　轻度心力衰竭时,机体可通过血流重新分布使脑血流量维持在正常水平,但病情加重或代偿失调后,脑血流量开始下降,脑组织供氧不足,致中枢神经系统功能紊乱,患者可出现头痛、失眠、烦躁不安、眩晕等症状,严重时可有嗜睡甚至昏迷症状。

> 案例 13-1 分析　左室射血分数 39%,动脉系统充盈不足致使骨骼肌缺血,患者表现为易疲乏;脑缺血,表现为头疼、头晕等。

第五节　心功能不全防治的病理生理基础

心功能不全的防治目标为防止和延缓心力衰竭的发生;缓解临床症状;改善长期预后,降低住院率和死亡率;提高患者的生活质量和延长寿命。

一、防治原发病、去除诱因

首先要积极防治引起心力衰竭的各种原发病，如冠心病、高血压病、风湿病、慢阻肺病等。同时应消除多种诱因的作用，如控制感染，纠正心律失常，纠正水、电解质和酸碱平衡紊乱，注意避免其他诱因如体力负荷过度、情绪激动、补液过多过快等。

二、改善心脏泵血功能

对于收缩性心力衰竭且心腔扩大明显、心率过快的患者，增强心肌收缩力是提高心输出量的关键。可选择性使用洋地黄类强心药物以增强心肌收缩性。舒张性心力衰竭可选用利尿剂降低静脉压，选用β受体拮抗剂、钙通道阻滞剂等改善心肌舒张功能。

三、干预心肌改建

神经-体液系统在心室重塑及心力衰竭的发生和发展中扮演着重要角色。因此，治疗心力衰竭的关键是阻断神经-体液系统的过度激活和干预心室重塑。慢性心力衰竭时，常规选用血管紧张素转换酶抑制剂(angiotensin conversing enzyme inhibitor，ACEI)抑制肾素-血管紧张素系统，不能耐受 ACEI 的可选用 AngⅡ受体阻滞剂，此外β肾上腺素受体阻滞剂及醛固酮拮抗剂对心脏也有保护作用。

四、调整心室前后负荷

（一）调整心室前负荷

适度的前负荷是维持心功能稳态的条件之一。心力衰竭时前负荷可过高也可过低。前负荷过高时，会加剧心力衰竭，可以适当使用静脉血管扩张剂以减少静脉回流；前负荷过低时，谨慎、适量地补充血容量，有利于改善心输出量。

（二）降低心室后负荷

心力衰竭时，各种神经-体液机制导致外周血管的收缩和阻力增高，从而加大了心室的射血阻抗，降低了心室的搏出量。因此，合理使用动脉扩张药使小动脉扩张，可有效降低左室的射血阻抗，提高心脏的输出量和改善外周灌流。

五、改善心肌的能量代谢

除给予吸氧和心肌能量药物等一般措施外，有学者提出，应用丙酮酸脱氢酶激活剂增强心肌对丙酮酸的氧化能力，以及应用β肾上腺素受体阻滞剂抑制脂肪酸氧化而增强葡萄糖氧化，可能具有改善心肌能量代谢的作用，但它们的有效性及安全性尚需进一步验证。

【本章小结】

心力衰竭是指在各种致病因素作用下，心脏的舒缩功能发生障碍，使心输出量减少即泵血功能降低，以致不能满足组织代谢需要的病理生理过程或综合征，心力衰竭是心功能不全的失代偿阶段。心功能不全时，机体在神经-体液机制的调控下，通过心脏自身及心脏以外的多种方式进行代偿、适应,但代偿机制的过度激活也是促使心力衰竭恶化的重要因素。心肌组织受损或心脏负荷过度,可通过降低心肌的收缩性、影响心室舒张功能及使心脏各部分舒缩活动不协调等机制造成心泵功能降低,患者主要以动脉系统充盈不足、静脉系统淤血(包括体循环淤血和肺循环淤血)为特征,表现为相应的症候群。

二维码 13-13
习题及答案

【复习思考题】

1. 心功能不全时,心脏本身有哪些代偿活动?

2. 心肌肥大有几种,各有什么特点?

3. 试述心肌收缩功能降低的发生机制。

4. 心肌舒张功能降低的机制有哪些?

5. 试述心功能不全时心率加快的机制有哪些?

6. 心力衰竭的临床表现有哪三大特征?

7. 何为夜间阵发性呼吸困难?简述其发生机制。

【参考文献】

[1] 王建枝,殷莲华.病理生理学.8 版.北京:人民卫生出版社,2013.

[2] 王万铁,倪世容.病理生理学.2 版.北京:人民卫生出版社,2014.

[3] 石增立,张建龙.病理生理学.2 版.北京:科学出版社,2010.

(郝卯林)

第十四章　肺功能不全

【学习目标】

掌握:呼吸衰竭的概念、原因、发病机制及血气变化。

熟悉:呼吸衰竭时机体的主要机能代谢变化和各系统功能的变化。

了解:呼吸衰竭防治的病理生理基础。

【案例导入】

案例 14-1

张某,男性,57 岁,反复咳嗽、咳痰、气喘 20 余年,加重伴发热 3d 入院。患者 20 年前出现反复咳嗽、咳痰,秋冬季节发作较频,多次住院治疗,诊断为慢性支气管炎,给予抗感染、祛痰、平喘治疗后缓解。10 年前,患者发现只要活动多了就会感到气短,渐渐地,走路快了就气喘,不能干重活,经医生诊断为肺气肿。4 年前,患者间断性出现下肢浮肿、少尿、胸闷、气短、呼吸困难,症状时轻时重。3d 前,张某受凉后发烧,出现明显的呼吸急促、胃口差、乏力,按压两脚背有明显凹陷,体力活动明显受限,家人将张某送到医院急诊。

入院时体检:体温 38.9℃,呼吸 33 次/min,脉搏 120 次/min,血压 120/80mmHg。不能平卧,呈半卧位,口唇发绀,颈静脉怒张直到下颌角。胸部叩诊过清音,两肺弥漫性干湿啰音。心音低,心律齐。肝大肋下 4cm,肝颈静脉反流征阳性,双下肢凹陷性水肿。血常规检查:红细胞 6.5×10^{12}/L,血红蛋白 17g/L,白细胞 15×10^9/L,中性粒细胞 0.82,淋巴细胞 0.14,单核细胞 0.04,血小板 220×10^9/L。

血清电解质检查:Na^+ 142mmol/L,Cl^- 90mmol/L,HCO_3^- 34.8mmol/L,K^+ 5.0mmol/L。肝功能检查:丙氨酸氨基转移酶(ALT)70U/L,天门冬氨酸氨基转移酶(AST)94U/L。血气分析:pH 7.29,PaO_2 49mmHg,$PaCO_2$ 72mmHg,动脉血氧饱和度 72%。心电图检查显示窦性心动过速,120 次/min,P 波高尖,顺钟向转位,右心室肥厚,心肌劳损。胸部 X 线检查显示肺动脉段突出,肺透亮度增强,肺门纹理增粗。

初步诊断:慢性支气管炎急性加重期,阻塞性肺气肿,慢性肺源性心脏病。

思考题

1. 该患者发生哪种类型的呼吸衰竭？机制如何？
2. 该患者慢性肺源性心脏病的表现有哪些？发生机制是什么？
3. 该患者发生何种类型的酸碱平衡紊乱？

案例 14-2

患者，男性，37 岁，硅肺患者，因气短入院。体检：体温 37.0℃，脉搏 110 次/min，呼吸 50 次/min。呼吸急促，鼻翼翕动，发绀，X 线胸片检查发现结节状阴影。血气分析：PaO_2 57mmHg，$PaCO_2$ 40mmHg，pH 7.48。

思考题

1. 该患者发生哪种类型的呼吸衰竭？机制如何？
2. 该患者为什么发生呼吸急促？
3. 该患者发生哪种类型的酸碱平衡紊乱？

第一节　概　述

肺除作为一个具有呼吸功能的呼吸器官外，还具有多种非呼吸功能，包括防御、免疫、内分泌和代谢等。在某些疾病发生过程中上述功能可发生改变，并导致一系列功能和代谢的变化。本章主要介绍肺外呼吸功能严重障碍引起的呼吸衰竭。

呼吸是指机体与外界环境之间的气体交换。机体通过呼吸不断地从外界环境中摄取氧气并排出二氧化碳。呼吸的全过程包括三个相互联系的环节：①外呼吸：包括肺通气（肺与外界的气体交换）和肺换气（肺泡与血液之间的气体交换）两个过程；②气体在血液中的运输（从肺泡扩散入血液的 O_2 必须通过血液循环运送到各组织，从组织弥散入血液中的 CO_2 也必须由血液循环运送到肺泡）；③内呼吸：指组织中毛细血管血液与组织细胞之间的气体交换，以及细胞内生物氧化的过程。肺的主要功能是进行外呼吸，从外界空气摄入机体新陈代谢所需的 O_2 并排出机体代谢产生的 CO_2，从而维持机体血气平衡和内环境的稳定。

一、概念

正常人在静息时，动脉血氧分压（PaO_2）为 80～100mmHg，PaO_2 因年龄、运动及海拔高度而异，成年人在海平面时的正常范围为 $PaO_2 = (13.3 - 0.043 × 年龄) ± 0.66kPa$；动脉血二氧化碳分压（$PaCO_2$）为 36～44mmHg，极少受年龄的影响。

二维码 14-2
呼吸衰竭的
概念和分类

在影响肺外呼吸功能的疾病发展过程中，由于本身储备能力降低，静息时肺虽能维持较正常的血气水平，但当某些因素（如体力活动、发热等）导致呼吸负荷加重时，可发生 PaO_2 降低或伴随 $PaCO_2$ 升高，出现相应的体征和症状，称为呼吸功能不全（respiratory insufficiency）。外呼吸功能发生严重障碍，以致在海平面静息呼吸空气的条件下,出现 PaO_2 降低,或伴有 $PaCO_2$ 升高的病理过程,称为呼吸衰竭(respiratory failure)。呼吸衰竭的诊断主要依赖于动脉血的血气分析,表现为在海平面正常大气压、静息状态、吸入空气条件下,PaO_2 低于 60mmHg,伴或不伴有 $PaCO_2$ 高于 50mmHg,同时需排除其他原因引起的动脉血氧浓度和二氧化碳浓度的变化(心内解剖分流和原发性心排出量降低等)。当吸入气的氧浓度(FiO_2)不足 20% 时,可采用呼吸衰竭指数(respiratory failure index,RFI)作为呼吸衰竭的诊断指标。$RFI = PaO_2/FiO_2$,如 $RFI \leqslant 300$ 可诊断为呼吸衰竭。呼吸功能不全涵盖了外呼吸功能障碍的全过程,而呼吸衰竭是呼吸功能不全的严重阶段。

二、分类

呼吸衰竭在临床上有各种分类法:①根据其发生速度的不同,分为急性和慢性呼吸衰竭。急性呼吸衰竭时,机体的适应代偿功能往往不能充分发挥,因而出现严重的病理变化,如急性呼吸窘迫综合征(ARDS)、急性气道阻塞、呼吸肌麻痹等。慢性呼吸衰竭,其发病进程缓慢,持续时间较长,在早期或轻症时,机体一般可以代偿,只有当代偿失调时才发生严重的病理变化,如慢性阻塞性肺疾病(COPD)。②根据引起呼吸衰竭的原发病变部位不同,分为中枢性及外周性呼吸衰竭。中枢性多由颅脑或脊髓病变引起,外周性则多由呼吸器官或胸腔病变引起。③根据血气变化的特点,又分为低氧血症型(Ⅰ型)和低氧血症伴高碳酸血症型(Ⅱ型)呼吸衰竭。前者仅有 PaO_2 降低,而 $PaCO_2$ 不增高;后者除了 PaO_2 降低外,同时还伴有 $PaCO_2$ 增高。④根据发病机制的不同,分为通气性和换气性呼吸衰竭。

> 案例 14-1 分析　该患者发生了Ⅱ型呼吸衰竭:(1)该患者诊断为慢性支气管炎,有外呼吸功能障碍,同时该患者 PaO_2 为 49mmHg,低于 60mmHg,发生了呼吸衰竭;(2)该患者 $PaCO_2$ 为 72mmHg,高于 50mmHg,属于Ⅱ型呼吸衰竭。

二维码 14-3
案例分析

> 案例 14-2 分析　该患者发生了Ⅰ型呼吸衰竭:(1)硅肺是尘肺中最为常见的一种类型,是长期吸入大量游离二氧化硅粉尘引起的,以肺部广泛的结节性纤维化为主的疾病。矽肺是尘肺中最常见、进展最快、危害最严重的一种类型。该患者存在外呼吸功能障碍,同时该患者 PaO_2 为 57mmHg,低于 60mmHg,发生呼吸衰竭。(2)该患者 $PaCO_2$ 为 40mmHg,低于 50mmHg,属于Ⅰ型呼吸衰竭。

二维码 14-4
案例分析

第二节　病因与发病机制

外呼吸包括肺通气和肺换气两个环节。前者指外界气体与肺泡气交换的过程,后者指肺泡与肺部毛细血管血液间的气体交换的过程。呼吸衰竭是肺通气和(或)肺换气功能严重障碍的结果。换气功能障碍又包括弥散障碍、肺泡通气/血流比值失调和解剖分流增加。

一、肺通气功能障碍

正常成人肺总通气量约为 6L/min，包括有效肺泡通气量和无效通气量，其中后者占 30%，因此，肺总通气量下降或无效通气量增加，会导致有效肺泡通气量不足而发生呼吸衰竭。肺通气功能障碍包括限制性通气不足和阻塞性通气不足。

（一）限制性通气不足

吸气时肺泡扩张受限制所引起的肺泡通气不足称为限制性通气不足（restrictive hypoventilation）。呼吸肌舒缩有赖于呼吸中枢的调节，吸气运动是个主动过程，膈肌收缩，使胸廓上下径增大；肋间外肌收缩，使胸廓前后径和左右径增大。此时，肺内压降低，肺脏扩张，空气进入肺内。呼气时胸廓及肺泡弹性回缩力，使肺容积变小，肺内压高于大气压，肺内气体便被排出体外。因此，吸气过程更易发生障碍。其原因如下。

1. 呼吸肌功能障碍

①中枢或外周神经的器质性病变，如脑部的外伤、炎症、肿瘤、脑血管意外、脊髓灰质炎、多发性脊神经炎等，或过量使用镇静剂、安眠药、全身麻醉药引起的呼吸中枢抑制。②呼吸肌本身的收缩功能障碍，如呼吸肌的麻痹、营养不良所致的呼吸肌萎缩、重症肌无力、低血钾等，均可使呼吸动力减弱，减小呼吸运动，从而引起通气障碍。近年来，呼吸肌疲劳在呼吸衰竭发病中的作用越来越被人们重视。呼吸肌（特别是膈肌）疲劳是指长时间呼吸困难和呼吸运动增强，而引起收缩力和（或）收缩速度降低，可见于慢性阻塞性肺疾病（COPD）患者。

2. 顺应性下降　　顺应性是指胸廓和肺的可扩张性，通常用单位压力变化所引起的容量变化来表示，为弹性阻力的倒数。如弹性阻力小，顺应性就大，就容易扩张；反之，顺应性下降，扩张受限。

①胸廓的顺应性降低。多见于严重的胸腔积液、多发性肋骨骨折、气胸、胸廓畸形、胸膜粘连与纤维化等。

②肺的顺应性降低。肺的顺应性取决于肺的容量、肺的弹性和肺泡表面活性物质。当这些因素发生异常或障碍时，可使肺的扩张性减小，而导致肺的顺应性降低。

肺容量减小时，肺的顺应性降低。在同样增加 1L 气体时，总容量小的肺，其扩张的比例要大于总容量大的肺，故所遇到的阻力也相应增大，需要施加较大的压力才能使肺容量扩张，因而顺应性降低，见于肺叶切除、肺实变、肺不张等。

肺的弹性受来自肺组织本身的弹性回缩力的影响，当肺组织的弹性度降低时，扩大肺容量就需要施加较大的压力，因而顺应性降低。肺淤血、肺纤维化、肺水肿病变都可使肺的弹性度降低。

肺泡表面活性物质是一种由肺泡Ⅱ型上皮细胞合成并主动分泌的脂蛋白，主要成分是二软脂酰卵磷脂（也称二棕榈酰卵磷脂），占其重量的 50% 以上，具有降低肺泡表面活性张力的作用，因而可防止肺泡萎缩。正常情况下，吸气末时，肺泡表面积增大，表面活性物质的分布密度下降，表面张力增大，易于肺泡回缩；呼气末时，肺泡表面积减小，表面活性物质的分布密度增加，表面张力下降，有利于肺泡扩张。如果肺泡表面活性物质减少，肺泡张力增加，可导致肺泡萎陷、融合，形成很多微型肺不张。引起肺泡表面活性物质减少的原因有很多，包括合成与分泌减少，即Ⅱ型肺泡上皮细胞发育不全或急性肺损伤，如婴儿呼吸窘迫综合征、休克、创伤、肺栓塞等；消耗、稀释和破坏过度，即肺过度通气、长期高浓度给氧和肺水肿时的水肿液冲刷等。总之，肺泡表面活性物质缺乏是发生呼吸衰竭的一个重要环节。

③胸腔积液或气胸。胸腔大量积液或张力性气胸，可使胸腔负压减小，限制肺的扩张，甚至造成压迫性肺萎陷。

（二）阻塞性通气不足

因气道狭窄或阻塞而造成呼吸道阻力异常增高引起的通气障碍，称为阻塞性通气不足（obstructive hypoventilation）。气体在气道内流动必须克服阻力。气道阻力是气体分子间及气体和呼吸道内壁之间摩擦所产生的阻力。生理情况下，成人气道呼气时阻力略高于吸气时；安静状态下，80%以上的阻力产生于直径大于2mm的支气管和气管，不到20%的阻力来源于外周小气道，小气道的病变早期难以在气道总阻力上反映出来，常被称为肺的"沉默区"。所以，能否早期检测出小气道阻力的改变是诊断疾病的关键所在。

二维码 14-6
阻塞部位对
呼吸困难
形势的影响

影响气道阻力的因素有很多，包括气道内径、长度、形态及气流速度和形式，根据 $P=8\eta L/\pi r^4$（P——气道阻力，η——气体黏滞度，L——气道的长度，r——气道的半径），可见气道内径的变化是最主要的影响因素。气道管壁痉挛、肿胀、纤维化，管腔被黏液、渗出物、异物等阻塞，管壁外的肿瘤压迫，以及肺组织弹性降低使之对气道壁的牵引力减弱等，均可使气道狭窄或变形，引起阻塞性通气不足。根据气道阻塞的部位不同，分为中央性气道阻塞和外周性气道阻塞。

1. 中央性气道阻塞　指喉头至气管分叉处以上的气道阻塞。根据阻塞部位的不同，可分为胸内阻塞和胸外阻塞，两者所导致的呼气和吸气的阻力变化特征也并不相同。当阻塞位于胸外气道时（如声带麻痹、炎症、水肿、异物等），吸气时气流经过狭窄处，使气道内压下降，且明显低于大气压，气道也因受压而狭窄加重；呼气时气道内压大于大气压，使阻塞减轻，气道阻力变小，故此类患者表现为吸气性呼吸困难（inspiratory dyspnea），吸气困难显著，高度狭窄时呼吸肌极度紧张，胸骨上窝、锁骨上窝、肋间隙在吸气时明显下陷（称三凹征）。当阻塞位于胸内中央气道时，其跨壁压取决于气道内压与胸内压之差。吸气时，胸内负压增加，气道内压大于胸内压，气道有所扩张，使阻塞减轻；用力呼气时，胸内压增高而压迫气道使之狭窄加重，故此类患者表现为呼气性呼吸困难（expiratory dyspnea），其特点为气流呼出不畅，呼气费力，呼吸时间延长，如支气管肿瘤、气管异物或气管受压等（图 14-1）。

2. 外周性气道阻塞　外周气道是指直径小于2mm的小气道。内径小于2mm的小气道无软骨组织支撑、管壁薄且与周围肺泡结构紧密连接，其口径受胸内压及周围弹性组织牵引力的影响。吸气时，胸内压下降，肺泡扩张，管周弹性组织被拉紧，管壁受牵拉而管径增大；呼气时，胸内压增高，肺泡缩小，管周弹性组织松弛，管径变小。故外周小气道阻塞表现为呼气性呼吸困难。临床常见的引起小气道阻塞的疾病有慢性支气管炎、支气管哮喘、慢性阻塞性肺气肿等。

外周气道阻塞的患者用力呼气可引起小气道闭合，从而导致严重的呼气性呼吸困难。其相关机制为：用力呼气时胸膜腔内压和气道内压均高于大气压，在呼出气道上，从小气道至中央气道压力逐渐降低，通常将气道内压和胸内压相等的气道部位称为等压点。一般把

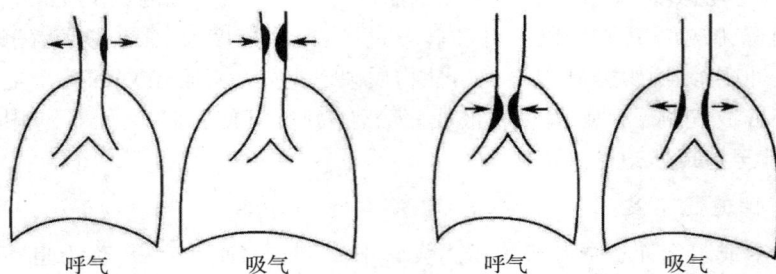

图 14-1 不同部位气道阻塞时呼吸困难的特征

肺泡到等压点这段气道称为上游段,由于呼气时气道内压大于胸内压,故气道不易被压缩;而将等压点通向鼻腔这段气道称为下游段,气道内压小于胸内压,气道易被压缩。正常人的等压点位于有软骨支撑的大气道,因而不会闭合。而慢性支气管炎患者由于小气道狭窄,阻力异常增大,用力呼气过程中,气体通过阻塞部位小气道压降更大,使阻塞部位以下的气道压力低于正常,导致等压点上移至无软骨支撑的小气道。在用力呼气时胸内压大于小气道内的压力,气道阻塞加重,甚至可使小气道闭合,患者出现严重的呼气性呼吸困难。慢性支气管炎致小气道阻塞的机制主要有以下几个方面:①大气管内黏液腺增生以及小气道管壁炎性水肿、炎症细胞浸润、上皮细胞与成纤维细胞增生,细胞间质增多引起气道管壁增厚狭窄;②气道高反应性与炎症介质所致气管痉挛;③炎症可累及小气道周围组织,使组织发生增生和纤维化,压迫小气道;④气道炎症使肺泡表面活性物质减少,表面张力增加,小气道缩小,加重阻塞;⑤炎性渗出物、黏液腺及杯状细胞分泌增多形成黏液痰阻塞小气道。

肺气肿患者由于蛋白酶与抗蛋白酶失衡(如炎性细胞释放的蛋白酶过多或抗蛋白酶不足),可致细支气管与肺泡壁中弹性纤维降解,肺弹性回缩力下降,使胸内负压降低(即胸内压升高),压迫小气道,导致小气道狭窄;此外,肺气肿患者由于肺泡扩大数量减少,可使细支气管壁上肺泡附着点减少(肺泡壁通过密布的附着点牵拉支气管壁,维持细支气管的形态和口径),牵拉力减少,引起细支气管缩小变形,阻力增加。上述因素均可造成肺气肿患者胸膜腔内压力增高,用力呼气时可引起等压点上移至无软骨支撑的膜性气道,小气道受压而闭合,从而出现呼气性呼吸困难(图 14-2)。

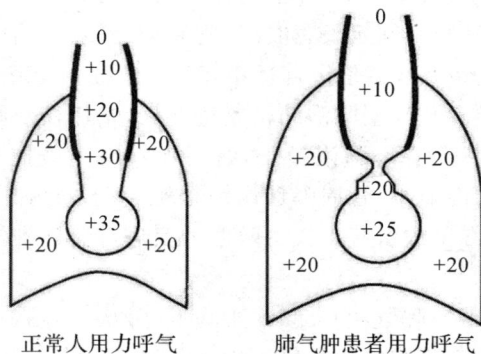

图 14-2 气道等压点上移与气道闭合

正常人用力呼气　　肺气肿患者用力呼气

（三）肺泡通气不足时的血气变化特点

无论上述哪种类型通气障碍，氧的吸入和二氧化碳的排出均受到阻碍，总肺泡通气量不足可使肺泡氧分压（alveolar PO_2，P_AO_2）降低，肺泡二氧化碳分压（alveolar PCO_2，P_ACO_2）增高，从而流经肺泡毛细血管的血液不能被充分动脉化，CO_2 排出也受限，导致动脉血氧分压降低，二氧化碳分压增高。因而属于低氧血症伴高碳酸血症性呼吸衰竭（Ⅱ型呼吸衰竭）。这种情况下，$PaCO_2$ 的增值与 PaO_2 降值呈一定比例关系，当肺泡通气量减少一半时，PaO_2 可由正常的 100mmHg 降至 50mmHg，而 $PaCO_2$ 由正常的 40mmHg 升至 80mmHg，两者变化比值为 0.8（相当于呼吸熵）。

二、肺换气功能障碍

换气是指肺泡与毛细血管间进行气体交换的物理弥散过程。肺泡中 O_2 和 CO_2 主要通过含表面活性物质的极薄液体层、肺泡上皮细胞层、上皮基底膜层、肺泡上皮和毛细血管之间的间隙、毛细血管基膜及毛细血管内皮细胞层共同构成的肺泡膜弥散到毛细血管的血液中。气体的弥散速度主要取决于肺泡膜两侧气体的压力差、肺泡膜的面积和厚度、温度、气体扩散系数、肺泡通气/血流比值及血液和肺泡的接触时间等因素，其中以肺泡通气/血流比值、肺泡膜的面积和厚度最为重要。因此，肺换气功能障碍包括弥散障碍、肺泡通气/血流比值失调和解剖分流增加。

（一）弥散障碍

弥散障碍（diffusion impairment）是指氧和二氧化碳通过肺泡膜进行气体交换的过程发生障碍。气体的弥散过程受肺泡与血流间的气体分压差、气体在液体中的溶解度、气体的弥散时间、肺泡膜面积与厚度等因素的影响。

1. 弥散障碍的常见原因　肺泡膜的病变引起弥散障碍的发生机制为：①肺泡膜面积减少。成人肺泡总面积约为 80m²，平静呼吸时，只有 1/2 的肺泡参与气体交换；运动时，肺毛细血管开放数量和开放程度增加，肺泡膜面积也大大增加，因此，肺泡膜面积的储备量是很大的。只有当弥散面积减少一半以上时，才会使气体弥散发生障碍，导致呼吸衰竭。临床多见于肺叶切除、肺实变、肺不张、肺气肿等疾病。②肺泡膜厚度增加。肺泡膜厚度平均约为 0.6μm，有的部位只有 0.2μm，通透性非常大。虽然气体从肺泡腔到达红细胞内，除了要经过肺泡膜之外，还要经过血浆和红细胞膜，但总厚度也不到 5μm，非常有利于气体交换。当弥散膜增厚时，弥散距离加大，可导致气体弥散障碍。弥散膜增厚，临床见于肺水肿、肺间质纤维化、肺泡透明膜形成。弥散距离加大，造成气体弥散速度减慢。③血液与肺泡接触时间过短。正常机体在静息时，血液流经肺泡毛细血管的时间大约为 0.75s，而完成气体交换的时间氧气只需 0.25s，二氧化碳更短。肺泡膜病变（肺泡膜的增厚）时虽然弥散速度减慢，但在静息时，气体交换在 0.75s 内仍可达到血气与肺泡气的平衡，而不出现血气异常。但是在体力负荷增加等使心输出量增加和肺血流速度加快时，血液与肺泡接触时间明显缩短，导致气体不能充分交换。

2. 弥散障碍时的血气变化特点　当弥散障碍时，氧由肺泡弥散到血液的过程发生障

二维码 14-7
弥散障碍

碍,使动脉血氧分压降低,肺泡气氧分压与动脉血氧分压差增大,但动脉血二氧化碳分压可正常。这是由于二氧化碳的溶解度比较大,其弥散能力比氧约大20倍,能较快地弥散入肺泡使 $PaCO_2$ 与 P_ACO_2 达到平衡,保持二氧化碳的排出,甚至可因缺氧所引起的代偿性呼吸加深加快而使二氧化碳排出增多,导致动脉血二氧化碳分压降低(图14-3)。因此,单纯弥散障碍引起的呼吸衰竭属于低氧血症型呼吸衰竭(Ⅰ型呼吸衰竭)。如若发展到严重阶段伴有通气功能障碍时,$PaCO_2$ 也可升高,患者出现Ⅱ型呼吸衰竭。

注:实线为正常人;虚线为肺泡膜增厚患者

图14-3　血液流经肺泡毛细血管时的血气变化

二维码14-8
肺泡通气/血流比值失调

(二)肺泡通气/血流比值失调

有效的换气不仅需要肺泡有足够的通气量和充分的血流量,而且需要两者有一个适当的比例关系。通气/血流比值是指每分钟肺泡通气量(V_A)与每分钟肺泡血流量(Q)之间的比值(V_A/Q),只有适宜的 V_A/Q 才能实现适宜的气体交换。正常人每分钟肺泡通气量(V_A)约为 4L,每分钟肺泡血流量(Q)约为5L,故通气/血流比值(V_A/Q)为 0.8,此时流经肺的静脉血能最充分地动脉化。由于重力关系,肺内的气体与血流分布是不均匀的,直立体位时,肺通气量与血流量自上而下递增,血流量的变化更为显著,造成各肺区的 V_A/Q 比值不同,在肺上部为3.3,而肺底部为0.63,但是通过自身调节机制,整个肺的气体交换仍可保持动脉血氧分压达 100mmHg,动脉血氧饱和度达 95%～98%。

在病理情况下,部分肺泡的通气或血流减少,都可使肺泡通气量与血流量的比例失常(ventilation-perfusion imbalance)(图14-4)而引起气体交换障碍。主要原因如下。

1. 部分肺泡通气不足　支气管哮喘、慢性支气管炎、阻塞性肺气肿等引起的气道阻塞,以及肺纤维化、肺水肿等引起的限制性通气障碍在肺内的分布往往不均匀,可导致肺泡通气的严重不均。但流经这部分肺泡的血流未相应减少(甚至还可因炎性充血等使血流量增多,如大叶性肺炎早期),使部分肺泡 V_A/Q 比值降低,造成流经这部分肺泡的静脉血未经充分

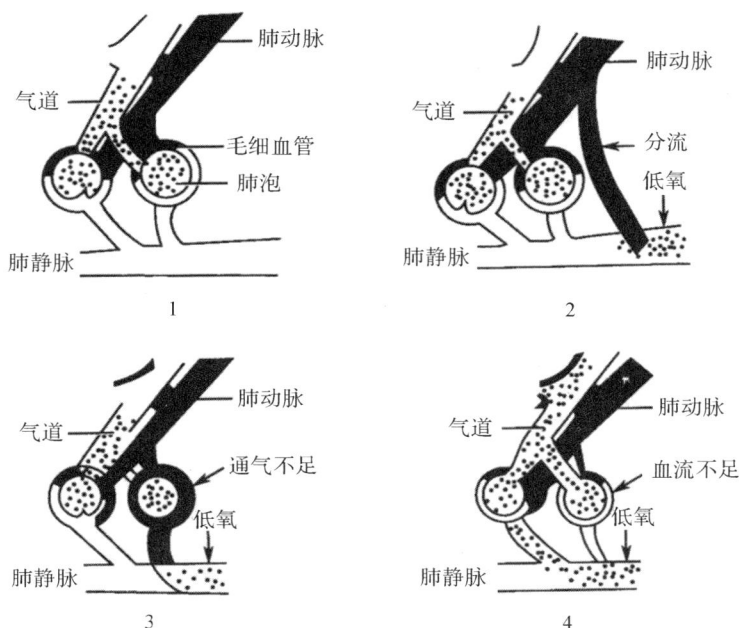

1. 正常；2. 解剖分流（真性分流）；3. 功能性分流；4. 死腔样通气

图 14-4　肺泡通气与血流比值失调

氧合便掺入动脉血内，称为静脉血掺杂（venous admixture）。这种情况类似动-静脉短路，亦称为功能性分流（functional shunt）。在正常人肺内，通气分布不均匀形成的功能性分流约占肺血流量的 3%。当发生严重的慢性阻塞性肺疾病时，功能性分流可增加到占肺血流的 30%～50%，从而严重影响换气功能。

2. 部分肺泡血流不足　肺动脉栓塞、弥散性血管内凝血、肺动脉炎、肺血管收缩等，都可使病变区域肺泡血流减少，而这一部分肺泡通气良好，气体不能充分被利用，使肺泡 V_A/Q 比值大于 0.8，无效腔气量增加，即所谓死腔样通气（dead space like ventilation）。正常人生理无效腔约占潮气量的 30%，疾病时无效腔可显著增加，占潮气量比例可为 60%～70%，导致呼吸衰竭。

3. 通气/血流比值失调时的血气变化特点　当部分肺泡通气不足，V_A/Q 比值下降时，流经该处的血液得不到充分的气体交换，导致血氧分压及血氧含量下降，虽然可通过健康肺的代偿性通气增加及 V_A/Q 比值升高，使流经健侧肺泡的血氧分压增加，但血氧含量仅有轻度增加。因为根据氧解离曲线 S 形的特点（图 14-5），此时正处于曲线的上端平坦部分，氧分压由 80mmHg 上升到 100mmHg 时，血氧饱和度只增加 2%，即肺泡氧分压再增加，血氧饱和度也不能超过 100% 的限度。而二氧化碳解离曲线的特性决定二氧化碳分压与含量明显降低。因此，健康肺的过度通气，只能代偿地排出因通气不足而潴留的二氧化碳，却不能代偿所造成的低氧血症。

当部分肺泡血流不足，V_A/Q 比值升高时，流经该处的血液氧分压虽然明显提高，但同理根据氧解离曲线的特点，血氧含量增加却非常有限。而健康肺泡因血流量增加，V_A/Q 比

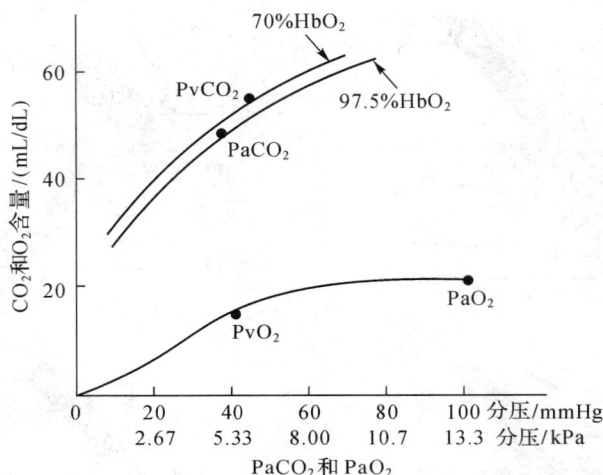

图 14-5 血液 O_2 和 CO_2 解离曲线

值下降,流经该处的血液不能充分氧合,引起其氧分压和血氧含量显著降低,二氧化碳分压和含量增加。

上述两种情况,最终混合的动脉血氧分压降低。而 PaO_2 降低兴奋呼吸中枢,使肺总通气量增加,肺排出 CO_2 增多,也可使 $PaCO_2$ 降低。

由此可见,肺泡的通气/血流比值失调,通常只发生低氧血症性呼吸衰竭(Ⅰ型呼吸衰竭)。而二氧化碳分压随着肺泡代偿性通气增加可保持正常甚至降低,但当病变严重,肺的总通气量不再增加,失去代偿机能时,也会并发高碳酸血症性呼吸衰竭(Ⅱ型呼吸衰竭)。

(三)解剖分流增加

二维码 14-9
知识链接

生理情况下,肺内一部分静脉血可经支气管静脉和极少的肺内动-静脉吻合支直接流入肺静脉,称为解剖分流(anatomic shunt)。这部分解剖分流的血流量只占正常心输出量的 $2\%\sim3\%$,不会对 PaO_2 造成明显影响。但在如支气管扩张症伴有支气管静脉血管扩张和肺内动-静脉短路开放时,解剖分流可增加,静脉血掺杂异常增多,可导致 PaO_2 明显下降而发生呼吸衰竭。由于解剖分流时,血液完全未经气体交换,故称为真性分流(true shunt)。在肺实变和肺不张时,病变肺泡完全失去通气量,但仍有血液流经,该部分血液完全未进行气体交换而掺入动脉血,类似解剖分流。

案例 14-1 分析 该患者发生Ⅱ型呼吸衰竭的病因是慢性支气管炎和阻塞性肺气肿。主要发病机制包括阻塞性通气不足、限制性通气不足、弥散障碍和通气/血流比值失调。严重慢性支气管炎、阻塞性肺气肿患者由于存在广泛的、严重的支气管和肺泡损害,在造成严重的肺换气功能障碍的同时,还严重影响了肺通气功能障碍,两者的共同作用导致 PaO_2 降低和 $PaCO_2$ 升高,发生Ⅱ型呼吸衰竭。

案例 14-2 分析　　该患者发生 I 型呼吸衰竭的病因是硅肺,主要发病机制包括部分肺泡限制性通气不足,弥散障碍和通气/血流比值失调。与案例 14-1 不同的是,该患者的疾病主要影响了肺的换气功能,而对肺通气功能影响较轻,所以只造成 PaO_2 降低而未产生 CO_2 潴留,发生 I 型呼吸衰竭。

第三节　急性呼吸窘迫综合征、慢性阻塞性肺疾病与呼吸衰竭

临床上,单纯的通气不足、弥散障碍、肺内分流增加或无效腔增加的情况比较少见,往往是几个因素同时存在或相继发生作用。不同疾病引起的呼吸衰竭,其发病机制和环节也不同。如急性呼吸窘迫综合征是急性呼吸衰竭的常见原因,主要引起 I 型呼吸衰竭;而慢性阻塞性肺疾病是引起慢性呼吸衰竭的常见原因,可引起 II 型呼吸衰竭。

一、急性呼吸窘迫综合征与呼吸衰竭

急性呼吸窘迫综合征(acute respiratory distress syndrome,ARDS)系多种原因引起的急性肺损伤(acute lung injury,ALI),即肺泡-毛细血管膜损伤而导致的急性进行性缺氧性呼吸衰竭。ALI 和 ARDS 有相同的定义和内涵,区别在于 ALI 代表早期阶段,而 ARDS 代表晚期阶段。ALI 概念强调 ARDS 是一个动态的过程,致病因子通过直接损伤,或机体炎症反应过程中白细胞和相应介质间接损伤肺毛细血管内皮和肺泡上皮,形成 ALI,并逐渐发展为典型的 ARDS。同时,可在 ALI 阶段进行早期治疗,提高临床疗效。

ARDS 临床表现为急性呼吸窘迫,进行性与顽固性低氧血症,X 线胸片显示弥漫性浸润。其主要病理改变为弥漫性肺损伤、炎细胞浸润,肺广泛性充血、水肿、出血和肺泡内透明膜形成、肺泡萎缩,导致肺内血液分流增加和通气/血流比值严重失调。

（一）ARDS 的原因

ARDS 的原因很多,基本原因有:①全身性病理过程。感染,见于各种严重感染所引起的败血症,尤其是肺部感染,如细菌性肺炎、病毒性肺炎、真菌性肺炎、肺结核等;休克,是一种常见原因,以往将休克引起的 ARDS 称作休克肺,感染性、失血性、烧伤性、心源性和过敏性休克均可引起 ARDS。②化学性因素。误吸或淹溺,因呕吐吸入胃内容物（如胃酸）,或不慎淹溺吸入海水或喝水,以及吸入光气、氯气、一氧化氮和高浓度氧气（$FiO_2 > 70\%$）等。③物理性因素。肺挫伤,严重战伤、创伤、车祸等可直接引起肺损伤,或通过头部外伤、多发性骨折等非胸部外伤而间接导致肺损伤,以及羊水栓塞和放射性损伤等。④医源性因素。多次急救输血,如多次过量输入库血,一般为 24h 内输入 3000mL 血;体外循环和血液透析等;药物过量,如阿司匹林、丙氧酚、美沙酮、巴比妥类药物或磺胺类药等。

（二）ARDS 的发病机制

ARDS 的发病机制很复杂,至今仍未完全阐明。目前认为主要有以下原因。

1. 病因的直接损伤　　化学性因素和物理性因素可直接损伤肺泡-毛细血管膜,进一步引起肺损伤。

2. 中性粒细胞在发病中的作用 一方面,大量中性粒细胞在某些趋化因子($TNF-\alpha$、$C5a$、LTB_4、TXA_2、FDP、PAF)的刺激下,表面黏附分子表达增加,黏附性显著增强,促进中性粒细胞相互黏合、聚集,阻塞肺血管;另一方面,中性粒细胞紧密黏附于肺毛细血管内皮细胞,增加肺动脉内皮通透性并穿越血管壁,在趋化因子作用下,中性粒细胞浸润到肺间质并进入肺泡腔,先后发生肺间质水肿、肺泡水肿。同时,肺泡上皮损伤可导致Ⅱ型肺泡上皮细胞合成、分泌表面活性物质下降,出现肺不张,形成功能性分流。除此以外,中性粒细胞激活时释放的自由基、蛋白酶、细胞因子及脂类代谢产物等均可造成肺泡-毛细血管膜损伤。

临床实验证明 ARDS 患者外周血液中性粒细胞减少,而支气管肺泡洗出液中的中性粒细胞可增加 20～100 倍,肺活检发现肺内有中性粒细胞聚集和浸润。如预先用氮芥降低实验动物的中性粒细胞,再致肺泡-毛细血管膜损伤,可减轻肺水肿的程度。因此,实验结果支持白细胞在肺内聚集、黏附和激活会增加肺泡-毛细血管通透性和肺水肿形成这一观点。

3. 凝血系统在 ARDS 发病中的作用 ARDS 患者活检和死后尸体解剖发现,肺小动脉内含有大量以纤维蛋白聚集为主的微血栓。引起肺循环血栓形成的原因有:①感染、创伤、休克等原发病因激活凝血途径;②中性粒细胞激活、肺组织及血管内皮细胞的损伤释放组织因子;③血管内血小板激活、黏附、聚集;④血管通透性增加,血液浓缩,血流缓慢和停滞。

血管内微血栓形成堵塞血管,使肺动脉压增高,肺循环阻力增加,引起压力性肺水肿;血小板激活、释放 5-羟色胺(5-HT)等介质,引起支气管收缩,影响肺通气;血小板释放 TXA_2 等活性物质引起肺血管收缩,造成死腔样通气;凝血功能障碍使纤维蛋白降解产物(FDP)增多,增加肺血管通透性,导致渗透性肺水肿;血小板的大量消耗又引起了肺内出血。

(三)ARDS 引起呼吸衰竭的机制

1. 肺弥散功能障碍 由于肺泡膜的损伤和炎症介质的作用,肺泡上皮和毛细血管内皮通透性增高,可引起渗透性水肿,导致肺弥散障碍。

2. 肺内解剖分流增加 肺泡Ⅱ型上皮细胞受损,导致表面活性物质生成减少,而水肿液的稀释和肺泡过度通气可进一步消耗表面活性物质,肺泡表面张力增大,顺应性降低,形成肺不张。肺不张、肺水肿引起的气道阻塞及炎症介质引起的支气管痉挛可导致肺内解剖分流增加。

3. 死腔样通气 肺内 DIC 及炎症介质可引起肺血管收缩,导致死腔样通气发生。

在上述机制中,ARDS 是由于肺血管阻塞、肺水肿、肺不张,而引起严重的 V_A/Q 比值失调(主要发病机制),加上弥散障碍,患者常表现为低氧血症型呼吸衰竭(Ⅰ型呼吸衰竭);极其严重者,可因全肺通气量明显减少,出现高碳酸血症型呼吸衰竭(Ⅱ型呼吸衰竭)(图 14-6)。

二、慢性阻塞性肺疾病与呼吸衰竭

慢性阻塞性肺疾病(chronic obstructive pulmonary disease,COPD)指的是由慢性支气管炎和肺气肿引起的慢性气道阻塞,简称慢阻肺,其共同特征是管径小于 2mm 的小气道阻塞和阻力增高。临床表现为起病缓慢,病程较长,慢性咳嗽、咳痰、气短或呼吸困难,早期仅于劳累时出现,后逐渐加重,以致日常活动甚至休息时也感到气短。

(一)慢性阻塞性肺疾病的原因

COPD 呈缓慢进行性发展,严重影响患者的劳动能力甚至生活质量,可能与肺对有害气

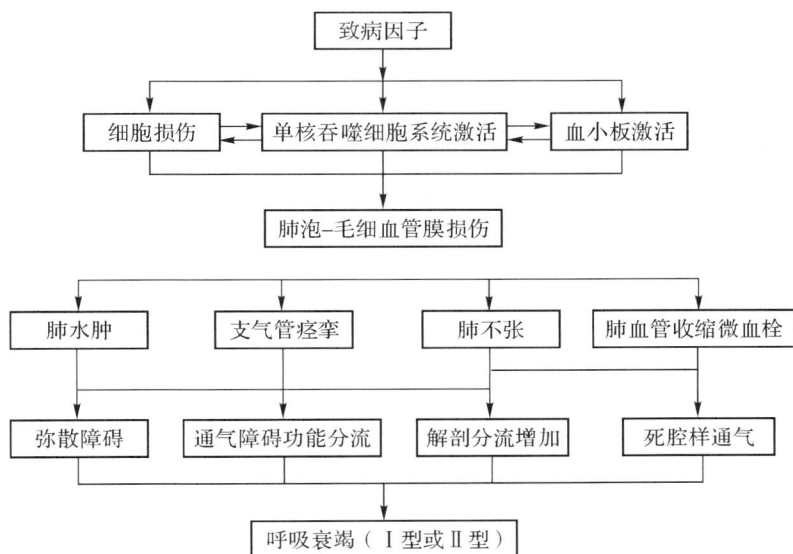

```
                              致病因子
                                 │
            ┌────────────────────┼────────────────────┐
            ▼                    ▼                     ▼
       细胞损伤  ◄──────  单核吞噬细胞系统激活  ◄──────  血小板激活
                                 │
                          肺泡–毛细血管膜损伤
                                 │
        ┌───────────┬───────────┼───────────┬───────────┐
        ▼           ▼           ▼           ▼
      肺水肿     支气管痉挛     肺不张    肺血管收缩微血栓
        │           │           │           │
        ▼           ▼           ▼           ▼
     弥散障碍  通气障碍功能分流  解剖分流增加   死腔样通气
                                 │
                        呼吸衰竭（Ⅰ型或Ⅱ型）
```

图 14-6　ARDS 呼吸衰竭发病机制

体或有害颗粒的异常炎症反应有关。①吸烟。吸烟为 COPD 的重要发病因素,长期吸烟者肺功能异常率较高,孕妇吸烟甚至可能会影响胎儿肺的成长及其在子宫内的发育。②大气污染。大气中刺激性气体和有害气体如雾霾、氯气、二氧化氮、二氧化硫等可刺激黏膜并对支气管黏膜造成损伤,损害气道清除功能,为细菌入侵创造条件。③职业性粉尘和化学物质。如某些特殊物质、刺激性物质、有机粉尘的浓度过高或接触时间过久,可增加气道的反应性。④感染。呼吸道感染是 COPD 发病和加剧的重要因素,如肺炎链球菌、流感嗜血杆菌、乙型流感病毒、腺病毒感染等。⑤其他因素,如年龄、自主神经功能失调、营养失衡、遗传等。

(二)慢性阻塞性肺疾病引起呼吸衰竭的机制

COPD 是引起慢性呼吸衰竭最常见的原因。主要机制有:①阻塞性通气障碍。黏液腺及杯状细胞增生,充血、水肿、炎症细胞浸润以及肉芽组织增生,引起支气管壁增厚;气道高反应性、炎症介质作用可引起支气管痉挛;黏液分泌增多、纤毛细胞损伤脱落可造成支气管腔堵塞;小气道阻塞、肺泡弹性回缩力降低可引起气道等压点上移。②限制性通气障碍。肺泡Ⅱ型上皮细胞受损及表面活性物质消耗过多可引起肺表面活性物质减少,肺顺应性下降;营养不良、缺氧、酸中毒、呼吸肌疲劳又可导致呼吸肌收缩无力。③弥散功能障碍。肺泡壁受损可致肺泡弥散膜面积减少,而肺水肿和肺泡膜炎性增厚则可使弥散膜厚度增加。④肺泡通气/血流比值失调。气道阻塞不均可引起部分肺泡通气量降低;微血管栓塞则可致部分肺泡血流量减少。严重的慢性阻塞性肺疾病的发病机制中,既有肺通气功能障碍(阻塞性通气障碍和限制性通气障碍),又有肺换气功能障碍(弥散功能障碍和肺泡通气/血流比值失调),在它们的共同作用下造成 PaO_2 降低,同时 CO_2 排出的受阻可引起高碳酸血症,导致Ⅱ型呼吸衰竭的发生。

案例 14-1 分析　该患者有慢性阻塞性肺病,包括慢性支气管炎和阻塞性肺气肿,在感染后加重。

(1)病史与症状:反复咳嗽、咳痰,秋冬季节发作较频,活动多了就会感到气短,渐渐地走路快了就气喘,不能干重活。

(2)体征:不能平卧,呈半卧位,口唇发绀,颈静脉怒张直到下颌角。胸部叩诊过清音,满肺弥漫性干湿啰音。心音低,心律齐。肝大肋下 4cm,肝-颈静脉回流征阳性,双下肢凹陷性水肿。

(3)实验室和其他检查:心电图检查示窦性心动过速,120 次/min,P 波高尖,顺钟向转位,右心室肥厚,心肌劳损。胸部 X 线检查示肺动脉段突出,肺透亮度增强,肺门纹理增粗。血气分析:pH 7.29,PaO_2 49mmHg,$PaCO_2$ 72mmHg,动脉血氧饱和度 72%。

以上诊断依据均说明该患者发生慢性阻塞性肺病。

第四节　呼吸衰竭时机体的变化

无论是由通气障碍还是换气障碍引起的呼吸衰竭,其基本的病理生理变化就是低氧血症伴或不伴高碳酸血症。一方面,O_2 的降低和 CO_2 的升高可引起一系列代偿适应性反应,从而改善组织的供氧,调节酸碱平衡并维持组织器官的功能、代谢,以适应新的内环境。另一方面,由于组织缺氧及酸碱平衡和电解质紊乱,机体可出现严重功能障碍,严重时直接导致机体死亡。呼吸衰竭对机体的危害,取决于其发生速度、严重程度、持续时间,以及机体原有的机能代谢状况等。

低氧血症时的缺氧,对呼吸衰竭患者有极大的危险,常常是急性呼吸衰竭的致死原因。因为机体内氧的储备是极为有限的,发生呼吸骤停,血液中贮存的氧气将在数分钟内被耗尽,如不采取措施,患者会因缺氧而死亡。低氧血症的程度取决于血氧分压,当血氧分压在 60mmHg 时,血氧饱和度仍为 90% 左右,此时可供利用的氧仍能满足组织细胞的需要。如果血氧分压再稍有降低,血氧饱和度就会明显降低而发生缺氧,因此,以动脉血氧分压低于 60mmHg 作为呼吸衰竭的重要标志。当血氧分压低于这个水平时,就会造成组织细胞严重缺氧。

高碳酸血症时的二氧化碳潴留对机体的影响与缺氧不同。由于机体有较大的缓冲能力,故二氧化潴留的危害通常主要发生在慢性呼吸衰竭时。一般以二氧化碳分压高于 90mmHg 为危险水平,但这一水平通常在呼吸骤停后,需要 10~15min 才能达到。临床实践证明,即使动脉血二氧化碳分压达到 90mmHg,只要有充分的氧气供给,也不一定致死。危险在于若停止供氧,二氧化碳分压升高可使氧离曲线右移,使血氧饱和度进一步降低,缺氧更为严重。

因此,低氧对机体功能代谢的影响比高碳酸更为严重,如发生机体代偿不全,则可出现严重的代谢功能紊乱。

一、酸碱平衡及电解质代谢紊乱

外呼吸功能障碍可引起单纯性的酸碱平衡紊乱,但混合性酸碱平衡紊乱更常见。Ⅰ型和Ⅱ型呼吸衰竭时均有低氧血症,可引起代谢性酸中毒。Ⅱ型呼吸衰竭还伴有高碳酸血症,因而在代谢性酸中毒的基础上可合并出现呼吸性酸中毒。ARDS 患者由于呼吸代偿性的加深加快,可出现代谢性酸中毒合并呼吸性碱中毒。若给呼吸衰竭患者用人工呼吸机辅助呼吸,通气量过大时可合并医源性呼吸性碱中毒,而过量利尿剂或 $NaHCO_3$ 的使用则可并发医源性代谢性碱中毒。

(一)代谢性酸中毒

Ⅰ型或Ⅱ型呼吸衰竭时,严重的低氧血症使组织、细胞缺氧,无氧酵解加强,酸性代谢产物增多,若合并肾功能不全,肾脏排酸保碱功能降低,则发生代谢性酸中毒。此外,引起呼吸衰竭的原发病或病理过程(如感染、休克)也参与代谢性酸中毒的发生、发展。此时,血浆电解质也发生变化:①血清钾浓度增高。由于酸中毒,细胞外 H^+ 内移,细胞内 K^+ 外移;同时肾小管泌 H^+ 增多,排 K^+ 减少,导致血钾增高。②血清氯浓度增高。代谢性酸中毒时血浆 HCO_3^- 减少而排 Cl^- 减少,血 Cl^- 常升高。

> 案例 14-1 分析　该患者发生代谢性酸中毒。慢性支气管炎、阻塞性肺气肿患者,气促,PaO_2 49mmHg,pH 7.29。

(二)呼吸性酸中毒

Ⅱ型呼吸衰竭时,肺通气量减少,大量二氧化碳潴留,可发生呼吸性酸中毒。此时,血浆电解质也发生变化:①血清钾浓度增高。②血清氯浓度降低。高碳酸血症时 CO_2 在红细胞内缓冲生成 HCO_3^- 增多,与细胞外 Cl^- 交换,使细胞外 Cl^- 内移;此外,酸中毒时肾小管上皮细胞产生 NH_3 增多,重吸收 HCO_3^- 增多,尿 NH_4Cl 和 $NaCl$ 的排出增加,故使血 Cl^- 降低。如果呼吸性酸中毒合并代谢性酸中毒,血 Cl^- 可正常。

> 案例 14-1 分析　该患者发生呼吸性酸中毒。慢性支气管炎、阻塞性肺气肿患者,气促,$PaCO_2$ 72mmHg,pH 7.29。

(三)代谢性碱中毒

在治疗过程中,如果过多过快地排出 CO_2(如人工呼吸机使用不当),而体内代偿性增加的 HCO_3^- 来不及排出,则可发生代谢性碱中毒。

(四)呼吸性碱中毒

Ⅰ型呼吸衰竭时,如果存在通气过度,CO_2 排出过多,$PaCO_2$ 明显下降,可发生呼吸性碱中毒。此时患者可出现血钾降低,血氯升高,发生机制与呼吸性酸中毒相反。

> 案例 14-2 分析　该患者发生呼吸性碱中毒。硅肺患者,气促,$PaCO_2$ 40mmHg,pH 7.48。

二、呼吸系统变化

呼吸困难往往是呼吸衰竭在临床上最先出现的症状，主要表现为呼吸频率和节律的改变。

外呼吸障碍造成的低氧血症和高碳酸血症，首先作用于颈动脉体及主动脉体的外周化学感受器，反射性增加通气，有利于从外界摄取更多的氧，以提高肺泡氧分压和 PaO_2；并可使胸腔负压加大，致回心血量增多，通过增加肺血流量提高氧的摄取。但此反应只有当 PaO_2 低于 60mmHg 时才明显，当 PaO_2 下降至 30mmHg 以下时，则可直接抑制呼吸中枢，并超过反射性兴奋作用而使呼吸抑制，表现为呼吸变浅、变慢、节律不规则，最终呼吸停止。同时，CO_2 潴留主要作用于中枢化学感受器，使呼吸中枢兴奋，增强呼吸运动，但当 $PaCO_2$ 超过 80mmHg 时，发生"CO_2 麻醉"，将损害并抑制呼吸中枢。此时呼吸运动主要依靠 PaO_2 降低对血管外周化学感受器的刺激而持续。

引起呼吸功能改变的原发病变，无论是中枢性的还是外周性的，均会导致呼吸运动的改变。

在呼吸中枢功能障碍引起呼吸衰竭时，多发生呼吸节律紊乱，可出现各种异常的呼吸形式，如潮式呼吸、间歇呼吸、抽泣样呼吸、叹气样呼吸等，其中以潮式呼吸最为常见。其机制可能是呼吸中枢兴奋性下降，对正常 CO_2 浓度刺激不起反应，$PaCO_2$ 须升高到一定程度才能引起短时间周期性呼吸兴奋。

在限制性通气障碍疾病中，如肺顺应性下降，会刺激牵张感受器、肺毛细血管旁感受器（juxtapulmonary capillary receptor，J 感受器），反射性引起呼吸运动变浅变快。当发生阻塞性通气障碍时，由于气流阻力增大，呼吸运动变深，根据阻塞部位的不同，表现为吸气性呼吸困难或呼气性呼吸困难。若是呼吸肌疲劳引起的病变，则使呼吸肌收缩力下降，呼吸变浅变快，从而使通气量减少，加重呼吸衰竭。

> 案例 14-2 分析　该患者出现呼吸急促的机制包括：(1)肺顺应性下降，刺激牵张感受器、肺毛细血管旁感受器，反射性引起呼吸运动变浅变快；(2)PaO_2 低于 60mmHg，通过刺激颈动脉体及主动脉体的外周化学感受器，反射性引起呼吸中枢兴奋，增加通气。

三、循环系统变化

呼吸衰竭早期，由于存在一定程度的缺氧和二氧化碳潴留，交感神经和心血管运动中枢兴奋，心率加快，心肌收缩力加强，外周血管收缩，同时呼吸运动加强，静脉回流血量增加，使心输出量增加。加之体内血流重新分配，对维持动脉血压，保证心脑血供有一定的代偿作用。

严重的缺氧和二氧化碳潴留可直接抑制并损害心血管运动中枢，使心率减慢、心肌收缩力下降以及血管扩张，从而发生心律失常、血压下降等严重后果。

呼吸衰竭常累及心脏，由于肺动脉高压，右心负荷加重，引起右心肥厚、扩大甚至衰竭，导致肺源性心脏病。临床表现为呼吸困难、心悸、发绀、颈静脉怒张、肝大、下肢浮肿、腹水等。右心衰竭是在呼吸器官疾病导致慢性呼吸功能不全，进而引起肺源性心脏病的基础上发生的。其发病机制主要包括两个方面。

1. 肺动脉高压的形成 ①肺小动脉收缩。缺氧引起肺血管收缩，合并酸中毒导致 H^+ 浓度过高时，可增加肺血管对缺氧的敏感性，使肺血管收缩更为显著；缺氧也可刺激肺血管平滑肌近旁的巨噬细胞、内皮细胞、肥大细胞、血小板及中性粒细胞等释放某些缩血管活性物（如组胺、血管紧张素、白三烯、内皮素等），从而收缩肺血管；缺氧使肺血管平滑肌细胞钾通道关闭，外向性 K^+ 电流减少，膜电位下降，细胞膜产生去极化，从而导致电压依赖性钙通道开放，Ca^{2+} 内流增加，肌肉兴奋收缩偶联效应增强，引起肺血管收缩。以上因素使肺动脉压升高，进一步增加右心负荷。②肺小动脉重建。缺氧所致肺小动脉长期收缩，可促使肺血管平滑肌细胞和成纤维细胞的肥大和增生，同时胶原蛋白与弹性蛋白合成增加，导致肺血管壁增厚、硬化，管腔变窄，引起持久而稳定的慢性肺动脉高压。③肺血管病变。有些肺部病变如肺毛细血管床大量破坏、肺小动脉炎、肺栓塞等也可能成为引起肺动脉高压的原因。④血量增多和血液黏度增高。缺氧可兴奋肾素-血管紧张素-醛固酮系统，使醛固酮增多，导致水、钠潴留；缺氧使肾小动脉收缩，减少肾血流，进一步加重水、钠潴留；长期慢性缺氧引起红细胞代偿性生成增多，使血液黏滞度增加，引起肺血流阻力增大，心脏负荷增加。

2. 心肌舒缩功能障碍 ①心肌舒缩功能下降。缺氧、电解质紊乱和酸中毒可直接或间接损伤心肌，降低心肌舒缩功能。②心室舒缩活动受限。呼吸困难时用力呼气引起胸膜腔内压显著增高，心脏受压，影响心脏的舒张功能；用力吸气则使胸膜腔内压异常降低，心脏外部负压增大，增加右心收缩的负荷，促使右心衰竭。

案例 14-1 分析 该患者有肺源性心脏病，右心衰竭。

（1）病史：该患者有慢性支气管炎，阻塞性肺气肿；

（2）体征：脉搏 120 次/min，口唇发绀，颈静脉怒张直到下颌角，心音低、心律齐，肝大肋下 4cm，肝颈静脉反流征阳性，双下肢凹陷性水肿；

（3）辅助检查：心电图检查示窦性心动过速，120 次/min，P 波高尖，顺钟向转位，右心室肥厚，心肌劳损。胸部 X 线检查示肺动脉段突出，肺透亮度增强，肺门纹理增粗。

二维码 14-10
知识链接

四、中枢神经系统变化

中枢神经系统对缺氧和二氧化碳增高极为敏感。当轻度缺氧时可出现兴奋性升高，严重的缺氧会发生一系列中枢神经系统的功能障碍，直至威胁生命。当 PaO_2 降至 $50\sim60mmHg$ 时，可出现智力和视力轻度减退；当 PaO_2 降至 $40\sim50mmHg$ 时，会引起一系列神经精神症状，如神志恍惚、表情淡漠、记忆障碍、嗜睡、谵妄躁动、惊厥昏迷等；当 PaO_2 降至 20mmHg 以下时，几分钟就可造成神经细胞不可逆损害。除上述缺氧因素外，慢性呼吸衰竭时高碳酸血症对中枢神经系统的危害更为严重，当 $PaCO_2$ 超过 80mmHg 时可引起头痛头晕、烦躁不安、口齿不清、睡眠障碍、扑翼样震颤、嗜睡昏迷、呼吸浅表、抽搐等，称为二氧化碳麻醉（carbon dioxide narcosis）。

由呼吸衰竭引起的中枢神经系统功能障碍，称为肺性脑病（pulmonary encephalopathy）。其发病机制如下。

（一）高碳酸血症的作用

II 型呼吸衰竭时，CO_2 潴留对脑血管有强大的直接扩张作用，升高约 $10mmHg$ 可使脑血流量增加 50%，脑血流量随 $PaCO_2$ 的上升而增多。缺氧也可使脑血管扩张。脑血管扩张可进一步导致血管性脑水肿。同时，$PaCO_2$ 升高还可提高毛细血管通透性，诱发间质性脑水肿。

高碳酸血症时，由于 CO_2 是脂溶性的，能自由通过血脑屏障进入脑脊液，故能使脑脊液 pH 降低。当 $PaCO_2$ 显著升高（$>80mmHg$）时，CO_2 进入脑脊液过多，可使脑脊液 pH 下降比血液更为明显。而神经细胞酸中毒一方面可增强谷氨酰胺酶活性，使 γ-氨基丁酸生成增多，抑制中枢神经系统；另一方面可增强磷脂酶活性，释放溶酶体酶，导致神经细胞和组织的损伤。

（二）低氧血症的作用

缺氧使脑细胞合成 ATP 减少，Na^+-K^+ 泵运转失灵，引起细胞内钠水潴留，造成细胞毒性脑水肿；缺氧和高碳酸血症一样直接使脑血管扩张，形成血管性脑水肿；同时，缺氧使无氧代谢加强，出现酸中毒，H^+ 与原发因素缺氧共同损伤血管内皮细胞，导致间质性脑水肿。脑充血、水肿使颅内压增高，压迫脑血管，加重脑缺氧，形成恶性循环，严重时可导致脑疝形成。

此外，由高碳酸血症和低氧血症引起的脑血管内皮细胞损伤，可导致脑血管内发生凝血，这也是肺性脑病的发病因素之一。部分肺性脑病患者可表现为神经兴奋、躁动，可能与发生代谢性碱中毒相关。然而，有 1/3 的酸中毒患者也表现为神经兴奋，其机制尚不清楚。

五、肾功能变化

呼吸衰竭时常合并肾功能不全，引起肾损伤。轻者尿中出现蛋白、红细胞、白细胞及管型等，严重时可发生急性肾功能衰竭，出现少尿、氮质血症和代谢性酸中毒。一般认为是由缺氧和高碳酸血症反射性引起交感神经兴奋使肾血管收缩，肾血流严重减少所致。

六、消化功能变化

呼吸衰竭晚期常伴有上消化道出血，其机制为：①缺氧、二氧化碳潴留及酸中毒，使胃黏膜糜烂坏死，降低或破坏胃黏膜的屏障作用，引起弥漫性渗血。②二氧化碳潴留增强胃壁细胞碳酸酐酶的活性，使胃酸分泌过多，参与溃疡的形成。

第五节　呼吸衰竭防治的病理生理基础

呼吸衰竭一般是在呼吸系统疾病的基础上发展起来的，其基本的病理生理变化是低氧血症伴有或不伴有高碳酸血症，直接威胁患者的生命。因此，在治疗上除治疗原发病之外，还应针对其发病环节采取积极措施，以缓解其缺氧和二氧化碳潴留，为治疗原发病争取时间和条件。

一、防止和去除呼吸衰竭的原因和诱因

积极治疗原发病是防治呼吸衰竭的关键。如防治胸廓、肺部疾患，积极进行抗休克、抗感染治疗等，及时消除引起呼吸衰竭的原因和诱因。

案例 14-1 分析　应给予该患者抗感染治疗。

二、改善通气，降低 $PaCO_2$

$PaCO_2$ 增高是由肺总通气量减少所致，应通过增加肺泡通气量来降低 $PaCO_2$。其基础治疗包括原发病的治疗、保持气道通畅和降低呼吸阻力等，其中以保持气道通畅最为关键。①解除阻塞以保持气道通畅。如使用抗生素治疗气道炎症，用平喘药扩张支气管；用体位引流，必要时进行气管插管以清除分泌物，解除呼吸道阻塞。②加强呼吸动力。使用呼吸中枢兴奋剂增强呼吸动力，适用于原发于呼吸中枢抑制所致的限制性通气障碍，但对一般的慢性呼吸衰竭患者使用中枢兴奋剂，在增加肺通气量的同时也增加了呼吸肌的耗氧量，加重了呼吸肌疲劳，反而得不偿失。③辅助呼吸。用人工呼吸辅助通气，维持必要的肺通气量，同时，可以使呼吸肌得以休息，有利于呼吸肌功能的恢复，这也是治疗呼吸肌疲劳的主要方法。④补充营养。慢性呼吸衰竭患者由于呼吸困难影响进食、胃肠道消化及吸收能力差及发热等，常伴有营养不良发生，会导致机体免疫功能降低，使感染不易控制；体重和膈肌重量减轻，膈肌萎缩也可导致呼吸肌收缩无力，容易发生呼吸肌疲劳，应当补充营养以改善呼吸功能。

案例 14-1 分析　该患者应进一步给予祛痰、平喘等治疗。

三、氧疗，提高 PaO_2

氧疗是纠正缺氧的针对性措施。其作用是使 PaO_2 升高、SaO_2 增高，增加可利用氧，以改善组织细胞缺氧状态。合理的氧疗还能减轻呼吸做功和降低缺氧性肺动脉高压，减轻右心负荷。

对于低氧血症型呼吸衰竭（Ⅰ型呼吸衰竭）的患者，可吸入较高浓度的氧（一般在 50% 以下），尽快提高 PaO_2，使之维持在 55mmHg 左右或使 SaO_2 在 90% 以上，缺氧基本能得到改善。然而，对于完全肺实变、肺不张引起的 V_A/Q 比值失调及肺内动静脉分流超过 30% 的患者，吸入较高浓度的 O_2 亦难以纠正缺氧。

对于低氧血症伴有高碳酸血症（Ⅱ型呼吸衰竭）的患者，因呼吸中枢的兴奋性已降低，且血中高浓度 CO_2 对呼吸中枢会产生抑制作用，呼吸是靠缺氧对血管壁化学感受器的刺激反射性地使呼吸中枢兴奋来维持的，所以要考虑到大量给氧会削弱这种反射性刺激作用，使呼吸抑制，进一步加重了二氧化碳的潴留，甚至产生肺性脑病。同时，吸入高浓度的 O_2 解除低氧血症对肺血管的收缩作用，使肺内血流重新分布，有可能加重 V_A/Q 比值失调，引起生

理无效腔和潮气量之比值加大,使有效肺泡通气量减少,进一步提高 $PaCO_2$。所以,临床上多主张采用持续性低浓度(吸氧浓度不宜超过 30%)低流量给氧,并逐步增加给氧浓度的方法。其机理是,呼吸衰竭的患者,动脉血氧分压往往处于氧解离曲线的陡峭部分,故只需给少量氧,PaO_2 维持在 $50\sim60$ mmHg 时,SaO_2 即可明显上升,同时还可保持血管壁化学感受器对呼吸中枢的反射性兴奋作用。

此外,慢性阻塞性肺疾病患者采用长期氧疗(每天吸氧时间超过 15h),能减低肺动脉压,减轻右心负荷,改善生命质量,提高生存率。

四、改善内环境及重要器官的功能

呼吸衰竭对机体的影响是多方面的,因而在治疗中要特别注意对水、电解质及酸碱平衡紊乱的纠正,保护心、脑、肾等重要脏器的功能,预防肺源性心脏病、肺源性脑病及肾衰竭的发生。

二维码 14-11
知识链接

【本章小结】

当外呼吸功能发生严重障碍,以致机体在静息状态吸入空气时,PaO_2 低于 60mmHg,或伴有 $PaCO_2$ 高于 50mmHg 的病理过程,称为呼吸衰竭。PaO_2 降低是呼吸衰竭的必然结果,根据发病机制和血气变化的特点,可将呼吸衰竭分为低氧血症型(Ⅰ型)和低氧血症伴有高碳酸血症型(Ⅱ型)呼吸衰竭。呼吸衰竭的发病机制包括肺通气功能障碍和(或)肺换气功能障碍。肺通气功能障碍包括限制性和阻塞性通气不足两种情况,容易导致Ⅱ型呼吸衰竭的发生。引起肺换气功能障碍的机制包括弥散障碍(一般对血气变化无影响,若出现肺泡膜病变并伴有运动时,可出现Ⅰ型呼吸衰竭),通气/血流比值失调(PaO_2 降低,$PaCO_2$ 可以正常、下降或者升高)及解剖分流增加。呼吸衰竭时发生的低氧血症和高碳酸血症是呼吸衰竭影响全身各系统代谢和功能的基本原因。一方面 PaO_2 下降、CO_2 升高可以引起一系列代偿适应性反应,另一方面可造成酸碱平衡和电解质紊乱、呼吸系统功能变化、循环系统功能变化、中枢神经系统功能变化、肾功能变化及胃肠功能变化,对机体造成严重影响。

【复习思考题】

1. 什么是呼吸衰竭?其发病机制有哪些?

2. 为什么在体力负荷增加时,弥散障碍容易导致Ⅰ型呼吸衰竭而不是Ⅱ型呼吸衰竭?

二维码 14-12
习题及答案

3. 肺泡总通气量不足和部分肺泡通气不足引起的血气变化有何不同?为什么?

4. 中央性气道阻塞的胸内阻塞和胸外阻塞对呼吸有什么影响?机制是什么?

5. 为什么 ARDS 患者通常发生Ⅰ型呼吸衰竭?

6. 慢性阻塞性肺病患者用力呼吸时,呼气性呼吸困难为什么会加重?

7. Ⅱ型呼吸衰竭患者不宜吸入高浓度 O_2 的机制是什么?

【参考文献】

［1］王建枝,殷莲华.病理生理学.8版.北京:人民卫生出版社,2013.

［2］王万铁,商战平.病理生理学.北京:科学技术文献出版社,2015.

［3］王万铁,倪世容.病理生理学.2版.北京:人民卫生出版社,2014.

［4］王万铁.病理生理学.北京:高等教育出版社,2012.

［5］王万铁.病理生理学.杭州:浙江大学出版社,2009.

（应　磊）

第十五章　肝功能不全

【学习目标】

　　掌握：肝功能不全、肝功能衰竭、肝性脑病、假性神经递质、黄疸、核黄疸的概念，肝性脑病的发病机制（氨中毒学说、假性神经递质学说）、黄疸的发病机制及代谢特点。

　　熟悉：肝性脑病的诱因、胆红素的正常代谢过程。

　　了解：肝性脑病的防治原则、黄疸对机体的影响。

【案例导入】

案例 15-1

　　患者，男性，64 岁。12 年前因右上腹部不适、疼痛及食欲不振而住院。检查：肝大，肋下 2.5cm，肝功能正常，服用"保肝药物"，住院两周后好转出院。出院后常感腹胀及上腹部隐痛，病情时轻时重。

　　4 年前上述症状加重，出现皮肤、巩膜黄染，进食后上腹部不适感加剧，腹胀明显，并伴有恶心、呕吐、便稀，症状反复持续至今。

　　近半年来，患者进行性消瘦，四肢乏力，面色憔悴，皮肤、巩膜黄染加深，尿少，下肢水肿，活动不便，鼻和牙龈时有出血，常有便血。2d 前因吃牛肉出现恶心、呕吐、神志恍惚、烦躁不安而急诊入院。

　　患者自年轻时大量饮酒，长年不断。

　　体检：体温 36.8℃，脉搏 91 次/min，呼吸 25 次/min，血压 126/90mmHg。神志恍惚，烦躁不安，皮肤、巩膜黄染，腹壁静脉曲张。面部及前胸有多个蜘蛛痣，腹部膨隆，肝肋下 2.5cm，质较硬，边缘钝。脾肋下 3cm，腹水症阳性。双下肢凹陷性水肿（＋＋），食管吞钡 X 线显示食道下段静脉曲张。

　　实验室检查：血清胆红素 27μmol/L（正常 $3.5\sim17.2\mu$mol/L），血氨 89.08μmol/L，血浆总蛋白 52g/L，白蛋白 27g/L，球蛋白 25g/L。

　　入院后，静脉输入谷氨酸钠、葡萄糖、维生素、肌苷等，限制蛋白质摄入，口服大量抗生素，并用酸性溶液灌肠。经积极抢救后，患者神志逐渐清楚，病情好转，准备出院。次日，患者大便时头晕、虚汗、乏力、站立困难而昏倒，被发现时患者面色苍白，血压

90/40mmHg。第三天清晨,患者再次出现神志恍惚,烦躁不安,尖叫。检查时双手出现扑翼样震颤,大便呈柏油样。继后发生昏迷,血压 130/65mmHg,瞳孔中度散大,对光反射减弱,皮肤、巩膜深度黄染,血清胆红素 $58\mu mol/L$,血氨 $106.7\mu mol/L$。经各种降氨治疗后,血氨降至 $61.82\mu mol/L$,但上述症状无明显改善,患者仍处于昏迷状态。后改用左旋多巴静脉滴注,经过一周的治疗,神志渐渐恢复。住院月余临床症状缓解,出院疗养。

思考题

1. 该患者发生肝功能不全的主要原因是什么?

2. 该患者两次发生肝性脑病的诱因分别是什么?肝性脑病的发生机制是什么?

3. 该患者在发生肝性脑病时血氨有什么变化?为什么会发生这种变化?

4. 患者第二次改用左旋多巴治疗后病情好转说明什么?

5. 患者入院之初的治疗措施(静脉输入谷氨酸钠,限制蛋白质摄入,口服抗生素,酸性溶液灌肠),其治疗肝性脑病的病理生理学基础是什么?

6. 为什么用酸性溶液给患者灌肠,可不可以改用肥皂水?

第一节　概念及病因

肝脏是腹腔内最大的实质性器官,参与体内的物质代谢、解毒、凝血物质的生成和消除,胆汁的生成与排泄,调节血液循环及免疫反应等过程。因此,肝脏在机体物质代谢等方面起着重要的作用。各种致肝损伤的因素使肝脏形态结构被破坏(变性、坏死、肝硬化),并使其代谢、解毒、分泌、合成、免疫等功能发生异常改变,机体出现黄疸、出血、感染、肾功能障碍及肝性脑病等一系列临床综合征,称为肝功能不全(hepatic insufficiency)。严重肝功能损害到晚期阶段,称为肝功能衰竭(hepatic failure)。临床上,肝功能衰竭患者往往并发肝性脑病而死亡。

引起肝功能不全的常见病因有以下几类。

1. 生物因素　病毒、寄生虫(血吸虫、华支睾吸虫、阿米巴)以及细菌感染均可造成肝脏损害,其中以病毒最常见。目前已经发现 7 种病毒可引起病毒性肝炎。其中研究最多、发病率最高的当属由 HBV 引起的乙型肝炎,其发病率高,危害性较大。

2. 化学因素　肝组织对化学物质具有很高的结合力,因此,有些化学物质如四氯化碳、磷、锑、砷剂等,均可致肝细胞变性坏死;有些药物,如氯丙嗪、异烟肼、某些碘胺药物和抗生素,也可引起肝脏损害;长期大量饮酒可直接或间接损伤肝脏,引起酒精性肝炎和肝硬化。

二维码 15-2
案例分析

案例 15-1 分析　长期大量饮酒可以导致酒精性肝硬化,引起肝功能不全。

3. 免疫因素　肝病可以引起免疫反应异常,免疫反应异常又是引起肝脏损害的重要原因之一。如乙型肝炎病毒引起的体液免疫和细胞免疫都能损害肝细胞。

4. 营养因素　缺乏胆碱、甲硫氨酸时,可以引起肝脂肪变性。一般来说,单纯营养缺乏不能导致肝病的发生,但可起到促进、加速作用。

5. 遗传因素　某些肝病是由遗传缺陷而引起的。如由于肝脏不能合成铜蓝蛋白,使铜代谢发生障碍而引起的肝豆状核变性;又如患原发性血色素沉着病时,含铁血黄素在患者肝内沉积而导致肝纤维化。

第二节　肝功能不全时机体的功能、代谢变化

一、代谢障碍

主要包括糖、蛋白质、脂类和维生素等物质代谢的障碍。

1. 糖代谢障碍　肝脏在糖代谢中具有合成、贮藏及分解糖原的作用,在维持血糖浓度的相对恒定上起重要作用。当肝细胞发生严重损害时,可导致低血糖,其发生的可能机制为:肝细胞损伤使肝糖原贮备减少,使肝糖原分解成葡萄糖的过程发生障碍;肝受损后使胰岛素灭活减少,从而使血糖浓度降低。

2. 蛋白质代谢障碍　主要表现为血浆白蛋白的含量减少。血浆蛋白主要有白蛋白、球蛋白、纤维蛋白原等。正常人血浆蛋白总量为 $60\sim75g/L$,其中白蛋白 $38\sim48g/L$,球蛋白 $20\sim30g/L$,白蛋白/球蛋白的比值为 $1.5\sim2.5$。当肝细胞受到损害时,血浆白蛋白合成减少,一方面使血浆胶体渗透压下降,导致肝性水肿;另一方面使白蛋白的物质运输功能受到影响。

3. 脂类及维生素代谢障碍　肝功能障碍时,可因磷脂和脂蛋白生成减少致肝内脂肪输出障碍而引起脂肪肝;胆汁的分泌减少可妨碍脂类物质的消化和吸收;肝胆系统疾病可引起胆固醇的形成、酯化及排泄障碍。另外,患肝脏疾病时,可引起多种维生素的吸收、储存和代谢障碍。

二、水、电解质代谢紊乱

1. 肝性腹水　是临床较为常见的肝病晚期症状,发生机制如下。

(1)门静脉高压:肝硬化时,一方面,肝内纤维组织增生和假小叶形成可压迫门静脉分支;另一方面,肝动脉和门静脉之间有异常吻合支的形成,都可使门静脉压力增高,从而使肠系膜毛细血管内液体漏入腹腔增多,产生腹水。

(2)血浆胶体渗透压降低:由于肝功能障碍引起低白蛋白血症,造成血管内外液体交换失衡,促进腹水形成。

(3)淋巴循环障碍:肝硬化时,进入肝组织间隙的血浆成分增多,超出了淋巴回流的能力,这些液体可从肝表面漏入腹腔,形成腹水。

(4)钠水潴留:钠水潴留是引起肝性腹水的全身性因素。主要是由肾小球滤过率下降并伴有某些激素(如醛固酮、心房钠尿肽等)分泌异常改变所致。

2. 低钾血症　肝病晚期,醛固酮的生成增多,灭活减少,可导致肾脏排钾增多,引起低

钾血症的发生。

3. 低钠血症　钠水潴留是引起稀释性低钠血症的重要原因,可能与抗利尿激素的分泌增多和灭活障碍有关。低钠血症易引发脑细胞水肿和中枢神经系统功能障碍。

三、胆汁分泌和排泄障碍

胆汁分泌、排泄障碍既是肝功能不全的原因,也是其后果。胆红素及胆汁酸的摄取、运载、排泄等过程均由肝细胞来完成。当肝细胞受损后,可引起高胆红素血症和肝细胞内胆汁淤积症。

四、凝血功能障碍

正常肝脏可合成体内大部分的凝血因子以及部分抗凝成分,在机体凝血与抗凝血平衡中起着重要作用。当肝细胞受损后,其调节凝血与抗凝血平衡的作用丧失,故肝病患者在临床上多表现为自发性的出血,如皮下瘀斑、鼻衄等,严重肝病时还可诱发 DIC。

五、生物转化功能障碍

1. 药物代谢障碍　很多药物都需要在肝脏代谢、转化。当肝脏损伤时,一方面,肝对药物的代谢能力降低;另一方面,肝对药物的结合减少,影响药物在体内的分布、代谢及排泄。此外,肝硬化时侧支循环的建立,可使药物不经过肝脏而避免被肝细胞代谢。

2. 解毒功能降低　肝脏是人体重要的解毒器官。机体代谢过程中产生的有毒物质(如氨、胺类、吲哚、酚类等)以及直接来自体外的毒物,随血液进入肝脏后,在肝细胞中经生物转化作用,变成无毒或毒性较小的物质随尿或胆汁排出体外。当肝细胞受损时,其解毒功能障碍,来自肠道的有毒物质可大量入血或经侧支循环直接进入体循环,严重时可导致肝性脑病。

3. 对激素的灭活作用降低　许多激素的分解代谢和灭活是在肝脏中进行的,如雌激素、抗利尿激素、醛固酮等。动物实验及人体研究证明,肝脏受损害,对雌激素的灭活作用减退,患者出现蜘蛛痣、肝掌,并发生内分泌功能紊乱;肝脏对抗利尿激素及醛固酮的灭活作用减弱,可致水、电解质代谢紊乱。

六、免疫功能障碍

Kupffer 细胞在吞噬、清除来自肠道的异物、病毒、细菌等方面起着重要作用,并参与机体的免疫防御。当肝脏损伤时,会影响 Kupffer 细胞的正常功能,从而导致肠源性内毒素血症的发生。

第三节　肝性脑病

一、概念、分级与分类

肝性脑病(hepatic encephalopathy)是继发于急性肝功能衰竭或严重慢性肝实质病变的

神经精神综合征,以意识障碍为其主要表现。它是各种严重肝病的并发症或终末表现。

肝性脑病患者的临床表现包括从轻度的精神、神经症状,到陷入深度昏迷的整个过程。按 West Haver 标准可分为：Ⅰ级——有轻微的精神症状(如欣快、淡漠、注意力不集中、易激惹或烦躁不安等)；Ⅱ级——出现性格、行为异常(如定向障碍、理解力减退等)以及扑翼样震颤；Ⅲ级——以昏睡和严重精神错乱为主；Ⅳ级——完全丧失神志,不能唤醒,呈现昏迷状。

肝性脑病多由严重肝病所致,最常见为晚期肝硬化,其次为急性或亚急性重型肝炎(重型病毒性肝炎、严重急性肝中毒)、肝癌晚期、严重胆道疾患以及一部分门-体静脉分流术后等。上述情况造成的肝功能严重损害和门体分流是肝昏迷发生的重要原因。

肝性脑病的分类方法有很多,主要有以下几种。

1. 根据发生速度可分为急性和慢性两型

(1)急性型肝性脑病：起病急骤,病程进展快而严重,迅速出现躁动、谵妄以至昏迷,大多数短期内死亡。多见于重型病毒性肝炎及中毒性肝炎引起的广泛而急剧的肝细胞破坏。

(2)慢性型肝性脑病：起病较缓,病情相对较轻,病程较长,往往有明显的诱因(如上消化道出血),常见于各型肝硬化或门-体静脉分流术后。

2. 根据发病机制可分为内源性和外源性两型

(1)内源性肝性脑病：是指肝细胞广泛损伤或坏死,毒物进入肝脏后得不到解毒而进入体循环而引起的肝性脑病。常见于重型病毒性肝炎或严重急性肝中毒,发病多无诱因,血氨可升高或不升高,预后极差。

(2)外源性肝性脑病：是指肠源性毒物绕过肝脏或通过门-体分流直接进入体循环而引起的肝性脑病,见于门脉性肝硬化、晚期血吸病性肝硬化及门-体吻合术后的患者。其特点是：起病较缓慢,病程较长,常在一定诱因(如进食大量蛋白质或消化道出血等)下发生,可反复发作,一般有血氨升高,近期预后较好。

此外,有人根据肝性脑病时有无血氨升高,将其分为氨性和非氨性肝性脑病。总而言之,急性型肝性脑病多为内源性、非氨性,以重型病毒性肝炎时的脑病为代表；慢性型肝性脑病多为外源性、氨性,以晚期肝硬化的脑病为代表。

二、发生机制

目前认为,肝性脑病的发病机制主要与中枢神经系统的机能障碍有关,是多种发病因素综合作用的结果。被人们所普遍接受的发病机制有氨中毒学说(theory of ammonia intoxication)、γ-氨基丁酸(γ-amino butyric acid,GABA)学说、假性神经递质学说(false neurotransmitter hypothesis)、血浆氨基酸失衡学说等。

(一)氨中毒学说

正常人血氨(NH_3)含量甚微,低于 $59\mu mol/L(100\mu g/dL)$,$80\%\sim90\%$ 的肝性脑病患者有血氨升高,甚至可高达 $118\sim590\mu mol/L(200\sim1000\mu g/dL)$,并且脑脊液内氨浓度也升高,有时还可看到血氨增高与神经精神症状严重程度正相关。经过临床降血氨疗法治疗,病情常可好转。动物实验也证明,给予大剂量氨盐诱发高血氨,可出现与人类肝性脑病相似的表现。另外,慢性型肝病患者摄入高蛋白膳食或含氨药物,常可诱发肝性脑病。这些依据都表明肝性脑病的发生与氨代谢紊乱有密切关系。

在生理情况下,人体内氨的生成和清除始终保持着动态平衡,从而使血氨水平维持在正常范围。

1. 正常时氨的来源　体内氨的来源有三个途径:①肠道内形成的氨。这是血氨的主要来源。食入的蛋白质分解为氨基酸后在肠道细菌释放的氨基酸氧化酶作用下分解产氨;经肠-肝循环弥散入肠腔的尿素,在细菌产生的尿素酶作用下也可产生氨。正常时,肠道每天产氨约 4g。②肾小管产氨。存在于肾小管上皮细胞内的谷氨酰胺酶可分解谷氨酰胺为谷氨酸和氨,这部分氨除了扩散到肾小管与 H^+ 结合形成 NH_4^+,起着排 NH_4^+ 保碱的作用外,也有部分弥散入血。③组织器官(如肌肉、肺、脑、肾等)中的氨基酸经脱氨基作用或腺苷酸分解产生少量氨。

2. 氨的清除　血氨正常的去路主要有两条:①氨的主要清除途径是在肝脏内经鸟氨酸循环合成尿素。体内 2 分子氨在肝内有关酶的作用下,通过鸟氨酸循环生成 1 分子尿素,同时消耗 4 分子 ATP。所以肝脏是清除血氨的主要场所。②部分氨与谷氨酸合成谷氨酰胺。

3. 血氨增高的原因　肝性脑病时血氨水平增高的原因是氨产生过多或清除不足。一般而言,仅在肝脏清除氨的功能发生障碍时血氨水平才会增高。

(1)氨清除不足:这是血氨升高的主要原因。肝功能严重障碍时,由于机体代谢障碍,ATP 供给不足,肝内酶系统严重受损,导致鸟氨酸循环障碍,尿素合成能力降低,使得组织代谢过程中形成的氨及肠道吸收的氨在肝内合成尿素减少,血氨升高。此外,肝硬化时,由于门静脉高压,门-体静脉侧支循环形成,来自肠道的氨通过分流绕过肝脏,直接进入体循环,使血氨升高。

二维码 15-3
血氨增高
的原因

(2)氨的产生增多:肝功能障碍时有许多使氨产生过多的因素。①肝硬化时,由于门脉高压、胃肠黏膜淤血水肿,或因胆汁分泌减少,消化吸收功能减弱,肠道内含氮物质经细菌分解产氨增多。②严重肝病常合并肾功能不全而发生氮质血症,使尿素弥散入肠腔增多,在肠道细菌尿素酶作用下,分解成的氨增多,吸收入血后,可使血氨水平升高。③肝性脑病患者常出现烦躁不安和抽搐,肌肉中的腺苷酸分解代谢加强,因而使产生氨增加。④肝功能不全患者常见上消化道出血,血液蛋白质在肠道内细菌作用下可产生大量氨。在临床上对这类患者除口服新霉素以减少细菌作用外,还须及时排出滞留在肠道的血液,否则血氨不易下降。

以上两方面是引起血氨升高的关键因素。此外,肠道中氨的吸收情况也会影响血氨的水平。肠道中氨的吸收与肠道的 pH 有密切关系。一般来讲,氨通常以两种形式存在,即氨分子(NH_3)和铵根离子(NH_4^+)。生理条件下,NH_4^+ 占血氨总量的 98.5%。当肠道 pH 较低时,氨几乎全部以铵根离子形式存在而随粪便排出体外。实验证明,当结肠内环境 pH 降至 5.0 时,不再从肠腔吸收氨,反而可向肠道内排氨,此情况为酸透析。临床上应用乳果糖治疗肝性脑病获得了一定效果,就是因为乳果糖在小肠内不被分解,大部分进入结肠,由结肠内细菌将其分解为乳酸和醋酸,因而使肠腔内 pH 明显降低,达到酸透析的效果。

案例 15-1 分析　患者两次发病,进食牛肉与消化道出血,都能引起血氨升高,而酸性液体灌肠能减少氨的吸收。

**二维码 15-4
氨中毒-氨
对脑的
毒性作用**

4. 氨对大脑的毒性作用　NH_3 为脂溶性物质,容易透过血脑屏障进入脑细胞内,而 NH_4^+ 则难以通过。此外,进入脑内的氨量也与血脑屏障的通透性有关。有些细胞因子可使血脑屏障的通透性增高,从而加重肝性脑病。

血氨升高损伤中枢神经系统机能的机理比较复杂,就目前所知,可能通过下列几个环节干扰脑细胞代谢。

(1)氨影响脑内神经递质的变化:①谷氨酸。谷氨酸是脑内主要的兴奋性递质。肝性脑病早期,α-酮戊二酸可通过转氨基作用生成谷氨酸,或与氨结合生成谷氨酸,随后谷氨酸又与脑中氨结合形成谷氨酰胺使脑内兴奋性递质谷氨酸减少,而抑制性递质谷氨酰胺却增多(图 15-1⑤);肝性脑病后期,由于脑内氨含量极度升高,可抑制 α-酮戊二酸的转氨基作用,从而使谷氨酸生成减少,神经传递障碍。②γ-氨基丁酸。γ-氨基丁酸是脑内主要的抑制性神经递质,氨对 γ-氨基丁酸转氨酶有抑制作用,使 γ-氨基丁酸不能转化为琥珀酸而进入三羧循环,结果是 γ-氨基丁酸在脑内蓄积(图 15-1⑥)。③其他神经递质。高浓度氨抑制丙酮酸的氧化脱羧过程,使乙酰辅酶 A 生成减少,从而影响乙酰胆碱的合成。乙酰胆碱是中枢兴奋性神经递质,它的减少可导致脑功能抑制(图 15-1⑦)。

(2)氨干扰脑组织的能量代谢:大脑皮质是人类精神和意识活动的高级中枢,皮质细胞本身的代谢和功能正常是保持意识清醒和精神正常的基本条件。脑细胞的能量主要来自葡萄糖的氧化,氨干扰脑的能量代谢,主要是通过干扰葡萄糖生物氧化的正常进行实现的。

脑内的血氨升高时,可引起下列一系列生化紊乱:①氨能抑制丙酮酸脱羧酶活性,妨碍丙酮酸的氧化脱羧过程,影响乙酰辅酶 A 生成,并使柠檬酸生成不足,三羧酸循环难以进行(图 15-1①);②脑内氨与 α-酮戊二酸结合,通过还原氨基作用形成谷氨酸,致 α-酮戊二酸被大量消耗,α-酮戊二酸是三羧酸循环的中间反应物,当 α-酮戊二酸减少后,三羧酸循环不能正常进行,ATP 生成减少,能量供应不足(图 15-1②);③在谷氨酸形成中有大量还原型辅酶 Ⅰ(NADH)被消耗(图 15-1③),妨碍了呼吸链中的递氢过程,使 ATP 生成减少;④谷氨酸在谷氨酰胺合成酶及 ATP 参与下,再与氨结合,形成谷氨酰胺,这样又大量消耗 ATP(图 15-1④)。

通过以上途径,进入脑内的氨使 ATP 产生减少而消耗增多,脑的能量供应不足,中枢神经系统的兴奋性难以维持,出现意识改变甚至昏迷。

(3)对神经元细胞膜的直接抑制作用:氨可直接抑制神经元细胞膜的传导功能。其原理为氨抑制神经细胞膜上 Na^+-K^+-ATP 酶的活性,同时有与 K^+ 竞争性通过细胞膜的作用,以致影响 Na^+、K^+ 在神经细胞膜内外的正常分布,从而不能维持正常的电位变化和兴奋功能。

总之,氨中毒学说认为,血氨升高从上述各环节干扰脑的代谢,引起脑功能障碍,导致肝性脑病。但是氨水平增高并不能完全解释肝性脑病的发病,部分病例血氨并不升高;有的病情也不与血氨浓度变化正相关。因此,氨中毒不是肝性脑病的唯一机理,还有其他因素在起作用。

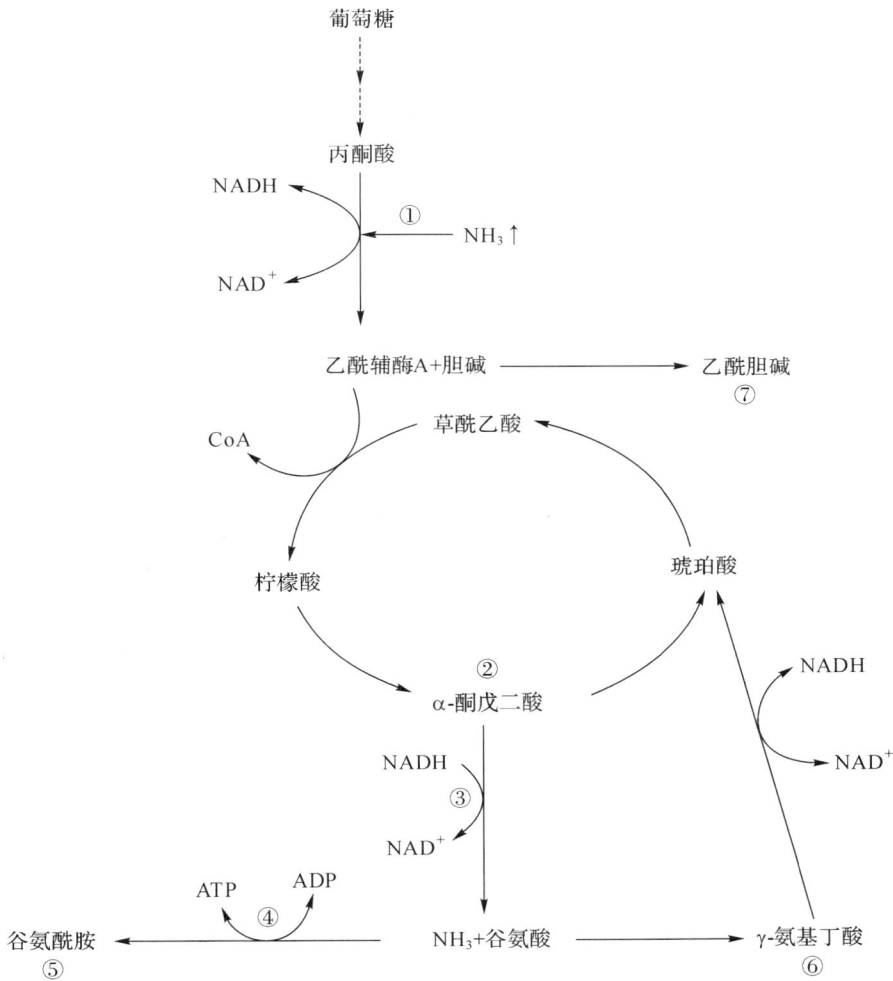

①丙酮酸氧化脱羧障碍；②α-酮戊二酸减少；③消耗 NADH；④谷氨酰胺合成时消耗 ATP；
⑤谷氨酰胺生成增多；⑥γ-氨基丁酸蓄积增多；⑦乙酰胆碱减少

图 15-1　氨对脑的神经递质及能量代谢的影响

（二）GABA 学说

1980 年 Schafer 等首先在家兔实验性肝性昏迷中发现外周血清 γ-氨基丁酸水平升高，甚至可达正常者的 12 倍左右；发生肝性昏迷的动物和患者，其脑神经元突触后膜上的 GABA 受体数量也增多。这些都说明 GABA 与肝性脑病的发生有密切关系。

1. GABA 的生成及作用　正常情况下，GABA 可分别存在于血中和脑内。血 GABA 主要来自肠道，是谷氨酸经肠道细菌作用而形成的，可被吸收入肝脏，在肝细胞内进行进一步代谢。血中的 GABA 通常是不能穿过血脑屏障的，因而也不参与神经系统的神经生理过程。而脑中的 GABA 主要由谷氨酸在突触前神经元的谷氨酸脱羧酶作用下形成，并在中枢神经系统内分解。

目前,GABA 被认为是哺乳动物最主要的抑制性神经递质。脑内 GABA 储存于突触前神经元的胞质囊泡内,细胞内的 GABA 是无生物活性的。当突触前神经元兴奋时,GABA 从贮存的囊泡释放到突触间隙,并结合于突触后神经元特异性的 GABA 受体上,使细胞膜对氯离子通透性增高,由于细胞外氯离子浓度高于细胞内,所以,氯离子由胞外进入胞内,产生超极化阻滞,造成中枢神经系统功能抑制。

2. 肝病时 GABA 的升高及抑制作用　当肝功能衰竭时,一方面,由于肝脏对 GABA 的摄取和降解减少,血中 GABA 浓度增高;另一方面,肝功能衰竭时血脑屏障的通透性会增强,因此,增多的 GABA 可大量进入中枢神经系统,导致神经元突触后膜上的 GABA 受体增加并与之结合,发挥其中枢抑制作用,导致肝性脑病的发生。

近年在暴发性肝衰竭和肝性脑病的动物模型中发现,大脑突触后神经元的 GABA 受体显著增多。这种受体能与 GABA 结合,在受体表面的不同部位也能与巴比妥类和弱安定类(BZs)药物结合,故称为 GABA/BZ 复合受体。GABA、BZs(如安定)或巴比妥类任意一种与此受体结合,都能引起氯离子通道开放,增加氯离子内流,并引起神经传导抑制。现已证实 GABA 可引起 BZs 和巴比妥类药物的催眠作用,而安定和巴比妥类药物则能增强 GABA 的效应,由此可以解释临床上应用安定和巴比妥类药能诱发肝性脑病。

（三）假性神经递质学说

1970 年,Parkes 首次报道左旋多巴治疗肝性昏迷获得成功。1971 年,Fischer 等对肝性昏迷的发生提出了假性神经递质学说。其主要内容为,严重肝功能障碍时,患者体内蛋白质代谢产生的一些生物胺(如苯乙醇胺、羟苯乙醇胺),与正常神经递质(多巴胺、去甲肾上腺素)结构相似但生理效应极低,不能正常地传递冲动,称其为假性神经递质;假性神经递质竞争性地取代了正常神经递质后,就会使神经突触部位的神经冲动传导发生障碍,以致产生相应的临床症状,患者甚至出现昏迷等肝性脑病的一系列表现。

二维码 15-5
肝性脑病假性神经递质学说

1. 正常神经递质的生成　生理情况下,食物蛋白中包含一些芳香族氨基酸,如苯丙氨酸及酪氨酸,此类氨基酸在肠道(主要为结肠)细菌羟化酶的作用下生成胺,如苯丙氨酸生成苯乙胺、酪氨酸生成酪胺。这些胺类经门脉吸收入肝后,大部分经肝细胞单胺氧化酶的分解而被清除。

另外,也有少量芳香族氨基酸进入中枢神经系统。在中枢、交感神经末梢及肾上腺髓质中,苯丙氨酸在苯丙氨酸羟化酶的作用下生成酪氨酸;酪氨酸在酪氨酸羟化酶的作用下生成多巴;多巴在多巴脱羧酶的作用下形成多巴胺;多巴胺进入突触囊泡内,经 β-羟化酶作用合成去甲肾上腺素(图 15-2)。多巴胺与去甲肾上腺素作用于儿茶酚胺神经元,参加情绪、行为和运动的调节。

2. 假性神经递质的产生与肝性昏迷　当肝功不全时,肝内酶系统受损,单胺氧化酶缺乏,肝脏不能有效地将苯乙胺、酪胺等胺类清除;或者由于门-体分流存在,胺类直接由门静脉进入体循环,这些均可使其血中浓度增高。尤其当门脉高压时,肠道有淤血,消化功能降低,使肠内蛋白腐败分解增强,有大量苯乙胺、酪胺在血中蓄积并通过血脑屏障进入中枢神经系统。在脑内,苯乙胺和酪胺分别经非特异性 β-羟化酶的作用(图 15-2),转变为苯乙醇胺(phenylethanolamine)和羟苯乙醇胺(octopamine),这两种物质的化学结构与正常神经递质去甲肾上腺素、多巴胺很相似(图15-3),因而也能被儿茶酚胺神经元摄取、储存和释放,竞争性地取代了去甲肾上腺素和多巴胺,但其对突触后膜的生物学效应很低,仅相当于正常神经递质的 1/10 左右,故被称为假性神经递质。

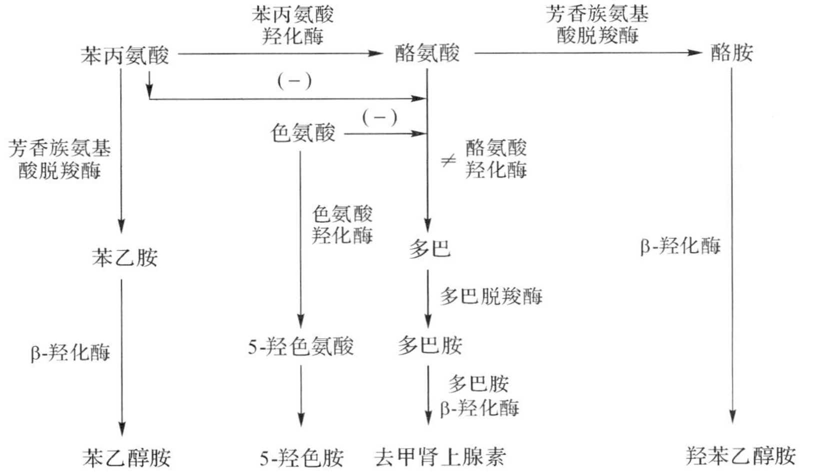

图 15-2　真性与假性神经递质生成

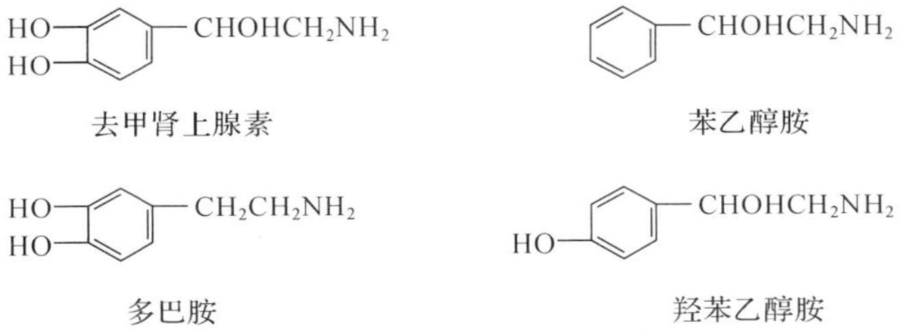

图 15-3　正常及假性神经递质结构

假性神经递质在脑内蓄积后,可能对机体产生以下影响。

(1)对脑干网状结构的影响:脑干网状结构位于中枢神经中轴,在中枢神经系统内是沟通各部的重要机构,具有广泛的调节和综合作用,对于维持大脑皮质的兴奋性、使机体处于觉醒状态有重要作用。去甲肾上腺素和多巴胺是脑干网状结构上行激动系统信息传递的主要神经递质,当假性神经递质增多后,可竞争性地取代正常神经递质,致使脑干网状结构上行激动系统功能失常,大脑皮质兴奋冲动减少,机体不能保持清醒状态而出现意识模糊、嗜睡甚至昏迷。

(2)对大脑基底核的影响:大脑基底核包括大脑皮质基底部的尾状核、壳核、苍白球,它们是锥体外系的中心,其主要功能是调节肌肉张力、协调肌群运动、保持身体姿势,其主要神经递质是抑制性递质多巴胺和兴奋性递质乙酰胆碱,当多巴胺被假性神经递质取代后,乙酰胆碱的兴奋活动便占优势,患者出现不自主运动、扑翼样震颤等。

对一些肝性脑病的患者,用左旋多巴治疗可明显改善病情。因为去甲肾上腺素及多巴胺不易通过血脑屏障,而其前体左旋多巴却可进入脑内,转变为去甲肾上腺素及多巴胺。由于增加了中枢神经系统内儿茶酚胺的合成与贮存,在恢复神志上常有明显效果,这也是假性神经递质学说的依据之一。当然,假性神经递质学说也有一定的片面性,不能完全解释肝性脑病的发生,还在不断的补充和发展中。

(四)血浆氨基酸失衡学说

二维码 15-6
肝性脑病
氨基酸失衡
学说

正常血浆及脑内各种氨基酸的含量有适当的比例。近年来许多研究者发现,肝性脑病发生前与发生过程中,患者血浆内假性神经递质和(或)抑制性神经递质增多。这种增多与血浆氨基酸含量异常变化有关。主要表现为:芳香族氨基酸(AAA)如苯丙氨酸、酪氨酸、色氨酸增多,支链氨基酸(BCAA)如缬氨酸、亮氨酸、异亮氨酸减少。两者比值 BCAA/AAA 可由正常的 $3\sim3.5$ 下降至 $0.6\sim1.2$。如果采用中性氨基酸混合液治疗肝性脑病,将患者血浆支链氨基酸与芳香氨基酸的比值矫正到 $3\sim3.5$,患者的中枢神经系统的异常情况便可得到改善。

1. 血浆氨基酸失衡的原因　正常情况下,血浆芳香氨基酸依赖肝脏清除,肝脏功能受损后,一方面,血浆芳香氨基酸的降解能力降低;另一方面,肝脏的糖异生作用障碍,使芳香氨基酸转为糖的能力降低,血中芳香族氨基酸含量升高。再者,肝脏灭活胰高血糖素减少,而胰高血糖素能促进组织分解代谢,所以芳香族氨基酸产生增加。

严重肝损害患者血中支链氨基酸为什么会降低?原因是血中胰岛素浓度升高。正常时支链氨基酸的分解代谢主要在骨骼肌和肾脏等组织器官中进行。肝功不全时,因肝脏对胰岛素的灭活减弱,其浓度升高,胰岛素不仅可降低血糖,还能增加肌肉对支链氨基酸的摄取和分解,使血中支链氨基酸浓度降低。

2. 血浆氨基酸的失衡与肝性脑病　生理情况下,芳香族氨基酸与支链氨基酸都是不电离的氨基酸,它们由同一载体转运而通过血脑屏障,在通过血脑屏障时两者发生竞争。当支链氨基酸降低时,芳香族氨基酸进入脑组织增加。

在假性神经递质学说部分,已经介绍了正常神经递质的生成过程。当进入脑内的苯丙氨酸、酪氨酸过多时,苯丙氨酸可抑制酪氨酸羟化酶的活性,结果使正常神经递质多巴胺与去甲基肾上腺素生成减少。同时,增多的苯丙氨酸可在芳香族氨基酸脱羧酶的作用下,生成苯乙胺,进一步在 β-羟化酶作用下生成苯乙醇胺。同样,进入脑内的酪氨酸也可经上述途径生成羟苯乙醇胺。所以,苯丙氨酸和酪氨酸增多后可在脑组织内形成大量假性神经递质(图 15-2),从而影响中枢神经系统的功能。

芳香族氨基酸的另外一个成员色氨酸增多后,在脑组织内经色氨酸羟化酶的作用,生成过多的 5-羟色胺(5-HT)。5-HT 是中枢神经系统上行投射神经元的抑制性递质,同时 5-HT可被儿茶酚胺神经元摄取而取代储存的去甲肾上腺素,因此,它又是一种假性神经递质,也可促使肝性昏迷的发生。

总之,酪氨酸、苯丙氨酸和色氨酸大量进入脑细胞,使假性神经递质生成增多并抑制正常神经递质的合成,最终导致肝性脑病的发生。因此,应把此学说看作是假性神经递质学说的补充与发展。

(五)综合学说

前面所讲述的几种学说,都无法单独解释肝性脑病的发生,所以近年来,关于这些学说间联系的研究开始增多。综合学说把氨中毒学说同假性神经递质学说、氨基酸失衡学说及GABA 学说有机地联系了起来。这一学说的主要内容如下。

1. 高血氨可刺激胰高血糖素的分泌，机体适应性的反应使胰岛素的分泌也增多。胰高血糖素可增强分解代谢，使 AAA 增高；胰岛素则使外周组织摄取利用 BCAA 增加，最终引起 BCAA/AAA 比值下降，从而使血浆氨基酸失衡。

2. 高血氨在脑内有利于谷氨酸形成谷氨酰胺，谷氨酰胺可促进中性氨基酸进入脑内而减少中性氨基酸从脑内流出，从而使增高的 AAA 更多进入中枢。结果使假性神经递质生成增多，而真性神经递质合成受阻。

3. 高血氨可抑制 GABA 的降解，使其大量蓄积于脑内，导致中枢神经系统抑制。

除此之外，还有一些神经递质也参与到肝性脑病的发病中。如硫醇可抑制尿素合成而干扰氨的解毒，抑制线粒体的呼吸过程，抑制脑内 Na^+-K^+-ATP 酶的活性；短链脂肪酸可干扰膜离子转运，影响神经冲动的传导；酪氨酸的降解产物酚类，色氨酸的产物吲哚等与肝性脑病的发生也有一定关系。

总之，肝性脑病的发病机制极为复杂，是多种因素综合作用的结果，需要进一步的研究来为临床治疗提供依据。

三、肝性脑病的诱因

诱发肝性脑病的因素有很多，尤其是慢性肝性脑病的病例。其中肝硬化患者常有特别明显的诱因。

(一)氮的负荷增加

这是诱发肝性脑病最常见的原因。

1. 上消化道出血　多由食管下段静脉丛曲张破裂所致，血液中的蛋白质经肠内细菌作用产生大量的氨，致使血氨升高；同时，出血还使血容量减少，导致肝、脑、肾缺血缺氧而加重器官功能损害；肾功能不全促进尿素肠肝循环增加，肠道产氨增多，易诱发肝性脑病。

2. 感染　当机体被感染时，细菌及其毒素侵入肝脏，加重肝细胞的变性坏死及肝功能减退；感染引起的发热又可使组织蛋白分解增强，引起产氨增多和血浆氨基酸失衡，从而诱发肝性脑病。

3. 碱中毒　肝功能不全时，可能由于血氨增多刺激呼吸中枢，使呼吸中枢兴奋，换气过度，出现呼吸性碱中毒；低血钾时伴有代谢性碱中毒。生理条件下氨分子和铵根离子可以互相转化，反应如下：$NH_3 + H^+ \rightleftharpoons NH_4^+$。当血液的 pH 增高时，上述反应朝着生成 NH_3 的方向进行，因此，随着血液 pH 的增高，游离的 NH_3 增多，大量的 NH_3 进入脑细胞，促使肝性脑病的发生。

4. 其他　如进食过多蛋白质，输入过多库存血，便秘等，也可诱发肝性脑病。

(二)血脑屏障通透性增强

实验证明，缺血、缺氧、感染、大量饮酒、硫醇、胺盐、脂肪酸等都会使血脑屏障通透性增加，正常不能进入脑内的物质如 GABA 得以进入脑组织，诱导肝性脑病的发生。

（三）脑的敏感性增强

严重肝病患者的脑组织对脑性毒物及一些诱发因素的敏感性增高,因而易于发病。因此,当使用止痛、镇静、麻醉等药物时,易诱发肝性脑病。据报道,正常人和慢性肝病患者均按 1mg/min 静脉滴注安定,患病组出现脑电图变化所需要的剂量为 17.9mg,而正常对照组为 27mg,前者比后者剂量明显降低,这显然是由大脑敏感性增加所致。

总之,只要是能增加氮的负荷、提高脑对毒性物质的敏感性及增加血脑屏障的通透性等的因素,都可诱导肝性脑病的发生。

四、肝性脑病防治的病理生理学基础

肝性脑病是肝功能不全发展至晚期失代偿阶段的最终临床表现,死亡率高。鉴于肝性脑病的发病机制较为复杂,而且其发病是多因素综合作用的结果,治疗上应采用针对性、综合性措施。原则上只有将发病学治疗与防止诱因相结合,才能提高治疗成功率。

（一）防止或消除诱因

1. 严格限制蛋白质摄入量（一般每天不超过 40g）,同时输注葡萄糖液以保证供能,减少组织蛋白分解。

2. 严禁摄入粗糙质硬食物,以免食管下段曲张静脉破裂出血,对已有食管下段曲张静脉破裂出血者迅速给予临床止血。

3. 防止便秘,必要时可通过导泻或灌肠清洁肠道。

4. 防止低钾血症、低钠血症、脱水、缺氧、低血容量和碱中毒。

5. 避免使用催眠、麻醉、镇静药,如病情需要仅用最低量,并警惕其蓄积中毒。

（二）降低血氨

多年来,临床上常用精氨酸、谷氨酸来降低血氨。谷氨酸的作用在于可结合氨生成谷氨酰胺,精氨酸的作用则在于维持鸟氨酸循环,促进尿素合成,但效果均不理想。口服或鼻饲非吸收性抗生素（如新霉素）可抑制肠菌过度生长以减少氨生成。口服乳果糖来控制肠道产氨是因为乳果糖可在肠道细菌作用下形成乳酸和少量醋酸,从而抑制肠道细菌的产氨作用;同时,肠道 pH 下降,铵离子形成增多,以利排出。

（三）氨基酸治疗

使用含有高支链氨基酸、低芳香族氨基酸的混合氨基酸制剂,以矫正肝性昏迷时血浆氨基酸的失衡,通常能获得较好疗效。

（四）左旋多巴

补充正常神经递质,使其与脑内假性神经递质竞争,从而恢复正常的神经系统功能。左旋多巴是脑合成正常神经递质的原料,且易通过血脑屏障入脑,有助于儿茶酚胺类递质多巴胺、去甲基肾上腺素的生成,可竞争性取代神经末梢突触中的假性神经递质,使正常神经冲动的传递恢复。有较明显的促进昏迷状态患者苏醒的作用。

（五）其他

国内对草药治疗肝功不全和肝性脑病已做了不少研究,且取得了一定成果,原则是视病

情辨证论治,进行清热解毒、滋阴补血、清心开窍等治疗;另外,目前肝移植已经取得了非常好的临床效果。

第四节　肝肾综合征

肝肾综合征(hepatorenal syndrome,HRS)这一术语是在 1932 年被 Helwig 提出来的,表示胆道手术后原因不明的肾功能衰竭。具体是指肝硬化失代偿期或急性重症肝炎时,继发于肝功能衰竭基础上的功能性肾衰竭。有人把肝肾综合征分为真性和假性两类。真性肝肾综合征是继发于肝功能障碍之后的肾功能衰竭;假性肝肾综合征则是由同一病因使肝和肾同时受到损害的情况。

一、肝肾综合征的病因和类型

1. 肝性功能性肾衰　指发病初期肾无器质性变化,但肾血流量明显减少,肾小球滤过率降低,而肾小管功能正常。多见于肝硬化晚期患者和少数急性重症肝炎患者,临床可见黄疸、肝脾肿大、低蛋白血症及门脉高压等症状,晚期会出现严重少尿和进行性高血压。

2. 肝性器质性肾衰　多见于急性肝功能衰竭,如急性重症肝炎时伴发的急性肾小管坏死。其发病机制可能与肠源性内毒素血症有关。

二、肝肾综合征的发病机制

目前认为,肝肾综合征的主要发病机制是肾血流量减少及肾小球滤过率降低引起的急性功能性肾衰。肝功能衰竭患者肾血管造影可看到,叶间动脉和弓形动脉呈串珠状或扭曲状,但患者死后,肾动脉造影发现上述变化消失,说明生前有强烈的肾血管收缩。研究证实,引起肾血流量减少及肾小球滤过率降低的关键因素是肾血管收缩。肾血管收缩主要与以下几个方面的因素有关。

1. 交感-肾上腺髓质系统兴奋　一方面,与肝功能障碍时腹水形成、胃肠出血、利尿及腹腔放液引起的低血容量有关;另一方面,肝硬化患者大多有门脉高压,从而使大量血液淤积在门脉所属的内脏血管床内,引起有效循环血量减少。

总之,有效循环血量减少可反射性引起交感-肾上腺髓质系统兴奋性加强,儿茶酚胺分泌增多,肾血管收缩,肾血流减少,肾小球滤过率下降。

2. 肾素-血管紧张素-醛固酮系统兴奋　肝硬化患者血容量减少也可引起肾素-血管紧张素-醛固酮系统兴奋;肝硬化时肝脏对肾素、醛固酮的灭活减少,使肾素水平明显升高,引起肾血管收缩。

3. 激肽释放酶-激肽系统活性降低　研究发现,严重肝硬化患者血浆和尿中具有舒张肾血管作用的缓激肽分泌减少,而具有强烈收缩血管的血管紧张素 II 活性增强,扩血管力量削弱,缩血管力量增强,引起肾血管收缩。

4. 花生四烯酸代谢异常　肾脏正常时可产生一组具有多种生理活性的物质。前列腺素(PG),其中 PGE_2、PGI_2、PGA_2 具有扩血管的作用,而 TXA_2 和 PGH_2 则可收缩血管。肝硬化患者 PG 代谢异常,当缩血管物质多于扩血管物质时,引起肾血管收缩。

另外,严重肝病时,肝脏对 LTC_4、LTD_4 等白三烯的摄取、灭活及排泄减少,血中 LT 增多。当肾脏分布有丰富的 LT 受体时,可发生血管收缩。

5. 内毒素血症　肝功能障碍时,从肠道吸收的内毒素不能在肝内被清除而进入血流,引起内毒素血症。研究证实,内毒素血症在功能性肾衰竭的发病机制中具有重要作用。有人认为,内毒素的拟交感神经的作用及其使肾素-血管紧张素活性加强的作用,引起肾血管收缩,肾缺血。

6. 假性神经递质蓄积　肝性脑病时,在脑神经细胞内可合成大量假性神经递质,同样在胃肠道也可合成一定量的假性神经递质即胺类物质,这些假性神经递质取代了外周交感神经末梢的去甲肾上腺素,使血流重新分布,从而引起肾血流量减少。

综上所述,严重的肝功能不全,通过各种机制使肾血流量减少,是引起肝性肾功能不全的主要原因。早期肾功能的变化是功能性的,可逆的。但是严重缺血或持续时间过久,也可使肾小管上皮细胞变性甚至坏死,成为器质性的肾衰。

三、肝肾综合征对肝功能衰竭的影响

肝功能不全患者,一旦发生肝肾综合征,将促使和加重肝性脑病的发生和发展。因为:①发生氮质血症,有更多的尿素透入肠腔,氨生成增多;②芳香族氨基酸代谢产物,如假性神经递质羟苯乙醇胺经肾排出减少,而在体内潴留;③代谢性酸中毒,血钾升高,血钠降低,都可加重中枢神经系统功能障碍。因此,肝功能和肾功能的损伤进一步加重。

第五节　黄　疸

黄疸(jaundice)是指血清胆红素浓度增高所引起的巩膜、皮肤、黏膜、大部分内脏器官和组织以及某些体液的黄染。黄疸一般是胆红素代谢障碍的临床表现,由新生儿胆红素代谢特点所致的黄疸称为新生儿生理性黄疸。正常血清胆红素浓度为 $5.13 \sim 18.8 \mu mol/L$($0.3 \sim 1.1 mg/dL$),如血清胆红素超过 $18.8 \mu mol/L$ 但仍低于 $34.4 \mu mol/L$($2.1 mg/dL$),且巩膜等部位未见黄染,称为隐性黄疸;若血清胆红素超过 $34.4 \mu mol/L$,且巩膜等部位出现黄染,称为显性黄疸。

黄疸的原因和种类很多,临床上根据发病学原因可将黄疸分为溶血性、肝细胞性和梗阻性三类;根据病变发生部位可将黄疸分为肝前性、肝性和肝后性三类;根据血清中胆红素增多的种类可分为非酯型(未结合)胆红素性黄疸和酯型(结合)胆红素性黄疸。

一、胆红素的正常代谢

胆红素的正常代谢过程主要包括下面几个环节。

(一)胆红素的生成

体内的胆红素主要来自衰老的红细胞,占胆红素浓度的 $80\% \sim 85\%$,正常成年人每天约有 6g 血红蛋白转变为胆红素。其余则为旁路胆红素,包括肌红蛋白、细胞色素以及骨髓中无效造血时的原料血红蛋白分解而产生的胆红素。

（二）胆红素在血中的转运

游离胆红素进入血流后几乎全部立即与白蛋白结合,少量与球蛋白结合。游离胆红素与白蛋白结合后有利于其在血液中的运输,可透过生物膜,但不能由肾小球滤过而由尿排出。这种与白蛋白结合而存在于血浆中的胆红素,尚未进入肝脏、未被肝细胞中的葡萄糖醛酸酯化,临床上称为非酯型胆红素(nonesterified bilirubin),这种胆红素必须在甲醇、乙醇、胆盐和胆固醇存在时才能与偶氮试剂发生变色反应,故又称为间接胆红素(indirect reacting bilirubin)或未结合胆红素(unconjugated bilirubin)。

二维码 15-8
知识链接

（三）胆红素在肝内的代谢

肝脏是胆红素代谢的主要场所。肝细胞具有极强的摄取胆红素的能力,故当胆红素随血液运输到肝后,可迅速被肝细胞摄取,并通过以下步骤进行代谢。

1. 摄取　非酯型胆红素到达肝窦后,即脱掉白蛋白,然后经细胞膜进入肝细胞内。目前关于肝细胞对胆红素摄取的详细机制尚未清楚,可能通过肝细胞窦面的非离子扩散或通过特殊的活性系统进行摄取。

2. 运载　肝细胞内的胆红素与 Y 蛋白和 Z 蛋白结合,进而被运载到细胞器内进行处理。生理情况下,Y 蛋白在肝脏内含量较多,是胆红素的主要载体蛋白。

3. 酯化　大部分胆红素在滑面内质网上经胆红素葡萄糖醛酸基转移酶(bilirubin glucuronyl transferase,BGT)的催化,与葡萄糖醛酸基结合形成胆红素葡萄糖酸酯;少部分胆红素经硫酸转移酶催化,与硫酸基结合形成胆红素硫酸酯。酯化后的胆红素称为酯型胆红素(esterified bilirubin),呈水溶性,很容易通过胆道面从肠道排泄,也能通过肾小球滤过,但不易透过血脑屏障和脂质膜。因酯型胆红素能与偶氮试剂发生直接的变色反应,故又被称为直接胆红素(direct reacting bilirubin)或结合胆红素(conjugated bilirubin)。

4. 排泄　酯型胆红素形成后,经肝细胞排泄器(包括内质网、高尔基体及溶酶体等)快速被排入肝细胞毛细胆管。毛细胆管侧膜上有排泄胆汁 ATP 依赖的载体,该载体功能障碍时,使酯型胆红素排泄障碍而反流入血。

（四）胆红素在肠道内的转化及尿胆原的肠肝循环

随胆汁排入肠道的酯型胆红素,在回肠末端至结肠部位,在肠管菌丛的作用下经水解及多次加氢还原生成无色的胆素原(包括粪胆原、尿胆原),80%～90%的胆素原随粪便排出体外,在肠道下段与空气接触,氧化成粪胆素,使粪便呈黄色。10%～20%的胆素原再吸收入血,经门静脉入肝,绝大部分再经肝细胞酯化后排入肠腔,这一过程称为胆素原的肠肝循环。只有极少量胆素原经肝静脉进入体循环从肾脏随尿排出,遇空气氧化成尿胆素。尿胆素原、尿胆素和尿胆红素在临床上被称为尿三胆。

正常时,胆红素的生成、转运、肝及肠内代谢(图 15-4)过程始终保持动态平衡,从而维持血中正常胆红素浓度,如果其中某一个或某些环节发生紊乱,则会导致胆红素的代谢障碍。

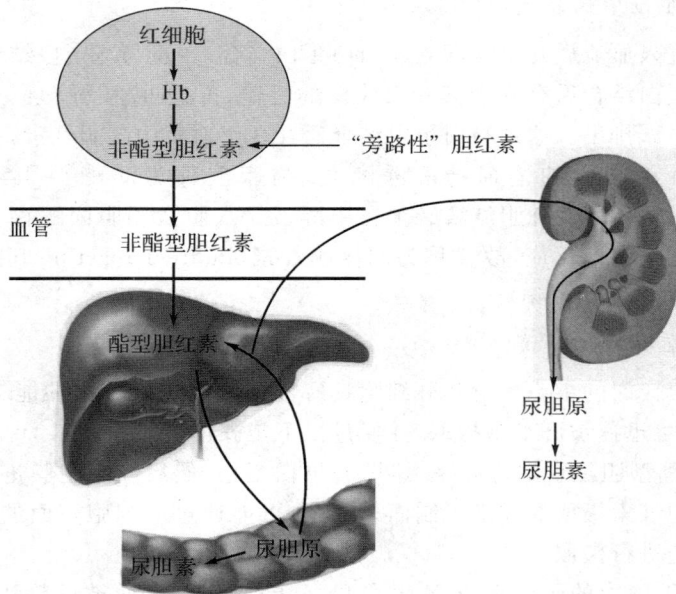

图 15-4　胆红素的正常代谢

二、黄疸的发生机制

不同原因引起的黄疸,其发生机理不同;即使是同一病因引起的,因病变严重程度不同或在发生发展的不同时期,其发生机理也不全相同。本节仅从胆红素生成过多、肝脏对胆红素处理障碍及肝外胆汁排泄障碍三个环节分类叙述黄疸的发生机制。

(一)肝前性黄疸

胆红素生成过多以至超过肝脏处理能力时,非酯型胆红素便可在血浆中潴留而引起的黄疸,称为肝前性黄疸(prehepatic jaundice)。根据发病机制的不同,可分为两种类型。

1. 溶血性黄疸　在一些生物、化学、物理性因素的作用下,由于红细胞的代谢发生障碍和结构遭到破坏,大量血红蛋白可进入血液中使非酯型胆红素的含量增高,当超过了肝脏对它处理能力时,就可发生溶血性黄疸(hemolytic jaundice)。此外,遗传性、免疫性因素如遗传性球形红细胞增多症、蚕豆病、变态反应性溶血、异型输血及新生儿溶血病等都是溶血性黄疸较为常见的病因。

2. 肝前性非溶血性黄疸　恶性贫血、地中海贫血、铅中毒和先天性卟啉症等疾病,在骨髓造血过程中,红细胞未成熟即中途被破坏(无效造血)或未参与造血的血红蛋白过多地逸入外周血液,使"旁路性"胆红素生成过多而导致"旁路性"高胆红素血症。由此引起的黄疸则是肝前性非溶血性黄疸(prehepatic nonhemolytic jaundice)。

肝前性黄疸(主要是溶血性黄疸)患者血清、粪、尿中胆色素变化的特点(图 15-5)在临床上有重要的诊断意义。由于胆红素的生成超过了肝脏的处理能力,故血清中非酯型胆红素浓度增高。同时肝细胞对胆红素的摄取、运载、酯化和排泄功能代偿性加强,进入肠内的

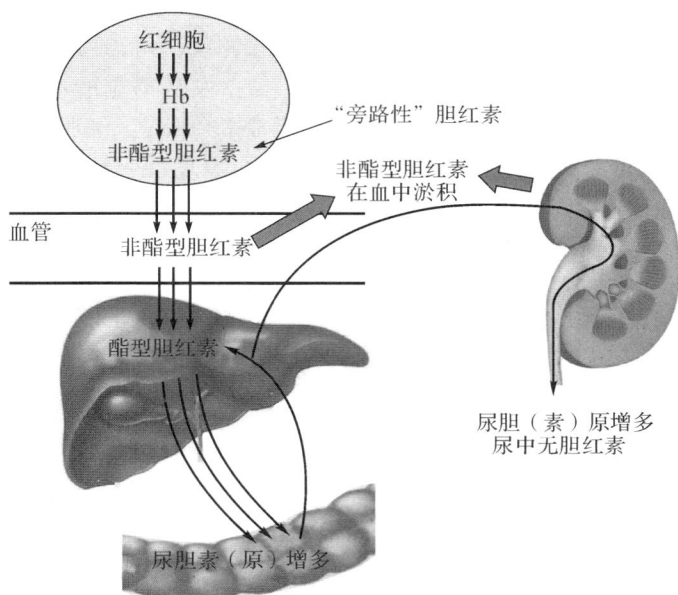

图 15-5 肝前性黄疸的胆红素代谢

酯型胆红素增多,肠内尿胆原和尿胆素的含量因而增多,粪色加深。由此经肠吸收入血再经肾排出的尿胆原和尿胆素也显著增多。因非酯型胆红素与白蛋白结合甚为牢固,不能通过肾小球排出,故尿中无胆红素。严重的溶血性黄疸,因红细胞大量被破坏或在引起溶血的同时也损害肝细胞,血清酯型胆红素可有一定程度的增多,此时尿内就可查到胆红素。但即使是再严重的溶血性黄疸,血清胆红素浓度一般也在 $153\mu mol/L$(9mg/dL)以内。

(二)肝性黄疸

肝性黄疸指在一些病因作用下,肝细胞受损及胆汁淤滞引起胆红素的摄取、运载、酯化和排泄障碍所致的黄疸。根据发病机制不同,肝性黄疸可分为三种类型。

1. 肝细胞性黄疸 肝细胞性黄疸(hepatocellular jaundice)是指因肝细胞对胆红素的代谢障碍,尤其是对已酯化的胆红素的排泄功能障碍所引起的黄疸,是典型的肝性黄疸。其常见原因有病毒(如肝炎病毒)感染、毒物(如四氯化碳)和药物(如四环素)的作用。肝细胞受损时,虽然对胆红素的摄取、运载、酯化和排泄都可能发生障碍,但排泄是其中一个限速步骤,是涉及许多细胞器的一个耗能过程,因而最易发生障碍。故肝细胞性黄疸时患者血清中主要是酯型胆红素增高,尿中也有胆红素。酯型胆红素增高的机制可能是:①由于肝细胞排泄功能障碍,酯型胆红素在肝细胞内滞留并反流入血。②相邻肝细胞坏死引起毛细胆管破裂,胆汁成分从破裂处反流入血。③毛细血管通透性增高,胆汁成分可经肝细胞进入血液。④毛细胆管被胆栓阻塞,或被肿胀的肝细胞压迫,或被炎性细胞阻塞,都可促进胆汁成分反流入血。另外,血清中非酯型胆红素也可升高,其机制可能是:①酯型胆红素的排泄障碍可反馈性抑制 BGT 的活性和肝脏对非酯型胆红素的摄取。②肝细胞受损时,溶酶体释出的β-葡萄糖苷酸酶能将酯型胆红素水解为非酯型胆红素,后者可反流入血。

2. **肝内胆汁淤滞性黄疸**　肝内胆汁淤滞性黄疸（intrahepatic cholestatic jaundice）是指肝细胞内、毛细胆管直至肝中较大胆管内发生胆汁淤滞所引起的黄疸，或称肝内胆道梗阻性黄疸（intrahepatic biliary obstractive jaundice）。根据发病部位的不同，可将肝内胆汁淤滞性黄疸分为细胆管前（肝细胞和毛细胆管）胆汁淤滞和细胆管-细胆管后胆汁淤滞。常见于某些药物作用或病毒感染肝内胆管形成泥沙样结石、原发性胆汁性肝硬化及原发性硬化性胆管炎等。

3. **体质性黄疸**　体质性黄疸（constitutional jaundice）是指肝细胞对胆红素代谢存在先天性缺陷，使胆红素的摄取、运载、酯化及排泄发生障碍，从而使酯型或（和）非酯型胆红素在血中滞留而发生的黄疸。临床上有非酯型高胆红素血症（包括 Gilbert 综合征、Crigler-Najjar 综合征等）及酯型高胆红素血症（包括 Dubin-Johnson 综合征及 Rotor 综合征）。

肝性黄疸（主要是肝细胞性黄疸）时血清、粪和尿中胆红素变化的特点（图 15-6），在临床上也有重要的诊断意义。血清酯型和非酯型胆红素浓度均增加，但以酯型胆红素增加为主。粪中胆素原和胆素减少，使粪色变浅。经肠道重吸收的尿胆原虽然减少，但因肝细胞的酯化功能和排泄功能障碍，可使较多的胆素原经血液循环到达肾并随尿排出体外，从而尿中胆素原和胆素增多，且因血中酯型胆红素增高，可从尿中排出而使尿胆红素阳性，尿色加深。

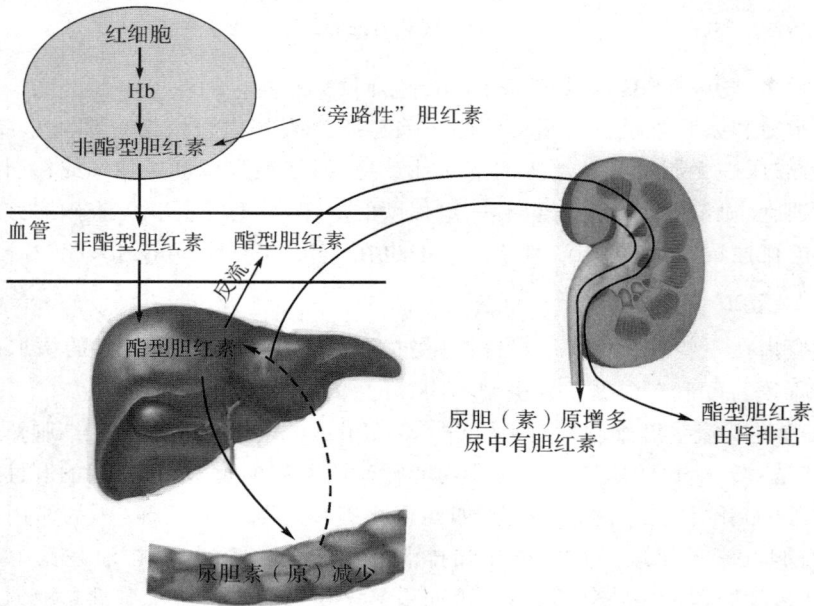

图 15-6　肝性黄疸的胆红素代谢

（三）肝后性黄疸

两侧肝胆管或胆总管因种种原因完全或不完全阻塞后，整个胆道系统内压力因胆汁淤滞而显著增高，胆红素反流入血，由此发生的黄疸称为肝后性黄疸（backhepatic jaundice），即肝外胆道梗阻性黄疸（extrahepatic biliary obstractive jaundice）或肝外胆汁淤滞性黄疸（extrahepatic cholestatic jaundice）。其常见原因有胆道结石、蛔虫、肿瘤及胆管炎等。发生机制一般为：①胆道内压增高时，连接毛细胆管与细胆管的 Hering 壶腹发生机械性破裂，胆汁直接进入淋巴。②胆道内压增高时，肝细胞对胆汁的排泄发生障碍，胆红素可通过肝细胞的窦面质膜或紧密联结反流入血。

　　肝后性黄疸时血清、粪和尿中胆红素变化的特点（图 15-7），在临床上同样有重要的诊断意义。由于胆道梗阻，血清酯型胆红素显著增多，尿中出现胆红素；由于胆汁不能排入肠道（完全阻塞）或排入肠道减少（不完全阻塞），粪中尿胆原和尿胆素减少或消失，故粪便呈白陶土色；由于肠内尿胆原（素）减少或消失，尿中尿胆原、尿胆素亦减少或消失。胆道梗阻持续一段时间后，血清中非酯型胆红素亦可增高，其原因可能是：①肝细胞功能受到一定影响而不能充分处理非酯型胆红素；②酯型胆红素被许多组织中的 β-葡萄糖苷酸酶脱酯而形成非酯型胆红素。

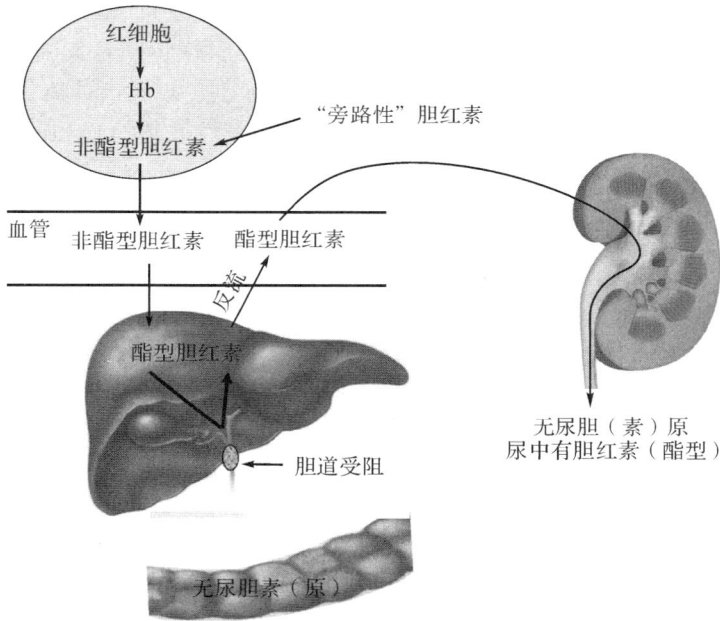

图 15-7　肝后性黄疸的胆红素代谢

　　肝前性、肝性和肝后性黄疸时患者血清、粪和尿中胆色素变化的特点如下（表 15-1）。

表 15-1　三型黄疸血清、粪和尿中胆色素变化的特点

	血清		粪		尿		
	非酯型胆红素	酯型胆红素	尿胆原	尿胆素	尿胆原	尿胆素	尿胆红素
肝前性黄疸	↑	→或轻度↑	↑	↑	↑	↑	（一）
肝性黄疸	↑	↑	↓	↓	↑	↑	（＋）
肝后性黄疸	→或轻度↑	↑	↓或消失	↓或消失	↓或消失	↓或消失	（＋）

　　注：↑ 表示升高；↓ 表示下降；→ 表示正常；（＋）表示阳性；（一）表示阴性。

临床上的黄疸往往是多种因素多个环节作用的结果,因此,不能静止孤立地看待黄疸的分型(类),而要注意黄疸发展过程中各型之间的转化关系。

三、黄疸对机体的影响

黄疸对机体的影响主要是非酯型胆红素的毒性作用、胆汁入肠的障碍及胆汁成分的毒性作用。

(一)非酯型胆红素的影响

非酯型胆红素对组织、细胞有较强的毒性作用,其机制可能是,干扰脑细胞内氧化磷酸化过程,从而阻断脑的能量供应,妨碍神经细胞的正常功能。如果新生儿血中非酯型胆红素过多[$>342\mu mol/L(20mg/dL)$],又不能完全与白蛋白结合,且肝细胞内 Y 蛋白相对不足、GBT 不够成熟,加上新生儿血脑屏障尚未发育成熟,或发生窒息、缺氧等使血脑屏障开放,血中非酯型胆红素可通过血脑屏障进入脑组织,与脑神经核(特别是大脑基底核)的酯类结合引起神经细胞变性、坏死,并将神经核染成黄色。临床上出现肌肉抽搐、全身痉挛、锥体外系运动障碍等神经症状,患儿往往因此死亡,或留下紧张性肢体瘫痪、智力减退等后遗症。这就是核黄疸(kernicterus),或称为胆红素性脑病(bilirubin encephalopathy)。其发病机制尚未完全阐明,可能与新生儿血中游离胆红素浓度增高、血脑屏障的可复性开放、脑细胞缺乏 Y 蛋白及非酯型胆红素对许多 NAD 依赖性脱氢酶的抑制作用等因素有关。

(二)胆汁入肠的障碍

长期梗阻性黄疸时,由于胆汁不能进入肠道,脂肪的消化、吸收都将发生障碍,因而可以引起脂肪痢;同时,脂溶性维生素如维生素 A、维生素 D、维生素 E、维生素 K 等亦不能正常被吸收,因此引起凝血时间延长等变化。

(三)胆汁成分的毒性作用

梗阻性黄疸时,由于胆汁成分逆流入血,胆汁酸盐刺激皮肤感觉神经末梢,可以引起皮肤瘙痒;刺激神经系统,可以引起兴奋后抑制如抑郁、软弱等。胆汁酸盐还可引起心动过缓,严重时可使动脉血压降低;长期梗阻性黄疸还可使肝细胞发生变性。

【本章小结】

肝脏参与体内的物质代谢、药物的代谢或解毒、凝血物质的生成和消除、胆汁的生成与排泄,调节血液循环及参与免疫反应等功能。各种致肝损伤的因素均可导致肝功能不全。临床上,肝功能衰竭患者往往并发肝性脑病而死亡。目前认为肝性脑病的发病机制主要与氨中毒、假性神经递质以及氨基酸失衡等因素有关。严重肝功能障碍可以并发肝肾综合征。黄疸是指血清胆红素浓度增高引起的巩膜、皮肤、黏膜、大部分内脏器官和组织以及某些体液的黄染,可以分为肝前性、肝性、肝后性黄疸。

【复习思考题】

1. 血氨升高通过哪几个主要环节干扰大脑的能量代谢而导致肝性脑病的发生?
2. 肝硬化伴有上消化道出血患者发生肝性脑病的可能机制是什么?

3. 什么是假性神经递质？它与肝性脑病发生关系如何？

4. 溶血性黄疸时胆红素代谢有哪些特点？

5. 试述梗阻性黄疸的发病机制。

【参考文献】

[1] 王建枝,殷莲华.病理生理学.8版.北京:人民卫生出版社,2013.

[2] 王万铁.病理生理学.杭州:浙江大学出版社,2010.

[3] 徐正祄.病理生理学.北京:人民卫生出版社,2003.

[4] 王万铁.病理生理学.北京:军医出版社,2011.

二维码 15-9
习题及答案

（王　卫）

第十六章　肾功能不全

【学习目标】

掌握：少尿型急性肾功能不全发生机制、发生经过及临床表现；慢性肾功能不全的概念、发展过程及发病机制。

熟悉：肾功能不全的原因和基本发病环节；熟悉急性肾功能不全的原因与分类；熟悉慢性肾功能不全的病因、主要临床表现及发生过程；熟悉尿毒症的概念及临床表现。

了解：急、慢性肾功能不全的防治原则。

【案例导入】

案例 16-1

患者，女性，40 岁，因浮肿、无尿入院。入院前因上呼吸道感染，多次使用庆大霉素和磺胺甲噁唑后出现浮肿，尿量进行性减少。查体：眼睑浮肿，双下肢凹陷性水肿。化验：尿蛋白（＋＋），尿比重 1.015，尿钠 64mmol/24h（130～260mmol/24h），血肌酐 809μmmol/L（44～133μmol/L），空腹尿素氮 16.2mmol/L（3.2～7.1mmol/L）。

思考题

1. 该患者呼吸道感染治疗后出现少尿、无尿和水肿的原因是什么？

2. 该患者少尿、无尿的机制是什么？

3. 急性肾功能衰竭的常见病因有哪些？本病例的病因是什么？患者发生了何种类型的急性肾功能衰竭？

案例 16-2

患者，男，55 岁。患"肾小球肾炎"、反复浮肿 20 年，尿闭 1d 急诊入院。患肾炎后反复眼睑浮肿。6 年来排尿每天 10 余次，夜尿 4～5 次，2000mL/d。在此期间，血压 150/100mmHg，血红蛋白 40～70g/L，红细胞 1.3×10^{12}～1.76×10^{12}/L。尿蛋白（＋＋），红细胞、白细胞、上皮细胞 0～2/HP。3 年来夜尿更明显，尿量约 3000mL/d，比重 1.010 左右。全身骨痛并逐渐加重。近 10d 来尿少、浮肿加重，食欲锐减、恶心呕吐、腹痛。全身瘙痒、四肢麻木，轻微抽搐。一天来尿闭，症状加重急诊入院。体温 37℃，呼吸 20 次/min，脉搏 120 次/min，血压 230/120mmHg，红细胞 1.49 × 10^{12}/L，血红蛋白 47g/L，血细胞比积 20％，白细胞 9.6 × 10^9/L，血钠 118mol/L，血磷增高 3.06mmol/L，血氯 78mmol/L，血钙 1.4mmol/L，血磷 3.06mmol/L。尿蛋白（＋＋），红细胞 10～15/Hp，白细胞 0～2/Hp，上皮细胞 0～2/Hp，颗粒管型 2～3/LP。X 线检查：双肺正常，心界略扩大，X 线显示全身骨质脱钙，骨板几乎消失，多数骨呈骨膜下吸收现象。骨盆和两腿血管显示钙质沉着，未见病理性骨折。入院后，虽经积极治疗，但效果不佳，病情继续恶化，曾多次发生齿龈及鼻出血。在住院第 6 天时，血压升至 250/130mmHg，血液非蛋白氮为 202.7mmol/L，肌酐 1406.12μmol/L，并有数次癫痫样痉挛发作，随后进入昏迷，于住院第 20 天死亡。

思考题

1. 简述该患者发生慢性肾功能衰竭的原因和发展经过。
2. 该患者机体的功能代谢改变有哪些？
3. 该患者发生慢性肾衰竭的机制如何？
4. 该患者发生高血压的机制如何？

二维码 16-2
知识链接

第一节　概　述

肾脏是人体主要的排泄器官，具有排泄体内代谢产物、药物、毒物和解毒产物，以及调节体内水、电解质平衡及酸碱平衡的功能。此外，肾脏又是一个内分泌器官。肾脏可以分泌肾素、前列腺素、促红细胞生成素、1,25-(OH)-D_3 等，此外，还有一些内分泌激素如促胃液素、胰岛素及甲状旁腺素等是在肾内灭活的。因此，肾脏能调节机体重要生理功能，在维持人体内环境的稳定性中起着重要的作用。

一、肾功能不全及肾功能衰竭的概念

当各种病因引起肾功能严重障碍时，人体内环境就会发生紊乱，其主要表现为代谢产物在体内蓄积，水、电解质和酸碱平衡紊乱，并伴有尿量和尿质的改变以及肾脏内分泌功能障碍引起的一系列病理生理变化，严重时可使机体各系统发生病变，出现如肾性高血压、肾性贫血、肾性骨营养不良等表现，此即肾功能不全（renal insufficiency）。肾功能衰竭（renal failure）与肾功能不全并无本质的区别。肾功能不全是病情由轻到重的整个过程，而肾功能衰竭是肾功能不全的晚期阶段。在临床实际应用中，这两个概念一般是通用的。

二、肾功能不全的分类

根据病因与发病进程，可将肾功能不全分为急性肾功能不全和慢性肾功能不全。

急性肾功能不全（acute renal insufficiency）是指各种病因引起双侧肾脏在短期内泌尿功能急剧降低，肾小球滤过率（GFR）迅速下降，尿量和尿成分改变，出现氮质血症、高钾血症和代谢性酸中毒等,是较为常见的一种临床危重症,病情凶险,但若及时诊断、治疗,多数急性肾功能不全的肾功能是可以完全恢复的。

慢性肾功能不全(chronic renal insufficiency)是各种慢性肾脏疾病造成肾实质被破坏而引起的肾功能不全。肾脏具有强大的储备代偿功能,在肾实质尚未受到广泛而严重的损害时,肾脏尚能维持内环境的稳定。当病情进一步恶化以致残存的有功能的肾单位严重不足,难以维持肾功能时,就会发生内环境紊乱,主要表现为代谢产物及毒性物质在体内潴留,以及水、电解质和酸碱平衡紊乱,并伴有一系列临床症状,此即慢性肾功能不全。无论是急性还是慢性肾功能不全,发展到严重终末阶段即为尿毒症,尿毒症的发生主要与代谢产物及内源性毒物在体内蓄积导致机体的自体中毒有关。

三、肾功能不全的病因

肾功能不全的原因十分复杂,大致可归纳为以损害肾小球、肾小管、肾间质及肾血管为主的几类疾病。

(一)损害肾小球为主的疾病

这类疾病可分为原发性和继发性两种。原发性肾小球疾病指原发于肾的独立性疾病,如增生性肾小球肾炎和膜性肾小球肾炎等;继发性肾小球病变则是其他疾病引起的,或肾脏病变只是全身疾病的一部分,如狼疮性肾炎、过敏性紫癜性肾炎以及血管疾病和代谢性疾病所致的肾小球病变等。

(二)损害肾小管为主的疾病

以急性肾小管坏死为代表,可由持续缺血性或肾毒性损害引起。

(三)损害肾间质为主的疾病

间质性肾炎属于此类疾病,如肾盂肾炎、免疫相关性间质性肾炎、药物性间质性肾炎和肿瘤相关性间质性肾炎等。

二维码 16-3
知识链接

(四)损害肾血管为主的疾病

各种原因引起的肾动脉或其分支的狭窄,以动脉粥样硬化、肌纤维增生最常见,糖尿病性肾病、非特异性动脉炎及肾血管内血栓形成或栓塞,都可引起肾皮质缺血或坏死。

四、肾功能不全的基本发病机制

肾小球滤过、肾小管的重吸收以及肾脏的内分泌与生物代谢活动是肾脏发挥其排泄与调节作用的基本环节,其中任一环节出现障碍都可导致肾功能不全的发生,故其基本发病机制包括肾小球滤过功能障碍、肾小管功能障碍和肾脏内分泌功能障碍。

(一)肾小球滤过功能障碍

正常情况下,成人肾小球每天通过超滤可形成约 180L 的超滤液(125mL/min),其中 99% 又被重吸收入血。肾小球仅允许水和小分子物质自由通过,正常情况下一般不伴有血浆蛋白等大分子物质的丢失,表现为选择性滤过功能。肾小球滤过率(glomerular filtration rate,

GFR)降低和(或)肾小球滤过膜通透性改变,均可导致肾小球滤过功能障碍。

1. **肾小球滤过率降低**　肾小球滤过率是衡量肾脏滤过功能的主要指标,肾小球滤过率受肾血流量、肾小球有效滤过压及肾小球滤过膜的面积和通透性等因素的影响。因此,肾小球滤过率下降主要见于以下情况。

(1)肾血流量减少:正常成人两肾共重 300g 左右,但其血液灌流量却达心输出量的 20%~30%,即两侧肾脏的血液灌流量约为 1200mL/min。实验证明,当动脉血压在80~180mmHg 波动时,通过肾脏的自身调节,肾血流量仍可维持相对恒定。但当动脉血压低于80mmHg(如在休克时)或肾血管收缩时,肾脏血液灌流量明显减少,因而可使肾小球滤过率降低,并可使肾小管因缺血缺氧而发生变性、坏死,从而加重肾功能不全的发展。

(2)肾小球有效滤过压降低:肾小球有效滤过压＝肾小球毛细血管血压－(肾小球囊内压＋血浆胶体渗透压)。当失血、脱水等原因引起休克时,全身平均动脉压急剧下降,肾小球毛细血管血压也随之下降,此时肾小球有效滤过压降低并导致肾小球滤过率减少。此外,肾小球入球及出球小动脉的舒缩状态,也会影响肾小球有效滤过压及肾小球滤过率。当入球小动脉舒张或出球小动脉收缩时,可提高肾小球毛细血管血压,使肾小球滤过率增高;反之,当入球小动脉收缩或出球小动脉舒张时,便会降低肾小球毛细血管血压使肾小球滤过率降低。

肾小球囊内压一般比较恒定,但在尿路梗阻、肾小管阻塞以及肾间质水肿压迫肾小管时,囊内压继发性升高,使得肾小球有效滤过压降低,原尿减少。

血浆胶体渗透压的变化对肾小球有效滤过压的影响并不明显。这是因为血浆胶体渗透压下降后,组织间液的生成增多,导致有效循环血量减少,进而通过激活肾素-血管紧张素系统使肾脏入球小动脉收缩,肾小球毛细血管血压亦下降。可见在血浆胶体渗透压下降时,肾小球有效滤过压不会发生明显改变。但大量输入生理盐水,引起循环血量增多和血浆胶体渗透压下降时,则会造成肾小球有效滤过压及肾小球滤过率增高,出现利尿效应。

(3)肾小球滤过膜面积减少:成人两肾共约有 200 万个肾单位,肾小球毛细血管总面积接近 $1.6m^2$,因而肾脏具有强大的储备功能。即使一侧的肾脏因病变丧失功能或被切除,健侧肾也可以代偿其功能。在大鼠实验中,切除两肾的 3/4 后,动物仍能维持泌尿功能。然而当肾小球遭到广泛破坏时,可导致肾小球滤过面积极度减少和肾小球滤过率显著下降,结果出现肾功能不全。

2. **肾小球滤过膜通透性改变**　肾小球滤过膜由三层结构组成,从内到外分别为毛细血管内皮细胞、基底膜和肾小球囊脏层上皮细胞(足细胞)。内皮细胞间有孔,大小约为 $500\sim1000\text{Å}$。基底膜为连续无孔的致密结构,足细胞具有相互交叉的足突。基底膜和足突之间的细长缝隙覆有一层含黏多糖并带负电荷的薄膜。某一物质能否经肾小球滤过,不仅取决于该物质的分子量,而且还与该物质所携带的电荷有关。因为肾小球滤过膜表面覆盖一层带负电荷的黏多糖,所以带负电荷的分子如白蛋白因受静电排斥作用,正常时滤过极少。在病理情况下,炎症、缺氧和免疫损害等因素的作用,可使滤过膜的完整性被破坏或负电荷减少,导致肾小球滤过膜的通透性增加,血浆蛋白滤过增多而出现蛋白尿,甚至出现血尿。

（二）肾小管功能障碍

肾小管的重吸收、分泌和排泄功能对维持内环境稳定起着重要的调节作用。在缺血、缺氧、感染及毒物作用下，肾小管上皮细胞出现变性坏死，从而导致肾小管功能障碍。此外，醛固酮、抗利尿激素（antidiuretic hormone，ADH）、心钠素及甲状旁腺激素等体液调节因素的作用也可使肾小管功能发生改变。由于肾小管各段的结构和功能不同，各段受损时所出现的功能障碍亦各异。

1. 近曲小管功能障碍　水、葡萄糖、磷酸盐、氨基酸、蛋白质、钠、钾等经肾小球滤过后，绝大部分由近曲小管重吸收。因此，近曲小管重吸收功能障碍可导致肾性糖尿、磷酸盐尿、氨基酸尿、蛋白尿，以及因碳酸氢盐重吸收障碍所引起的近曲小管性酸中毒。此外，近曲小管具有排泄功能，能排泄对氨马尿酸、酚红、青霉素以及某些用于泌尿系统造影的碘剂等。近曲小管排泄功能障碍时，可造成上述物质在体内潴留。

2. 髓袢功能障碍　当原尿流经髓袢升支粗段及其相邻部分的远曲小管（称为远曲小管稀释段）时，Na^+和Cl^-被肾小管上皮细胞主动重吸收。由于此处肾小管上皮细胞对水的通透性低，原尿逐渐转变为低渗，而肾髓质间质则呈高渗状态，且越到髓质深部，高渗程度越高。此高渗状态是引起尿液浓缩的重要生理条件。髓袢功能障碍可致钠、水平衡失调，高渗状态被破坏，可出现多尿、低渗尿和等渗尿。

3. 远曲小管和集合管功能障碍　远曲小管在醛固酮的作用下，具有重吸收Na^+和分泌H^+、K^+和NH_3的功能。远曲小管功能障碍可导致钠、钾代谢障碍和酸碱平衡紊乱。集合管在功能上和远曲小管密切联系。它在尿生成过程中，特别在尿浓缩过程中起着重要作用，ADH能增加远曲小管和集合管对水的重吸收。集合管的病变或抗利尿激素分泌释放不足，造成集合管对水的通透性降低，尿液浓缩功能可显著下降，引起多尿甚至出现肾性尿崩症。

（三）肾脏内分泌功能障碍

肾脏可以合成、分泌、激活或降解多种激素和生物活性物质，在血压，水、电解质平衡，红细胞生成以及钙磷代谢等调节中起重要作用。肾脏受损可以影响其内分泌功能，并引起机体出现一系列功能代谢紊乱，如高血压、贫血和骨营养不良等。

1. 肾素（renin）分泌增多　肾素由肾小球球旁细胞合成和分泌，是一种蛋白水解酶，能催化血浆中的血管紧张素原生成血管紧张素Ⅰ，再经转化酶作用生成血管紧张素Ⅱ，后者在氨基肽酶作用下分解，形成血管紧张素Ⅲ。血管紧张素Ⅱ、Ⅲ具有收缩血管和促进醛固酮分泌的作用。

肾素的分泌受入球小动脉壁牵张感受器、致密斑（肾内钠感受器）和交感神经三方面的共同调节。全身平均动脉压降低、低钠血症、脱水、肾动脉狭窄、交感神经兴奋等，均可引起肾素释放增多，肾素-血管紧张素-醛固酮系统活性增强，从而提高平均动脉血压，促进钠水潴留，具有代偿意义。但如果血管紧张素形成过多，作用时间延续过久，则可因肾血管过度收缩而使肾血流量和肾小球滤过率显著减少；肾素-血管紧张素系统活性增强，可引起肾性高血压；醛固酮分泌过多，可造成体内钠水潴留。

2. 肾激肽释放酶-激肽系统（renal kallikrein-kinin system，RKKS）功能障碍　肾脏（尤

其是皮质近曲小管细胞)富含激肽释放酶,可催化血浆 α_2 球蛋白(激肽原)生成激肽。激肽可对抗血管紧张素的作用,扩张血管、降低外周阻力和促进肾小管钠水的排出,同时还可作用于肾髓质乳头部的间质细胞,使后者释放前列腺素。RKKS 发生障碍,则易促进高血压的发生。

3. 前列腺素(prostaglandin,PG)合成不足　肾脏产生的 PG 主要有 PGE_2、PGI_2 和 PGF_2,主要来自髓质乳头部的间质细胞和髓质集合管上皮细胞。PGE_2 和 PGI_2 具有扩张血管和利尿利钠作用,是很强的降压物质。因此,有人认为肾内 PG 形成不足可能是引起肾性高血压的重要发病因素。

4. 促红细胞生成素(erythropoietin)生成不足　促红细胞生成素是主要由肾脏产生的一种多肽类激素,具有促进骨髓造血干细胞分化成原始红细胞,加速幼红细胞增殖分化,促进血红蛋白合成等作用。慢性肾病患者,由于肾组织进行性破坏,促红细胞生成素明显减少,出现肾性贫血。但在两侧肾脏切除后依赖透析疗法生存的患者,其血红蛋白浓度仍可保持在 10% 左右。因此,有人认为,肾脏以外的组织也可产生促红细胞生成素。

5. $1,25\text{-}(OH)_2\text{-}D_3$($1,25$-dihydroxy vitamin D_3)减少　维生素 D_3 本身不具生物学活性,它必须先在肝细胞微粒体内经 25-羟化酶的作用形成 $25\text{-}(OH)\text{-}D_3$ 后,再由肾皮质细胞线粒体的 $1\text{-}\alpha$ 羟化酶催化为 $1,25\text{-}(OH)_2\text{-}D_3$。$1,25\text{-}(OH)_2\text{-}D_3$ 进入血液循环后,能作用于远隔靶组织而显示其生理功能,如促进肠道对钙、磷的吸收,促进成骨作用等。因此,可以把肾脏形成 $1,25\text{-}(OH)_2\text{-}D_3$ 看成是肾脏的内分泌功能。肾严重病变时,$1\text{-}\alpha$ 羟化酶缺乏,妨碍 $1,25\text{-}(OH)_2\text{-}D_3$ 的形成,使钙在肠内吸收明显减少,因而可发生低钙血症,而且这种低钙血症用维生素 D 治疗并无效果。此外,肾脏生成 $1,25\text{-}(OH)_2\text{-}D_3$ 减少也是诱发肾性骨营养不良的重要原因。

肾脏还可灭活胃泌素和甲状旁腺素(parathyroid hormone,PTH)。PTH 具有溶骨和促进肾脏排磷的作用。慢性肾衰时,易发生消化性溃疡和骨营养不良,这与这两种激素灭活减少密切相关。

第二节　急性肾功能衰竭

急性肾功能衰竭(acute renal failure,ARF)是各种原因引起肾脏泌尿功能急剧发生障碍,导致机体内环境严重紊乱的临床综合征,临床主要表现为少尿(成人 24h 尿量<400mL)或无尿(成人 24h 尿量<100mL)、水中毒、氮质血症、高钾血症和代谢性酸中毒等,即少尿型急性肾功能衰竭;也有少数患者尿量并不减少,但却出现了氮质血症,肾排泄功能障碍,称为非少尿型急性肾功能衰竭。

急性肾功能衰竭是一种较常见的危重临床综合征,病情凶险,但是如果早期及时诊治,大多数急性肾功能衰竭患者的肾功能是可以恢复正常的。

一、分类与病因

多种病因均有可能导致急性肾功能衰竭,根据发病原因可将急性肾功能衰竭分为肾前性、肾性和肾后性三大类。

二维码 16-4
急性肾功能衰竭概念、病因

（一）肾前性急性肾功能衰竭

肾前性急性肾功能衰竭（prerenal failure）是由肾脏血液灌流量急剧减少所致，常见于休克的早期。此时，有效循环血量减少和血压降低除直接导致肾血流量减少外，还可通过交感-肾上腺髓质系统和肾素-血管紧张素系统使肾脏小动脉强烈收缩，从而进一步降低肾脏血液灌流量和有效滤过压，使 GFR 显著减少。同时，继发性醛固酮和 ADH 分泌增多，又可增强远曲小管和集合管对钠、水的重吸收，因而尿量显著减少，尿钠含量低于 20mmol/L，尿比重较高。GFR 的急剧减少，还可引起高钾血症和酸碱平衡紊乱。

肾前性急性肾功能不全时尚无肾实质的器质性损害，故得到及时治疗，血容量、血压及心输出量恢复正常时，肾脏泌尿功能也随即恢复正常。因此，一般认为这是一种功能性急性肾功能衰竭。但若肾缺血持续过久，就会引起肾脏器质性损害，从而导致肾性急性肾功能衰竭。

（二）肾性急性肾功能衰竭

肾性急性肾功能衰竭（intrarenal failure）是由肾脏器质性病变所致，又称为器质性肾功能衰竭。肾性急性肾功能衰竭是临床上常见的危重症，根据损伤的组织学部位又可分为：肾小球、肾间质、肾血管和肾小管损伤，其中急性肾小管坏死（acute tubular necrosis，ATN）是肾性急性肾功能衰竭最主要的直接原因。肾性急性肾功能衰竭的主要病因如下。

1. **肾小球、肾间质和肾血管疾病** 可见于急性肾小球肾炎、过敏性紫癜性肾炎、狼疮性肾炎和多发性结节性动脉炎等引起的肾小球损伤；急性间质性肾炎、巨细胞病毒感染及药物过敏等导致的肾间质损伤；还包括肾小球毛细血管血栓形成和微血管闭塞等微血管疾病，以及肾动脉狭窄和肾动脉粥样栓塞等大血管病变。

2. **急性肾小管坏死** 急性肾小管坏死的常见原因有以下两类。

（1）肾缺血和再灌注损伤：多见于各种原因引起的休克未得到及时有效的救治或休克好转后的再灌注损伤。此时，严重的血压下降和持续性的肾小动脉强烈收缩，引起肾小管缺血性损害，甚至发生坏死，即由功能性肾功能衰竭转为器质性肾功能衰竭。在已经出现肾小管器质性病变后，即使纠正血容量并使血压恢复正常，也不能使肾脏泌尿功能迅速恢复。患者尿中含有蛋白质，红、白细胞及各种管型。尿钠浓度一般可升高到 40～70mmol/L 或更高，说明肾小管已因受损致保钠功能减退。

（2）肾中毒：引起肾中毒的毒物可概括为外源性肾毒物和内源性肾毒物两大类。常见的外源性肾毒物包括：①药物，如抗生素（新霉素、庆大霉素、卡那霉素、头孢霉素类等）、磺胺类药物等，静脉注射或者口服某些造影剂也可直接损伤肾小管；②重金属，如汞、铋、砷、铅等；③有机化合物，如四氯化碳、乙二醇、甲氯氟烷等；④生物毒素，如生鱼胆、毒蕈的毒素及蛇毒等。内源性肾毒物主要包括肌红蛋白、血红蛋白和尿酸等。如输血时血型不合，疟疾等引起的溶血，挤压综合征等严重创伤引起的横纹肌溶解症，过度运动、中暑等引起的非创伤性横纹肌溶解症等，发病时从红细胞和肌肉分别释出血红蛋白和肌红蛋白，血红蛋白和肌红蛋白经肾小球滤过而形成肾小管色素管型，堵塞并损害肾小管引起 ATN。

在许多病理条件下，肾缺血与肾毒物经常同时或相继发生作用。如在肾毒物作用时，肾内可出现局部血管痉挛而致肾缺血；反之，肾缺血也常伴有毒性代谢产物的堆积。一般认为肾缺血时再加上肾毒物的作用,最易引起肾性急性肾功能衰竭。

(三)肾后性急性肾功能衰竭

肾后性急性肾功能衰竭(postrenal failure)是由肾以下尿路梗阻引起的急性肾功能衰竭。由于肾有强大的代偿功能,膀胱以上的梗阻一定是双侧完全性梗阻,见于结石、肿瘤或坏死组织引起的输尿管内梗阻以及肿瘤、粘连和纤维化引起的输尿管外梗阻;膀胱以下梗阻见于前列腺肥大、盆腔肿瘤等压迫。

尿路梗阻引起肾盂积水、肾间质压力升高,肾小球囊内压升高,使肾小球有效滤过压下降,直接影响肾小球滤过率。肾后性急性肾功能衰竭早期并无肾的器质性损害,解除梗阻,肾泌尿功能迅速恢复,故又称为肾后性氮质血症。

> 案例 16-1 分析 该患者多次使用庆大霉素和复方磺胺甲噁唑而出现浮肿,尿量进行性减少,且出现氮质血症。最可能的原因是发生药源性的急性肾性肾功能不全。庆大霉素、磺胺类均可直接损害肾小管上皮细胞,严重时甚至造成肾小管上皮细胞坏死,引起急性肾功能不全。

二维码 16-5
案例分析

> 案例 16-1 分析 急性肾功能衰竭的常见原因有:①肾血流量下降,肾脏低灌流导致的肾缺血;②外源性和内源性毒物导致的肾中毒;③肾脏疾病引起的肾实质损伤以及各种尿路阻塞等。
>
> 本病例多次使用庆大霉素和复方磺胺甲噁唑导致肾小管上皮损伤而发生急性肾功能不全。该患者属于肾毒性药物引起的急性肾功能衰竭,以肾小管上皮细胞损伤为始发病变,因此,该患者急性肾功能衰竭的类型是肾性急性肾功能衰竭。

二、发生机制

二维码 16-6
急性肾功能
衰竭机制

急性肾功能衰竭的发病机制十分复杂,至今尚未被完全阐明。各种原因引起的急性肾功能衰竭,虽发病机制的主导环节不尽相同,但其发病的关键仍是肾小球滤过率的降低所致的少尿或无尿。以下主要围绕急性肾小管坏死引起的急性肾功能衰竭,且主要针对其少尿型的发病机制进行论述。

(一)肾血管及血流动力学异常

尽管 ATN 是导致肾性急性肾功能衰竭最主要的直接原因,但 GFR 降低仍被公认为是肾功能障碍和内环境持续紊乱的中心。临床和动物实验均表明,在急性肾功能衰竭初期存在着肾血流量减少和肾内血液分布异常,而且肾缺血程度与形态学损害及功能障碍之间存在着平行关系。故认为肾血管及血流动力学异常是 ARF 初期 GFR 降低和少尿的主要机制。

1. 肾灌注压降低 一般情况下,动脉血压低于 80mmHg 时,肾血流的自身调节不能代偿有效循环血量的减少,肾灌流量明显减少,GFR 降低。

2. 肾血管收缩 肾皮质血管收缩的机制主要与下列因素有关。

(1)交感-肾上腺髓质系统兴奋:在急性肾小管坏死时,有效循环血量减少或毒物的作用可使交感-肾上腺髓质系统兴奋,血中儿茶酚胺增高,通过刺激 α-肾上腺素受体使肾血管收缩,肾血流减少,GFR 降低。

(2)肾素-血管紧张素系统激活:有效循环血量减少,肾灌流量也随之减少,同时交感神经兴奋,可刺激肾小球球旁细胞释放肾素,继而血管紧张素Ⅱ生成增多,导致肾小球入球小动脉及出球小动脉收缩。

(3)肾内收缩及舒张因子释放失衡:肾缺血或中毒时肾血管内皮细胞受损,可导致血管内皮源性收缩因子(如内皮素)分泌增多而血管内皮源性舒张因子(如一氧化氮)释放减少。此外,急性肾功能衰竭时,肾内前列腺素生成减少。收缩与舒张因子生成与释放失衡可加强肾血管的持续收缩,故而肾小球滤过率下降。

3. **肾毛细血管内皮细胞肿胀** 肾毛细血管内皮细胞肿胀是急性肾功能衰竭时常见的细胞损伤之一。无论是内皮细胞结构受损,还是其功能受损均会促进急性肾功能衰竭发生与发展。肾缺血、缺氧及肾中毒时,肾脏细胞代谢受影响,ATP 生成不足,Na^+-K^+-APT 酶活性下降,导致细胞内钠水潴留,细胞水肿。随着细胞水肿的发生,细胞膜通透性改变,大量的 Ca^{2+} 涌入细胞内;同时,Ca^{2+}-ATP 酶活性减弱也使肌浆网摄取 Ca^{2+} 受限以及细胞内钙泵出减少,引起细胞质内游离钙增加。细胞内游离 Ca^{2+} 增加又妨碍线粒体的氧化磷酸化功能,使 ATP 生成进一步减少,从而形成恶性循环,最终导致细胞死亡。肾细胞的水肿,特别是肾毛细血管内皮细胞肿胀,使血管管腔变窄,血流阻力增加,肾血流减少。

4. **肾血管内凝血** 急性肾功能衰竭患者血液黏滞度升高,血和尿中纤维蛋白降解产物(FDP)增多,部分患者甚至出现毛细血管内凝血,此种变化应与内皮细胞受损激发血小板聚集与微血栓形成有关。而抗凝剂的应用对某些急性肾功能衰竭患者有一定疗效。以上提示肾内 DIC 可能在急性肾功能衰竭的发病机制中起一定作用。

(二)肾小管损伤

急性肾功能衰竭时,肾小管细胞可因缺血、缺血后再灌流、毒物以及缺血与中毒共同作用引起损伤。肾缺血和肾中毒对肾小管上皮细胞的损伤多表现为细胞功能紊乱而不是坏死。如果细胞坏死或出现形态结构病理改变,则表明损伤已十分严重。由于肾小管细胞的功能活动有赖于细胞能量代谢系统及膜转运系统的完整性,所以,肾小管细胞损伤的机制也主要是细胞能量代谢和膜转运系统功能变化,包括 ATP 产生减少、Na^+-K^+-ATP 酶活性降低,自由基产生增加与清除减少,以及细胞内游离钙增高等。近年来,在急性肾功能衰竭研究领域,炎性反应在细胞损伤中的作用也得到了相当多的重视。尤其在肾缺血-再灌注损伤过程中,肾小管上皮细胞和肾实质细胞产生的各种炎性因子和活性氧可激活中性粒细胞并聚集在损伤部位而加重细胞损伤。肾小管细胞的严重损伤和坏死脱落可致肾小管阻塞、原尿回漏和管-球反馈机制失调。

1. **肾小管阻塞** 异型输血、挤压伤综合征等引起 ATN 时,在病理组织切片中可见坏死脱落的上皮细胞碎片、肌红蛋白和血红蛋白等所形成的管型阻塞肾小管。肾小管阻塞后,可使阻塞部位上段的管腔内压升高,进而使囊内压增高,GFR 减少;同时,管腔的阻塞也使原尿不易通过,导致少尿。目前一般认为,肾小管阻塞是某些急性肾功能衰竭持续少尿时GFR 减少的重要因素。

2. 原尿回漏　将^{14}C-菊粉直接注入因缺血或因肾动脉内注射硝酸双氧铀而受损的大鼠一侧肾脏的肾小管腔后,可在对侧肾脏生成的尿液内发现有大量放射性菊粉排出。该实验证实,受损肾脏的肾小管上皮细胞有较高的通透性,因而菊粉得以通过回漏而进入全身血液循环,并被对侧肾脏排出。持续性肾缺血或肾毒物引起肾小管上皮坏死进而导致急性肾功能衰竭时,肾小管管腔内原尿向肾间质的回漏,一方面可直接使尿量减少,另一方面又通过形成肾间质水肿而压迫肾小管和阻碍原尿通过,其结果是肾小球囊内压增高,GFR进一步减少。

3. 管-球反馈机制失调　管-球反馈是肾血流量和肾小球滤过率自身调节的重要机制之一。当肾血流量和肾小球滤过率增加时,到达远曲小管致密斑的小管液的流量增加,致密斑发出信息,使肾血流量和肾小球滤过率恢复至正常;反之,当流经致密斑的小管液流量下降时,致密斑发出信息,使肾血流量和肾小球滤过率增加至正常水平。一般来说,肾小管液流量与NaCl含量成正比。在ATN时,近曲小管的重吸收功能下降,使远曲小管内液中的NaCl浓度升高,即流经致密斑部位NaCl含量升高,致密斑发出信息刺激颗粒细胞释放肾素,导致局部生成血管紧张素Ⅱ,血管紧张素Ⅱ引起入球小动脉收缩,口径缩小,阻力增加,从而使肾血流量和肾小球滤过率恢复至原来水平。

(三)肾小球滤过系数降低

肾小球滤过率的大小不仅取决于肾小球的有效滤过压,也与肾小球滤过系数密切相关。肾小球滤过率＝滤过系数×有效滤过压。肾小球滤过系数代表肾小球的通透能力,它与肾小球滤过膜的通透性和总面积有关。肾缺血和肾中毒时的肾小球滤过系数明显下降,也是肾小球滤过率降低的机制之一。肾小球滤过系数的降低与肾小球毛细血管内皮细胞肿胀,足细胞的足突结构变化,滤过膜上窗孔大小、密度有密切关系。

总之,肾缺血和肾中毒等因素导致的肾血管及血流动力学改变、肾小管损伤和肾小球滤过系数下降,是ATN引起的少尿型急性肾功能衰竭的主要发病机制。

> 案例16-1分析　急性肾功能衰竭发生少尿的机制如下:
> (1)各种原因引起的肾缺血使GFR降低,导致少尿。
> (2)肾缺血、肾中毒引起肾小管上皮细胞坏死脱落,阻塞肾小管,导致少尿。
> (3)肾缺血、肾中毒引起肾小管上皮细胞坏死,基底膜断裂,使肾小管腔内原尿经受损部位进入肾间质,导致肾间质水肿,肾间质水肿反过来压迫肾小管和管周毛细血管,加重肾小管阻塞和肾缺血,使GFR进一步降低,从而导致少尿。

三、机体的功能代谢变化

急性肾功能衰竭根据发病后尿量是否减少,可分为少尿型与非少尿型两种。

(一)少尿型急性肾功能衰竭

少尿型急性肾功能衰竭的发病过程包括少尿期、移行期、多尿期和恢复期。

1. 少尿期　发病后迅速出现少尿,并伴有严重内环境紊乱。少尿期可持续数天到数周,这是病情最危重的阶段,少尿期持续时间愈长,病情愈重,预后愈差。其主要的功能代谢变化如下。

（1）尿的改变

①少尿或无尿。患者尿量迅速减少，多数出现少尿，其发生机理与肾血流减少、肾小管损伤和肾小球滤过系数下降等因素的综合作用有关，少尿的机制见图16-1。

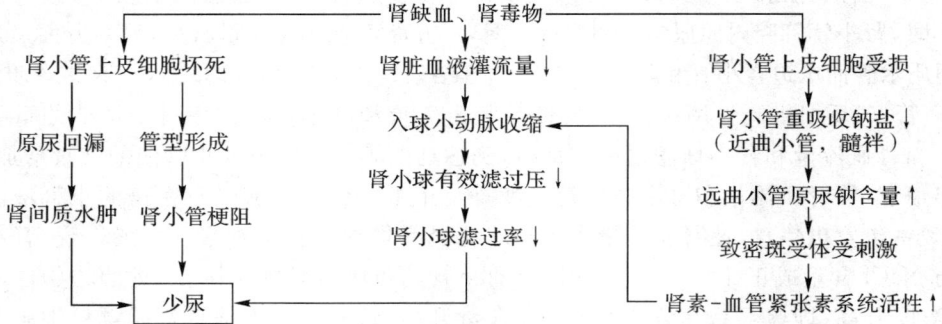

图 16-1　少尿的机制

②低比重尿。尿比重低，常固定于 $1.010 \sim 1.020$，由肾小管损伤而造成原尿浓缩、稀释功能发生障碍所致。

③尿钠高。肾小管对钠的重吸收障碍，致尿钠含量高（$>40mmol/L$）。

④血尿、蛋白尿、管型尿。由于肾小球滤过障碍和肾小管受损，尿中可出现红细胞、白细胞、蛋白质等；尿沉渣检查可见透明管型、颗粒管型和细胞管型。

二维码 16-7
功能性、器
质性肾衰尿
的变化

功能性急性肾功能衰竭，由于肾小管功能未受损，其少尿的发生主要是肾小球滤过率显著降低所致；而器质性急性肾功能衰竭则同时有肾小球和肾小管功能障碍。两者不仅在少尿的发生机制上不同，而且尿液的成分也有区别（表16-1）。鉴别功能性与器质性急性肾功能衰竭，对于临床指导治疗和判断预后都有重要意义。

表 16-1　功能性与器质性急性肾功能衰竭少尿期尿液变化的比较

	功能性 ARF（肾前性 ARF）	器质性 ARF（肾性 ARF）
尿比重	>1.020	<1.015
尿渗透压（mOsm/L）	>500	<350
尿钠含量（mmol/L）	<20	>40
尿/血肌酐比值	$>40:1$	$<20:1$
尿蛋白	阴性或微量	$+\sim++++$
尿沉淀镜检	基本正常	各种管型、红白细胞及变性上皮细胞

（2）水中毒：肾脏排尿量严重减少，体内分解代谢加强以致内生水增多，以及输入葡萄糖溶液过多等，可引起体内水潴留。当水潴留超过钠潴留时，可引起稀释性低钠血症，水分可向细胞内转移而引起细胞水肿。严重患者可并发肺水肿和心功能不全。因此，对急性肾功能衰竭患者，应严密观察和记录出入水量，严格控制补液速度和补液量。

（3）高钾血症：这是急性肾功能衰竭患者最危险的变化。引起高钾血症的原因：①尿量显著减少，使尿钾排出减少；②组织损伤、细胞分解代谢增强、缺氧、酸中毒等因素均可促使钾从细胞内向细胞外转移；③摄入含钾食物或大量输入含高浓度钾的库血等。高钾血症可引起心脏兴奋性降低，诱发心律失常，甚至导致心搏骤停而危及患者生命。

（4）代谢性酸中毒：主要是由肾脏排酸保碱功能障碍所致，具有进行性、不易纠正的特点。酸中毒可抑制心血管系统和中枢神经系统，并能促进高钾血症的发生。

（5）氮质血症：肾脏泌尿功能障碍和体内蛋白质分解增加（如感染、中毒、组织严重创伤等），体内蛋白质代谢产物不能充分排出，引起血中的尿素、尿酸和肌酐等非蛋白氮含量大幅度增高，称为氮质血症。正常成人血中非蛋白氮（NPN）含量为 $14.3\sim25mmol/L$（$20\sim35mg/dL$），包括尿素、肌酐、尿酸、氨基酸肽类、胍类等，其中血液尿素氮（BUN）为 $3.57\sim7.14mmol/L$（$10\sim20mg/dL$），约占 50%。急性肾功能衰竭少尿期，氮质血症进行性加重，严重时可引起机体自身中毒而发生尿毒症。

少尿期可持续几天到几周，平均为 $7\sim12d$。少尿期持续愈久，预后愈差。患者如能安全度过少尿期，而且体内已有肾小管上皮细胞再生，即可进入多尿期。

2. 移行期　当患者的尿量增加到每日大于 400mL 时，标志着已度过最危险的少尿期，进入移行期，是肾功能开始好转的信号，提示肾小管上皮细胞开始修复再生。移行期时，由于肾功能的修复刚刚开始，肾的排泄能力仍低于正常，氮质血症、高钾血症和酸中毒等内环境紊乱仍有可能继续存在。

3. 多尿期　当急性肾功能衰竭患者尿量逐渐增多至每日均达到移行期后，即尿量逐渐增多至 $3000\sim4000mL/d$，此时进入多尿期，偶尔可多达 10000mL/d，说明病情趋向好转。产生多尿的机制为：①肾小球滤过功能逐渐恢复正常；②肾间质水肿消退，肾小管内的管型被冲走，阻塞解除；③肾小管上皮虽已开始再生修复，但其功能尚不完善，故重吸收钠、水的功能仍然低下，原尿不能被充分浓缩；④少尿期中潴留在血中的尿素等代谢产物开始经肾小球大量滤出，原尿的渗透压增高，引起渗透性利尿。

多尿期中患者尿量虽已增多，但在早期由于 GFR 仍较正常为低，溶质排出仍然不足，肾小管上皮细胞的功能也不完善，氮质血症、高钾血症和酸中毒等并不能很快改善，只有经过一段时间后，血钾和非蛋白氮才逐渐下降至正常水平，肾脏排酸保碱的功能才恢复正常。多尿期间，患者每天可排出大量水和电解质，若不及时补充，则可发生脱水、低钾血症和低钠血症。对此，应给予充分的注意。

多尿期历时 $1\sim2$ 周后进入恢复期。

4. 恢复期　此期患者尿量和血中非蛋白氮含量都基本恢复正常，水、电解质和酸碱平衡紊乱及其所引起的症状也完全消失，但是，肾小管功能需要经过数月才能完全恢复正常。因而在恢复期的早期，尿的浓缩和尿素等物质的排出等功能仍可能不完全正常。少数病例（多见于缺血性损害病例）由于肾小管上皮和基底膜破坏严重和修复不全，可出现肾组织纤维化而转变为慢性肾功能不全。

（二）非少尿型急性肾功能衰竭

非少尿型急性肾功能衰竭患者在进行性氮质血症期内每日尿量维持在 400mL 以上，甚至可达 $1000\sim2000mL$。可能由于肾内病变较轻，非少尿型急性肾功能衰竭临床表现一般较轻,病程较短,并发症少,预后较好。其主要特点是:①尿量不减少,可维持在 400～1000mL/d;②尿比重低而固定,尿钠含量也低;③有氮质血症。其发生机制可能是肾小球滤过率的下降已足以引起氮质血症,但程度不如少尿型严重;肾小管损害较轻,部分功能尚存,主要表现为尿浓缩功能障碍。少尿型和非少尿型急性肾功能衰竭可相互转化,近年报道的非少尿型有增多趋势。

四、防治的病理生理基础

(一)合理用药

由于许多药物及毒性物质能损害肾小管,应合理用药,以避免毒性物质对肾脏的损害。

(二)积极抢救危重患者

预防休克的发生,如已发生休克伴有功能性急性肾功能衰竭,应及时采用抗休克措施,迅速恢复有效循环血量,使肾血流量和 GFR 恢复正常,以利肾功能的恢复。如通过尿液分析,发现患者已发生急性肾小管坏死所致的急性肾功能衰竭,应按急性器质性肾功能衰竭的治疗原则进行处理。

(三)采取综合治疗措施

1. 适当输入液体以维持体内水、电解质平衡　在少尿期,应严格控制液体输入量,以防水中毒的发生。在多尿期,除注意补液外,还应注意补钠、补钾,以防脱水、低钠血症和低钾血症的发生。

2. 处理高钾血症　高钾血症是威胁患者生命的变化,应进行紧急处理,治疗原则详见高钾血症。

3. 控制酸中毒。

4. 控制氮质血症　如:①滴注葡萄糖以减轻蛋白质的分解代谢;②静脉内缓慢滴注必需氨基酸,以促进蛋白质的合成,降低尿素氮上升的速度,并加速肾小管上皮的再生;③采用透析疗法以排出非蛋白氮等。

5. 积极抗感染　此时应选用合适的药物和剂量,以免加重肾中毒。

第三节　慢性肾功能衰竭

慢性肾功能衰竭(chronic renal failure,CRF)是指各种疾病(包括肾性疾病和某些全身性疾病)引起的慢性肾单位进行性破坏,以致有功能的肾单位数量逐渐减少,不足以充分排出体内代谢废物和维持内环境稳定,进而发生泌尿功能和肾脏内分泌功能严重障碍的病理过程。泌尿功能障碍和内环境紊乱,包括代谢废物和毒物的潴留,水、电解质和酸碱平衡紊乱,肾素的分泌或活化增多、前列腺素分泌减少、促红细胞生成素分泌减少、1,25-二羟维生素 D_3 形成减少等一系列内分泌紊乱,从而出现一系列临床症状与体征。由于肾脏具有强大的储备代偿功能,在肾实质尚未受到广泛而严重的损害时,肾脏尚能维持内环境的稳定。当各种慢性肾脏疾病引起肾实质的破坏和肾功能障碍,以致残存的有功能的肾单位减少到一定数量时,机体就会发生内环境紊乱,主要表现为代谢产物及毒性物质在体内潴留,以及水、电解质和酸碱平衡紊乱,并伴有一系列临床症状。慢性肾功能衰竭是常见的临床综合征之一,病程迁延日久,病情复杂,预后差,常以尿毒症为结局而导致死亡。

一、病因

凡能引起肾实质渐进性损坏的疾患,均可引起慢性肾功能衰竭,既往认为以慢性肾小球肾炎最为常见(占 50%～60%),近年资料表明糖尿病肾病(diabetic nephropathy)和高血压肾病(hypertensive nephropathy,HTN)是进行性肾脏疾病发病增加的主要原因。常见的病因可分为以下几类。

1. 肾脏疾患　有慢性肾小球肾炎、慢性肾盂肾炎、肾结核、肾肿瘤、多囊肾、全身性红斑狼疮等。

2. 继发性肾病　有糖尿病肾病、高血压肾病、结节性动脉周围炎、淀粉样变性病等。

3. 尿路慢性阻塞　有尿路结石、前列腺肥大等。

4. 其他　其他药物性肾损害、肾外伤等。

案例 16-2 分析　该患者的病因——慢性肾小球肾炎。

二维码 16-8
案例分析

二、发展过程

慢性肾功能衰竭是一切慢性肾疾病的最后通路。由于肾脏有强大的储备代偿功能,故慢性肾功能衰竭的发展过程可随着肾脏受损的逐步加重而分为下列四个时期。

(一)第一期:肾储备功能降低期(代偿期)

在较轻度或中度肾脏受损时,未受损的肾单位尚能代偿已受损的肾单位的功能。故在一般情况下肾脏泌尿功能基本正常。机体内环境尚能维持在稳定状态,内生性肌酐清除率(即肾脏单位时间能将多少血浆中的内生性肌酐清除,临床常用其来代表肾小球滤过率)仍在正常值的 30% 以上,血液生化指标无明显改变,也无临床症状。但在应激刺激作用下,如钠、水负荷突然增大或发生感染等时,可出现内环境紊乱。

(二)第二期:肾功能不全期

由于肾脏进一步受损,肾脏储备功能明显降低,故肾脏已不能维持机体内环境的稳定。内生性肌酐清除率下降至正常值的 25%～30%。有中度氮质血症和贫血,肾脏浓缩功能减退,常有夜尿和多尿,一般临床症状很轻,但在感染、手术及脱水等情况下,肾状况即明显恶化,临床症状加重。

(三)第三期:肾功能衰竭期

肾脏内生性肌酐清除率下降至正常值的 20%～25%,有较重的氮质血症,血液非蛋白氮多在 600mg/L 以上。一般有酸中毒、高磷血症、低钙血症,也可出现轻度高钾血症。肾脏浓缩及稀释功能均有障碍,易发生低钠血症和水中毒,贫血严重。有头痛、恶心、呕吐和全身乏力等症状。临床称其为氮质血症期或尿毒症前期。

(四)第四期:尿毒症期

尿毒症期为慢性肾功能衰竭的晚期。内生性肌酐清除率下降至正常值的 20% 以下。

血液非蛋白氮在 $800\sim1000mg/L$ 或更高。毒性物质在体内的积聚明显增多,有明显的水、电解质和酸碱平衡紊乱及多种器官功能衰竭。临床上有一系列尿毒症症状即自体中毒的症状。内生性肌酐清除率基本上可以反映肾小球滤过率。图 16-2 是内生性肌酐清除率与临床表现的关系。由此可见,慢性肾功能衰竭患者的临床症状与肾小球滤过率减少的程度,亦即肾单位破坏的程度相关。临床上,不同病因的慢性肾功能衰竭患者,在肾功能失代偿后,虽然发展的趋势相同,但其发展速度略有差异,一般认为糖尿病肾病时间最短,肾小球肾炎次之。

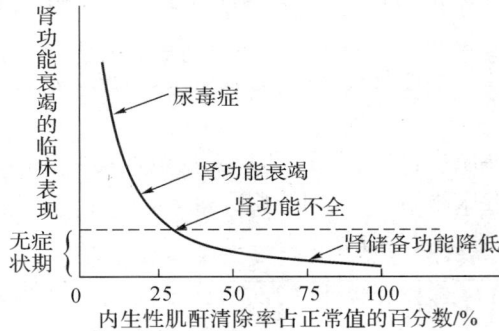

图 16-2 慢性肾功能衰竭的临床表现与肾功能的关系

三、发生机制

慢性肾功能衰竭的发病机制非常复杂,迄今尚无一种理论或学说能完全阐述清楚。目前认为,慢性肾功能衰竭进行性发展过程中有多种病理生理过程参与,这一系列过程相互作用,共同发展,导致肾单位不断损伤,肾功能进行性减退,最终发展为终末期肾功能衰竭。

(一)原发病的作用

各种慢性肾脏疾病和继发于全身性疾病的肾损伤损害肾单位、使其功能丧失的机制不尽相同,有些疾病以肾小球损伤为主,而有些疾病则以肾小管和肾间质破坏为主。主要包括:①炎症反应,如慢性肾小球肾炎、慢性肾盂肾炎、肾结核等;②缺血,如肾小动脉硬化症、结节性动脉周围炎等;③免疫反应,如膜性肾小球肾炎、肾毒性血清性肾炎、系统性红斑狼疮等;④尿路梗阻,如尿路结石、前列腺肥大等;⑤大分子沉积,如淀粉样变性等。

(二)继发性进行性肾小球硬化

大量研究表明,导致慢性肾功能衰竭的各种原发病造成肾单位损坏,肾功能损伤达到一定程度后,即使原发病因去除,病情仍然进展,这表明继发性机制在后续损伤中占有重要地位。目前认为,继发性进行性肾小球硬化是导致继发性肾单位丧失的重要因素,其发生主要与以下机制有关。

1. 健存肾单位血流动力学的改变 19 世纪 60 年代初,Bricker 提出了健存肾单位假说。在慢性肾脏疾病时,许多肾单位不断遭受破坏而丧失功能,残存的部分肾单位轻度受损或仍正常,称之为健存肾单位。这些肾单位要加倍地工作以进行代偿,来满足机体的需要。随着疾病的进一步发展,肾单位不断遭受损害,丧失功能的肾单位逐渐增多,而健存肾单位则逐渐减少,健存肾单位/受损肾单位的值逐渐变小。当健存肾单位少到不足以维持正常的泌尿功能时,机体就出现内环境紊乱,患者即表现出慢性肾功能衰竭的临床症状。

1972 年 Bricker 在健存肾单位学说的基础上又提出了矫枉失衡学说。该学说认为,肾小球滤过率下降,造成体内代谢失衡,为了适应和矫正这种失衡,体内出现一些变化,变化和矫正的结果,又出现新的不平衡,这就是矫枉失衡学说的中心论点。如慢性肾功能衰竭时的钙磷代谢障碍,就是矫枉失衡所引起的。具体来讲,当肾功能障碍时,肾单位进行性减少,肾小球滤过率降低,以致某一溶质(如磷)的滤过减少,因而血中此溶质含量增高。机体此时的适应性反应是,血液中一种相应的体液因子(如甲状旁腺素、PTH)含量会增高,以抑制健存肾单位的肾小管对该溶质的重吸收,使之随尿排出相应增多,从而保证血浆中该溶质的水平不致升高。显然这种适应性反应可稳定内环境,起到矫正的作用;但是,这种体液因子的增多,却会对机体其他生理功能产生不良影响(如 PTH 的溶骨作用),从而使内环境进一步紊乱,出现"失衡",使肾功能衰竭进一步加剧。

健存肾单位学说重在强调原发性疾病进行性破坏肾单位对慢性肾功能衰竭发生发展的作用,而忽略了代偿反应过度对肾单位的破坏和对肾功能的影响。1982 年 Brenner 和 Bricker 等又提出了肾小球过度滤过学说。他们提出,当部分肾单位功能丧失后,健存肾单位血流量增加和肾小球毛细血管血压升高(肾小球高灌注),从而使单个健存肾小球的滤过率增加,这是一种适应性或代偿的表现,借以维持机体的生命活动需要。但长期过度负荷,可导致肾小球毛细血管发生一系列损害,在动物实验中可观察到有微血栓形成、微血管瘤形成、系膜基质增加、内皮下透明样变等病理变化,其结局是肾小球发生纤维化和硬化。部分肾小球硬化和废弃后,剩余肾单位单个肾小球滤过率进一步升高,使健存肾小球又硬化,形成恶性循环,如此,肾小球硬化不断增加,总的肾小球滤过率不断下降,以致全部肾小球功能丧失,促进肾功能衰竭的发生。应当指出,肾小球纤维化和硬化在进行性肾单位损害中占重要地位,但除肾小球本身外,肾功能的损害也与肾小管、肾间质的损伤有很大关系,这方面已引起了人们的重视。

应当指出,健存肾单位学说是矫枉失衡学说的基础,而肾小球过度滤过学说又是矫枉失衡学说的补充与发展,三者相互联系。在慢性肾功能衰竭的进程中可能三种机制都参与作用,也可能以某种为主。

2. 系膜细胞增殖和细胞外基质产生增多　　肾小球系膜细胞是产生和分泌细胞外基质的主要细胞之一,而系膜细胞增殖及系膜基质增多和聚集则是肾小球硬化机制的关键。体内外多种物质包括内毒素、免疫复合物、糖基化终末产物、各种炎性介质和细胞因子等均可致肾小球系膜细胞增殖并释放多种细胞因子,使细胞外基质产生增加并沉积,从而导致肾小球纤维化和硬化。

当各种原发性病理损伤致部分肾小球受损、功能性肾单位减少时,可引起肾小球发生一系列代偿性改变,其中包括系膜细胞增殖及细胞外基质合成代谢加强等。这种肾小球系膜细胞代偿性增殖及细胞外基质增加又会造成另一部分肾小球损害、功能性肾单位进一步减少及残存功能性肾小球的进一步代偿,形成恶性循环,最终导致肾脏的病理改变。

(三)肾小管-间质损伤

肾小管-间质损伤与慢性肾功能衰竭发生发展密切相关。有学者提出了肾小管细胞和间质细胞损伤假说。残存肾单位的肾小管,尤其是近端肾小管,在慢性肾衰竭时发生代谢亢进,细胞内钙含量增多,自由基产生增多,导致肾小管和间质细胞的损伤。肾小管-间质的纤维化均伴有肾小管的萎缩,因此,肾小管-间质的纤维化是慢性肾功能衰竭的主要原因。因为:①间质的纤维化和肾小管萎缩可导致球后毛细血管阻塞,毛细血管流量减少,肾小球滤过率降低;②肾小管萎缩导致无小管肾小球形成,血流不经滤过直接经静脉回流,使肾小球滤过率进一步下降。

四、机体的功能代谢变化

(一)尿的变化

1. 尿量的改变 慢性肾功能衰竭的早期,患者常出现多尿、夜尿、等渗尿等。但在晚期,由于肾单位大量被破坏,肾小球滤过率极度减小,则出现少尿。

(1)多尿:成人24h尿量超过2000mL称为多尿。多尿是慢性肾功能衰竭较常见的变化。一般24h尿量常在2000~3000mL,很少超过3000mL。发生多尿主要是由于尿液未经浓缩或浓缩不足,具体原因如下:①原尿流速快。就健存肾单位而言,由于代偿作用而加强工作。肾血流也集中在这些肾单位,使这些肾单位的肾小球滤过率增高,滤过的原尿量超过正常。原尿量增大,流经肾小管时流速加快,与肾小管接触时间缩短,肾小管来不及充分重吸收,因而终尿增多。②渗透性利尿。滤出的原尿中溶质(如尿素)含量高,产生渗透性利尿。③尿浓缩功能降低。在肾小管髓袢功能受损时,由于 Cl^- 的主动吸收减少,髓质的高渗环境形成障碍,尿的浓缩功能降低。

慢性肾功能衰竭时,多尿具有一定的代偿意义,能在一定程度上排出部分代谢产物,因此患者在相当长的一段时间内不出现明显的内环境紊乱。但这种代偿是有限的,虽然单个健存肾单位过度滤过,但由于滤过面积减少,原尿的总量少于正常,不足以充分排出体内的代谢产物。多尿是未经浓缩或浓缩不足所致,这种尿液的"质量"是低的,在多尿出现的同时,仍有血中非蛋白氮的不断升高。

(2)夜尿:正常成人每日尿量约为1500mL,白天尿量约占总量的2/3,夜间尿量占1/3。慢性肾功能衰竭患者,早期即有夜间排尿增多症状,往往超过500mL,甚至夜间尿量与白天尿量相近或超过白天,这种情况称为夜尿。夜尿发生机制尚不清楚。

(3)少尿:在慢性肾功能衰竭的晚期,肾单位大量被破坏,尽管单个健存肾单位尿液生成仍多,但由于肾单位极度减少,每日终尿总量可少于400mL而出现少尿。

2. 尿渗透压的变化 慢性肾功能衰竭早期,肾浓缩功能降低而稀释功能正常,出现低比重尿或低渗尿。随着病情发展,肾脏浓缩及稀释功能均发生障碍,终尿的渗透压接近血浆渗透压,尿比重常固定在1.008~1.012,称为等渗尿。

3. 尿成分变化

(1)蛋白尿(proteinuria):正常尿液中存在着痕量蛋白,包括来源于血浆的和尿路分泌的,一般低于150mg/24h。很多肾疾病可使肾小球滤过膜通透性增强,致使肾小球滤出蛋白增多;或肾小球滤过功能正常,但因肾小管上皮细胞受损,滤过的蛋白重吸收减少;或两者兼而有之,因此可出现蛋白尿。蛋白尿的严重程度与肾功能受损程度正相关。临床研究表明,微量蛋白尿对早期肾脏疾病的诊断具有重要参考价值,如对糖尿病肾病及高血压肾损害的早期诊断 。

(2)血尿:尿沉渣镜检每高倍镜视野红细胞超过 3 个,称为血尿。若出血量达到或超过 1mL/L,则出现肉眼血尿。慢性肾功能衰竭时,由于肾小球基底膜断裂,红细胞通过该裂缝时因血管内压力而受损,受损的红细胞随后通过肾小管各段又受不同渗透压的作用,表现出变形红细胞血尿。

(3)管型尿:尿液中出现管型表示蛋白质在肾小管内凝固,其形成与尿液酸碱度、尿蛋白的性质和浓度、尿量密切相关。慢性肾功能衰竭时,肾小管内可形成各种管型,随尿排出,其中以颗粒管型最为常见。

(二)氮质血症

慢性肾功能衰竭时,由于肾小球滤过率降低,含氮的代谢终产物如尿素、肌酐和尿酸在体内蓄积,血中非蛋白氮的含量升高(>28.6mmol/L),即为氮质血症。慢性肾功能衰竭早期,由于健存肾单位的代偿作用,血中 NPN 升高不明显,只有摄入蛋白质增加或体内分解代谢增强时,NPN 才会明显升高。但发展到晚期,由于肾单位的大量破坏和肾小球滤过率的降低,血中 NPN 可明显升高而出现氮质血症。

1. 血浆尿素氮 慢性肾功能衰竭患者血浆尿素氮的浓度与肾小球滤过率的变化密切相关。早期,在肾小球滤过率减少到正常值的 40% 以前,血浆尿素氮浓度虽有缓慢的升高,但仍在正常范围内。当肾小球滤过率降到正常值的 20% 以下时,血浆尿素氮可达 71.4mmol/L 以上。由此可见,血浆尿素氮浓度的变化并不能平行地反映肾功能的变化,它只在较晚期才能较明显地反映肾功能的损害程度,不是反映肾小球滤过功能的敏感指标。此外,血浆尿素氮水平受蛋白质摄入量、组织分解及肝脏功能等因素的影响,所以在应用其判断肾小球滤过功能时,应结合临床具体情况加以分析。

2. 血浆肌酐 血浆肌酐是人体肌肉代谢的产物,其浓度主要取决于肌肉磷酸肌酸所产生的肌酐量和肾小球的滤过功能,而与外源性的蛋白摄入量无关。它能比血浆尿素氮更准确地反映肾实质受损情况,但灵敏性仍不够,因为一般情况下,肾小球滤过率降低到正常值的 50% 之前,血清肌酐仍可正常。临床上常采用内生性肌酐清除率来判断病情的严重程度,因为内生性肌酐清除率(肌酐清除率=尿中肌酐浓度×每分钟尿量/血肌酐含量)与肾小球滤过率的变化具有平行关系。

3. 血浆尿酸 慢性肾功能衰竭患者血浆尿酸也可升高。当肾小球滤过率降至约 15mL/min时,血浆尿酸就持续升高。但与尿素和肌酐相比,血浆尿酸浓度的升高并不明显。这主要与远曲小管分泌尿酸代偿性增加和肠道内尿酸分解加强有关。

(三)水、电解质和酸碱平衡紊乱

慢性肾功能衰竭时可发生明显水、电解质及酸碱平衡失调,代谢产物部分蓄积于体内不能排出,造成机体内环境严重紊乱,这是慢性肾功能衰竭患者死亡的重要原因。

1. 水代谢障碍 慢性肾功能衰竭时,水代谢障碍的特点是肾脏对水负荷变化的调节适应能力减退,不能承受水负荷的突然变化。当水的摄入量增加时,可因不能相应地增加排泄而发生水潴留,引起肺水肿、脑水肿和心力衰竭;当严格限制水摄入时,则又可因为不能减少水的排泄而发生脱水、出现血容量减少和血压降低等,使病情进一步恶化,这是肾脏对尿的浓缩与稀释能力降低所致。

2. 钠代谢障碍 慢性肾功能衰竭时的钠代谢障碍,一方面可继发于水代谢障碍而表现为血钠过高或过低,另一方面钠代谢异常本身又常合并水代谢异常。如过多地限制钠的摄入,则易引起钠随尿丢失过多而导致低钠血症;反之,当钠摄入过多时,因肾小球滤过率已降低,则易造成钠水潴留,从而引起心力衰竭等一系列严重后果。

慢性肾功能衰竭患者失钠的机制,可能是下列原因所致:①尿中溶质(如尿素)增多而产生渗透性利尿;②残存肾单位的尿流速加快,妨碍了肾小管的重吸收;③体内甲基胍的蓄积,可抑制肾小管对钠的重吸收;④此外,心房钠尿肽抑制肾小管对钠的重吸收。

3. 钾代谢障碍 慢性肾功能衰竭的患者只要尿量不减少,血钾能在很长一段时间内维持正常水平。这是因为此时肾小球滤过率虽已降低,但由于醛固酮分泌增多和肾小管上皮细胞 Na^+-K^+-ATP 酶活性增强,远曲小管代偿性分泌的钾也增多,故血钾得以维持正常。但在这些情况下可发生低钾血症:①厌食而摄入饮食不足;②呕吐、腹泻使钾丢失过多;③长期应用排钾类利尿剂,使尿钾排出增多。

慢性肾功能衰患者较少出现高钾血症,但在晚期也可发生,原因是:①晚期因尿量减少,钾随尿排出减少;②长期应用保钾类利尿剂;③酸中毒;④感染等使分解代谢增强;⑤溶血;⑥含钾饮食或药物摄入过多。

高钾血症和低钾血症均可影响神经肌肉的应激性,并可导致严重的心律失常甚至心脏骤停。

4. 镁代谢障碍 慢性肾功能衰竭伴有少尿时,镁排出障碍,加之酸中毒和组织破坏使细胞内镁外逸导致高镁血症。若同时用硫酸镁降低血压或导泻,更易造成高镁血症。严重高镁血症,可导致反射消失、呼吸肌麻痹、神志昏迷、心搏停止等。

5. 钙磷代谢障碍 慢性肾功能衰竭时,钙磷代谢障碍主要表现为血磷升高、血钙降低及骨质营养不良。

(1)高磷血症:慢性肾功能衰竭早期,尽管肾小球滤过率逐渐下降,但血磷并无明显升高。这是因为在肾小球滤过率下降时血磷暂时上升而使血钙降低,血钙降低刺激甲状旁腺,引起继发性 PTH 分泌增多。后者可抑制肾小管对磷的重吸收,使磷排出增多,随着慢性肾功能衰竭病情的进展,肾小球滤过率极度降低,继发性 PTH 分泌增多已不能使磷充分排出,故血磷水平显著升高,血钙仍较低。PTH 的增多又加强溶骨活性,使骨磷释放进一步增加,从而形成恶性循环,导致血磷水平不断上升。且 PTH 的溶骨作用,增加了骨质脱钙,从而引起肾性骨营养不良。

(2)低钙血症:慢性肾功能衰竭出现低血钙的原因是:①血浆钙磷乘积为一常数,当血磷浓度升高时,必然导致血钙降低;②肾功能减退时,$1,25$-$(OH)_2$-D_3 的生成减少,从而影响肠道对钙的吸收;③血磷增高时,磷从肠道排出增多,在肠内与食物中的钙结合成难溶解的磷酸钙排出,妨碍钙的吸收;④血磷升高刺激甲状旁腺 C 细胞分泌降钙素,抑制肠道对钙的吸收,促使血钙降低;⑤尿毒症时,体内某些毒性物质的滞留使小肠黏膜受损,钙的吸收因而减少。

慢性肾功能衰竭患者血钙下降但很少出现手足搐搦,这是因为患者常年伴有酸中毒,使血中结合钙趋于解离,游离钙浓度得以维持。同时,H^+离子对神经肌肉的应激性具有直接抑制作用,因此在纠正酸中毒时要注意防止低钙血症引起的手足搐搦。

6. **代谢性酸中毒** 酸碱平衡紊乱是慢性肾功能衰竭进展中常见的内环境紊乱,尤以代谢性酸中毒最为常见。在肾功能代偿期,由于肾小球滤过率(>25%)尚在正常范围内,固定酸尚能经肾小球滤过而不至发生潴留,只出现轻度代谢性酸中毒。这主要是肾小管上皮细胞H^+分泌减少所致。晚期由于受损肾单位增多,肾小球滤过率显著下降,可出现明显的代谢性酸中毒,这是因为:①肾小球滤过率下降,使硫酸、磷酸等酸性产物滤过减少;②肾小管排氢和碳酸氢盐的重吸收减少;③肾小管上皮细胞产NH_3减少。

酸中毒除对神经和心血管系统有抑制作用外,尚可影响体内许多代谢酶活性,并使细胞内钾外逸和骨盐溶解。

(四)肾性骨营养不良

肾性骨营养不良亦称肾性骨病,是指慢性肾功能衰竭时,由于钙磷代谢障碍及继发性甲状旁腺机能亢进、维生素D_3活化障碍和酸中毒等引起的骨病,包括幼儿的肾性佝偻病、成人的骨软化、纤维性骨炎、骨质疏松和骨囊性纤维化等。发生机制与下列因素有关(图16-3)。

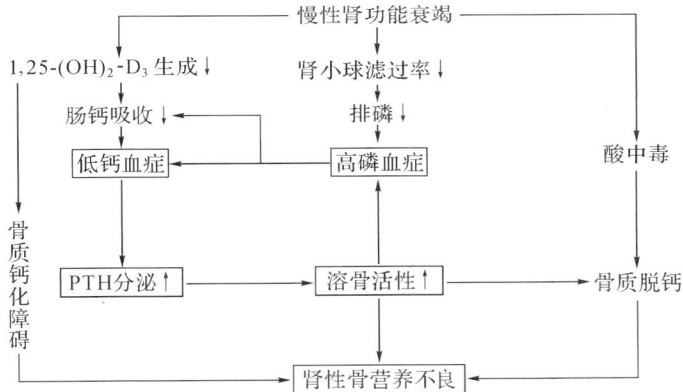

图 16-3　肾性骨病发病机制

1. **高磷低钙血症与继发性甲状旁腺机能亢进** 如前所述,慢性肾功能衰竭患者高血磷导致其血钙水平下降,后者刺激甲状旁腺引起继发性甲状旁腺功能亢进,分泌大量PTH,使骨质疏松,同时局部钙化而形成局部钙结节。

2. **维生素D_3活化障碍** 1,25-$(OH)_2$-D_3具有促进肠钙吸收和骨盐沉积的作用。慢性肾功能衰竭时,由于25-$(OH)_2$-D_3活化成1,25-$(OH)_2$-D_3的能力降低,活性维生素D_3生成减少,导致骨盐沉积障碍而引起骨软化症;同时,肠钙吸收减少,出现低钙血症和骨质钙化障碍,并加重继发性甲状旁腺机能亢进从而出现肾性骨营养不良。

3. **酸中毒** 慢性肾功能衰竭时多伴有持续的代谢性酸中毒。酸中毒可使:①骨动员加强,促进骨盐溶解,引起骨质脱钙;②干扰1,25-$(OH)_2$-D_3合成;③干扰肠钙吸收,致肾性骨营养不良。

此外,近年来的研究发现铝积聚也与肾性骨病有一定的关系。铝是体内的微量元素,正常时摄入人体的铝主要由肾脏排出。慢性肾功能衰竭时,一方面铝通过肾脏排出减少,另一方面血液透析时铝可跨膜转移到血中使血铝升高,因此慢性肾衰患者易发生铝中毒。铝不仅沉积于肾基质,也可沉积于成骨细胞线粒体内,抑制成骨细胞增生和胶原蛋白合成,抑制羟磷灰石结晶形成,阻碍骨矿化作用。另外,铝性骨病的发生也与铝在甲状旁腺中的聚积有关。

二维码 16-9
肾性高血
压、肾性骨
营养不良

(五)肾性高血压

临床上习惯把因肾实质病变引起的高血压称为肾性高血压,慢性肾功能衰竭患者多伴有高血压症状,其发生机制与下列因素有关。

1. 钠水潴留 慢性肾功能衰竭时,由于肾脏排钠、排水功能降低,钠水可在体内潴留,引起血容量增高和心输出量增多,从而导致血压升高,这种高血压称为钠依赖性高血压(sodium-dependent hypertension)。对这种患者限制钠盐的摄入,并用利尿剂以加强尿钠的排出,可以收到较好的降压效果。

2. 肾素-血管紧张素系统的活性增高 慢性肾小球肾炎、肾小动脉硬化症、肾硬化症等疾病引起的慢性肾功能衰竭,常伴有肾素-血管紧张素系统的活性增高,血液中血管紧张素 Ⅱ 形成增多。血管紧张素 Ⅱ 可直接引起小动脉收缩,又能促使醛固酮分泌,导致钠水潴留,并可兴奋交感-肾上腺髓质系统,引起儿茶酚胺释放和分泌增多,故可导致血压上升,这种高血压称为肾素依赖性高血压(renin-dependent hypertension)。对此类患者限制钠盐摄入和应用利尿剂,不能收到良好的降压效果。只有采用药物疗法等减轻肾素-血管紧张素系统的活性,消除血管紧张素 Ⅱ 对血管的作用,才有明显的降压作用。

3. 肾脏形成血管舒张物质减少 正常肾髓质能生成前列腺素 A_2(PGA$_2$)和前列腺素 E_2(PGE$_2$)等血管舒张物质。此类物质能舒张肾皮质血管,增加肾皮质血流量和抑制肾素的分泌,从而具有抗高血压的作用。此外,这类物质还具有排钠排水的效应。因此,有人认为肾实质破坏能引起这类物质形成减少,也可促进高血压的发生;但此问题尚待进一步研究。肾性高血压的形成机制如图 16-4 所示。

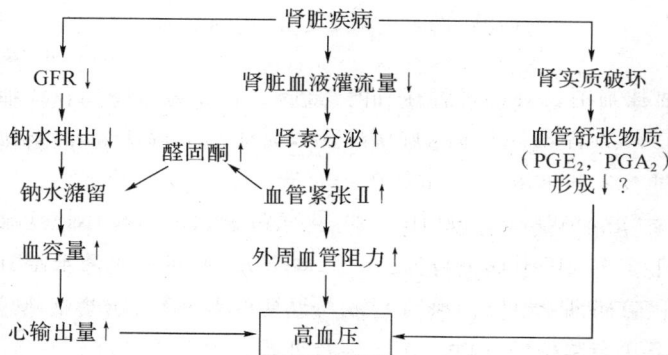

图 16-4 肾性高血压发病机制

（六）出血倾向

有 $17\%\sim20\%$ 的慢性肾功能衰竭患者在患病过程中存在出血现象，多表现为鼻衄、月经过多、胃肠道出血和创伤后出血过多。患者血小板总数正常或略减少，其寿命也正常，多数学者认为，出血是血小板功能异常而非数量减少所致。血小板功能异常表现为：①血小板的黏附性降低，且与血清肌酐浓度有相关性；②血小板在 ADP 作用下的聚集功能减弱；③某些毒性物质（如胍基琥珀酸）抑制血小板第三因子（磷脂，是因子Ⅸ、Ⅹ，凝血酶原活化的场所）的释放，因而凝血酶原激活物生成减少。血小板的这些功能障碍，导致出血时间明显延长。这种血小板功能异常在经过透析后可以得到纠正。

（七）肾性贫血

大多数慢性肾功能衰竭患者经常伴有贫血，它是慢性肾功能衰竭的重要表现之一，且贫血程度与肾功能损害程度往往一致。其发生机制如下。

1. 促红细胞生成素生成减少　慢性肾功能衰竭时，由于肾实质被破坏，促红细胞生成素产生减少，从而使骨髓干细胞形成红细胞受到抑制，红细胞生成减少。

2. 体内潴留的毒物抑制红细胞生成　如甲基胍对红细胞生成具有抑制作用。

3. 红细胞破坏增加　慢性肾功能衰竭晚期患者红细胞寿命缩短。其主要原因是体内潴留的毒物作用于红细胞膜，使膜上的 ATP 酶活性下降，钠泵能量供应不足，以致红细胞内 Na^+ 增加，细胞内含水量随之增加，红细胞脆性加大，易于被破坏。此外，肾血管内常有纤维蛋白沉着，妨碍红细胞在血管内流动，致使红细胞易于受到机械损伤而破裂。

4. 铁的再利用障碍　严重肾衰竭患者血清铁浓度和铁结合力均降低，但单核吞噬细胞系统内的铁储量正常，这是铁从单核吞噬细胞系统释放受阻所致。此外慢性肾功能衰竭时，肠道对铁的吸收也减少。

5. 出血　慢性肾功能衰竭患者常有出血倾向与出血，可加重贫血。

案例 16-2 分析　该患者存在的机体功能代谢改变如下。

（1）尿的变化：多尿、夜尿，尿中有蛋白、红细胞、管型尿蛋白（＋＋），红细胞计数 $10\sim15/Hp$，白细胞计数 $0\sim2/Hp$，上皮 $0\sim2/Hp$，颗粒管型 $2\sim3/LP$ 等。尿比重 1.010 左右，尿比重降低并固定。

（2）氮质血症：NPN 202.7mmol/L；肌酐 $1406.12\mu mol/L$。

（3）水、电解质代谢紊乱：眼睑、面部、下肢水肿；低钠血症（$[Na^+]=118mol/L$），血磷增高（3.06mmol/L），血氯降低（$[Cl^-]=78mmol/L$）。血钙 1.4mmol/L。

（4）肾性高血压：血压 230/130mmHg。

（5）肾性骨营养不良：X 线显示全身骨质脱钙，骨板几乎消失，多数骨呈骨膜下吸收现象，骨盆和两腿血管显示钙质沉着。

（6）出现倾向：多次发生齿龈及鼻出血。

（7）肾性贫血：红细胞计数 $1.49\times10^{12}/L$，血红蛋白 47g/L，血细胞比积 20%。

（八）免疫功能障碍

慢性肾功能衰竭晚期常并发免疫功能障碍，且以细胞免疫异常为主。如尿毒症患者血中淋巴细胞减少,T淋巴细胞的绝对数降低,迟发型皮肤变态反应减弱,同种异体移植的皮肤和肾脏存活时间延长等。由于中性粒细胞趋化性降低,尿毒症患者对细菌感染的敏感性有所提高。体液免疫变化不大,大多数尿毒症患者的抗体生成未见明显异常,血清补体水平也属正常。慢性肾功能衰竭时出现细胞免疫功能异常,可能与毒性物质对淋巴细胞的分化和成熟有抑制作用,或者对淋巴细胞有毒性作用等因素有关。

案例 16-2 分析

1. 该患者发生慢性肾功能衰竭的原因是慢性肾小球肾炎,而引起慢性肾功能衰竭的疾病,以慢性肾小球肾炎为最常见,占 50%～60%。慢性肾盂肾炎、肾小动脉硬化症、糖尿病肾病以及全身性红斑狼疮等也是较为常见的原因。

2. 该患者发生慢性肾衰竭的可能机制是完整的肾单位学说。长期的慢性肾小球肾炎引起有功能的肾单位损伤,使有功能的肾单位数量减少,肾脏只能由未受损的残存肾单位来承担。丧失肾功能的肾单位越多,残存的完整肾单位就越少;最后,当残存的肾单位少到不能维持正常的泌尿功能时,内环境就开始紊乱,亦即慢性肾功能衰竭开始发生发展。

案例 16-2 分析　该患者发生高血压的机制如下:(1)钠水潴留慢性肾功能衰竭时,由于肾脏排钠、排水功能降低,钠水可在体内潴留而引起血容量增高和心输出量增多,从而可导致血压升高。(2)肾素-血管紧张素系统的活性增高,血管紧张素 II 可直接引起小动脉收缩,又能促使醛固酮分泌,导致钠水潴留,并可兴奋交感-肾上腺髓质系统,引起儿茶酚胺释放和分泌增多,故可导致血压上升。(3)慢性肾小球肾炎时,肾髓质能生成前列腺素 PGA_2 和 PGE_2 等,血管舒张物质减少,从而导致血压进一步升高。

第四节　尿毒症

一、概念

急性和慢性肾功能衰竭均可导致终末代谢产物和内源性毒性物质在体内潴留,水、电解质代谢紊乱,酸碱平衡紊乱以及内分泌功能失调,从而引起一系列自体中毒症状,称为尿毒症(uremia)。

二、发生机制

尿毒症是一个非常复杂的病理过程,其发病机理尚不十分清楚,除与水、电解质代谢紊乱和酸碱平衡紊乱及某些内分泌功能障碍有关外,还与毒性物质在血中的蓄积有关。目前认为,尿毒症的发病可能是多种因素综合作用的结果。

在肾功能衰竭时,体内许多蛋白质的最终代谢产物不能由肾脏排出而蓄积于体内,因而可引起一系列中毒症状,而这类物质称为尿毒症毒素。研究发现,尿毒症患者血浆中有上百种代谢产物或毒性物质,其中相当一部分已证明可以引起某些尿毒症症状,或单独,或联合,在尿毒症临床综合征的发病中起重要作用。尿毒症毒性物质的作用机制迄今尚未完全阐明。有资料表明,胍类尤其是甲基胍,以及未知结构的中分子量物质可能是尿毒症时的主要毒性物质,而尿素、肌酐、酚类等也可能和尿毒症某些症状的发生有关。

（一）尿毒症毒素来源

尿毒症毒素可能来自多方面,种类繁多,但其主要来源则是蛋白质代谢产物,包括:①正常代谢产物在体内蓄积而产生毒性作用,如尿素、胍、多胺等;②外源性毒物未经机体解毒、排泄而产生毒性作用,如铝的潴留等;③毒性物质经机体代谢分解,产生新的毒性物质;④正常生理活性物质浓度持续升高,如血浆 PTH 含量升高等。

（二）尿毒症毒素分类

按相对分子质量大小,可将尿毒症毒素分为:

1. 小分子毒素　相对分子质量小于 500,如尿素、肌酐、胍类、胺类等。

2. 中分子毒素　相对分子质量 500～5000,是一组复杂的化合物,包括正常代谢蓄积产物、细胞裂解产物等。

3. 大分子毒素　主要是体内在血中浓度异常升高的某些激素,如 PTH、生长激素等。

（三）几种常见的尿毒症毒素

1. 胍类化合物　在尿毒症患者的血液中,各种胍类化合物的含量增多,其中最受重视的是甲基胍,其次为胍基琥珀酸。

（1）甲基胍:甲基胍是由肌酐转变而来的,正常人血浆中甲基胍含量甚微,约为 $80\mu g/L$,尿毒症时可上升达 $6000\mu g/L$,几乎为正常值的 80 倍。肌酐清除率越低,血浆肌酐浓度越高,血浆甲基胍含量也越高。甲基胍主要由肾脏排出。尿毒症时,甲基胍的排出一般仍能维持正常,故血中甲基胍的浓度增高,主要是生成过多所致。甲基胍是胍类中毒性最强的小分子毒素,甲基胍可使红细胞寿命缩短,且具有溶血作用,故与贫血发生有关。

实验表明,大剂量甲基胍注入正常狗的体内,可诱导出许多类似尿毒症的临床表现,如体重下降、血中尿素氮升高、溶血、红细胞铁转换率降低(红细胞生成减慢)、呕吐、腹泻、出血、运动失调、痉挛、嗜睡、肺淤血、心室传导阻滞,以及物质代谢异常如高脂血症、肠道对钙的吸收减少等。甲基胍还有明显的利钠作用,可造成钠的丢失,并具有抑制免疫反应的作用。因此有人认为甲基胍可能是尿毒症的主要毒性物质。

（2）胍基琥珀酸:在正常情况下,精氨酸和甘氨酸可在甘氨酸精氨酸脒基移换酶的作用下,生成胍乙酸和鸟氨酸;胍乙酸又可转变为肌酐。尿毒症时上述酶的活性降低,且肌酐在体内蓄积,故上述反应不能进行。此时组织中的精氨酸易于和门冬氨酸在门冬氨酸精氨酸脒基移换酶的作用下,生成胍基琥珀酸。

在体内瓜氨酸和门冬氨酸可以生成精氨酸代琥珀酸。正常情况下,精氨酸代琥珀酸裂合酶活性高,故精氨酸代琥珀酸在 B 键处断裂,而生成延胡索酸和精氨酸。尿毒症时,有人认为血中尿素浓度增高可能引起此酶的活性降低,因而精氨酸代琥珀酸在 A 键处被裂解成鸟氨酸和胍基琥珀酸。正常人血浆中胍基琥珀酸的浓度约为 0.3mg/L,而尿毒症患者可高达83mg/L,增高 200 多倍。胍基琥珀酸可抑制血小板第 3 因子的活性,又能促进溶血,因而可能与尿毒症的出血倾向和贫血有关。此外,胍基琥珀酸还可抑制脑组织的转酮醇酶的活性,影响脑细胞功能,引起脑病变。

2. 甲状旁腺激素　1977 年有人提出甲状旁腺激素(PTH)是引起尿毒症的主要毒素。尿毒症时出现的许多症状和体征均与 PTH 含量增加密切相关。几乎所有尿毒症患者都有因有继发性甲状旁腺功能亢进所致的 PTH 分泌增多,其对机体的影响常见于以下几个方面:①可引起肾性骨营养不良。②可引起皮肤瘙痒,切除甲状旁腺后,症状即可减轻。③PTH 增多刺激胃泌素释放,后者刺激胃酸分泌,促使溃疡形成。④血浆中 PTH 持久异常增高,可促进钙进入施万细胞或进入轴突,造成周围神经损害,它还能破坏血脑屏障的完整性,使钙进入脑细胞。PTH 与铝在脑中沉积相关,沉积过多可致尿毒症痴呆。⑤软组织坏死是尿毒症严重而危及生命的病变,且只能在甲状旁腺次全切除术后方可治愈。⑥可增加蛋白质的分解代谢,从而使含氮物质在体内蓄积。⑦还可引起高脂血症与贫血等。

3. 尿素　尿素是体内最主要的含氮代谢产物。一般认为尿毒症患者血浆尿素浓度的增高不会引起明显的毒性反应;但是动物实验发现,血液中尿素浓度维持在 $107.1 mmol/L$ 以上时,可引起动物厌食、头痛、恶心、呕吐、糖耐量降低和出血。这可能与尿素可抑制单胺氧化酶、黄嘌呤氧化酶,以及 ADP 对血小板第 3 因子的激活作用有关;尿素还能使胍基琥珀酸产生增多,从而导致血小板功能异常和出血。此外,尿素增高还会引起糖耐量降低。近年来,研究表明尿素的毒性作用与其代谢产物——氰酸盐有关。氰酸盐与蛋白质作用后产生氨基甲酰衍生物,当其在血中浓度升高时,可抑制酶的活性。突触膜蛋白发生氨基甲酰化后,高级神经中枢的整合功能可受损,产生疲乏、头痛、嗜睡等症状。因此,尿素虽不是强烈毒性作用的尿毒症毒素,但它在尿毒症的发病中仍有较重要的作用。

4. 胺类　胺类包括脂肪族胺、芳香族胺和多胺。脂肪族胺可引起肌阵挛、扑翼样震颤和溶血,还可抑制某些酶的活性。芳香族胺(苯丙胺、酪胺)对脑组织氧化作用、琥珀酸氧化过程和多巴羧化酶活性均有抑制作用。多胺(精胺、腐胺与尸胺)可引起厌食、恶心、呕吐和蛋白尿,并能促进红细胞溶解,抑制促红细胞生成素的生成,抑制 Na^+-K^+-ATP 酶和 $Mg^{2+}-ATP$ 酶的活性,增加微血管的通透性,促进尿毒症时肺水肿、腹水和脑水肿的发生。

5. 尿酸　血浆尿酸浓度高的患者,并发心包炎者也多;因此认为尿酸在心包炎的发病机制中可能起一定作用。

6. 酚和酚酸　肠道细菌可将芳香族氨基酸转变成酚和酚酸。正常人这些物质被吸收后,可经肝脏解毒而由肠道和肾脏排出。肾功能衰竭时,肝脏解毒功能降低和肾脏排泄功能减弱,血浆中酚类含量可以增高。酚类能促进溶血。酚酸如羟苯乙酸在体外可抑制血小板的聚集,因此,酚酸可能是导致尿毒症时出血倾向的原因之一。

7. 肌酐　在尿毒症期,体内蓄积的肌酐可能并无明显的毒性作用;但在体外将肌酐加到血液中,使其浓度相当于重症尿毒症患者血中肌酐的浓度时,却可引起溶血。给正常狗注入肌酐,可降低红细胞的存活时间。此外,肌酐还可引起动物嗜睡和糖耐量降低,故不能认为肌酐是完全无毒的物质。

8. 其他未知中分子物质　中分子物质是指相对分子质量在 500~5000 的一类物质。其化学本质还未确定,它包括正常代谢产物、细胞代谢紊乱产生的多肽、细胞或细菌的裂解产物等。

高浓度中分子物质可引起周围神经病变、中枢神经病变、红细胞生长受抑制、胰岛素与脂蛋白酶活性降低、血小板功能受损、细胞免疫功能低下、性功能障碍和内分泌腺萎缩等。

综上所述,尿毒症的临床表现甚为复杂,难以用一种毒物的作用来解释,很可能是多种毒性物质和代谢障碍等综合作用的结果。

三、机体的功能代谢变化

在尿毒症期,除上述水、电解质平衡紊乱,酸碱平衡紊乱,贫血,出血倾向,高血压等进一步加重外,还可出现各器官系统功能障碍以及物质代谢障碍所引起的临床表现,兹分述如下。

(一)神经系统症状

神经系统症状是尿毒症的主要症状。在尿毒症早期,患者往往有头昏、头痛、乏力、理解力及记忆力减退等症状。随着病情的加重可出现烦躁不安、肌肉颤动、抽搐,最后可发展到表情淡漠、嗜睡和昏迷。这些症状的发生与下列因素有关:①某些毒性物质的蓄积可能引起神经细胞变性;②电解质和酸碱平衡紊乱;③肾性高血压所致的脑血管痉挛,缺氧和毛细血管通透性增高,可引起脑神经细胞变性和脑水肿。

(二)消化系统症状

尿毒症患者消化系统的最早症状是食欲不振或消化不良;病情加重时可出现厌食、恶心、呕吐或腹泻。这些症状的发生可能与肠道内细菌的尿素酶将尿素分解为氨,氨刺激胃肠道黏膜引起炎症和多发性、表浅性小溃疡等有关。患者常并发胃肠道出血。此外恶心、呕吐也与中枢神经系统的功能障碍有关。

(三)心血管系统症状

慢性肾功能衰竭者由于肾性高血压、酸中毒、高钾血症、钠水潴留、贫血及毒性物质等的作用,可发生心力衰竭、心律失常和心肌受损等。由于尿素(可能还有尿酸)的刺激作用,还可发生无菌性心包炎,患者有心前区疼痛,体检时闻及心包摩擦音。严重时心包腔中有纤维素及血性渗出物出现。

(四)呼吸系统症状

酸中毒时患者呼吸慢而深,严重时可见到酸中毒的特殊性 Kussmaul 呼吸。患者呼出的气体有尿味,这是细菌分解唾液中的尿素形成氨的缘故。严重患者可出现肺水肿、纤维素性胸膜炎或肺钙化等病变,肺水肿与心力衰竭、低蛋白血症、钠水潴留等因素的作用有关。纤维素性胸膜炎是尿素刺激引起的炎症,肺钙化是磷酸钙在肺组织内沉积所致。

(五)皮肤症状

皮肤瘙痒是尿毒症患者常见的症状,可能是毒性产物对皮肤感受器的刺激引起的。有人则认为与继发性甲状旁腺功能亢进有关,因为切除甲状旁腺后,能立即解除这一痛苦的症状。此外,患者皮肤干燥、脱屑并呈黄褐色。皮肤颜色的改变,以前认为是尿色素增多之故,但用分光光度计检查,发现皮肤色素主要为黑色素。在皮肤暴露部位,轻微挫伤即可引起皮肤瘀斑。汗液中含有较高浓度的尿素,而在汗腺开口处有尿素的白色结晶,称之为尿素霜。

(六)物质代谢障碍

1. 糖耐量降低　尿毒症患者对糖的耐量降低,其葡萄糖耐量曲线与轻度糖尿病患者相似,但这种变化对外源性胰岛素不敏感。造成糖耐量降低的机制可能为:①胰岛素分泌减少;②尿毒症时由于生长激素的分泌基础水平增高,故拮抗胰岛素的作用加强;③胰岛素与靶细胞受体结合障碍,使胰岛素的作用有所减弱;④有关肝糖原合成酶的活性降低而致肝糖原合成障碍。目前认为引起上述变化的主要原因可能是尿素、肌酐和中分子物质等的毒性作用。

2. 负氮平衡　负氮平衡可造成患者消瘦、恶病质和低白蛋白血症。低白蛋白血症是引起肾性水肿的重要原因之一。引起负氮平衡的因素有:①患者摄入蛋白质受限制或因厌食、恶心和呕吐而致蛋白质摄入减少;②某些物质如甲基胍可使组织蛋白分解代谢加强;③合并感染时可导致蛋白分解增强;④因出血而致蛋白丢失;⑤出现蛋白尿,即随尿丢失一定量的蛋白质等。

尿毒症时大量尿素可由血液渗入肠腔。肠腔细菌可将尿素分解而释放出氨,氨被血液运送到肝脏后,可再合成尿素,也可合成非必需氨基酸,后者对机体是有利的。因此有人认为,尿毒症患者蛋白质的摄入量可低于正常人,甚至低于每天 20g 仍可维持氮平衡,但必须给予营养价值较高的蛋白质,即含必需氨基酸丰富的营养物质。近年来有人认为,为了维持尿毒症患者的氮平衡,蛋白质摄入量应与正常人没有明显差异;而且认为,单纯为了追求血液尿素氮的降低而过分限制蛋白质的摄入量,可使自身蛋白质消耗过多,对患者有害而无益。

3. 高脂血症　尿毒症患者肝脏合成甘油三酯所需的脂蛋白(前 β-脂蛋白)增多,甘油三酯的生成增加,同时,脂蛋白脂肪酶(lipoprotein lipase)活性降低而使甘油三酯的清除率降低,故易形成高甘油三酯血症。此种改变可能与甲基胍的蓄积有关。

四、慢性肾功能衰竭和尿毒症防治的病理生理学基础

1. 积极防治原发病　某些原发病经过适当治疗后,可改善肾功能,防止肾实质的继续破坏。例如肾结石、肾结核、活动期肾盂肾炎等经治疗后,肾功能得到改善,病情缓解。

2. 饮食疗法　饮食控制与营养疗法是非透析治疗法最基本、最有效的措施。包括低盐饮食、低蛋白、低磷、高热量和高生物效价饮食,补充钙、必需氨基酸和多不饱和脂肪酸,适当补充维生素 B、维生素 E 及微量元素锌和铁等。其关键在于蛋白质摄入量及成分的控制,要求采取优质低蛋白高热量饮食,保证足够的能量供给,减少蛋白质分解。其他方面还包括磷、嘌呤及脂质摄入的控制。保证机体的基本营养,减缓肾功能的进一步损伤。

3. 消除任何加重肾负担的因素　尽量避免加重肾实质进一步损伤的一切因素,如急性应激(创伤、手术等),感染、外伤、大手术、肾毒性药物等,防止肾实质继续被破坏。

4. 纠正水、电解质和酸碱平衡紊乱　及时纠正水、电解质和酸碱平衡紊乱。

5. 有效降低高血压　可用利尿剂、肾上腺素阻断剂、β-受体阻断剂、钙通道阻滞剂、RAS 阻断剂和新型血管肽酶抑制剂(VPIs)等有效降低血压。

6. 对症治疗　使用重组人红细胞生成素,逆转肾性贫血。

7. 抗纤维化　阻断糖基化终末产物形成和激活 PKC 活性。

8. 透析疗法　包括腹膜透析和血液透析(人工肾)。尿毒症患者的肾几乎无代偿功能，因此要尽早进行肾透析，以延长患者的生命。腹膜透析的基本原理与血液透析相似，只是所利用的透析膜是腹膜，其效果较血液透析差。长期腹膜透析可导致腹膜的硬化。以上两种方法均可提高患者生存质量，延长患者生命。我国自 20 世纪 60 年开始启用透析疗法，积累了一定经验，患者 1 年存活率达 90％，五年存活率达 70％，并使尿毒症患者存活 10 年以上成为可能。

9. 肾移植　应用外科手术方法，将健康肾完整地移植到尿毒症患者的体内，替代已丧失功能的肾脏，是治疗慢性终末期肾病的最佳手段。在诸多器官移植中，肾移植是最成功的。我国移植肾存活率已达世界先进水平，患者 1 年存活率已超过 90％，3 年存活率达 70％左右，存活最长时间已达 22 年。可以说肾移植是目前治疗尿毒症最有效的方法。

二维码 16-10
知识链接

【本章小结】

肾功能不全是指各种病因引起肾功能严重障碍，出现水、电解质和酸碱平衡紊乱，代谢废物及毒物在体内潴留，并伴有肾脏内分泌功能障碍的病理过程。根据肾功能不全发病的急缓和病程的长短，分为急性肾功能不全和慢性肾功能不全。急性肾功能不全是指各种病因引起双侧肾脏在短期内泌尿功能急剧降低，导致机体内环境严重紊乱的病理过程，主要是病因导致肾血流动力学异常和肾小管损伤所致。慢性肾功能不全是各种慢性肾脏疾病的共同转归，除了泌尿功能障碍外，还会出现明显的内分泌功能紊乱，主要是肾脏结构进行性、不可逆破坏，使肾功能持续恶化所致。急、慢性肾功能不全发展到严重阶段，都可出现尿毒症，其发生主要与代谢产物及内源性毒物在体内蓄积有关。

【复习思考题】

1. 急性肾小管坏死在少尿期有哪些主要机能代谢的变化？
2. 少尿型急性肾功能衰竭患者多尿形成的机制是什么？
3. 简述慢性肾功能不全时多尿的机制。
4. 简述肾性高血压、肾性贫血的发生机制。
5. 简述慢性尿毒症的临床表现。

二维码 16-11
习题及答案

【参考文献】

[1] 王建枝,殷莲华.病理生理学.8 版.北京:人民卫生出版社,2013.
[2] 王万铁,商战平.病理生理学.北京:科学技术文献出版社,2015.
[3] 王万铁,倪世容.病理生理学.2 版.北京:人民卫生出版社,2014.
[4] 王万铁.病理生理学.北京:高等教育出版社,2012.
[5] 王万铁.病理生理学.杭州:浙江大学出版社,2009.

(王晓杨)

第十七章 脑功能不全

【学习目标】

掌握:认知障碍和意识障碍的概念、病因和发病机制。

熟悉:认知障碍和意识障碍的主要表现形式。

了解:认知障碍和意识障碍的结构基础及其防治原则。

【案例导入】

案例 17-1

患者,女性,4 岁,入院前当天因食用不洁食物后出现腹痛、脓血便伴高热、头痛、烦躁、阵发性抽搐,并出现昏迷。

体格检查:体温 40.3℃,心率 140 次/min,呼吸 39 次/min,血压 45/20mmHg。入院时神志不清,四肢凉。双眼球向右上阵发性凝视,瞳孔等大、正圆,对光反射迟钝。口唇轻度发紫。双肺呼吸音粗糙,可闻及大量痰鸣音。

实验室检查:周围血白细胞计数 $13.6×10^9/L$,中性粒细胞 0.74,淋巴细胞 0.26。大便培养有痢疾杆菌生长。腰椎穿刺术除压力升高外,余无异常。

经吸氧、静脉补液、扩血管等抗休克、纠正酸中毒,同时静滴抗生素、甘露醇等,体温渐降,抽搐停止。在血压平稳后,加用脑活素、胞二磷胆碱。在第 4 天,神志转清,但对叫问缄默不语,对他人的言语能理解。综合诊断为中毒型菌痢合并皮质盲、运动性失语。继续用抗生素、能量合剂、脑活素、胞二磷胆碱及高压氧治疗,言语逐渐恢复,住院 1 个月,痊愈出院。

思考题

1. 患儿脑功能障碍的表现有哪些?其原因和机制是什么?

2. 患儿出现了哪些病理过程?

3. 治疗措施的理论依据是什么?

脑是神经系统的核心部位,调控着全身各个器官、系统的功能,参与学习、记忆、分析、意识、行为等高级神经活动。脑功能障碍对人的精神、情感、行为、意识会产生不同程度的影响,甚至会导致其他脏器功能障碍。

第一节　概　述

一、脑的结构、代谢与功能特征

脑由大脑、间脑、小脑和脑干构成,位于颅腔中,这种结构,一方面可容纳和保护脑、分散外力;另一方面,颅骨对脑组织的限制也常常是颅内高压和脑疝形成的结构基础。脑组织由神经元(neuron)和神经胶质细胞(neuroglia)组成,神经元是神经系统的结构与功能单位,神经胶质细胞对神经元起营养、保护和绝缘作用。脑的血液供应来自成对的椎动脉和颈内动脉,两者借交通支形成大脑动脉环,可使血流重新分布,以保证脑充足的血液供应。血液中的物质进入脑组织首先要通过血脑屏障,血脑屏障由毛细血管内皮及其细胞间的紧密连接、基膜和神经胶质细胞足突构成。凡能与蛋白质结合的物质几乎都不能通过血脑屏障,脂溶性强的物质可快速通过血脑屏障,而脂溶性弱或非脂溶性物质则进入脑组织极慢或完全不能进入。有些物质进入脑部的速率取决于该脑区对这些物质的代谢需要。例如,当髓磷脂生成时,脑内有胆固醇聚积,一旦髓鞘形成完成,脑内胆固醇含量随即降低。

脑是血流量与耗氧量大的器官,体内能量代谢最活跃。葡萄糖是脑组织的主要能源,脑所需的能量几乎全部来自葡萄糖的氧化,但由于脑内氧及葡萄糖的贮存量很少,故需不断地从血液中摄取。脑能量的不足均可导致脑结构和功能的异常。

二、脑功能不全的常见原因

脑功能不全常见于脑的结构和功能的改变,主要原因有以下几方面。

(1)脑外伤:脑出血、脑震荡、脑组织损伤等。

(2)感染:细菌、病毒、寄生虫感染等。

(3)中毒:重金属中毒、有机磷中毒、化学毒气中毒等。

(4)心血管疾病:高血压、高血脂、脑血栓形成、脑出血等。

(5)脑肿瘤:胶质细胞瘤、血管性肿瘤、脑膜瘤、转移癌等。

(6)其他:持续高热、脑水肿、麻醉药过量使用、酸中毒等。

二维码 17-2
知识链接

三、脑疾病的表现特征

由于脑在解剖学和生理学方面具有某些特殊性,故在疾病的临床表现方面有区别于其他实质性器官(如肝、肾)的一些特殊规律。

1. 病变定位和功能障碍之间关系密切　例如,位于大脑左半球皮层的病变,可能导致失语、失用、失读、失书、失行等症状;位于皮层下神经核团及其传导束的病变,可能导致运动、感觉及锥体外系等功能异常;位于海马区的疾病可损伤学习与记忆;位于小脑的病变可导致身体的平衡功能障碍或共济失调等。

2. 相同的病变在不同部位发生,可出现不同的后果　例如,发生在额叶前皮层联络区的小梗死灶可不产生任何症状,但发生在延髓的小梗死灶则可导致死亡。

3. 成熟神经元无再生能力　虽然近年来在成年脑中发现了一些具分化潜能的祖细胞,

但神经系统在老化或受损伤后,神经细胞数量的减少基本不能从自身得到补充。神经细胞的慢性丢失将引起脑不用功能区萎缩,从而出现相应的功能障碍。

4. 病程缓急不同引起的后果也不同 一般而言,急性脑功能不全常导致意识障碍,慢性脑功能不全的后果则是认知功能的损伤。

脑功能不全的表现也多种多样,常见表现有头疼、抽搐、瘫痪、麻木、眩晕、晕厥及颅神经损伤引起的咀嚼无力、口眼歪斜、耳聋、耳鸣、失语、大小便失禁、意识障碍、精神障碍、昏睡、昏迷等。

脑损伤的基本反应是神经元的坏死、凋亡及退行性变性(轴突和树突断裂、缩短,细胞萎缩);神经胶质细胞中的星形胶质细胞炎性反应、增生、肥大,少突胶质细胞脱髓鞘等。由于脑的结构和功能极其复杂,故受损伤时的表现也千变万化,许多相关问题目前尚未能阐明。

大脑损伤最主要的表现是认知或意识障碍,本章节将从这两个方面讨论脑功能不全。

第二节　认知障碍

认知是机体认识和获取知识的智能加工过程,包括学习、记忆、语言、思维、理解、精神、情感等一系列心理和社会行为。认知障碍(cognitive disorder)指上述几项认知功能中的一项或多项有关大脑高级智能加工过程出现异常,从而引起严重的学习、记忆障碍,同时伴有失语、失用、失认或失行等改变的病理过程。认知的基础是大脑皮层的正常功能,任何引起大脑皮层结构和功能异常的因素均可导致认知障碍。由于大脑的功能复杂,且认知障碍的不同类型相互关联,往往某一方面的认知问题可以引起另一方面或多个方面的认知异常(例如,一个患者有注意力和记忆方面的障碍,就会出现解决问题的障碍)。因此,认知障碍是脑疾病诊断和治疗中最棘手的问题之一。

一、认知的脑结构基础

认知的结构基础是大脑皮层。大脑皮层由主区(primary cortex)和辅助区(associated cortex)组成,主区负责观察、分析与判断以及对躯体运动的协调,主区的协调有赖于辅助区对主区的行为和智能进行高层次整合。Brodmann 根据形态学特征将大脑皮层分为若干功能区(图 17-1),并提出每个功能区分别执行不同的生理功能的观点。

1. 额叶皮层区负责自主运动、书写、记忆、创造性思维、判断、社会责任感等复杂的智力活动,该区损伤将导致中枢性偏瘫(4 区)、失写症(6 区)、额叶性痴呆(9 区和 12 区)、运动性失语症(44 区和 45 区:脑左半球额叶皮层 Broca's 语言区)等。

2. 顶叶皮层的主要功能是对感觉信息的高级加工和整合,其损伤导致对侧感觉障碍(1 区至 3 区)、感觉性失读症(39 区:患者无构语障碍,但不能理解书写的文字)、触觉缺失(40 区)等。

3. 颞叶接受声音刺激,其损伤会导致听觉障碍(41 区和 42 区),而听觉辅助皮层(22 区)的功能是有助于声音的理解,该区损伤将导致感觉性(Wernicke's)失语症,患者不能正确使用语言,常常词不达意;颞叶的海马和蓝斑参与记忆加工,损伤时分别引起空间或情感记忆障碍。

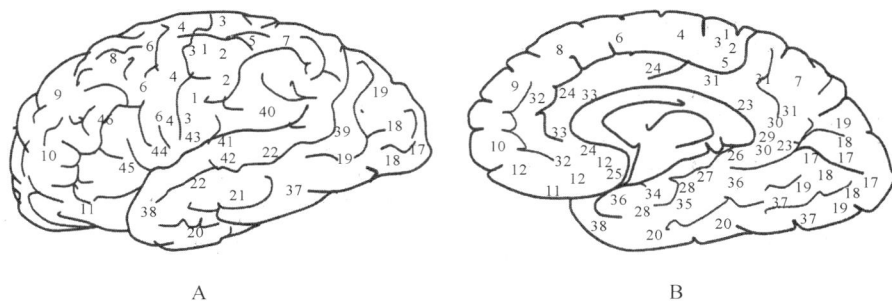

A.上外侧面；B.内侧面

图 17-1　脑功能分区示意图

4. 枕叶含有原始视觉皮层（17 区），感知和接受视觉刺激，该区损伤引起视野缺陷；视觉联络皮层（18 区和 19 区）包绕视皮层，整合视觉信息和内容，其损伤将导致个体不能识别物体，不理解物体的用途或生命的形式（如不能区别鸡和鸭）。

二、认知障碍的临床表现

人脑的认知功能范畴极其广泛，因此，认知障碍的表现形式也多种多样，这些表现可单独出现，也可多相伴出现。

（一）学习、记忆障碍

学习、记忆（learning and memory）是一种复杂的神经活动。学习是指通过训练和经验而促使行为发生相对持久变化的过程。记忆是处理、贮存和回忆讯息的能力，是个体对其经验的识记、保持和再现。学习、记忆和知觉相关。大脑皮层不同部位受损伤，可引起不同类型的记忆障碍，如颞叶海马区受损主要引起空间记忆障碍，蓝斑、杏仁核区受损主要引起情感记忆障碍等。

（二）失语

失语（aphasia）是因脑损伤所致的语言交流能力障碍。大脑皮层一定区域的损伤，可引起不同的失语：①流畅失语症（fluent aphasia），由 Wernicke 区受损导致，可有两种表现。一是患者说话正常，但有时会说话过度，言语杂乱，不能理解他人的言语和文字的含义；二是传导失语症，患者说话正常，也能理解别人的讲话，但组织不好或想不起来部分词。②运动失语症（motor aphasia）。中央前回底部前方的 Broca 三角区（44 区，图 17-1）受损，患者可听懂他人的谈话、看懂文字，但自己不会说话，不能口头表达自己的思想；与发音有关的肌肉无麻痹。③失写症（agraphia）。额中回后部近中央前回的手部代表区受损，患者会说话、能听懂别人说话、看懂文字，但不会手写；手部的其他运动无障碍。④感觉性失语症（sensory aphasia）。颞上回后部受损，患者可讲话及书写，也能看懂文字，但听不懂他人的谈话。⑤失读症（alexia）。角回受损，患者看不懂文字的含义。此外，左颞极（38 区）损害，患者不能回忆起某些地名和人名，但回忆动词和形容词的能力正常。

281

案例 17-1 分析　中毒型菌痢：认知障碍主要表现为运动性失语。

（三）失认

二维码 17-3
案例分析

失认（agnosia）是指脑损伤时患者并无视觉、听觉、触觉、智能及意识障碍的情况下，不能通过某一种感觉辨认以往熟悉的事物，但能通过其他感觉途径进行辨识。例如，患者看到手表而不知为何物，通过触摸手表的外形或听表走动的声音，便可知其为手表。失认包括视觉性失认、听觉性失认和触觉性失认。

（四）失用

失用（apraxia）是指脑部疾病时患者在无任何运动麻痹、共济失调、肌张力障碍和感觉障碍，也无意识及智能障碍的情况下，不能正确地使用一部分肢体功能去完成本来已经形成习惯的动作。如不能按要求做伸舌、洗脸、刷牙、梳头、划火柴和开锁等简单动作，但患者在不经意的情况下却能自发地做这些动作。一般认为，左侧缘上回是运用功能的皮层代表区，由该处发出纤维至同侧中央前回，再经胼胝体而到达右侧中央前回。因此左侧顶叶缘上回病变可产生双侧失用症，从左侧缘上回至同侧中央前回间的病变可引起右侧肢体失用，胼胝体前部或右侧皮层下白质受损时引起左侧肢体失用。

（五）痴呆

痴呆（dementia）是认知障碍最严重的表现形式，是慢性脑功能不全产生的获得性和持续性智能障碍综合征。智能损害包括记忆、语言、思维、理解、计算、分析、判断、概括、综合、定向、解决问题等能力的降低，同时患者常常伴有行为、人格异常及情感障碍，这些功能障碍导致患者日常生活、社会交往和工作的能力明显减退甚至丧失。

三、认知障碍的原因及发生机制

认知是大脑皮层功能活动的反映，任何直接或间接导致大脑皮层结构和功能损伤的因素均可引起认知障碍。

（一）脑外伤

脑外伤对学习、记忆和智力有不同程度的影响。轻度脑外伤可无症状或仅有轻微症状，常有失眠、健忘，多于数日后恢复；中度脑外伤者可出现短暂意识丧失和近事遗忘；重度脑外伤者常有较长时间昏迷，清醒后患者出现学习记忆严重障碍，甚至丧失智力。

（二）脑老化

一般，人在 60 岁以后，认知功能随年龄增长而下降。其主要机制是：老年人脑的血液供应减少，合成和分解代谢以及对毒素的清除能力降低；脑组织中多种神经递质发生变化，如胆碱能神经元的丧失或破坏，使乙酰胆碱的合成、储存、释放发生障碍，神经递质不能正常传递；一些理化因素（温度、射线、乙醇等）、病原微生物等均可诱导神经元凋亡。

（三）脑组织调节分子异常

1. 神经递质及其受体异常　　大多数神经元之间的信息传递是通过神经递质（neurotransmitter）及其相应的受体完成的。这些神经递质或受体的结构、功能改变使神经元之间的信息传递异常,导致不同类型和不同程度的认知障碍。

(1)去甲肾上腺素(norepinephrine):去甲肾上腺素是多巴胺经 β-羟化酶作用生成的产物。在脑内,去甲肾上腺素通过 α_1、α_2 和 β 受体发挥调节作用。一般认为,脑中 α_2 受体激活与维持正常的认知功能有关,而 α_1 受体持续、过度激活可致认知异常。α_1、α_2 受体的不同作用主要是由于:在突触前膜,α_2 受体通过 G_i 蛋白介导,使 cAMP 生成减少,cAMP 依赖性蛋白激酶的活性降低,减少蛋白激酶对 N-型 Ca^{2+} 通道的磷酸化,以致 Ca^{2+} 通道关闭,Ca^{2+} 内流减少,从而抑制去甲肾上腺素的释放(负反馈调节);α_2 受体激活还可抑制在警醒状态下的蓝斑神经元的放电。在突触后膜,α_2 受体激活可引起 K^+ 通道开放,K^+ 外流增加,神经元倾向超极化而产生抑制效应;而 α_1 受体激活则使 K^+ 通道功能降低,K^+ 外流减少,神经元去极化产生兴奋效应。在正常警醒状态时,脑组织含有适量去甲肾上腺素,α_2 受体功能占优势,维持正常的认知功能。在应激状态下产生大量去甲肾上腺素,α_1 受体功能占优势,从而使长期处于应激状态的个体出现认知障碍。

(2)乙酰胆碱(acetylcholine,ACh):乙酰胆碱由乙酰辅酶 A 和胆碱在胆碱乙酰转移酶的作用下生成。神经细胞合成并释放的乙酰胆碱通过 M-受体(M-AChR,毒蕈碱受体)和N-受体(N-AChR,烟碱受体)发挥调节作用,M-AChR 是 G 蛋白偶联受体,N-AChR 是配体门控离子通道受体。脑内的胆碱能神经元分为两类,即局部环路神经元和投射神经元,自Meynert 基底核发出的胆碱能神经纤维投射至大脑皮层的额叶、顶叶、颞叶和视皮层,此通路与学习、记忆功能密切相关。阿尔茨海默病(Alzheimer's disease,AD)患者在早期便有Meynert 基底区胆碱能神经元减少,导致皮层胆碱乙酰转移酶活性和乙酰胆碱含量显著降低,是 AD 患者记忆障碍的机制之一。精神分裂症患者认知障碍的程度与皮层胆碱乙酰转移酶活性呈负相关;对 AD 和精神分裂症患者使用胆碱酯酶抑制剂或 M 受体激动剂可使记忆障碍得到改善。

(3)多巴胺(dopamine):多巴胺是以酪氨酸为底物,在酪氨酸羟化酶(tyrosine hydroxylase)和多巴脱羧酶(dopamine decarboxylase)的作用下合成的。研究发现,脑中多巴胺含量显著升高或降低时可导致动物智能减退、行为情感异常等高级神经活动障碍,例如,在帕金森病(Parkinson disease,PD)患者黑质多巴胺能神经元减少,酪氨酸羟化酶和多巴脱羧酶活性及纹状体多巴胺含量明显下降。多巴胺受体有 D1 和 D2 两大家族,精神分裂症患者与大脑额叶皮层的 D1 受体功能低下和皮层下 D2 受体功能亢进双重因素有关。

(4)谷氨酸(glutamate):谷氨酸是由谷氨酰胺在谷氨酰胺酶作用下或 α-酮戊二酸在其转氨酶的作用下生成的,不能透过血脑屏障。在人大脑皮层中,谷氨酸含量为 $9\sim11\ \mu mol/g$,比乙酰胆碱或单胺类递质的含量高千倍,比神经肽的含量高 6 个数量级。谷氨酸通过 N-甲基-D-门冬氨酸(N-methyl-D-aspartate,NMDA)和非 NMDA 受体起作用。NMDA 受体是配体门控的离子通道型受体;非 NMDA 受体主要指海人藻酸(kainate,KA)和 α-氨基-3-羟基-5-甲基-4-异噁唑-丙酸(α-amino-3-hydroxy-5-methyl-4-isoxazole-propionate,AMPA),是 Na^+-K^+ 通透性离子通道型受体。纹状体的谷氨酸神经纤维抑制丘脑向大脑皮层发出感觉冲动,当谷氨酸能神经低下时,发放冲动增多,大脑皮层单胺活性增强,引起相应的认知功能异常。由于谷氨酸是兴奋性神经递质,故当谷氨酸含量异常增高时,可引起"兴奋性毒性"损伤。

2. 神经肽异常　神经肽(neuropeptide)是生物体内的一类生物活性多肽,与神经递质常共存于同一神经细胞。神经肽与神经递质的区别在于：神经肽由无活性的前体蛋白加工而成，相对分子质量大，在脑组织中含量低，而神经递质可在胞体或神经末梢直接合成，相对分子质量小；神经肽释放后主要经酶降解失活，神经递质则主要通过神经末梢重吸收反复利用；神经肽的作用缓慢而持久，神经递质的作用快速而精确。神经肽的异常与认知障碍密切相关。有人报道 PD 患者脑苍白球和黑质中神经肽水平下降 30％～40％，在黑质中胆囊收缩素（cholecystokinin，CCK）下降 30％，在丘脑下部和海马区神经降压肽（neurotensin，NT）含量也下降。血管加压素（vasopressin，VP）、血管活性肠肽（vasoactive intestinal polypeptide，VIP）含量减少与记忆力减退相关，给脑外伤、慢性乙醇中毒及 AD 患者用 VP，可改善其记忆力减退。促甲状腺激素释放激素（thyrotropin-releasing hormone，TRH）可引起行为改变，如兴奋、欣快及暴躁等，TRH 既可以作为一种神经激素，通过受体调节其他递质起作用，又可以作为一种神经递质直接起作用。腺垂体分泌的促肾上腺皮质激素（adrenocorticotropic hormone，ACTH）水平改变，可影响动物的学习记忆能力，ACTH 影响动物学习和行为的关键分子区域是其分子中第 4—10 位氨基酸残基，该片断能提高大鼠的注意力和记忆力，减轻动物的焦虑行为。多发性硬化（multiple sclerosis，MS）患者下丘脑-垂体-肾上腺皮质（HPA）轴功能紊乱与其反应迟钝、智能低下、重复语言等认知功能障碍显著相关。根据绝经期女性 AD 的发病率高于男性，且绝经后接受雌激素替代疗法者的患病率降低，有人提出性激素代谢紊乱也可能参与认知障碍的发病过程。

3. 神经营养因子缺乏　神经元和胶质细胞可合成、分泌大量的神经营养因子，如神经生长因子（neurogrowth factor，NGF）、睫状神经因子（ciliary neurotrophic factor，CNTF）、脑源性神经因子（brain-derived neurotrophic factor，BDNF）和胶质源性神经因子（glia-derived neurotrophic factor，GDNF）等。这些神经营养因子对神经元的存活和神经元突起的生长具有重要作用。已发现在多种神经退行性疾病中均有神经营养因子含量的改变，例如，PD 患者黑质 NGF、BDNF 和 GDNF 的含量明显降低，离体和在体实验均证明 BDNF、GDNF 和 CNTF 对吡啶类衍生物如 1-甲基-4-苯基-1，2，3，6-四氢吡啶（MPTP）造成的多巴胺能神经元损伤具有很强的保护作用。

4. 脑组织蛋白质异常聚集　脑组织中蛋白质异常聚集可见于一大类神经细胞退行性变性疾病中，如 AD、PD 等。蛋白质的异常聚积多与基因变异、蛋白质合成后的异常修饰等因素有关。

（1）基因突变：已发现多种基因异常参与神经细胞的退行性变。例如，在 AD 患者中，已发现 5 个相关基因突变，所编码的蛋白质依次为淀粉样前体蛋白（amyloid precursor protein，APP）、早老蛋白-1（presenilin-1，PS-1）、PS-2、载脂蛋白 E（apolipoprotein E，ApoE）和 α_2-巨球蛋白（α_2-macroglobulin）。其中，*APP*、*PS-2* 基因突变和 *ApoE* 基因多态性可导致 APP 异常降解，产生大量 β 淀粉样多肽（Aβ），过量产生的 Aβ 一方面在神经细胞间聚集形成老年斑，另一方面可导致细胞过氧化损伤，破坏生物膜和细胞内 Ca^{2+} 稳态，使一些关键酶失活，进而引起炎症反应和神经细胞坏死。在 PD 患者中，已发现有 30 多种不同 *parkin* 基因缺失和位点突变与早发性 PD 有关，如 *α-synuclein*、*parkin* 和 *park3* 基因突变，*α-synuclein* 基因第 209 位的核苷酸发生了 G-A 错位突变，使其蛋白质第 53 位的丙氨酸（Ala）变成了苏氨酸（Thr），变异的蛋白质是 PD 患者神经细胞细胞质中特征性嗜酸性包涵体，即路易(Lewy)小体的重要成分。变异的 Parkin 蛋白可因降解异常而聚集。

（2）蛋白质修饰异常：正常时，蛋白质合成后的加工修饰赋予蛋白质不同的结构和功能，是蛋白质结构和功能多样性的基础。蛋白质的异常修饰导致其结构异常、功能降低或丧失。在 AD 患者中，细胞骨架蛋白 tau 被异常磷酸化（phosphorylation）、异常糖基化（glycosylation，酶促反应）、异常糖化（glycation，非酶促反应）和异常泛素化（ubiquitination）修饰，异常修饰的 tau 蛋白沉积在神经细胞中形成神经纤维缠结。关于 tau 蛋白异常修饰的机制尚不清楚，目前认为可能与蛋白磷酸酯酶（protein phosphatase）和蛋白激酶（protein kinase）调节失衡有关。蛋白磷酸酯酶催化蛋白质去磷酸化，AD 患者脑中蛋白磷酸酯酶的活性明显降低，使 tau 蛋白去磷酸化减弱而发生过度磷酸化。蛋白激酶催化蛋白质磷酸化，在 AD 患者中，大脑颞叶皮层多种蛋白激酶的表达比正常人显著增强，从而造成蛋白质过度磷酸化。异常修饰的 tau 蛋白在神经细胞内聚集可能是 AD 患者神经细胞退化的重要机制。

（四）缺血、缺氧性损伤

脑缺血造成大脑皮层损伤是引起不同类型认知障碍的常见原因。统计资料表明：脑卒中患者在发病后出现痴呆的危险性较同龄对照组明显增高；有脑卒中史的老年群体的认知水平也低于无卒中史的同龄老人。脑细胞缺血引起认知异常的机制可能与下述因素有关。

1．能量衰竭和酸中毒　神经元能量储备极少，正常情况下需要不间断的血液供应来满足细胞的能量需求。在缺血、缺氧状态下，细胞的能量代谢由有氧氧化转为无氧酵解，使细胞内 ATP 生成大大减少，能量匮乏；同时无氧酵解产生大量乳酸，造成代谢性酸中毒，使细胞膜 Na^+-K^+-ATP 酶活性降低，细胞内外离子分布异常，K^+ 大量外流，同时 Na^+、Cl^- 及 Ca^{2+} 大量流入细胞内引起细胞损伤；乳酸堆积还可造成神经胶质细胞和内皮细胞的水肿，加重缺血性损伤。

2．自由基损伤　严重的缺血、缺氧可导致自由基生成增多，引起脑损伤。自由基生成增多的机制为：①缺血脑细胞能量衰竭，谷氨酸、天门冬氨酸（Asp）增多，此时电压依赖性钙通道和 NMDA 受体操纵的钙通道开放，Ca^{2+} 大量内流，使黄嘌呤脱氢酶转化为黄嘌呤氧化酶，后者催化次黄嘌呤氧化为黄嘌呤并同时产生 O_2^-；细胞内 Ca^{2+} 增多还可激活磷脂酶 A_2，造成血管内皮细胞和神经细胞的膜磷脂降解，花生四烯酸产生增加，后者代谢也产生自由基。②细胞线粒体内 Ca^{2+} 增多，使三羧酸循环发生障碍，影响线粒体内电子传递，不能为细胞色素氧化酶提供足够的电子将 O_2 还原成 H_2O，从而生成 O_2^-。③缺血引起趋化因子增加，在血管内皮表面吸附大量中性粒细胞和血小板，前者通过细胞色素系统和黄嘌呤氧化酶系统产生 O_2^- 和 H_2O_2，后者通过血小板活化因子引起细胞内 Ca^{2+} 浓度升高，促进自由基生成。④急性脑缺血时，NO 生成增多，NO 能与 O_2^- 相互作用形成过氧亚硝基阴离子，后者又分解成羟自由基（OH·）和二氧化氮自由基（NO_2·）。⑤梗死灶内游离血红蛋白和 Fe^{2+} 与细胞内的 H_2O_2 发生反应，产生 OH· 和 O_2^-。儿茶酚胺等物质亦可发生氧化反应生成 O_2^-。

3．细胞内 Ca^{2+} 超载　脑缺血可加速神经细胞膜去极化，启动电压依赖性钙通道，使

Ca^{2+} 内流加速;同时,细胞膜去极化可引起兴奋性递质(如谷氨酸)的释放并激活 NMDA 受体,使受体操纵性钙通道开放,Ca^{2+} 大量内流。神经细胞 Ca^{2+} 超载可通过下述机制导致细胞损伤甚至死亡:①大量 Ca^{2+} 沉积于线粒体,干扰氧化磷酸化过程,使能量产生减少。②激活细胞内 Ca^{2+} 依赖性酶类,其中 Ca^{2+} 依赖的蛋白水解酶过度激活可破坏神经细胞骨架。③激活磷脂酶 A_2 和磷脂酶 C,使膜磷脂降解,产生大量游离脂肪酸,特别是花生四烯酸,后者在代谢过程中产生血栓素、白三烯。血栓素可激活血小板,促进微血栓形成,加重脑缺血;白三烯则激活中性粒细胞,增加耗氧,生成大量自由基,加重细胞损害。④脑血管平滑肌 Ca^{2+} 超载,可使血管收缩、痉挛,血管阻力增加,延迟再灌流,致缺血半暗带内侧支循环不能形成,从而使脑梗死灶扩大;内皮细胞内 Ca^{2+} 超载,可致内皮细胞收缩,内皮间隙扩大,血管通透性增高,造成脑水肿。

4. 神经递质的兴奋性毒性 中枢神经系统的递质包括兴奋性递质和抑制性递质两大类。兴奋性氨基酸(excitatory amino acid,EAA)如谷氨酸和天冬氨酸过度分泌对神经细胞有毒性作用。脑缺血、缺氧造成的能量代谢障碍直接抑制细胞膜上 Na^+-K^+-ATP 酶活性,使胞外 K^+ 浓度显著增高,神经元去极化,EAA 在突触间隙大量释放,而过度激活 EAA 受体,使突触后神经元过度兴奋并最终死亡,这种因 EAA 过度分泌而引起神经死亡的病理过程称为"兴奋性毒性"(excitatory toxicity)。EAA 发挥毒性作用的可能机制是:①AMPA 受体和 KA 受体过度兴奋引起 Na^+ 内流增加,同时 Cl^- 和 H_2O 被动内流,神经细胞急性渗透性肿胀;②NMDA 受体过度兴奋引起持续的 Ca^{2+} 内流,介导神经细胞迟发性损伤。

5. 炎症细胞因子损害 严重脑缺血可产生多种细胞因子。致炎细胞因子白细胞介素-1β(IL-1β)和肿瘤坏死因子-α(TNF-α)加重脑缺血损害,而抗炎细胞因子转化生长因子 $β_1$(TGFβ₁)对脑缺血有保护作用。此外,神经元释放的细胞因子可促进吞噬细胞明显增加,吞噬细胞既能释放细胞因子刺激修复过程,又可释放神经毒素杀伤存活神经元。

(五)慢性全身性疾病

许多慢性全身性疾病,如高血压、糖尿病、慢性阻塞性肺疾病等,可减少脑的血液供应,使大脑长期缺血缺氧而导致认知障碍。如有人发现,冠脉搭桥手术后的患者常出现短期记忆丧失和注意力下降;处于亚临床阶段的心脑血管疾病的高危人群,其认知测验的得分明显低于同龄健康人,说明这些病变已经造成脑功能损伤。此外,整体功能水平降低可导致认知障碍,如老年人听力下降使其与外界环境的接触及对外刺激的加工减少,从而降低老年人对外界环境的感知和认同能力。

环境和体内的代谢毒素对脑具有损害作用,这些风险因素包括毒品、药物、酒精或重金属中毒等。心肺衰竭、慢性肝性脑病、慢性尿毒症性脑病、贫血、慢性电解质紊乱、维生素 B_2 缺乏、叶酸缺乏等,主要表现为认知异常。

(六)精神、心理异常

动物实验证明,良好的生活环境可促进动物大脑皮层的增长,使脑重量增加。相反,不良的精神、心理因素如惊恐、抑郁等,可诱发认知障碍。近年来,利用电子计算机断层扫描(CT)与磁共振(MRI)对精神活动失调患者脑成像的研究发现,社会心理功能减退患者的有关脑区皮层萎缩。用正电子发射扫描(PET)和单光子发射计算机断层显像(SPECT)结合同位素示踪,对局部脑血流(rCBF)和 18 氟-脱氧葡萄糖(FDG)、11 碳-脱氧葡萄糖(CDG)代谢的研究证实,精神失常患者的有关脑区血流呈低灌注,葡萄糖利用率降低。用电子显微镜观察细胞形态并进行图像分析发现,精神分裂症患者的有关脑区神经细胞数目减少,细胞体积变小。

(七)其他

受教育程度、社会地位、经济生活状况、性别等均对认知能力有一定程度的影响。受教育年限短、社会地位低、经济生活状况较差的群体,认知功能减退程度较高。此外,女性认知功能障碍的发生率高于男性,这可能与雌激素水平的变化有关。

四、认知障碍防治的病理生理基础

(一)病因学治疗

及早治疗引起认知障碍的原发性疾病。针对认知障碍的发生原因,分别应用神经细胞保护剂如脑循环改善剂、能量代谢激活剂、神经递质和神经生长因子保护剂等。Ca^{2+} 拮抗剂、谷氨酸盐受体拮抗剂、抗氧化剂、非甾体类抗炎剂等对不同疾病引起的认知障碍均有治疗作用。

(二)对症治疗

对有明显精神、神经症状,如抑郁、焦虑、睡眠障碍的患者可根据病情对症治疗,给予安定或安眠药。要及时纠正水、电解质代谢紊乱,保证脑代谢适宜的环境。纠正缺氧以增加细胞内线粒体的生物氧化,改善脑的能量代谢,预防脑水肿;高压给氧可提高血液中的 PaO_2,使血管床总体积缩小,从而防止和消退脑水肿。颅内高压者给予脱水剂甘露醇。

(三)恢复和维持神经递质的正常水平

PD 患者,由于其多巴胺能神经元受损,体内合成多巴胺能力降低,故可应用药物补充多巴胺前体 L-多巴胺;也可应用基因疗法植入促进多巴胺合成的酶的基因,以促进纹状体内多巴胺的生成;或植入神经营养因子基因,以阻止多巴胺能神经元死亡,使受损的黑质纹状体系统再生和恢复功能。此外,AD 患者胆碱能神经元退化,利用胆碱酯酶抑制剂阻断神经细胞突触间隙乙酰胆碱的降解,以提高神经系统乙酰胆碱的含量,是目前临床用于 AD 治疗的唯一有效策略。

(四)手术治疗

手术治疗主要用于 PD 患者,传统的手术方法有苍白球切除术、丘脑切除术以及立体定位埋植脑刺激器等,对缓解症状有一定疗效。20 世纪 90 年代以来,国外建立的一种以微电极定位、计算机控制为特点的新的立体定位损毁苍白球疗法,在治疗晚期 PD 患者中取得了巨大的成功。这种建立在现代电生理学技术上,在细胞水平精确定位、定向手术治疗 PD 的技术,可根据苍白球的不同部位具有明显不同的电生理特征(如苍白球外侧部具有相对不规律的或短暂爆发式放电,而其内侧部具有相对持续的高频放电),识别 PD 患者脑内不同的核团细胞,在细胞水平确定靶点,克服了个体在解剖和功能上的差异,使手术更加安全有效。

（五）认知康复训练

认知康复训练是针对某一方面的认知功能缺陷进行的训练，如智力障碍、记忆障碍、注意障碍、视空间障碍、语言障碍和情感反应障碍等。

第三节　意识障碍

意识（consciousness）指人们对自身状态和客观环境的主观认识能力，是人脑反映客观现实的最高形式。意识包含两方面的内容，即觉醒状态和意识内容。觉醒状态指与睡眠呈周期性交替的清醒状态，能对自身和周围环境产生基本的反应，属于皮层下中枢的功能；意识内容包括认知、情感、意志等高级神经活动，能对自身和周围环境做出理性的判断并产生复杂的反应，属于大脑皮层的功能。可见，意识的维持不仅需要大脑皮层，还涉及皮层下脑区的结构和功能完整，与认知功能主要依赖大脑皮层是有区别的。认知和意识的概念是不能截然分开的，认知功能的完成需要正常的意识状态，而意识内容中也包括一些认知的成分。

意识障碍（conscious disorder）指不能正确认识自身状态和（或）客观环境，不能对环境刺激做出反应的病理过程，其病理学基础是大脑皮层、丘脑和脑干网状系统的结构功能异常。意识障碍往往同时包含觉醒状态和意识内容两方面的异常，通常是急性脑功能不全的主要表现形式。

一、意识维持和意识障碍的脑结构基础

脑干网状结构-丘脑-大脑皮层系统是维持意识的结构基础，意识障碍的发生机制实质上就是这个系统发生器质性损伤、代谢紊乱或功能性异常的机制。

（一）脑干网状结构

脑干网状结构（brainstem reticular formation）是指脑干腹侧中轴两旁的广泛区域，由交织成网状的神经纤维和穿插其间的神经元胞体组成，是维持觉醒和改变大脑皮层兴奋状态的结构基础。网状激活系统包括网状上行激动系统（ascending reticular activating system，ARAS）和网状上行抑制系统（ascending reticular inhibiting system，ARIS），两者之间的动态平衡保证大脑的清醒状态。ARAS 的投射纤维终止于大脑皮层广泛区域的各层细胞，其主要作用是维持大脑皮层的兴奋性，以保持觉醒状态和产生意识活动。由于 ARAS 在网状结构中多次更换神经元，通过的突触及牵涉的神经递质非常多，极易受到致病因素的影响而导致意识障碍。ARIS 神经元发出的上行纤维行程与 ARAS 基本一致，最终也投射到大脑皮层，其主要功能是抑制大脑皮层的兴奋性。

（二）丘脑

丘脑（thalamus）位于间脑的背侧部，由特异性丘脑核（包括感觉接替核和联络核）和非特异性丘脑组成，特异性丘脑核发出纤维组成丘脑特异性投射系统，投射到大脑皮层的某一特定区域，传递特异性感觉信息；非特异性丘脑核发出纤维组成丘脑非特异性投射系统，向大脑皮层做弥散性投射，终止于大脑皮层各叶和各层，参与维持大脑皮层觉醒状态。动物实

验证明,此系统被破坏,可导致动物长期处于昏睡状态。

(三)大脑皮层

大脑皮层(cerebral cortex)由神经元、神经胶质细胞及神经纤维组成,是机体全部功能活动的最高调节器官。清醒的意识主要有赖于大脑皮层处于适度的兴奋状态。这种适宜的兴奋性要有脑干网状结构上行激动系统的支持,还依赖于大脑皮层本身的代谢状态,尤其是能量代谢。脑缺血、缺氧,生物氧化酶系受损等造成的脑的能量代谢障碍,均可导致大脑皮层功能低下而发生意识障碍,重者可导致昏迷。

由此可见,意识的维持是脑干网状结构-丘脑-大脑皮层间功能活动相互密切联系的结果。网状结构左右着觉醒的状态,丘脑发放感觉产生意识,向大脑皮层传递感觉信息,而大脑皮层与意识内容相关,是完整意识的高级中枢。其中任何环节出现异常,均可导致意识障碍。动物实验证实:横切离断中脑后,动物的外表行为和脑电活动均与深睡时相同;去大脑皮层后,动物知觉大部分丧失;破坏动物的中脑网状结构,大脑皮层虽完整,但知觉完全丧失;大脑皮层和网状结构广泛损伤的动物,所有反应完全丧失。临床也发现,中脑尾端至脑桥首端部分的损伤可引起昏迷,间脑后部和中脑首端的损伤常引起深昏迷,大脑皮层广泛性受损也可引起昏迷。

二、意识障碍的临床表现

意识包含觉醒状态和意识内容两种内涵,因此,意识障碍的临床表现可以有以觉醒状态异常为主的表现,亦可以有以意识内容异常为主的表现,或两者兼而有之。由于意识障碍的轻重程度不同,其临床表现形式也多种多样,有以下几类。

(一)谵妄

谵妄(delirium)是一种以意识内容异常为主的急性精神错乱状态,不同患者或同一患者在不同时期的临床表现可明显不同,常有睡眠-觉醒周期紊乱及以错觉、幻觉、兴奋性增高(如躁狂、攻击性行为等)为主的精神运动性改变。

(二)精神错乱

精神错乱(confusion)是指觉醒状态和意识内容均出现异常,患者处于一种似睡非睡的状态,常有睡眠-觉醒周期颠倒。

(三)昏睡

觉醒状态、意识内容均降至最低水平,强烈疼痛刺激可使患者出现睁眼、眼球活动等反应,但很快又陷入昏睡(stupor)状态,患者几乎无随意运动,但腱反射尚存。昏睡是仅次于昏迷的较严重的意识障碍。

(四)昏迷

昏迷(coma)是指觉醒状态、意识内容、随意运动持续(至少 6h)完全丧失的极严重的意识障碍,昏迷时患者出现病理反射,强烈的疼痛刺激偶可引起简单的防御性肢体运动,但不能使之觉醒。深度昏迷的患者对身体内、外环境的刺激均无反应。

由于意识内容与认知密切相关,所以不同表现形式的意识障碍均可伴有认知的异常。

在一些特殊的状态下,患者可出现意识内容和觉醒状态分离的现象,如大脑皮层广泛损伤后的植物状态(vegetative state)。

> 案例 17-1 分析　中毒型菌痢:意识障碍的表现是神志不清、昏迷。

二维码 17-5
知识链接

三、意识障碍的原因及发生机制

意识障碍的原因多种多样,因而其发生机制也极其复杂。一般来说,各类脑器质性病变、躯体疾病引起的脑中毒、各种精神疾病或病理过程均可通过各自相应的机制破坏脑干网状结构-丘脑-大脑皮层对意识的正常调节功能,引发意识障碍,常见原因有以下几类。

(一)急性脑损伤

常见于颅内弥漫性感染(如脑炎、脑膜炎、脑型疟疾等),广泛性脑外伤(如脑震荡和脑挫裂伤),蛛网膜下腔出血和高血压脑病等。急性脑损伤可引起大脑弥漫性炎症、水肿、坏死、血管扩张等反应,导致急性颅内压升高,后者一方面压迫脑血管导致脑供血减少;另一方面还使间脑、脑干受压下移,使脑干网状结构被挤压至小脑幕切迹与颅底所围成的狭窄孔中,从而使上行网状激动系统功能受损,出现意识障碍。

(二)急性脑中毒

1. 内源性毒素损伤　体内代谢性毒素(metabolic poisons),如肝性脑病、尿毒症性脑病、肺性脑病、心源性昏迷、水与电解质及酸碱平衡紊乱产生的大量代谢性毒素;或感染性毒素(infectious poisons),如急性肺部感染、流行性出血热、疟疾、伤寒、中毒性痢疾产生的大量感染性毒素等,均可通过下列途径,导致意识障碍。

(1)神经递质异常:γ-氨基丁酸(GABA)是最重要的抑制性神经递质,在正常意识的维持中发挥重要作用,GABA 含量异常增高或降低均可引起意识障碍。例如,在肝性脑病时,由于肝不能清除来自肠道的 GABA,血中 GABA 透过血脑屏障进入中枢神经系统,使脑中GABA 含量增高,加上高血氨还可直接增强 γ-氨基丁酸能神经传导,从而使神经元呈超极化抑制状态。在严重代谢性酸中毒时,谷氨酸脱羧酶活性升高,GABA 生成增多,GABA 对中枢神经系统的抑制作用增强,患者表现为抑制或昏迷;在严重代谢性碱中毒时,血液 pH升高,谷氨酸脱羧活性降低,GABA 生成减少,GABA 对中枢神经系统的抑制作用减弱,患者出现兴奋症状。此外,5-羟色胺(5-HT)也是中枢神经上行投射神经元的抑制递质,肝性脑病时,脑内外 5-HT 异常升高,还可作为假性递质被儿茶酚胺能神经元摄取并取代去甲肾上腺素,使神经传导受阻。急性缺血、缺氧性脑病,神经递质谷氨酸的耗竭,丙酮酸合成乙酰胆碱减少,在意识障碍中也可能发挥作用。

(2)能量代谢异常:脑急性能量代谢异常引起意识障碍,最常见的有低血糖性脑病和急性缺血缺氧性脑病。低血糖性脑病多发生于使用胰岛素的糖尿病或胰岛细胞瘤的患者。其发生机制主要是低血糖引起脑组织中高能磷酸酯,如三磷酸腺苷(ATP)和磷酸肌酸(PCr)含量急剧下降,使脑组织能量缺乏。研究证明,中度低血糖早期脑干网状结构的 ATP 水平下降约 30%,PCr 水平下降约 55%,此时患者出现嗜睡、注意力丧失、意识模糊、错乱、癫痫大发作,并随血糖不断降低而进入昏迷状态。急性缺血缺氧性脑病常见于心脏停搏和急性呼吸衰竭(肺性脑病)等,由于急性全脑血液灌流或供氧障碍,患者数分钟即出现意识丧失。在急性缺血缺氧性脑病发病过程中,能量不足、酸中毒(包括乳酸酸中毒和高碳酸血症)、Ca^{2+}失衡、自由基、兴奋性氨基酸毒性作用和神经递质异常等相关因素是引起急性缺血缺氧性细胞损伤的相关环节。

(3)神经细胞膜损伤:在缺氧性酸中毒时,脑脊液的 pH 变化比血液更加明显。当脑脊液 pH 低于 7.25 时(正常为 7.33~7.40),脑电波变慢,pH 低于 6.8 时脑电活动完全停止,可能与酸中毒导致神经细胞膜损伤有关。在肝性脑病时,升高的血氨除干扰神经细胞能量和递质代谢以外,还影响神经细胞膜 Na^+-K^+-ATP 酶活性,或与 K^+ 竞争进入细胞,影响细胞内外 K^+ 的分布,进而影响膜电位、兴奋及传导等功能。在尿毒症性脑病中,尿毒症毒素蓄积,使神经细胞膜 Na^+-K^+-ATP 酶活性降低,能量代谢障碍,脑细胞膜通透性增加,脑细胞内 Na^+ 含量增高,导致脑水肿而出现严重意识障碍。

2. **外源性毒素损伤** 许多神经系统类药物是通过选择性作用于某一类型突触而影响神经功能的,因而在神经冲动传递过程中,最易受药物、毒物影响的部位是突触。由于网状结构的多突触传递特性,网状结构成为特别易受药物、毒物影响的位点,大脑皮层的广泛突触结构也是药物和毒物攻击的重要部位。例如:苯二氮䓬类(安定、劳拉西泮)通过增强 γ-氨基丁酸能神经的效应产生突触抑制,大脑皮层、边缘系统、脑干都含有丰富的 GABA 受体,苯二氮䓬类作用于边缘系统主要产生抗焦虑作用;但大剂量用于脑干网状结构皮层时,可引起意识模糊、昏睡。巴比妥类药物也主要抑制多突触传递,从而产生镇静、催眠、麻醉作用。有机磷农药则通过对胆碱酯酶的抑制和破坏,阻断胆碱能神经突触的传递,最终亦可导致意识障碍。需要引起警惕的是,有些深度的药物中毒患者可出现与脑死亡几乎相同的表现,因此,"排除药物过量中毒"是英国制定的脑死亡标准之一。

(三)颅内占位性病变和破坏性损伤

颅内占位性病变常见于外伤性颅内血肿、脑肿瘤、颅内局灶感染(如脑脓肿、硬膜外脓肿)和肉芽肿(如血吸虫、隐球菌、结核引起的)等。颅内占位性病变导致意识障碍主要是由于脑受压,特别是脑干网状结构受压引起的,中脑上段(网状结构的主要通路部位)恰位于小脑幕与颅底围成的天幕孔狭窄处,因此,各种颅内占位性病变,包括弥漫性的脑损害,常常都会因使颅内压升高,脑干移位、受压,形成不同的小脑幕裂孔疝,压迫网状上行激动系统,引起昏迷。

颅内破坏性损伤多指脑梗死、脑出血等。当破坏性损伤直接伤及脑干网状结构或引起大脑皮层广泛性梗死时,可直接造成意识障碍或昏迷,当损伤位于脑桥-中脑的网状结构上行激动系统时,即使损伤小而局限,也可导致深度的昏迷,如脑桥的出血或小梗死灶。

(四)其他

一些精神性疾病,如癔症(hysteria)、精神分裂症(schizophrenia)等,可通过影响脑干网状结构和大脑皮层的代谢功能,导致不同程度的意识障碍。

案例 17-1 分析　患儿脑功能障碍的主要发生机制如下。

(1)痢疾杆菌内毒素导致脑皮质病变;

(2)低血压性休克造成脑缺血、缺氧,进而导致严重酸中毒和脑水肿;

(3)缺血缺氧导致脑细胞能量代谢障碍;

(4)缺血缺氧导致脑内 cAMP 和神经递质异常;

(5)炎性因子、氧自由基等的大量产生引起血管内皮细胞损伤,加重脑水肿及神经细胞功能障碍。

四、意识障碍对机体的影响

意识障碍,尤其是意识丧失的患者,各种机体自我保护的能力和对外界环境变化的适应能力通常会降低甚至失去,极易受到伤害;意识障碍的病因在损害脑干网状结构和大脑皮层的同时,常常也会累及各种生命中枢,使各种生命功能的调控出现障碍,直接威胁患者的生命。

(一)呼吸系统变化

呼吸功能障碍是较早出现且最常见的变化,主要表现如下。

1. 呼吸中枢受损　颅内占位性病变、脑水肿、脑出血及其他弥漫性的脑损害常常导致颅内压升高,压迫延髓或脑桥。脑干受压常引起呼吸节律和深度的改变,浅慢呼吸可引起通气不足,导致缺氧和 CO_2 潴留,PaO_2 下降,$PaCO_2$ 升高;也有些患者早期因呼吸中枢受刺激而兴奋性升高,出现通气过度,使 $PaCO_2$ 下降。若延髓受压,甚至可能导致呼吸停止。

2. 肺部感染　意识障碍患者多种神经活动均减弱。吞咽反射减弱常使异物呛入气道,咳嗽反射减弱使气道的清除能力下降,易于细菌的繁殖生长;昏迷患者常因做气管插管、气管切开等治疗以及进行吸痰管、吸氧管等各种气道侵入式医疗、护理操作,常常合并肺部感染。严重的肺部感染患者不但出现呼吸功能障碍,而且有高热、大量毒素的吸收、PaO_2 下降和 $PaCO_2$ 升高等问题,又进一步加重意识障碍。

(二)循环系统变化

在意识障碍的发生发展过程中,许多由原发病因引起的继发性变化,如脑血肿造成的颅内压升高,自由基、缺氧、血管活性因子、代谢紊乱等引起的脑水肿,均可导致脑血液灌流减少;延髓受压和缺血使心血管中枢受损,导致心功能不全和血压下降,同时意识障碍患者对血压的调节能力降低而加重脑缺血;血管活性因子失常导致脑血管痉挛。诸多因素相继或同时作用于循环系统,使脑血流量减少,而脑的供血不足又进一步加重脑损伤。

(三)消化系统变化

下丘脑和脑干受压影响胃肠功能,胃肠蠕动减慢,各类消化酶分泌减少,使消化功能降低。早期,由于神经-体液机制失调可出现应激性溃疡。意识丧失的患者,因不能主动进食,机体活动必需的营养物质摄入不足,常在短期内出现营养缺乏。

(四)水、电解质和酸碱平衡紊乱

意识障碍和昏迷患者缺失对自身需求的主观感觉和主动调节能力,如对与机体物质和

营养代谢相关的饥饿感、口渴感的主动调节能力下降,患者发生水、电解质和酸碱平衡紊乱。又可因治疗需要给昏迷患者使用脱水剂、利尿剂等,进一步加重内环境紊乱。中枢的损害也常常会波及一些与内环境稳定相关的调节中枢,如渗透压调节中枢、口渴中枢等,使患者对内环境稳定的调控能力明显下降。

(五)其他

意识障碍和昏迷的影响常常波及位于下丘脑的体温调节中枢,导致体温调节障碍,患者体温易受环境影响而改变,出现体温过高或过低。免疫机制障碍易诱发感染,如皮肤破损继发感染出现溃疡、褥疮等。由于昏迷患者不能主动进食,加上原发病引起的分解代谢增强,患者基本上处于负氮平衡。脑的病变或毒物蓄积、代谢紊乱等因素可引起抽搐,持续的抽搐又可加重神经细胞的损害,进一步加重意识障碍。

> 案例 17-1 分析　患儿出现的病理过程主要有:①缺氧,②休克,③发热,④酸中毒,⑤心力衰竭,⑥脑水肿,⑦炎症。

五、意识障碍防治的病理生理基础

(一)病因学治疗

脑组织受损后,除了表现为脑功能障碍外,由于失去了对全身各个系统、器官功能的调控能力,还会继发多器官功能障碍。因此,对原发病的治疗尤为重要。它不但可以减轻脑损害,保护脑组织,还会有效地预防其他并发症,甚至可以挽救患者生命。如针对中毒患者的洗胃治疗及使用相应的拮抗药物;颅内出血、血肿的相应内外科处理;对急性脑梗死患者,若能在发病后 6h 内进行有效的脑再灌注和脑保护等治疗措施(超早期治疗),有可能最大限度争取神经细胞存活,减少细胞死亡,缩小梗死灶面积,降低致残率和病死率。多数中毒性病因引起的意识障碍,在早期尚未造成脑的实质性损害前,若能及时救治,预后通常较好。

(二)紧急应对措施

它指在昏迷原因尚未确定之前的应急处理措施,以避免可能出现的各种生命功能障碍和衰竭。如保持呼吸道的通畅,迅速建立输液通路以维护循环功能等。因昏迷患者的呼吸、循环中枢的调控能力都常明显受损,且昏迷患者的呼吸道防御反射也多有障碍,一旦呼吸、循环功能出现障碍甚至衰竭,则病情将急剧恶化。此外,严重感染时常伴有休克发生,抗休克治疗是重要的救治措施,如补液、改善微循环等。急性脑梗死患者在发病后 6h 内若能进行有效的血液再灌注,则可大大减少细胞损伤,缩小梗死面积,降低致残率和死亡率。

(三)控制感染

意识丧失极易诱发各种感染,特别是呼吸道、皮肤、黏膜感染。细菌、病毒通过破损部位进入体内。严重感染常常引起中毒性脑病,加重脑损伤。

(四)保持呼吸道通畅

及时排出呼吸道分泌物,必要时行气管切开术,可以改善通气功能,增加氧的吸入。脑 PaO_2 升高有利于组织代谢,防止脑水肿,纠正酸中毒,减少自由基的产生。

（五）降低颅内压

如有颅内压增高、脑疝者,应尽快降低颅内压力,以遏制其他并发症的发生。急性脑水肿引起的颅压增高,应用脱水剂可有效治疗。急性脑血肿、脑出血应及时清除积血,必要时进行手术减压。

（六）加强护理和对生命指征、意识状态的监测

对于意识丧失、昏迷的患者,加强护理和监测尤为重要。因为患者缺乏自我保护意识,多种神经反射活动减弱或消失,尤其是昏迷患者,其意识状态和生命指征随时都可能出现急剧的变化,因此,必须对患者加强护理。同时,严密监测患者的血压、呼吸、脉搏、体温、瞳孔等生命指征,以便及时应对各种紧急情况。而意识状态的细致观察对于中枢神经系统的受损程度、预后评估都极其重要,目前已有对意识状态较为客观的计分评定表,可对意识障碍和昏迷做出较准确的评定。

案例 17-1 分析　治疗措施如下:

（1）抗休克(静脉补液、扩血管、纠正酸中毒),静脉滴注抗生素;

（2）减轻脑水肿(静脉滴注甘露醇);

（3）加用脑活素、胞二磷胆碱、能量合剂等改善脑细胞蛋白质及 DNA 合成;促进受抑制的葡萄糖转化正常,改善细胞代谢;

（4）应用高压氧治疗可提高脑细胞含氧量,改善其能量代谢。

【本章小结】

脑功能不全的主要表现是认知或意识的异常,本章阐述了认知障碍和意识障碍的病因和发病机制。

认知障碍指与学习、记忆以及思维判断有关的大脑高级智能加工过程出现异常,从而引起严重的学习、记忆障碍,同时伴有失语、失用、失认或失行等改变的病理过程。其病因和发病机制为:①脑外伤;②脑老化;③脑组织调节分子异常,包括神经递质及其受体异常、神经肽异常、神经营养因子缺乏、脑组织蛋白质异常聚集等;④缺血、缺氧性损伤,如缺血可造成能量衰竭和酸中毒、自由基生成增多、细胞内钙超载,以及神经递质的兴奋性毒性、炎症细胞因子的损伤;⑤慢性全身性疾病;⑥精神、心理异常等。

意识障碍指不能正确认识自身状态和(或)客观环境,不能对环境刺激做出反应的一种病理过程,其病理学基础是脑干网状结构-丘脑-大脑皮层的功能异常。意识障碍主要表现为:谵妄、精神错乱、昏睡、昏迷等。概括其病因和发病机制:①急性脑损伤,②急性脑中毒,③颅内占位性病变和破坏性损伤,④其他,如癔症、精神分裂症等。

【复习思考题】

1. 大脑损伤主要表现为哪些障碍,各有哪些表现形式?

2. 哪些因素能导致脑损伤并引起认知障碍? 试举例说明。

3. 何为兴奋性毒性作用? 试述缺血缺氧通过兴奋性毒性作用导致细胞损伤的机制。

---

4. 试述缺血缺氧导致细胞内钙超载及引起神经细胞损伤的机制。

5. 哪些因素能导致意识障碍？举例说明。

6. 试述可能导致昏迷患者出现呼吸功能障碍的机制。

二维码 17-6
习题及答案

【参考文献】

［1］王建枝,殷莲华.病理生理学.8 版.北京:人民卫生出版社,2013.

［2］石增立,张建龙.病理生理学.2 版.北京:科学出版社,2015.

［3］王万铁,倪世容.病理生理学.2 版.北京:人民卫生出版社,2014.

（郑绿珍）

第十八章　多器官功能障碍综合征

【学习目标】

掌握：MODS、MOF、SIRS、CARS 及细菌移位的概念；MODS 的发生机制；肺、肝、肾、胃肠道功能障碍的发生机制和临床表现。

熟悉：MODS 的病因和分型；心脏、免疫系统、凝血系统及中枢神经系统功能变化。

了解：MODS 防治的病理生理基础。

【案例导入】

案例 18-1

患者，男性，43 岁，于 2012 年 9 月 11 日在一次车祸中多处受到严重创伤，患者昏迷、气急、脉搏微弱（105 次/min），血压 80/40mmHg，急诊入院，CT 发现患者颅骨骨折、脑挫伤；X 线拍片发现患者血气胸、空肠破裂、腹膜炎、双下肢胫腓骨粉碎性骨折。PaO_2 58mmHg，$PaCO_2$ 45mmHg。

思考题

1. 患者出现了哪几个器官功能障碍？

2. 患者属于哪种类型 MODS？

案例 18-2

患者，男，25 岁，五天前在田间工作时，被农机碾压造成右腿严重创伤，经过治疗病情缓解，症状改善，2d 前出现少尿，1d 前胸闷气促。急诊入院。既往健康。

体检：体温 39℃，呼吸 38 次/min，心率 98 次/min，血压130/70mmHg。气急，唇紫，双肺大量痰鸣音。

检查：白细胞计数 17.8×10^9/L，中性粒细胞 0.94，尿素氮47.4mmol/L（正常 3.2～7.1mmol/L），肌酐 655μmol/L（正常 88～177μmol/L）。PaO_2 45mmHg，$PaCO_2$ 36mmHg，HCO_3^- 14mmol/L。X 线胸片右下肺见絮状阴影。

思考题

1. 此案例与案例 18-1 临床发病形式是否相同？

2. 右腿严重创伤如何引起肺、肾等器官功能障碍？

第一节 概 述

一、概念

严重的致病因素,如在创伤、烧伤、大手术、休克和感染等作用下,原无功能障碍的器官或系统在短时间内同时或相继出现 2 个或 2 个以上的器官或系统损害以至衰竭,称为多器官功能障碍综合征(multiple organ dysfunction syndrome,MODS)。应当注意,原发于某些器官衰竭的慢性疾病患者继发性引起另一个器官衰竭(临床常见疾病如肺源性心脏病、肺性脑病、肝肾综合征等),不属于 MODS。

20 世纪 60 年代末和 70 年代初,外科医生发现,严重创伤和失血性休克等大手术后的患者,原本健全的器官在手术后可相继发生衰竭,死亡率很高。这一新的临床综合征引起了医学界的广泛关注,并将该综合征分别称为序贯性系统衰竭(sequential organ failure)、多器官衰竭(multiple organ failure,MOF)、多系统器官衰竭(multiple system organ failure,MSOF)。20 世纪 90 年代初,随着危重病急救技术和医学理论研究的发展,人们认识到多器官衰竭是器官功能轻度异常到功能衰竭的动态发展过程的晚期,不能反映病情由轻到重的发展过程,至诊断确立时病情已十分严重,不利于及早防治。1991 年美国胸科医师学会(ACCP)与危重病急救医学学会(SCCM)建议将多器官衰竭(MOF)改为多器官功能障碍综合征(MODS)。自此 MODS 及其相关术语在国际上广泛应用。

MODS 从概念上看有以下几个特点:①原发致病因素为急性,继发受损的器官可远离原发病部位,不能将慢性疾病器官退化失代偿阶段归属于 MODS;②致病因素与发生MSOF 必须间隔一定时间($>24h$),常呈序贯性器官受损;③机体原有器官功能基本健康,功能损害是可逆的,若阻断发病机制,及时救治,器官功能可望恢复。

二、病因

多器官功能障碍综合征的病因很多,可概括为感染性和非感染性两类。

(一)感染性

感染性病因常见于严重感染、烧伤或创伤的创面严重感染。各种病原微生物包括细菌、病毒、真菌、立克次体、衣原体、支原体甚至原虫(疟原虫)的感染,尤其是病原微生物及其毒素入血,导致的毒血症、菌血症和败血症是引起 MODS 最主要的病因。70%的 MODS 是由感染引起的。

有些 MODS 患者血中细菌培养阳性,有感染症状,但找不到感染灶,可能是肠屏障功能障碍时肠内细菌进入血液循环造成的肠源性感染。也有些 MODS 患者有全身感染表现,但未发现感染灶或血中细菌培养呈阴性,可能是肠源性内毒素或炎症介质引起的全身性炎症反应,称为非菌血症性临床败血症(non-bacteremic clinical sepsis)。

(二)非感染性

非感染性病因常见于严重的组织创伤(如多发性骨折、大面积烧伤、大手术等)、休克、急性胰腺炎、严重缺血缺氧、缺血-再灌注损伤等,这些情况下,炎症

二维码 18-2
知识链接

细胞活化,产生大量炎症介质,成为 MODS 发生的原因。

除此以外,机体免疫缺陷(如自身免疫性疾病)、恶病质状态(如晚期肿瘤患者)、治疗措施不当(如输液过多、吸氧浓度过高)及单核吞噬细胞系统功能明显降低等均可诱发或促进 MODS 的发生。

三、分类

根据临床发病形式,MODS 一般可分为以下两种类型。

(一)速发单相型(rapid single-phase)

此型 MODS 由损伤因素直接引起,如多发性创伤直接引起两个以上的器官功能障碍,或原发损伤先引起一个器官功能障碍,随后又导致另一个器官功能障碍,或重度休克引起急性肾衰竭后又引起尿毒症性消化道功能障碍。该型病变由原始损伤因素引起,病情发展较快,只有一个时相,即只有一个器官衰竭高峰,故又称其为"一次打击型"。

> 案例 18-1 分析　创伤直接导致脑、肺及消化系统功能障碍,可诊断为 MODS,属于速发单相型。

二维码 18-3
案例分析

(二)迟发双相型(delayed two-phase)

在创伤、失血、严重感染和休克等原发病因作用(第一次打击)下出现第一个器官衰竭高峰后,经处理病情缓解一定时间,随后因受到失控的全身性炎症反应受到第二次打击(second hit),发生第二次器官衰竭高峰。第一次打击可以较轻,但第二次打击病情往往较重。此型病情发展呈双相,即病程中出现两个器官衰竭高峰,故又称其为"二次打击型"。

二维码 18-4
案例分析

> 案例 18-2 分析　案例 18-2 与案例 18-1 的发病的临床形式不相同,前者属于迟发双相型。

第二节　发生机制

在不同的病因作用下,各重要生命器官同时或相继发生损伤和衰竭,提示有共同的发病环节。休克、创伤和感染等过程中出现的全身性炎症反应失控以及器官血液灌注障碍与再灌注损伤、肠道功能障碍与细菌移位、细胞代谢障碍等因素在 MODS 的发生中起重要作用。许多学者认为,器官血液灌注障碍、缺血-再灌注损伤和肠源性感染等最终都通过引发机体的全身性炎症反应而导致器官功能损伤乃至衰竭,因此,目前最受重视的机制是全身炎症反应失控导致的 MODS。现将 MODS 发生机制分别介绍如下。

一、全身性炎症反应失控

20 世纪 90 年代的研究发现非感染因素也能造成全身炎症反应而发生 MODS,明确了除感染、内毒素血症外,失血、休克、组织创伤、缺血-再灌注损伤、坏死组织等都可引起全身炎症反应。即机体遭受感染或创伤打击时,炎症细胞被激活,炎症介质过量释放涌入血液循环,产生持续的全身性炎症反应,随后体内又出现代偿性抗炎反应,造成全身性炎症反应失控,形成 MODS。

（一）全身炎症反应综合征

1. 概念 众所周知,炎症的本质是活体组织对损伤的反应。一般来说,炎症是局限在局部组织中的,但如果炎症失控、炎症介质泛滥,可发展为全身炎症反应综合征(systemic inflammatory response syndrome,SIRS)。SIRS 是指感染或非感染因素作用于机体而引起的一种失控的全身性瀑布式炎症反应综合征。表现为播散性炎症细胞活化(disseminated activation of inflammatory cell)和炎症介质泛滥(inflammatory mediator spillover)到血液,并引起全身性炎症。感染性因素引起的 SIRS 又称为脓毒症(sepsis)。

SIRS 和继发性 MODS 是同一病理过程的不同发展阶段,其发病的基本机制相同,均为全身炎症失控导致多个器官损伤。本章将详细讨论炎症与 MODS 的发生机制。

2. 诊断标准 SIRS 主要的临床特征和病理生理变化是全身持续高代谢状态、高动力循环状态以及过度的炎症反应。持续高代谢呈现出高耗氧、高血糖、蛋白消耗大于合成(负氮平衡)和高乳酸等。高动力循环状态表现为高心输出量、低外周血管阻力。过度炎症反应是指促炎-抗炎的失衡。

表 18-1 ACCP 及 SCCM 于 1991 年制定的 SIRS 临床诊断标准

指标	标准
体温	>38℃ 或 <36℃
心率	>90 次/min
呼吸	>20 次/min 或 $PaCO_2$<32mmHg(4.3kPa)
外周血	WBC>$12×10^9$/L 或 <$4×10^9$/L

注:上述 4 项指标中,达到 2 项或 2 项以上者即可诊断为 SIRS。

尽管上述诊断标准过于宽松,涵盖范围过广,临床实际指导意义有限,但它们对于 SIRS 理论的临床应用具有重要作用。

3. 发生机制 无论是感染性因素还是非感染性因素都可通过不同途径活化炎症细胞,释放多种促炎介质,参与机体的防御反应。然而,这些炎症介质又可进一步促进炎症细胞的激活,在体内形成瀑布效应(cascade effects),导致炎症介质的数和量不断增加,炎症反应不断扩大。当这种促炎反应超出了抗炎的限制或控制时,机体内出现过度的、难以控制的炎症反应,引起广泛的组织细胞损伤,产生 SIRS。

（1）炎症细胞活化与播散:炎症细胞主要包括各种白细胞、血中的单核细胞和组织的巨噬细胞(简称单核巨噬细胞)、血小板和内皮细胞。感染和非感染因素都可活化炎症细胞。感染因素除了外源性感染外,还包括肠屏障功能降低后的肠道细菌转位(bacterial translocation from intestine)。通常炎症细胞活化只出现在损伤局部,活化后产生炎症介质和氧自由基,分泌溶酶体酶、凝血物质以及表达黏附分子(adhesion molecule,AM),产生的炎症介质又可以进一步活化炎症细胞,引起炎症自我放大的级联反应和损伤。两者互为因果,形成炎症瀑布。而 SIRS 时炎症细胞的活化也可发生在远隔部位,称为播散性炎症细胞活化。

①活化单核巨噬细胞。SIRS 时,机体单核吞噬细胞系统激活,产生的促炎介质主要有 TNF、IFN、IL-1、IL-6、IL-8、PAF、LTB$_4$、TXA$_2$、溶酶体酶、活性氧和组织因子(TF)等。这些炎症介质可吸引中性粒细胞到达炎症区域,后者释放自由基、蛋白酶类、前列腺素类等生物活性物质,增强机体的免疫能力及白细胞对病原微生物的杀灭清除能力,同时具有促进创面愈合、清除受损组织和异物等作用。这对机体是有利的,具有防御意义。但是如果炎症反应过度,就会造成组织器官损伤,保护作用变为损伤作用,自由基、各种水解酶类、血管活性物质的大量释放,一方面直接损伤邻近的组织、细胞,引起器官实质细胞的损害,另一方面炎症介质进入血循环损伤血管内皮细胞,引起微血栓形成,微血管通透性增加,并造成远隔器官损害。

②活化中性粒细胞(PMN)。PMN 产生促炎介质如活性氧、溶酶体酶、LTC$_4$、LTD$_4$、LTE$_4$、TNF、PAF,表达黏附分子如 β$_2$ 整合素(β$_2$-integrin)即 CD11/CD18 和 L-选择素。

③活化内皮细胞。内皮细胞主要产生 TNF、NO、PAF、TF 及 ICAM-1、P-选择素、E-选择素等。

④活化血小板。血小板主要释放 PF$_3$、PF$_4$、ADP、TXA$_2$ 和 P-选择素。炎症细胞大量活化后,也可播散到远隔部位如肺和肝等,从而造成远隔部位的损伤。

炎症细胞被激活后是如何大量产生并释放炎症介质的?炎症反应为什么会调节失控?组织细胞通过什么机制受损?这些问题迄今仍未得到确切的解答。在 SIRS 发生过程中,内毒素是一个非常重要的启动因子。近年来,对内毒素诱发 SIRS 的信号转导机制的研究取得了一些进展。

内毒素,即革兰阴性菌胞壁的脂多糖(LPS),在启动多种炎症细胞因子基因转录时,需要通过脂多糖结合蛋白(LBP)和细胞表面受体介导。LPS 与血液循环中的 LBP 及细胞表面(特别是单核巨噬细胞)的受体 mCD14 分子结合(LBP/ CD14),形成 LBP-LPS-CD14 复合物,导致单核巨噬细胞活化。LBP-LPS-CD14 可通过 Toll 信号通路,激活 IκB(转录因子 NFκB 抑制因子)激酶,磷酸化激活的 IκB 被泛素–蛋白酶体系统(ubiquitin-proteasome system)降解,使与之结合的 NFκB 游离并暴露核定位信号,NFκB 迅速由胞质进入细胞核,并结合于相关基因启动区域。NFκB 是多种细胞因子的转录因子,能启动 TNF、IL-1、IL-6 等炎症细胞因子基因的转录。另外,LPS 还可通过 STAT、MAPK 等信号通路导致 NF-IL6、AP-1、CREB 等转录因子活化,参与多种炎症介质的释放,产生炎症放大效应(图 18-1)。

(2)炎症介质泛滥:活化的炎症细胞突破了炎症细胞产生炎症介质的自限作用,通过自我持续放大的级联反应,产生大量的炎症介质。此外,组织损伤还可激活补体、激肽系统、凝血系统和纤溶系统等,释放 C3a、C5a、缓激肽、凝血酶、纤维蛋白降解产物等血浆源性炎症介质。细胞源性和血浆源性的炎症介质在体内泛滥,作用于全身各个组织、器官,引起功能障碍甚至衰竭。SIRS 时,炎症介质泛滥是引起休克和多器官功能障碍的主要机制(表 18-2)。炎症介质越多,持续时间越长,MODS 患者的死亡率越高。

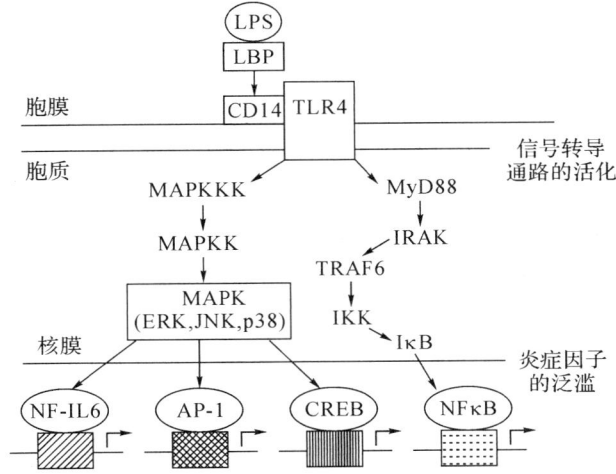

图 18-1　内毒素启动全身炎症反应的信号调控

表 18-2　参与 SIRS 的主要炎症介质及其主要作用

炎症介质	来源	主要作用
TNF-α	巨噬细胞、淋巴细胞	活化内皮细胞、PMN 及巨噬细胞，发热
IL-1	巨噬细胞	活化内皮细胞、活化巨噬细胞、发热
IL-2	淋巴细胞	活化 T 淋巴细胞、活化巨噬细胞
IL-6	巨噬细胞	活化内皮细胞、活化巨噬细胞
IL-8	巨噬细胞	PMN 趋化、释放整合素
IFN	巨噬细胞、淋巴细胞	活化巨噬细胞、抗病原微生物
LTB$_4$	中性粒细胞	PMN 趋化
LTC$_4$D$_4$E$_4$	中性粒细胞	平滑肌收缩
PAF	白细胞、血小板、巨噬细胞、内皮细胞	活化血小板、PMN、巨噬细胞、内皮细胞
黏附分子	白细胞、内皮细胞、血小板	促进白细胞、血小板与内皮细胞黏附
活性氧	内皮细胞、PMN、吞噬细胞	损伤血管内皮细胞、杀死病原微生物
溶酶体酶	PMN、吞噬细胞	损伤弹性纤维、胶原纤维
TF	内皮细胞、单核细胞、吞噬细胞	促进凝血
TXA$_2$	血小板、巨噬细胞	血小板聚集和活化、血管收缩
血浆源性介质	XII 活化血浆前体物质	促进凝血、纤溶、激肽、补体活化

（二）代偿性抗炎反应综合征

1. 概念　在 SIRS 发展过程中，随着促炎介质的增多，作为机体的一种代偿机制，体内内源性抗炎介质的产生也相应增多。当抗炎介质释放过量和（或）促炎介质消耗增加，抗炎反应大于促炎反应时,引起免疫功能的抑制及对感染的易感性增加,诱发或加重器官功能的损害,即为代偿性抗炎反应综合征(compensatory anti-inflammatory response syndrome, CARS)。

2. 发生机制　机体在发生炎症反应的同时,抗炎反应也在增强。机体的抗炎反应主要由两方面因素引起。

(1)内源性抗炎介质:炎症细胞既能产生炎症介质,也产生能具有抗炎作用的因子,两者在不同的环节上相互作用、相互拮抗,构成极其复杂的炎症调控网络。炎症细胞产生的内源性抗炎介质有 IL-4、IL-10、NO 等。它们具有抑制炎症细胞释放炎症介质、拮抗或干扰炎症介质等作用(表 18-3),使炎症介质不至于产生过多、泛滥,并引起自限过程,有助于控制炎症,维持机体稳态。但如内源性抗炎介质释放过量,则可出现 CARS。

表 18-3　参与 CARS 的主要的内源性抗炎介质及其主要作用

抗炎介质	来源	主要作用
IL-4	巨噬细胞	抑制巨噬细胞产生细胞因子
IL-10	Th2、巨噬细胞	抑制巨噬细胞和中性粒细胞产生细胞因子
IL-13	Th2	抑制巨噬细胞产生细胞因子
PGI_2、PGE_2	内皮细胞	刺激 IL-10、对抗 TXA_2
lipoxin	中性粒细胞	抑制 LTB_4
NO	内皮细胞、巨噬细胞	血管舒张
annexin-1	细胞膜	抑制磷脂酶 A_2 活性、抑制巨噬细胞活化
sTNF-αR	巨噬细胞	TNF-α 受体解离入血,降低血 TNF-α 水平
IL-1ra	巨噬细胞	与 IL-1 同源,无活性,干扰 IL-1 的作用

(2)抗炎性内分泌激素:糖皮质激素和儿茶酚胺是参与 CARS 的主要抗炎性内分泌激素。实质上,严重创伤、休克、感染等对机体而言均是强烈的应激原,作用于下丘脑-垂体-肾上腺皮质轴和交感-肾上腺髓质系统,促发上述应激激素大量释放。糖皮质激素有强烈的抗炎作用,可抑制炎症介质的释放,但对免疫系统抑制作用亦较强,其大量释放可能导致机体免疫功能下降及对感染易感性增加。

1996 年 Bone 提出了 SIRS 与 CARS 平衡失控的理论。他认为感染与非感染因素作用于机体,在局部既可产生促炎介质也可产生抗炎介质,正常时机体的促炎反应(pro-inflammatory response)和抗炎反应(anti-inflammatory response)是对立统一的,两者保持平衡,共同维持内环境稳定。促炎介质和抗炎介质出现失控性释放、在全身播散时,若促炎反应大于抗炎反应则表现为 SIRS,可导致休克、细胞凋亡和 MODS(图 18-2);反之,表现为 CARS,出现免疫功能的全面抑制,引发感染并扩散,同样也导致 MODS。无论是 SIRS 还是 CARS,都是全身性炎症反应失控的表现。若两者并存并相互加强,则会导致炎症反应和免疫功能的紊乱更为严重,造成局部组织及远隔器官组织更强的损伤,称为混合性拮抗反应综合征(mixed antagonist response syndrome, MARS)。

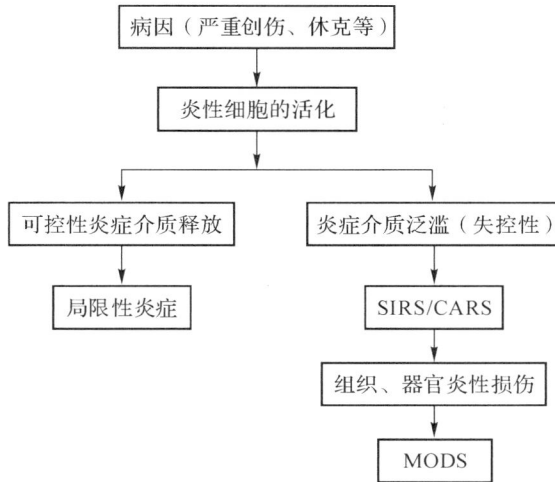

图 18-2　SIRS 引起 MODS

二、器官微循环灌流障碍和再灌注损伤

严重创伤、烧伤、休克、感染等因素可激活交感-肾上腺髓质系统、肾素-血管紧张素系统，使外周血管广泛收缩，造成各重要生命器官微循环灌流不足而发生持续缺血、缺氧。经复苏治疗后，组织、器官的供血得到改善，易发生缺血-再灌注损伤，尤其是休克时间长、延迟复苏的患者更易发生。缺血-再灌注过程中，通过产生的大量氧自由基和炎症介质、细胞内钙超载、黏附在微血管内的中性粒细胞与内皮细胞相互作用，引起组织器官受损。持续的微循环灌流不足不但直接损伤细胞，还能激活炎症反应，参与引发 SIRS。因此，器官微循环灌流减少以及再灌注后的损伤，也是引起 MODS 发生的重要机制。

三、肠屏障功能受损及肠道细菌移位

（一）肠道细菌移位的概念

正常情况下肠道黏膜及淋巴组织起重要屏障作用，可有效防止肠腔内细菌、内毒素进入血液循环。在某些情况下，肠道屏障功能或结构受损，肠内细菌透过受损的肠黏膜，进入肠淋巴管和肠系膜淋巴结，继而进入门静脉系统和体循环，引起全身性感染和内毒素血症，这种肠内细菌侵入肠外组织的过程称为细菌移位（bacterial translocation）。

（二）肠道细菌移位的机制

20 世纪 80 年代，Border 等发现在败血症和 MODS 的死亡患者中，至少 30% 没有明确的原发感染灶，而其外周血液却可检测到肠道细菌或内毒素，人们将这种现象称为肠源性感染（intestinal infection）。后来进一步指出，肠源性感染可能是 MODS 的启动器，肠腔内细菌和内毒素逸出肠壁，可引发肠源性的全身感染、SIRS 甚至 MODS。肠道细菌移位主要有以下两方面机制。

1. 肠道屏障功能障碍　在肠道屏障功能受到损害的情况下，肠腔内细菌和内毒素很快逸出肠壁至肠外。实验大鼠失血性休克血压降至 4.0kPa(30mmHg),30min 时肠黏膜淋巴结内即发现大肠杆菌,90min 时肝、脾内都有细菌进入(图 18-3)。肠道屏障功能损害的原因主要有以下两方面。

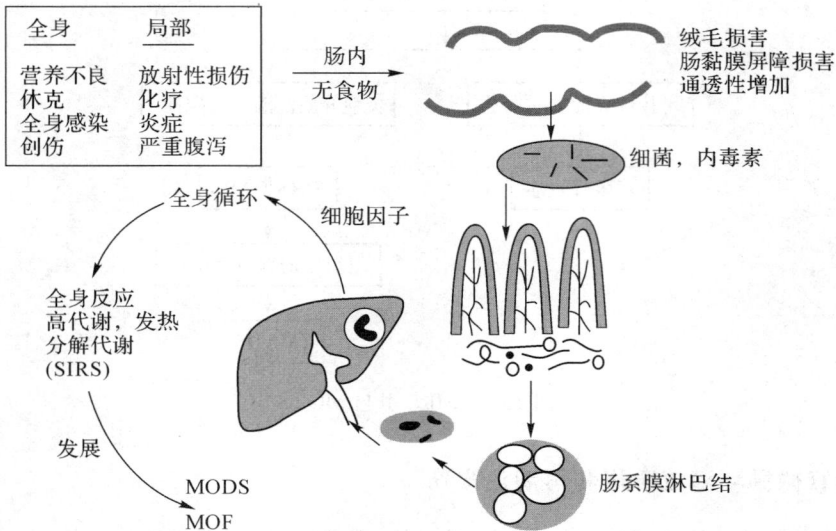

图 18-3　肠屏障功能受损及肠道细菌移位

(1) 肠持续缺血和再灌注损伤:休克、创伤、感染等引起的应激反应中,肠系膜血管收缩,肠黏膜持续缺血,发生糜烂而受损。肠黏膜上皮细胞富含黄嘌呤脱氢酶,缺血时转变为黄嘌呤氧化酶,恢复灌流后催化分子氧产生大量氧自由基,造成再灌注损伤,肠上皮细胞出现凋亡。肠缺血还引起肠黏膜上皮细胞内钙超载,导致细胞损伤。

(2)肠营养障碍:肠黏膜上皮细胞生长更新快,需要大量能量。然而危重患者和大手术后,较长时间采用静脉营养而不从胃肠道进食,常造成肠黏膜损伤和屏障功能衰减。目前认为肠腔内有食物刺激是肠黏膜生长最重要的条件,较长时间肠内无食物,就会造成肠黏膜萎缩,屏障功能减弱,肠内细菌和内毒素侵入机体。因此通过胃肠道进食,是维持肠黏膜正常屏障功能的一个重要因素。

2. 肝脏 Kupffer 细胞受损　肠道细菌移位的发生与肝脏 Kupffer 细胞的活性密切相关。正常时肠道细菌和内毒素即使进入门静脉也会在肝脏被清除。但如果 Kupffer 细胞功能受损,则不能阻止肠道来的内毒素进入体循环,同时其自身也分泌多种激酶和炎症介质,加重全身炎症反应。因此,出现肝功能障碍的 MODS 患者,内毒素血症比菌血症发生早,并且可以单独存在。

另外,危重患者或创伤患者因常使用大量广谱抗生素,易发生肠道正常菌群失衡、革兰阴性杆菌过度生长,加上危重患者常有免疫抑制,也促使肠内细菌极易通过受损的肠黏膜屏障到达肠外器官,甚至扩展为全身感染。

四、细胞代谢障碍

器官功能不全和衰竭最根本的原因是细胞代谢障碍,特别是细胞的氧代谢障碍,主要表现如下。

（一）组织的氧债增大

氧债是指机体所需的耗氧量与实测耗氧量之差。氧债增大反映组织缺氧。MODS 患者组织灌流不足、血液分布紊乱，组织缺氧，因而氧债增大。氧债程度越大，器官衰竭越严重，患者存活率越低。

（二）能量代谢障碍

组织灌流量减少和再灌注损伤都损害细胞线粒体的结构和功能，使生物氧化过程发生障碍，ATP 产生减少而发生器官功能损害。

（三）高代谢

机体在遭受严重创伤、大手术和全身性感染时多表现为高代谢状态，持续的高代谢状态，可促进器官衰竭的发生发展。

静息时全身耗氧量增高的情况称高代谢（hypermetabolism）。高代谢状态的标志有机体耗氧量和静息能量消耗增加；糖类、脂肪和氨基酸利用增加，蛋白质分解增加，发生负氮平衡；心输出量增加而外周血管阻力下降，即高代谢状态常伴高动力循环。

高代谢本质上是一种应激时的防御反应，机体若遭受严重打击而代谢不增强，则死亡率极高。但高代谢持续过盛，能量物质消耗过多，会导致器官营养不良，易造成器官功能障碍。高代谢伴高动力循环时，还会加重心肺负担。

高代谢发生的原因和机制主要是：①严重创伤、大手术和感染等时，机体产生应激反应，儿茶酚胺、糖皮质激素、生长素、胰高血糖素、甲状腺激素等的分泌增多，这些应激激素使分解代谢增强、细胞耗氧量增加；②TNF、IL-1、IL-6 等细胞因子的作用，可引起发热、分解代谢明显增强，亦使耗氧量加大；③烧伤和创伤患者创面水分蒸发增多，带走大量体热，创面热量丧失。

> 案例 18-2 分析　下肢损伤，引起 SIRS，随着炎性介质的泛滥，全身组织器官发生炎性损伤、代谢紊乱等，进而引起器官功能障碍。

第三节　主要器官系统的功能障碍

MODS 发生过程中，每个重要的系统、器官几乎均可被累及，但因不同器官的代谢及代偿能力不同，机体各器官功能障碍发生的快慢和严重程度也不尽相同。现将几个最常发生功能障碍的器官、系统简述如下。

一、肺功能障碍

肺是 MODS 中最常和最先累及的器官。据统计，肺功能障碍发生率高达 $83\%\sim100\%$。损伤较轻者表现为急性肺损伤（acute lung injury，ALI），病情进一步发展可导致急性呼吸窘迫综合征（acute respiratory distress syndrome，ARDS）。

（一）发生机制

1. 肺脏的过滤作用　肺是全身静脉血液的滤器，来自全身各组织器官的许多代谢产物、活性物质、血中的异物和活化的炎症细胞都要经过肺血管并滤过，在肺内吞噬、灭活和转化。尤其是活化黏附的中性粒细胞和肺泡巨噬细胞，可释放活性氧、溶酶体酶及其他炎症介质，损伤血管内皮细胞，使血管内皮细胞水肿、变性、坏死，形成微血栓，导致血管通透性增高，出现间质性肺水肿，引起肺损伤。

2. 肺巨噬细胞的作用　肺本身富含巨噬细胞，创伤或感染时产生的大量坏死组织、内毒素可激活肺巨噬细胞。巨噬细胞在促炎介质的作用下释放许多细胞因子，包括 TNF 和 IL-1，引起炎症级联放大（inflammatory cascade），导致肺损伤。

（二）主要病理变化

肺部急性炎症导致呼吸膜损伤，突出表现为小血管内 PMN 聚集、黏附，内皮细胞受损，肺毛细血管内可形成微血栓，活化 PMN 释放氧自由基、弹力蛋白酶和胶原酶，进一步损伤内皮细胞，使毛细血管通透性增加，出现间质性肺水肿，刺激毛细血管旁 J 感受器，反射性引起呼吸急促（呼吸窘迫），可造成呼吸性碱中毒，这是急性肺损伤的特征性病变。当损伤进一步累及肺泡上皮（Ⅰ型上皮和Ⅱ型上皮）时，肺泡上皮的屏障功能降低，肺顺应性降低，引起肺泡型水肿，同时Ⅱ型上皮板层体数目减少，肺泡表面活性物质合成减少，出现肺泡微萎陷，血浆蛋白透过毛细血管沉着在肺泡腔，形成透明膜。肺泡微萎陷、透明膜形成、肺泡内毛细血管 DIC 和肺水肿形成是 ARDS 的四种主要病理变化特点。其结果是肺泡气体弥散障碍，通气/血流比值严重失调，肺顺应性下降，引起进行性低氧血症和发绀，患者需借助机械辅助通气。

（三）临床表现

肺功能障碍表现为以进行性呼吸困难、进行性低氧血症、发绀、肺水肿和肺顺应性降低为特征的急性呼吸衰竭。

二、肝功能障碍

由于肝脏的解剖部位和组织学的特征，MODS 时肝功能障碍发生率也很高，据统计可高达 95%。

（一）发生机制

1. 创伤、休克、全身感染等引起的肝血流减少，内源性内毒素入血等因素均可直接损害肝脏。创伤、休克、全身感染等引起交感神经兴奋，胃肠血管收缩，导致肠黏膜血流减少，肠黏膜变性、坏死及通透性增高，肠道移位。吸收入血的细菌和毒素，通过门脉循环后首先作用于肝脏，并损伤肝细胞。

2. 肝 Kupffer 细胞激活　肝脏的巨噬细胞（Kupffer 细胞）活化，分泌 IL-8，引起 PMN 趋化和黏附，形成微血栓，导致微循环障碍。且细胞活化分泌的 TNF、IL-1 和释放的氧自由基，可损伤相邻的肝细胞。

（二）主要病理变化

肝窦内 PMN 滞留且活化，肝细胞发生脂肪变性和空泡变性，肝线粒体氧化磷酸化功能障碍。

（三）临床表现

肝脏有强大的代偿功能，有时虽有肝的形态改变，但生化指标仍可正常，患者往往在 5d 左右出现黄疸，血胆红素增加。肝性脑病的发生率并不高。

三、肾功能障碍

MODS 时肾脏最易发生急性肾功能障碍，其发生率仅次于肺和肝，为 $40\%\sim50\%$。急性肾功能障碍多发生在休克后 $1\sim5d$，属于速发单相型。而严重感染和败血症引起的急性肾功能障碍常发生在感染 5d 以后。一般在临床治疗以后，败血症病情稳定，甚至有所好转，当再次出现时病情恶化，即属迟发双相型。有无肾衰竭往往决定病情的转归，有肾衰竭者多死亡，无肾衰竭者即使有 3 个器官衰竭也可能存活。

（一）发生机制与病理变化

1. 肾血液灌注不足　休克或感染等早期时，交感-肾上腺髓质系统兴奋，以及致密斑受到高钠刺激，引起肾素-血管紧张素过多释放，导致肾血液灌流不足，GFR 降低及肾小管重吸收功能降低，若及时恢复有效循环血量，肾血液灌流得以恢复，肾功能即可恢复，属于功能性肾衰竭（functional renal failure）。

2. 肾小管坏死　病情继续发展，出现急性肾小管坏死（acute tubular necrosis，ATN），其机制既与肾持续缺血有关，又有肾毒素（包括毒物、血红蛋白、肌红蛋白）的作用，还与 PMN 活化后释放氧自由基以及肾微血栓形成有关。此期称器质性肾衰竭（parenchyma renal failure）。

（二）临床表现

表现为少尿或无尿，氮质血症，水、电解质和酸碱平衡紊乱，血清肌酐持续高于 $177\mu mol/L$，血尿素氮大于 $18mmol/L$，严重时需通过透析来维持生命。非少尿型急性肾衰竭在临床上的发生率有增多的趋势，因此，少尿并不是肾衰竭的关键表现。MODS 时，胃肠血管收缩使黏膜缺血，常引起胃肠黏膜损伤和应激性溃疡。

（三）发生机制

1. 黏膜缺血和屏障功能降低　严重创伤、感染、休克、大手术等引起机体发生应激反应，腹腔内脏血管收缩，胃肠道血流量大大减少，引起胃肠道缺血，导致胃黏膜损伤，黏膜的屏障功能降低。

2. 胃酸及其他因素损伤　胃酸中的 H^+ 反向进入胃黏膜增多和碳酸氢盐减少，导致 H^+ 在黏膜内积聚而造成黏膜及其下胃组织损伤。其他因素包括糖皮质激素分泌增多、胆汁逆流、氧自由基等对胃黏膜的损伤。

（四）主要病理变化

主要变化为胃黏膜损伤、应激性溃疡和肠道缺血。溃疡的形成与缺血、消化液反流引起自身消化以及缺血-再灌注损伤有关。病变早期只有黏膜表层损伤，称糜烂。如损伤穿透到黏膜下层甚至破坏血管，可引起溃疡和出血。

（五）临床表现

主要表现有腹痛、消化不良、呕血和黑便等。内镜证实有急性糜烂性胃炎、浅溃疡和深溃疡存在。

五、心功能障碍

MODS时，心功能障碍发生率只有$10\%\sim23\%$，因为除了心源性休克外，其他类型的休克早期心功能一般均正常，在晚期可发生心功能障碍。

（一）发生机制

1. 心肌血液供需矛盾　MODS时，心肌高代谢率、高耗氧率，在冠脉供血不足时会出现血液供需的矛盾。

2. 酸中毒和高血钾的作用　MODS时，机体发生酸中毒、高钾血症，导致心肌收缩功能降低。

3. 内毒素等直接损伤心肌　脂多糖、TNF及IL-1等直接损害心肌细胞。

4. 心肌抑制因子（myocardial depressant factor，MDF）导致心肌收缩性减弱　MDF主要由缺血的胰腺产生，除引起心肌收缩力下降、抑制单核吞噬细胞系统功能外，还引起肠系膜上动脉等内脏阻力血管收缩，进一步减少胰腺血流量，胰腺灌流减少又进一步促进MDF形成。

（二）病理变化

心肌可发生局灶性坏死，心内膜下出血，心肌细胞内线粒体减少。

（三）临床表现及心功能变化

MODS早期的血流动力学变化主要表现为"高排低阻"，患者心脏指数（cardiac index，CI）增加，外周阻力降低，组织摄取氧和利用氧障碍，可能与炎症介质和某些激酶的舒血管作用有关。后期因持续的缺血、缺氧、酸中毒，细菌、毒素及炎症介质等作用，发生急性心力衰竭，主要表现为心肌收缩力降低、心输出量减少、心脏指数$<1.5 \mathrm{L}/(\min \cdot \mathrm{m}^2)$，可突然发生低血压，对正性肌力药物缺乏反应，血清肌酸激酶和乳酸脱氢酶明显升高。

六、免疫系统功能抑制

SIRS或CARS引起器官损伤，导致MODS的过程中，促炎-抗炎平衡系统处于紊乱状态，机体免疫防御功能降低。

（一）发生机制

1. IL-4、IL-10和IL-13等抗炎介质的过度表达，使免疫系统处于全面抑制状态。

2. 中性粒细胞吞噬、杀菌功能低下。

3. 单核吞噬细胞系统功能抑制、外周血淋巴细胞数量减少、B细胞产生和分泌抗体的能力降低，CD4＋/CD8＋比值降低。

（二）临床表现及病理变化

1. 补体水平显著变化　表现在C3a、C4a升高，而C5a降低。C5a的降低与白细胞将其从血中清除有关,但在降低前其作用已经产生。

2. 补体激活在 MODS 中的作用　创伤、感染等可引起补体系统激活,补体激活过程中产生的 C3a、C5a 即过敏毒素,以及 C5b-9 在 MODS 形成中具有重要作用。①激活白细胞,使血中白细胞贴壁、与内皮细胞黏附并淤滞,一方面使活性氧生成,损伤血管内皮细胞;另一方面可释放溶酶体酶,如弹力酶、胶原酶、组织蛋白酶等入血,损伤组织器官。这些均可促成 MODS 形成。②激活巨噬细胞,C3a、C5a 等激活巨噬细胞,使巨噬细胞释放大量细胞因子,如 TNF-α、IL-1、PAF 等,损伤组织器官,也促进 MODS 形成。C5b-9 可通过 PGE$_2$、TXA$_2$、LTB$_4$ 等作用,促进 MODS 形成。

3. MODS 晚期,患者免疫系统处于全面抑制状态,抵抗力明显降低,出现难以控制的感染,引起菌血症和败血症。

七、凝血系统功能障碍

MODS 患者也会出现凝血系统功能衰竭,表现为血小板计数进行性下降,凝血时间、凝血酶原时间均延长至正常的 2 倍以上,纤维蛋白降解产物增多,凝血酶时间延长,出现 DIC 的临床表现,有出血倾向或出血。

八、脑功能障碍

MODS 时,由于血液重分配和脑循环的自身调节,脑功能障碍发生比较晚,随着病情的进展,严重创伤、烧伤、大手术、休克、感染等因素可引起动脉血压下降,当降低到 6.67kPa（50mmHg）以下时,脑的血液供应不足,出现中枢神经系统功能障碍。

（一）发生机制

1. 脑组织严重缺血、缺氧,能量衰竭,乳酸等有害代谢物积聚,细胞内外离子转运紊乱,导致一系列神经功能损害。

2. 缺血、缺氧使脑血管壁通透性增高,引起脑水肿和颅内压升高。

（二）病理变化

发生脑缺血和脑细胞水肿。脑血管内可出现 DIC。

（三）临床表现

患者神志淡漠,反应迟钝,意识和定向力障碍,嗜睡甚至出现进行性昏迷,有颅内压升高表现,严重者形成脑疝,压迫延髓生命中枢,可导致死亡。

第四节　防治的病理生理基础

MODS 一旦发生,救治十分困难,病死率可高达 60%,四个以上器官受损时患者几乎100% 死亡,是当前危重病医学中一个复杂棘手的问题,因此重在预防。目前,临床上主要采用对症治疗（如消除病因、预防休克及再灌注损伤等）和器官支持疗法。

一、消除病因

及早清除感染灶,如引流脓液、彻底清除血肿和坏死组织、正确使用抗生素等。骨折要早期固定以减少进一步的组织创伤及限制炎症反应。烧伤要尽早切痂植皮。注意防治肠源性感染和肠屏障功能损害,用新霉素、多黏菌素等抑制肠内革兰阴性菌的过度繁殖;静脉营养液中加入谷氨酰胺保护肠黏膜屏障功能,减少细菌移位。

二、防治休克及再灌注损伤

休克状态下,腹腔内脏血管普遍收缩,引起肝、肾、肠等器官血流量减少,经输液输血复苏后,血流灌注恢复,常发生再灌注损伤。因此,应加强对休克、创伤、感染的早期治疗,对全身缺血如心搏骤停、休克等进行及时有效的复苏,尽量缩短缺血时间、纠正胃肠道的持续缺血缺氧,防止缺血-再灌注损伤,可酌情使用抗氧化剂和细胞保护剂如别嘌醇、维生素 E、钙拮抗剂等,保护重要脏器的功能。维持循环和呼吸的稳定性,保护肾功能。

三、阻断炎症介质的有害作用

基于 MODS 的炎症反应失控学说,应用炎症介质的阻断剂或拮抗剂,阻断炎症因子的有害作用。

(一)糖皮质激素

大剂量的糖皮质激素具有明显的抗炎、抗毒作用,可阻断细胞-细胞间的反应;稳定溶酶体膜,减少组织损伤和减轻水肿。但因其同时也降低了机体的免疫功能,对创面细胞再生修复有抑制作用,故其临床应用尚存在争议。

(二)非类固醇抗炎药

环氧化酶抑制剂如布洛芬、吲哚美辛等能非特异性阻断炎症反应而又不抑制机体的防御能力,实验证明对 ARDS、脓毒血症、休克及改善创伤和感染时的肺损伤有一定作用。

(三)血浆交换法

鉴于炎症介质种类繁多,不便使用各种拮抗剂和阻断剂,对于严重的全身性感染和 MSOF 患者,近年来使用血液滤过或血浆交换法,去除体内的毒素和过多的炎症介质,有一定效果。

四、器官支持疗法

加强病情观察,特别是生命指征和脏器功能指征的观察,如体温、脉搏、血压、呼吸、皮肤、意识、心电监测、尿量等。针对 MODS 患者高代谢的特点,应给予良好的代谢支持,提高蛋白质或氨基酸尤其是支链氨基酸的摄入量,限制糖的摄入,确保热量平衡和正氮平衡。尽可能通过胃肠道摄入营养物质,必要时静脉给营养。

MODS 患者利用氧障碍,由于耗氧量随氧供而变化,治疗中应设法提高氧供以增加耗氧量。通过输液和给正性肌力作用药物以增加心输出量;通过输血提高血红蛋白水平,维持较高的氧含量以提高氧供;通过吸氧提高血氧饱和度,必要时进行呼气末正压呼吸。

【本章小结】

多器官功能障碍综合征(MODS)是在严重创伤、烧伤、休克和感染等过程中,原无功能障碍的器官系统同时或相继出现的 2 个或 2 个以上的器官或系统损害。MODS 是指器官从受损到功能衰竭的整个过程。MODS 的发病形式有两类，即速发单相型和迟发双相型。病因可通过不同途径激活炎症细胞，导致大量炎症介质释放，引起失控的全身性瀑布式炎症反应综合征（SIRS），造成组织器官损伤。随后体内出现代偿性内源性抗炎介质产生增多而引起代偿性抗炎反应综合征（CARS），机体免疫功能被抑制，易于感染。SIRS 和 CARS 都是全身性炎症反应失控的表现，引起组织器官的炎性损伤；还可通过器官血液灌注障碍与再灌注损伤、肠道功能障碍致细菌移位，以及细胞代谢障碍等机制，导致组织器官损伤，发生MODS。MODS 时肺常最先受损，表现为进行性呼吸困难、低氧血症以及发绀等。肝功能障碍发生率很高，主要表现为黄疸、血胆红素增加等。肾也很早受累，发生急性肾衰竭，表现为少尿或无尿、氮质血症、高钾血症、代谢性酸中毒等。胃肠道功能障碍表现为胃肠黏膜损害、应激性溃疡、呕血、黑便等。MODS 病情危重，救治困难。

【复习思考题】

1. MODS 的定义及病因是什么？
2. MODS 的发病形式有哪几种？其各自的特点是什么？
3. 试以 SIRS 失衡解释 MODS 的发生机制。
4. 为什么肺是 MODS 发生时最先、最容易受损的器官？

二维码 18-5
习题及答案

【参考文献】

［1］Piton G，Manzon C，Cypriani B，et al. Acute intestinal failure in critically ill patients：is plasma citrulline the right marker？Intensive Care Medicine，2011，37(6)：911-917.

［2］Farina JA Jr，Rosique MJ，Rosique RG. Curbing inflammation in burn patients. International Journal of Inflammation，2013(3)：715645.

［3］Sagy M，Al-Qaqaa Y，Kim P. Definitions and pathophysiology of sepsis. Current Problems in Pediatric and Adolescent Health Care，2013，43(10)：260-263.

［4］Schwacha MG. Gammadelta T-cells：potential regulators of the post-burn inflammatory response. Burns，2009，35(3)：318-326.

［5］Zhao SJ，Zhang D，Wang SJ，Chen Y，Han JF，Wang YS. Effect of intestinal function-recovering decoction on treatment of multiple organ dysfunction syndrome in rats. Asian Pacific Journal of Tropical Medicine，2013，6(11)：889-892.

［6］Osterbur K，Mann FA，Kuroki K，DeClue A. Multiple organ dysfunction dyndrome in dumans and animals. Journal of Veterinary Internal Medicine，2014，28(4)：1141-1151.

［7］Singer M. The role of mitochondrial dysfunction in sepsis-induced multi-organ failure. Virulence，2014，5(1)：66-72.

［8］Jubran A，Grant BJ，Duffner LA，et al. Effect of pressure support vs unassisted breathing through a tracheostomy collar on weaning duration in patients requiring prolonged mechanical ventilation: a randomized trial. JAMA: the Journal of the American Medical Association, 2013, 309(7):671-677.

[9] Chen XH, Yin YJ, Zhang JX. Sepsis and immune response. World Journal of Emergency Medicine. 2011, 2(2):88-92.

[10] Dellinger RP, Carlet JM, Masar H, et al. Surviving sepsis campaign guidelines for management of severe sepsis and septic shock. Critical Care Medicine, 2004, 32(3): 858-873.

[11] 王建枝,殷莲华.病理生理学. 8 版.北京:人民卫生出版社,2013.

（汪　洋）

中英文对照表

C 反应蛋白	C-reactive protein, CRP
FI	凝血因子 I, 即纤维蛋白原, fibrinogen, Fbg
FII	即凝血酶原, prothrombin
FIII	即组织因子, tissue factor, TF
GABA 学说	GABA hypothesis
β₂ 整合素	β₂ integrin
γ-氨基丁酸	γ-amino butyric acid , GABA

A

阿尔茨海默病	Alzheimer's disease, AD
安乐死	euthanasia
氨中毒学说	theory of ammonia intoxication
凹陷性水肿	pitting edema

B

白三烯	leukotriene, LT
白细胞介素-1	interleukin-1, IL-1
苯乙醇胺	phenylethanolamine
标准碳酸氢盐	standard bicarbonate, SB
病理过程	pathological process
病理生理学	pathophysiology
病理性应激	pathological stress
病因学	etiology
播散性炎症细胞活化	disseminated activation of inflammatory cell
不完全康复	incomplete recovery

C

肠道细菌转位	bacterial translocation from intestine
肠源性发绀	enterogenous cyanosis
肠源性感染	intestinal infection
痴呆	dementia
迟发双相型	delayed two-phase

充血性心力衰竭	congestive heart failure, CRF
创伤后应激障碍	post-traumatic stress disorder, PTSD
创伤性休克	traumatic shock
促红细胞生成素	erythropoietin, EPO
促甲状腺激素	thyroid stimulating hormone, TSH
促甲状腺激素释放激素	thyrotropin-releasing hormone, TRH
促肾上腺皮质激素	adrenocorticotrophic hormone, ACTH
促肾上腺皮质激素释放激素	corticotropin releasing hormone, CRH
促性腺素释放激素	gonadotropin-releasing hormone, GnRH
促炎反应	pro-inflammatory response
重组人生长激素	recombinant human growth hormone, rhGH

D

代偿性抗炎反应综合征	compensatory anti-inflammatory response syndrome, CARS
代谢性碱中毒	metabolic alkalosis
代谢性酸中毒	metabolic acidosis
单纯性酸碱平衡紊乱	simple acid-base disturbance
胆固醇逆转运	reverse cholesterol transport, RCT
胆红素葡萄糖醛酸基转移酶	bilirubin glucuronyl transferase, BGT
胆红素性脑病	bilirubin encephalopathy
蛋白 C	protein C, PC
蛋白 S	protein S, PS
等渗性脱水	isotonic dehydration
低动力性缺氧	hypokinetic hypoxia
低钙血症	hypocalcemia
低钾血症	hypokalemia
低磷血症	hypophosphatemia
低镁血症	hypomagnesemia
低容量性低钠血症	hypovolemic hyponatremia
低容量性高钠血症	hypovolemic hypernatremia
低渗性脱水	hypotonic dehydration
低血容量性休克	hypovolemic shock
低血糖症	hypoglycemia
低张性缺氧	hypotonic hypoxia
抵抗期	resistance stage
第二次打击	second hit
调定点	set point, SP
动脉粥样硬化	atherosclerosis, As
端坐呼吸	orthopnea

多发性硬化	multiple sclerosis,MS
多器官功能障碍综合征	multiple organ dysfunction syndrome,MODS
多器官衰竭	multiple organ failure,MOF
多系统器官衰竭	multiple system organ failure, MSOF

E

儿茶酚胺	catecholamine,CA
二氧化碳麻醉	carbon dioxide narcosis

F

发病学	pathogenesis
发绀	cyanosis
发热	fever
乏氧性缺氧	hypoxic hypoxia
反常性碱性尿	paradoxial alkaline urine
反常性酸性尿	paradoxial acidic urine
泛素-蛋白酶体系统	ubiquitin-proteasome system
非挥发性酸	involatile acid
非菌血症性临床败血症	non-bacteremic clinical sepsis
非酯型胆红素	nonesterified bilirubin
肺动脉楔压	pulmonary artery wedge pressure,PAWP
肺泡二氧化碳分压	alveolar PCO2,P_ACO_2
肺泡通气量与血流量的比例失常	ventilation-perfusion imbalance
肺泡氧分压	alveolar PO2,P_AO_2
肺性脑病	pulmonary encephalopathy
分布异常性休克	maldistributive shock
分子伴娘	molecular chaperone

G

钙超载	calcium overload
钙反常	calcium paradox
干扰素	interferon,IFN
肝功能不全	hepatic insufficiency
肝功能衰竭	hepatic failure
肝后性黄疸	backhepatic jaundice
肝内胆道梗阻性黄疸	intrahepatic biliary obstractive jaundice
肝内胆汁淤滞性黄疸	intrahepatic cholestatic jaundice
肝前性非溶血性黄疸	prehepatic nonhemolytic jaundice
肝前性黄疸	prehepatic jaundice
肝肾综合征	hepatorenal syndrome,HRS
肝外胆道梗阻性黄疸	extrahepatic biliary obstractive jaundice

肝外胆汁淤滞性黄疸	extrahepatic cholestatic jaundice
肝细胞性黄疸	hepatocellular jaundice
肝性脑病	hepatic encephalopathy
感觉性失语症	sensory aphasia
感染性休克	infectious shock
高分子激肽原	high molecular weight kininogen, HWHK
高钙血症	hypercalcemia
高钾血症	hyperkalemia
高磷血症	hyperphosphatemia
高镁血症	hypermagnesemia
高容量性高钠血症	hypervolemic hypernatremia
高渗性脱水	hypertonic dehydration
高铁血红蛋白	methemoglobin, $HbFe^{3+}OH$
高血糖症	hyperglycemia
高原肺水肿	high altitude pulmonary edema, HAPE
高脂血症	hyperlipidemia
个性化医学	personal medicine
功能性分流	functional shunt
功能性肾衰竭	functional renal failure
固定酸	fixed acid
滚动	rolling
国际病理生理学会	International Pathophysiological Society, IPS
过敏性休克	anaphylactic shock
过热	hyperthermia

H

核黄疸	kernicterus
后负荷	afterload
后基因组时代	the post-genome era
呼气性呼吸困难	expiratory dyspnea
呼吸爆发	respiratory burst
呼吸功能不全	respiratory insufficiency
呼吸衰竭	respiratory failure
呼吸衰竭指数	respiratory failure index, RFI
呼吸性碱中毒	respiratory alkalosis
呼吸性酸中毒	respiratory acidosis
缓冲碱	buffer base, BB
黄疸	jaundice
黄嘌呤氧化酶	xanthine oxidase, XO

黄体生成素	luteinizing hormone，LH
挥发性酸	volatile acid
昏迷	coma
昏睡	stupor
混合性拮抗反应综合征	mixed antagonist response syndrome，MARS
混合性酸碱平衡紊乱	mixed acid-base disorders
活化的蛋白 C	activated protein C，APC
活性氮	reactive nitrogen species，RNS
活性氧	reactive oxygen species，ROS

J

积水	hydrops
级联反应	cascade
急性肺损伤	acute lung injury，ALI
急性呼吸窘迫综合征	acute respiratory distress syndrome，ARDS
急性期反应	acute phase response，APR
急性期反应蛋白	acute phase protein，APP
急性肾功能不全	acute renal insufficiency
急性肾小管坏死	acute tubular necrosis，ATN
急性心因性反应	acute psychogenic reaction
急性应激	acute stress
急性应激障碍	acute stress disorder，ASD
疾病	disease
疾病谱	spectrum of disease
假性神经递质学说	false neurotransmitter hypothesis
间接胆红素	indirect reacting bilirubin
减少	reduction
碱剩余	base excess，BE
健康	health
胶质源性神经因子	glia-derived neurotrophic factor，GDNF
结合胆红素	conjugated bilirubin
睫状神经因子	ciliary neurotrophic factor，CNTF
解剖分流	anatomic shunt
经皮冠状动脉腔内成形术	percutaneous transluminal coronary angioplasty，PTCA
经验医学	experience medicine
精神错乱	confusion
精神分裂症	schizophrenia
警觉期	alarm stage
静脉血掺杂	venous admixture

K

康复	recovery
抗利尿激素	antidiuretic hormone, ADH
抗凝血酶-Ⅲ	antithrombin Ⅲ, AT-Ⅲ
抗炎反应	anti-inflammatory response
跨细胞液	transcellular fluid

L

蓝斑-交感-肾上腺髓质系统	locus ceruleus-sympathetic-adrenal medulla system, LSA
劳力性呼吸困难	dyspnea on exertion
良性应激	eustress
劣性应激	distress
临终关怀	hospice care
流畅失语症	fluent aphasia
硫酸肝素	heparin sulfate, HS
漏出液	transudate

M

慢性肾功能不全	chronic renal insufficiency
慢性肾功能衰竭	chronic renal failure, CRF
慢性应激	chronic stress
慢性阻塞性肺疾病	chronic obstructive pulmonary disease, COPD
弥散性血管内凝血	disseminated intravascular coagulation, DIC
弥散障碍	diffusion impairment

N

内毒素	endotoxin, ET
内环境因素	internal factors
内生致热原	endogenous pyrogen, EP
脑死亡	brain death
脑源性神经因子	brain-derived neurotrophic factor, BDNF
黏附分子	adhesion molecule
黏附和聚集	adherence and aggregation
凝血酶激活的纤溶抑制物	thrombin-activatable fibrinolysis inhibitor, TAFI

P

帕金森病	Parkinson disease, PD
葡萄糖耐量试验	oral glucose tolerance test, OGTT
瀑布效应	cascade effects

Q

器质性肾衰竭	parenchyma renal failure
前负荷	preload

羟苯乙醇胺	octopamine
躯体应激	physical stress
趋化游走	transmigration
全身适应综合征	general adaptation syndrome,GAS
全身炎症反应综合征	systemic inflammatory response syndrome,SIRS
全心衰竭	whole heart failure
缺血性损伤	ischemic injury
缺血-再灌注损伤	ischemic reperfusion injury
缺氧	hypoxia
缺氧性肺动脉高压	hypoxic pulmonary hypertension，HPH
缺氧性肺血管收缩	hypoxic pulmonary vasoconstriction，HPV
缺氧诱导因子-1	hypoxia inducible factor 1，HIF-1

R

热休克蛋白	heat shock protein,HSP
热休克转录因子	heat shock transcription factor,HSF
认知障碍	cognitive disorder
容量负荷	volume load
溶血性黄疸	hemolytic jaundice

S

三重性酸碱平衡紊乱	triple acid-base disturbance
烧伤性休克	burn shock
神经低血糖	neuroglycopenia
神经递质	neurotransmitter
神经生长因子	neurogrowth factor,NGF
神经源性休克	neurogenic shock
肾功能不全	renal insufficiency
肾功能衰竭	renal failure
肾后性肾功能衰竭	postrenal failure
肾前性肾功能衰竭	prerenal failure
肾性肾功能衰竭	intrarenal failure
肾小管性酸中毒	renal tubular acidosis，RTA
肾素-血管紧张素-醛固酮系统	renin-angiotensin-aldosterone system,,RAAS
渗出液	exudate
生长激素	growth hormone,GH
生理性应激	physical stress
失读症	alexia
失认	agnosia
失写症	agraphia

失血性休克　　　　　　　　　hemorrhagic shock
失用　　　　　　　　　　　　apraxia
失语　　　　　　　　　　　　aphasia
实际碳酸氢盐　　　　　　　　actual bicarbonate，AB
世界卫生组织　　　　　　　　World Health Organization，WHO
视前区下丘脑前部　　　　　　preoptic anterior hypothalamus，POAH
适应障碍　　　　　　　　　　adjustment disorder，AD
衰竭期　　　　　　　　　　　exhaustion stage
双重性酸碱平衡紊乱　　　　　double acid-base disorders
水通道蛋白　　　　　　　　　aquaporin，AQP
水中毒　　　　　　　　　　　water intoxication
水肿　　　　　　　　　　　　edema
死腔样通气　　　　　　　　　dead space like ventilation
死亡　　　　　　　　　　　　death
速发单相型　　　　　　　　　rapid single-phase
酸碱平衡紊乱　　　　　　　　acid-base disturbance
T
碳氧血红蛋白　　　　　　　　carboxyhemoglobin，HbCO
糖蛋白　　　　　　　　　　　glycoprotein，GP
糖尿病　　　　　　　　　　　diabetes mellitus
糖皮质激素　　　　　　　　　glucocorticoids，GC
体液　　　　　　　　　　　　body fluid
体液因子　　　　　　　　　　humoral factor
体质性黄疸　　　　　　　　　constitutional jaundice
替代　　　　　　　　　　　　replacement
低渗性脱水　　　　　　　　　hypotonic dehydration
W
外环境因素　　　　　　　　　external factors
完全康复　　　　　　　　　　complete recovery
未测定的阳离子　　　　　　　undetermined cation，UC
未测定的阴离子　　　　　　　undetermined anion，UA
未结合胆红素　　　　　　　　unconjugated bilirubin
X
吸气性呼吸困难　　　　　　　inspiratory dyspnea
细胞毒性 T 淋巴细胞
相关性抗原 4 基因　　　　　　cytotoxic T lymphocyte-associated antigen-4，*CT-LA*-4
细菌移位　　　　　　　　　　bacterial translocation
下丘脑-垂体-肾上腺皮质系统　　hypothalamus-pituitary-adrenal cortex system，HPA

纤溶酶原激活物	plasminogen activator,PA
纤溶酶原激活物抑制物-1	plasminoge activator inhibitor type-1,PAI-1
纤维蛋白单体	fibrin monomer,FM
纤维蛋白聚合体	fibrin,Fbn
纤维蛋白原和纤维蛋白降解产物	fibrinogen and fibrin degradation products,FDPs
显性水肿	frank edema
限制性通气不足	restrictive hypoventilation
心房钠尿肽	atrial natriuretic peptide,ANP
心功能不全	cardiac insufficiency
心肌顿抑	myocardial stunning
心肌抑制因子	myocardial depressant factor,MDF
心理、社会因素	psychosocial factors
心理社会呆小状态	psychosocial short status
心理生理障碍	psychophysiological disorder
心理应激	psychological stress
心力衰竭	heart failure,HF
心身疾病	psychosomatic disease
心室重塑	ventricular remodeling
心输出量	cardiac output,CO
心因性侏儒	psychogenic dwarf
心源性休克	cardiogenic shock
心脏指数	cardiac index,CI
休克	shock
休克细胞	shock cell
休克综合征	shock syndrome
序贯性系统衰竭	sequential organ failure
血管紧张素 Ⅱ	angiotensin Ⅱ,Ang Ⅱ
血管内皮生长因子	vascular endothelial growth factor,VEGF
血管性假血友病因子	Von Willebrand factor,vWF
血管源性休克	vasogenic shock
血红蛋白氧饱和度	oxygen saturation of hemoglobin,SO_2
血浆激肽释放酶原	prekallikrein,PK
血栓调节蛋白	thrombomodulin,TM
血栓素 A_2	thromboxane A_2,TXA_2
血小板活化因子	platelet activating factor,PAF
血氧含量	oxygen content,CO_2
血氧容量	oxygen binding capacity,CO_{2max}
血液性缺氧	hemic hypoxia

循环性缺氧	circulatory hypoxia
循证医学	evidence based medicine
Y	
压力负荷	pressure load
亚健康	sub-health
延迟性心因性反应	delayed psychogenic reaction
炎症级联放大	inflammatory cascade
炎症介质泛滥	inflammatory mediator spillover
盐水抵抗性碱中毒	saline-resistant alkalosis
盐水反应性碱中毒	saline-responsive alkalosis
氧爆发	oxygen burst
氧分压	partial pressure of oxygen, PO_2
氧化应激	oxidative stress
氧利用障碍性缺氧	dysoxidative hypoxia
氧疗	oxygen therapy
氧中毒	oxygen intoxication
氧自由基	oxygen derived free radical, OFR
夜间阵发性呼吸困难	paraoxysmal nocturnal dyspnea
一氧化氮合酶	nitric oxide synthase, NOS
胰岛素抵抗	insulin resistance
胰岛素受体底物	insulin receptor substrate, IRS-1
胰岛素样生长因子 1	insulin-like growth factor-1, IGF-1
胰岛素自身免疫综合征	insulin autoimmunity syndrome, IAS
胰高血糖素	glucagon
意识	consciousness
意识障碍	conscious disorder
癔症	hysteria
阴离子间隙	anion gap, AG
隐性水肿	recessive edema
应激	stress
应激蛋白	stress protein
应激反应	stress response
应激相关疾病	stress related disease
应激性疾病	stress disease
应激性溃疡	stress ulcer
应激原	stressor
优化	refinement
右心衰竭	right heart failure

诱因	precipitating factor
运动失语症	motor aphasia

Z

早老蛋白-1	presenilin-1,PS-1
谵妄	delirium
真性分流	true shunt
脂质	lipid
脂质过氧化	lipid peroxidation,LPO
脂质自由基	lipid free radical
直接胆红素	direct reacting bilirubin
植物状态	vegetative state
酯型胆红素	esterified bilirubin
中国病理生理学会	Chinese Association of Pathophysiology,CAP
中枢神经系统	central nervovs system,CNS
心静脉压	central venous pressure,CVP
中性粒细胞	neutrophils
肿瘤坏死因子	tumor necrosis factor,TNF
转化医学	translational medicine
自稳态失衡	disturbance of homeostasis
总外周阻力	total peripheral resistance,TPR
阻塞性通气不足	obstructive hypoventilation
组织相容性抗原	histocompatibility antigen,HLA
组织型纤溶酶原激活物	tissue plasminogen activator,t-PA
组织性缺氧	histogenous hypoxia
组织因子途经抑制物	tissue factor pathway inhibitor,TFPI
左心衰竭	left heart failure